国家卫生和计划生育委员会"十三五"规划教材
全国高等中医药教育教材

供中药学等专业用

中药化学

第 2 版

主　编　石任兵　邱　峰
副主编　罗永明　李医明　刘　斌　陈建真　王　炜
主　审　匡海学
编　委（按姓氏笔画为序）

才　谦（辽宁中医药大学）	严春艳（广东药科大学）
王　炜（湖南中医药大学）	李医明（上海中医药大学）
王　薇（陕西中医药大学）	吴　霞（首都医科大学）
王彦志（河南中医药大学）	邱　峰（天津中医药大学）
王举涛（安徽中医药大学）	陈建真（浙江中医药大学）
毛晓霞（承德医学院）	林　於（重庆医科大学）
邓雁如（天津中医药大学）	罗永明（江西中医药大学）
石任兵（北京中医药大学）	周洪雷（山东中医药大学）
叶　强（成都中医药大学）	姜艳艳（北京中医药大学）
刘　斌（北京中医药大学）	原红霞（山西中医学院）
关　枫（黑龙江中医药大学）	黄鸣清（福建中医药大学）
孙　赟（云南中医学院）	董　玉（内蒙古医科大学）

人民卫生出版社

图书在版编目（CIP）数据

中药化学/石任兵,邱峰主编.—2版.—北京:人民卫生出版社,2016

ISBN 978-7-117-22529-8

Ⅰ.①中… Ⅱ.①石…②邱… Ⅲ.①中药化学-中医学院-教材 Ⅳ.①R284

中国版本图书馆 CIP 数据核字（2016）第 176639 号

| 人卫智网 | www.ipmph.com | 医学教育、学术、考试、健康,购书智慧智能综合服务平台 |
| 人卫官网 | www.pmph.com | 人卫官方资讯发布平台 |

中 药 化 学
第 2 版

主　　编：石任兵　邱　峰

出版发行：人民卫生出版社（中继线 010-59780011）

地　　址：北京市朝阳区潘家园南里 19 号

邮　　编：100021

E - mail：pmph @ pmph.com

购书热线：010-59787592　010-59787584　010-65264830

印　　刷：人卫印务（北京）有限公司

经　　销：新华书店

开　　本：787×1092　1/16　印张：29

字　　数：668 千字

版　　次：2012 年 8 月第 1 版　2016 年 9 月第 2 版
　　　　　2020 年 11 月第 2 版第 6 次印刷（总第 10 次印刷）

标准书号：ISBN 978-7-117-22529-8/R·22530

定　　价：62.00 元

打击盗版举报电话：010-59787491　E-mail：WQ @ pmph.com

（凡属印装质量问题请与本社市场营销中心联系退换）

《中药化学》网络增值服务编委会

修 订 说 明

为了更好地贯彻落实《国家中长期教育改革和发展规划纲要(2010-2020)》《医药卫生中长期人才发展规划(2011-2020)》《中医药发展战略规划纲要(2016-2030年)》和《国务院办公厅关于深化高等学校创新创业教育改革的实施意见》精神,做好新一轮全国高等中医药教育教材建设工作,全国高等医药教材建设研究会、人民卫生出版社在教育部、国家卫生和计划生育委员会、国家中医药管理局的领导下,在上一轮教材建设的基础上,组织和规划了全国高等中医药教育本科国家卫生和计划生育委员会"十三五"规划教材的编写和修订工作。

本轮教材修订之时,正值我国高等中医药教育制度迎来60周年之际,为做好新一轮教材的出版工作,全国高等医药教材建设研究会、人民卫生出版社在教育部高等中医学本科教学指导委员会和第二届全国高等中医药教育教材建设指导委员会的大力支持下,先后成立了第三届全国高等中医药教育教材建设指导委员会、首届全国高等中医药教育数字教材建设指导委员会和相应的教材评审委员会,以指导和组织教材的遴选、评审和修订工作,确保教材编写质量。

根据"十三五"期间高等中医药教育教学改革和高等中医药人才培养目标,在上述工作的基础上,全国高等医药教材建设研究会和人民卫生出版社规划、确定了首批中医学(含骨伤方向)、针灸推拿学、中药学、护理学4个专业(方向)89种国家卫生和计划生育委员会"十三五"规划教材。教材主编、副主编和编委的遴选按照公开、公平、公正的原则,在全国50所高等院校2400余位专家和学者申报的基础上,2200位申报者经教材建设指导委员会、教材评审委员会审定和全国高等医药教材建设研究会批准,聘任为主审、主编、副主编、编委。

本套教材主要特色包括以下九个方面:

1. **定位准确,面向实际** 教材的深度和广度符合各专业教学大纲的要求和特定学制、特定对象、特定层次的培养目标,紧扣教学活动和知识结构,以解决目前各院校教材使用中的突出问题为出发点和落脚点,对人才培养体系、课程体系、教材体系进行充分调研和论证,使之更加符合教改实际、适应中医药人才培养要求和市场需求。

2. **夯实基础,整体优化** 以培养高素质、复合型、创新型中医药人才为宗旨,以体现中医药基本理论、基本知识、基本思维、基本技能为指导,对课程体系进行充分调研和认真分析,以科学严谨的治学态度,对教材体系进行科学设计、整体优化,教材编写综合考虑学科的分化、交叉,既要充分体现不同学科自身特点,又应当注意各学科之间有机衔接;确保理论体系完善,知识点结合完备,内容精练、完整,概念准确,切合教学实际。

3. **注重衔接,详略得当** 严格界定本科教材与职业教育教材、研究生教材、毕业后教育教材的知识范畴,认真总结、详细讨论现阶段中医药本科各课程的知识和理论框架,使其在教材中得以凸显,既要相互联系,又要在编写思路、框架设计、内容取舍等方面有一定的区分度。

4. **注重传承，突出特色** 本套教材是培养复合型、创新型中医药人才的重要工具，是中医药文明传承的重要载体，传统的中医药文化是国家软实力的重要体现。因此，教材既要反映原汁原味的中医药知识，培养学生的中医思维，又要使学生中西医学融会贯通，既要传承经典，又要创新发挥，体现本版教材"重传承、厚基础、强人文、宽应用"的特点。

5. **纸质数字，融合发展** 教材编写充分体现与时代融合、与现代科技融合、与现代医学融合的特色和理念，适度增加新进展、新技术、新方法，充分培养学生的探索精神、创新精神；同时，将移动互联、网络增值、慕课、翻转课堂等新的教学理念和教学技术、学习方式融入教材建设之中，开发多媒体教材、数字教材等新媒体形式教材。

6. **创新形式，提高效用** 教材仍将传承上版模块化编写的设计思路，同时图文并茂、版式精美；内容方面注重提高效用，将大量应用问题导入、案例教学、探究教学等教材编写理念，以提高学生的学习兴趣和学习效果。

7. **突出实用，注重技能** 增设技能教材、实验实训内容及相关栏目，适当增加实践教学学时数，增强学生综合运用所学知识的能力和动手能力，体现医学生早临床、多临床、反复临床的特点，使教师好教、学生好学、临床好用。

8. **立足精品，树立标准** 始终坚持中国特色的教材建设的机制和模式；编委会精心编写，出版社精心审校，全程全员坚持质量控制体系，把打造精品教材作为崇高的历史使命，严把各个环节质量关，力保教材的精品属性，通过教材建设推动和深化高等中医药教育教学改革，力争打造国内外高等中医药教育标准化教材。

9. **三点兼顾，有机结合** 以基本知识点作为主体内容，适度增加新进展、新技术、新方法，并与劳动部门颁发的职业资格证书或技能鉴定标准和国家医师资格考试有效衔接，使知识点、创新点、执业点三点结合；紧密联系临床和科研实际情况，避免理论与实践脱节、教学与临床脱节。

本轮教材的修订编写，教育部、国家卫生和计划生育委员会、国家中医药管理局有关领导和教育部全国高等学校本科中医学教学指导委员会、中药学教学指导委员会等相关专家给予了大力支持和指导，得到了全国 50 所院校和部分医院、科研机构领导、专家和教师的积极支持和参与，在此，对有关单位和个人表示衷心的感谢！希望各院校在教学使用中以及在探索课程体系、课程标准和教材建设与改革的进程中，及时提出宝贵意见或建议，以便不断修订和完善，为下一轮教材的修订工作奠定坚实的基础。

全国高等医药教材建设研究会

人民卫生出版社有限公司

2016 年 3 月

全国高等中医药教育本科
国家卫生和计划生育委员会"十三五"规划教材
教材目录

注:①本套教材均配网络增值服务;②教材名称左上角标有"*"者为"十二五"普通高等教育本科国家级规划教材。

第三届全国高等中医药教育教材
建设指导委员会名单

顾　　　问	王永炎	陈可冀	石学敏	沈自尹	陈凯先	石鹏建	王启明
	秦怀金	王志勇	卢国慧	邓铁涛	张灿玾	张学文	张　琪
	周仲瑛	路志正	颜德馨	颜正华	严世芸	李今庸	施　杞
	晁恩祥	张炳厚	栗德林	高学敏	鲁兆麟	王　琦	孙树椿
	王和鸣	韩丽沙					

主 任 委 员　张伯礼

副主任委员	徐安龙	徐建光	胡　刚	王省良	梁繁荣	匡海学	武继彪
	王　键						

常 务 委 员（按姓氏笔画为序）

	马存根	方剑乔	孔祥骊	吕文亮	刘旭光	许能贵	孙秋华
	李金田	杨　柱	杨关林	谷晓红	宋柏林	陈立典	陈明人
	周永学	周桂桐	郑玉玲	胡鸿毅	高树中	郭　娇	唐　农
	黄桂成	廖端芳	熊　磊				

委　　　员（按姓氏笔画为序）

	王彦晖	车念聪	牛　阳	文绍敦	孔令义	田宜春	吕志平
	安冬青	李永民	杨世忠	杨光华	杨思进	吴范武	陈利国
	陈锦秀	徐桂华	殷　军	曹文富	董秋红		

秘 书 长　周桂桐（兼）　王　飞

秘　　　书　唐德才　梁沛华　闫永红　何文忠　储全根

9

全国高等中医药教育本科
中药学专业教材评审委员会名单

前　言

　　根据中药学高级适用人才的培养目标,中药化学课程应在打造具有进行中药质量控制与药物创新能力人才方面作出贡献。中药质量控制体现在中药材、原料药、药物的质量保证;药物创新体现在不断创制更安全有效的中药新药,从而能更好地为人类健康服务。随着现代科技与药学的飞速发展,中药的现代发展要求中药化学应紧密结合中医药理论,紧扣中药药物本质主题,以有效物质基础为核心,阐明中药的科学内涵,明确中药的化学属性特性与药物属性特性的关联性。因此,本教材作为中药药物基本知识与创新思维启迪的载体,力求更加凸显传承与发展精神,更能担当起培养中药学高级适用人才之重任。

　　本教材秉承第一版所构建的中药化学知识体系,全书体现3个知识结构板块,即中药自然化学、中药制备化学、中药药物化学,共由16章组成。其中第一章绪论论述中药化学概念及其内涵与知识体系。第二章至第十一章,为中药自然化学知识板块内容,主要体现中药原药材所含的自然而生的化学成分知识,为了解中药化学成分基本知识与认识中药自然药物属性本质奠定基础。第十二章至第十四章,为中药制备化学知识板块,主要体现中药化学成分制备及其鉴定方法与技术,为掌握中药化学成分研究及其药物原料药制备与鉴定奠定基础。第十五章至第十六章,为中药药物化学知识板块,主要体现中药药物成分体内代谢与药物动力学知识,为确定中药有效物质基础与动态整体药物属性及其协同作用特性奠定基础。

　　本教材在编写中对第一版进行了适当修改与补充完善,以更加突出五性,即基础性、适用性、前沿性、系统性和完整性。

　　(1)基础性:反映在中药化学基本知识,充分体现中药化学成分与中药功能的关联性,传授中药化学物质基础。

　　(2)适用性:反映在中药化学成分制备与鉴定方法及技术,充分体现中药化学与现代制药技术、药物及其有效指标性成分制备相结合,与国家药典相结合,传授中药制备物(包含各类自然化学成分、有效部位、有效组分、结构修饰与生物转化物等)的物质基础及其制备方法与技术。

　　(3)前沿性:反映在中药药物化学知识,紧扣中药药物成分代谢与药代动力学、药效动力学关联研究。明确中药药物有效物质基础及其药物体系。

　　(4)系统性:反映在各知识板块围绕中药化学体系知识结构,体现知识的系统性。

　　(5)完整性:反映在中药化学从基原药材至药物成分动态整体效应全过程,使中药化学知识从基础到应用形成有机完整知识体系。

　　同时,本教材在化学术语方面更加体现规范性与准确性,在架构体例方面更加呈现密切性与整体性,在化学结构方面更加反映新颖性与完整性,在理论与实践方面更加富有创新性与应用性,从而更加凸显中药化学知识属性特性与中药药物属性特性的关联性。本教材知识的传授与学习应具有药学思维,应将中药化学知识与中药药物发展、中医药学发展、现代医药学发展紧密结合,紧扣中药药物的特点,将中药化学知识转化为对中药药物本质领悟之中。本教材适用范围较广,本科生以中药自然化学与制备化学为主,了解中药药物化学;亦可作为研究生与研究人员参考用书,可基于中药自然化学与制备化学,学习中药药物化学,实现掌握中药化学知识,应用于中药药物创新之中。

本教材紧扣中药化学知识体系,旨在为中药学高级适用人才的培养提供知识与学科支撑。编委会成员满怀强烈的责任感,历经发展原创思维与知识积淀搜集艰辛,终于完成了这一新的尝试,并期望能得到读者的认同与欢迎。

在本教材编写过程中,各院校给予了大力的支持和鼓励,许多同仁也对本书的编写提出了不少宝贵的意见和建议,特别是王永炎院士对中药化学知识体系及其创新理论观念的构建与实践探究所给予的莫大关怀与大力支持,在此一并深表谢意!与第一版教材相比,本版教材增加了网络增值服务,赵启铎、邓雁如、陈丽霞、巴寅颖等老师主要负责了相关编写工作。

限于我们的水平和能力,书中定有不足或不当之处,敬请读者斧正,以便修订完善。

编　者

2016 年 3 月

目　　录

第一章

绪　论

学习目的

了解中药化学的基本概念、内涵及其应用意义。

学习要点

中药化学概念、内涵、知识体系、应用意义。

第一节　概　述

中药化学是一门结合中医药基本理论和临床用药经验,运用现代科学与技术,从化学的角度研究中药有效物质基础的学科。既是覆盖了中药化学成分从原生基原至用药发挥功效过程中吸收、代谢和转化动态全程的应用基础学科,也是直接指导与开展药物创新的应用学科。

中药化学是一门结合中医药基本理论和临床用药经验,主要运用化学理论和方法及其他现代科学理论和技术研究中药化学成分,并确定中药有效物质基础的学科。内涵核心是阐明中药有效物质基础。研究目的是从化学层面揭示中药自然药学属性、中药应用属性、中药药物属性与特性。以指导进行中药现代研究与药物创新,推动中药产业发展与提升临床用药水平。

中药化学研究主要涉及三个方面:

1. 对中药原料自然产生的化学进行研究,即中药自然化学范畴。主要是探明中药原料本身所含的化学成分,特别是次生代谢化学成分。具体内容包括化学成分类型及其结构、理化性质、检识、波谱特征等,从而阐明中药自然化学成分与其药学属性特性的关系,并指导性地发现新的中药自然化学资源。

2. 对中药药物制备中的化学进行研究,即中药制备化学范畴。主要是基于中药自然化学基本知识,结合活性与药效考察,对其化学成分、特别是有效成分进行制备,具体内容包括中药提取与分离、结构修饰与改造、生物转化、结构鉴定,以及中药在加工制备过程中化学成分的相互作用及其变化等,确定其药物应用属性与特性,以制定合理的研究方案,应用适用的制备方法与技术,制备出所需的有效物质或活性物质,包括提取物、有效部位或有效组分、有效成分、结构修饰物、生物转化物等。

笔记

3. 对中药药物在应用过程中的化学进行研究,即中药药物化学研究。主要是确定药物在机体内的化学动态。具体内容包括药物成分在机体内吸收、分布、代谢、排泄过程中,发挥药效的动态化学状态与特性及其与药效的关联性等。以确定有效物质基础及其作用机制,阐明中药药物属性与特性。

可见,以上三个方面研究构成中药化学学科及其知识体系的有机整体,从认识中药自然化学属性与自然药学属性为出发点,确定应用属性,最后到阐明其药物属性与特性,继而导向提升中药质量精准控制与药物应用水平及其药物创新为落脚点,从而实现中药化学研究的目的。因此,中药化学研究应结合中医药理论,充分体现中药临床用药特点,对其化学成分进行研究,更应注重对其有效物质基础及其组成特性进行考量。

诚然,中药化学成分极其复杂,每味中药都含有多类化学成分。其化学成分数十上百,甚至更多。而其复方化学成分可谓不知其数,更为复杂纷繁。其中,有些化学成分具有生物活性与相应药效作用,能够起到防治疾病的作用,这些成分即为有效成分。中药中所含的有效成分也往往不是单一成分,而常常是同一结构类型的多种成分,甚至是不同结构类型的多种成分。在中药化学中,含有一种主要有效成分或一类结构相近的有效成分即为有效部位,如人参总皂苷、葛根总黄酮、丹参总酚酸等。含有多种主要有效成分即为有效组分。有些成分不具有生物活性与相应药效作用,不能够起到防治疾病的作用,这些成分则视为无效成分。如树脂、果胶等。然而,随着中药化学研究的手段和技术越来越先进,方法越来越多样化,研究领域也越来越广泛与深入,使得对中药有效物质基础研究与认识水平愈加提高。有时过去认为是无效的成分,随着人们对客观世界认识与研究的进一步深入,得出的结果可能是相对的。如过去认为无效的多糖等成分,后被发现具有良好的生物活性与相应药效作用,并被应用于临床。还有一些化学成分,虽然本身无效,但经过采收、加工、炮制、制备,发生化学结构转化,而具有良好的药效作用,那么这些成分也应被视为有效成分。还有一些成分,本身无生物活性,但是进入人体后却可以发挥很好的药效。这是因为药物成分被吸收进入血液循环而发挥药效作用。在体内发挥药效作用的有效成分可能是原型成分,也可能是原型成分进入人体后的代谢产物或转化成分,那最初的原型成分也可被认为是有效成分。另外,中药化学成分的有效性与其质量性有关。即与中药化学成分的类型以及存在的量组成比例等有关。应从化学层面认识中药有效物质基础,以反映中药药性、炮制、制剂、复方配伍及其量的中医药科学内涵。因此,对中药有效物质基础的认识与确定,需要科学系统地研究分析。

总之,由于中药本身的自然特点与用药特点,以及其化学成分的复杂性,使中药化学研究具有相当大的难度和挑战性,使得中药化学研究成为破解中药发展的关键难题,提升中药防治疾病水平,推进中药现代化和国际化的重要核心环节之一。

同时,中药化学学科与有机化学、分析化学等基础化学相衔接,继而与中药学其他相关学科,如中药资源学、中药鉴定学、中药炮制学、中药药剂学、中药药理学、临床中药学以及方剂学等学科知识体系紧密联系、相互支撑,构成了中药学研究与人才培养的完整学科体系,为中药学人才培养发挥重要作用。

第二节 中药化学研究意义及进展

中药化学在中药学的发展历程中起到了举足轻重的作用,其研究成果为中医药的继承与发展,中药现代化、产业化、中医药创新开发等诸多方面作出了重要贡献。

一、中药自然化学研究意义及进展

(一)阐明中药自然化学属性

中药大都是来自植物、动物、矿物的非人工制品,并以植物来源为主且种类繁多、化学成分多姿多彩。研究结果表明:①中药自然化学类型丰富,覆盖糖类、醌类、苯丙素类、黄酮类、萜类与挥发油、三萜类、甾体类、生物碱类、鞣质类、有机酸类、油脂类,以及氨基酸、蛋白质、酶、色素、维生素、树脂、无机盐和微量元素等。②不同基原的中药含有不同类型的化学成分。如黄连主要含生物碱类,葛根主要含异黄酮类。③同一种中药,也含有大量结构类型各不相同的化学成分,且每种类型化学成分数目往往也相当多,如常用中药人参中不仅含有三萜、多糖、炔醇、挥发油、甾体化合物、黄酮类、氨基酸、多肽、蛋白质、有机酸、维生素、微量元素等多类化学成分,且三萜类就据报道含有人参皂苷 Ro、Ra$_1$、Ra$_2$、Rb$_1$、Rb$_2$、Rb$_3$、Rc、Rd、Re、Rf、Rg$_1$、Rg$_2$、Rg$_3$、Rh$_1$、Rh$_2$ 及 Rh$_3$ 等 30 余种成分。④不同类中药抑或含有相同类型的化学成分。如大黄与虎杖均含有大黄素型蒽醌类成分。而前者属泻下药,后者属利湿退黄药。⑤同类中药抑或含不同类型化学成分。如同属清热药的知母、栀子则所含的主要化学成分截然不同。

(二)引擎创新药物

现代中药化学研究亦引入国外的天然药物化学研究成果。天然药物化学研究开始于 1806 年,首先从阿片中分离出吗啡。19 世纪 20 年代以后,不断报道从中药及天然药物中发现有生理活性的各种化合物,其中有代表性药物的有吐根碱、马钱子碱、奎宁、小檗碱、阿托品、可待因、秋水仙碱、可卡因、麻黄碱、芦丁、橙皮苷、甘草酸、洋地黄毒苷、苦杏仁苷等。这些化学成分都是 19 世纪分离出来的,在药物化学发展史上形成一个天然药物化学研究时期。以后又分离出东莨菪碱、山梗菜碱、野靛碱、印防己毒素、加兰他敏等。天然化合物的研究和测定,促进了合成药物的发展。但是,由于后期发现某些合成药物出现可怕的副作用和预先难以估计的慢性毒性,导致新药研究的步伐逐渐放慢。直到 20 世纪 50 年代初从萝芙木中分离出降压药物利血平,20 世纪 50 年代末从长春花中分离出抗癌药长春新碱,世界各国学者又开始重视从中药及天然药物的化学成分中开发新药。例如美国、西德、前苏联等对担子菌类植物进行了大量的筛选工作,发现银耳、香菇、茯苓、云芝等中所含的多糖对肿瘤有抑制作用。美国国立癌症研究所 20 世纪 80 年代总结出最有希望的抗肿瘤药物活性成分是大环化合物、生物碱、三萜、木脂素和苦木素。

20 世纪 80 年代以来,国外对中药及天然药物化学的研究比较集中在抗癌药和心血管药方面,还重视研究抗艾滋病药物。在抗癌药物方面主要侧重在多糖类、倍半萜内酯、三萜类、苦木素、木脂素以及大环生物碱等中寻找。在心血管药方面重视对某些皂苷、异黄酮、高异黄酮、香豆素及桂皮酸衍生物的研究。对中药化学筛选活性成分研究较多的国家有日、美、俄、德和韩国等。

从 20 世纪 20 年代开始,我国研究学者对常用重要中药进行了自然化学成分研究,如早期的麻黄、莽草、延胡索、钩藤、蟾酥、贝母、黄花夹竹桃等,并且取得了一定成绩,如从麻黄中分离制备了降压成分麻黄碱;从粉防己中分离出具有镇痛、消炎、降压和肌肉松弛等作用的粉防己碱;从延胡索中分离出具有镇痛作用的延胡索乙素等多种生物碱。

20 世纪 70 年代以来,中药化学研究发展更加迅速,也取得了一定进展。中药化学成分制备技术已在传统技术的基础上得到突飞猛进的发展。如对于青蒿、喜树、海南粗榧、天麻、唐古特山莨菪、丹参、葛根、三尖杉、芫花根、天花粉、川芎、黄芪、当归、人参、五味子、甘草、冬虫夏草、灵芝、党参、青黛等多种中药中化学成分的研究,其中有些是结构类型完全新颖的化合物,例如青蒿素为含过氧桥的倍半萜内酯,是抗疟药物史上继合成喹啉类药物之后的重大突破;天花粉蛋白是第一个完全由我国学者完成临床、动物实验、分离、纯化、结构测定等研究的有实用和理论意义的蛋白质分子。

据统计,我国医药学和化学科技工作者在 20 世纪 80 年代从中药中共发现 800 余个新化合物,90 年代以后新发现的化合物则以每年数百个的速度递增。中药自然化学研究成果,不断提升了人们从化学层面对中药内在自然属性的剖析水平与中药临床用药水平及其药物创新水平。

二、中药制备化学研究意义及进展

(一)提升药物创新水平

中药化学成分较为复杂,研究应用其中的提取物、有效部位或有效组分、有效成分等必须通过提取、分离、纯化等一系列过程将其从中药原料中制备出来。其制备物(原料药)的有效性决定着中药药物质量水平。

中药化学成分制备技术已在传统技术的基础上得到突飞猛进的发展。提取方法虽仍以溶剂提取法、水蒸气蒸馏法等传统方法为主,但超临界流体萃取法、微波提取法等现代提取方法也得到了广泛的应用。在分离富集纯化方法方面,对于化学成分的制备来说,一般常用的分离精制方法有系统溶剂分离法、两相溶剂萃取法、沉淀法、盐析法、透析法、结晶法、分馏法、色谱法等。近年来,高速逆流色谱技术和制备液相技术在化学成分的分离纯化方面发挥了快速高效的优势。而对于有效部位的分离富集而言,各种类型大孔吸附树脂和聚酰胺等色谱材料及其色谱法与超滤法等现代方法技术的应用,则大幅度提高了有效部位及其有效物质的富集率。先进技术的使用不仅使得制备物满足药效及其药物创新的要求,也满足了大量制备与生产的要求。为有关创新药物研究奠定了药学基础。

此外,基于中药化学成分先导化合物,进行结构修饰与改造,解决单一化学成分成药性不理想的难题,制备出成药性更好的药用成分,亦为中药创新药物研制的有效途径之一。

如中医药对人类健康的巨大贡献——青蒿素的发现及其新型抗疟药物的制备。20 世纪 70 年代,我国科技工作者从中药黄花蒿中发现了新型抗疟药物——青蒿素,打破了以往抗疟药物均含有氮原子的化合物框架,被誉为继氯喹之后的又一大突破。我国的药学家屠呦呦教授因创制新型抗疟药——青蒿素和双氢青蒿素,获得了 2015 年诺贝尔生理学或医学奖,以表彰她对疟疾治疗所做的贡献。屠呦呦教授也是首位获得诺贝尔科学类奖项的中国籍科学家。

随着青蒿素在临床的广泛应用,其结构和理化性质上的不足逐渐表现出来。由于青蒿素在水和油中几乎不溶解,口服吸收不好,因此难以制成有效的制剂。此外,其口服后的复发率也较高(30 天的复发率为 45.8%)。为克服此不足,人们对青蒿素进行了体内代谢和结构修饰研究。在系统的结构改造研究中,人们发现青蒿素的抗疟活性主要归功于其内过氧桥-缩酮-乙缩醛-内酯的结构,还原后如果失去过氧桥便失去抗疟活性,而当使用硼氢化钠将其还原为二氢青蒿素,则抗疟活性增加。同时在二氢青蒿素的结构基础上进行醚化,得到蒿甲醚(α- 蒿甲醚占 3% ,β- 蒿甲醚占 97%),油溶性增加,便于制备乳剂进行注射,不仅提高了青蒿素的成药性,同时也使疟疾的复发率显著下降。进一步的毒理学等临床前实验和三致实验均证明蒿甲醚无明显的毒副作用和无致突变、致癌和致畸作用。该药随即在缅甸、泰国、巴西、加纳等 10 几个国家注册销售。此外,利用二氢青蒿素与酰氯的反应生成碳酸酯类衍生物如蒿酯钠,可提高青蒿素类药物的水溶性,用于制备粉针剂,对于鼠疟正常株的疗效好,杀虫速度快,适用于抢救脑疟和危重昏迷的疟疾病人。

(二)提升中药质量控制水平

中药作为中医防病治病的药物成分载体,其内在质量直接关系到临床疗效和安全。在分析中药现行质量控制模式的基础上,结合现代分析技术的发展和应用,依据中药药物特性,运用中药化学的方法,创新中药质量控制模式,以期更加科学地实现中药质量控制,推动中医药事业的发展。在中药特别是复方中药质量控制方法建立的过程中,质量控制指标的选择是方法建立的前提和关键。中药具有多成分、多功能、多层次、多靶点等特点,只有通过中药化学与药理学、药物动力学结合研究,阐明其功能与主治关联有效物质基础,并制备出有关对照品,才能进一步以有效物质为指标进行有效质量控制研究,并建立真正科学合理的质量标准。

近年来发展的中药指纹图谱技术,目前已成为能够为国内外广泛接受的一种中药化学质量评价模式。近来,石任兵研究团队在研究开心散类药有效组分中,基于类药有效组分相关分析结果,提出并建立了基于类药有效组分特征图谱表征的中药质量控制模式,将有效物质基础反映于中药质量控制体系中,使中药质量控制更具有有效性。现代分析方法及其技术的快速发展(如 TLC、GC、HPLC、UPLC 等及其联用技术)对中药质量控制水平的提升提供了分析技术支撑。

(三)阐明炮制原理

中药炮制是中药学独特的制药技术,其特色为药材经过炮制后可以达到提高疗效、降低毒副作用、改变药物性能,便于贮藏和服用等目的。研究中药炮制前后化学成分或有效物质的变化将有助于阐明中药炮制的原理、改进炮制方法、制定炮制品的质量控制方法及其标准等。这也是保护我国传统特色医学文化的重要方面之一。乌头为剧毒中药,其毒性成分主要为乌头碱、中乌头碱和次乌头碱等双酯型二萜类生物碱,此类化合物不稳定,遇热易被水解,C-8 位上的乙酰基水解时失去一分子乙酸,得到单酯型乌头碱,使以上 3 种成分转变为苯甲酰乌头碱、苯甲酰中乌头碱和苯甲酰次乌头碱,毒性为双酯型生物碱的 1/1000 ～ 1/200;若继续水解,C-14 位上的苯甲酰基失去一分子苯甲酸,生成乌头原碱,相应转化为乌头胺、中乌头胺和次乌头胺,其毒性仅为双酯型乌头碱的 1/5000 ～ 1/2000,由此经过炮制,由于化学成分的转变,达到了降毒减毒的目的,而炮制品的镇痛药效作用与生品相比并未降低。

三、中药药物化学研究意义及进展

(一)阐明药物类药物质基础

药物类药物质基础的阐明,主要基于中药血清药物化学的体内代谢研究。日本学者田代真一首先提出了中药血清药物化学和血清药理学方法。即给动物灌服中药一定时间后,取其血清通过对血清所含中药化学成分进行分析分离及鉴定。把得到的化学成分与中药再次进行药效学比较,从而可以推断出中药有效物质基础。通常的研究方法包括:通过动物口服给药后取血制备含药血清,采用 HPLC、HPLC-MS 等手段对体内外色谱指纹图谱进行对比和解析来确定血中移行的活性成分,必要时对血清中的化学成分进行分离、结构鉴定和活性研究,并探讨其与传统疗效的药效相关性等。此外还包括有效物质基础的体内代谢过程和机制的探讨与阐明等内容。目前,我国学者已经对远志、白术、地黄等单味中药及六味地黄丸、茵陈蒿汤、清脑宣窍方、黄连解毒汤、生化汤、开心散等复方进行了大量的研究。为中药有效物质基础和作用机制的深入研究奠定了基础。

如王喜军研究团队对六味地黄丸进行研究的结果表明,口服六味地黄丸后从血中发现了 11 个入血成分,其中 4 个为新产生的代谢产物;7 个成分为六味地黄丸所含成分的原型,其中有一成分虽为地黄中所含成分的原型,但其他两种药材也能代谢产生,对其体内的量变有共同的贡献。以血清指纹图谱为指导,对六味地黄丸血中移行成分进行分离鉴定,鉴定了 8 个化合物,其中 5-羟甲基-2-糠酸(5-HMFA)为熟地、山茱萸和泽泻中的成分代谢形成;莫诺苷、獐牙菜苷、马钱子苷为山茱萸所含成分直接入血而形成;2-羟基-苯乙酮-4-葡萄糖醛酸苷、4-甲氧基-5-磺酸基苯乙酮-2-葡萄糖醛酸苷、2,4-二羟基-苯乙酮、(H)2,5-二羟基-4-甲氧基苯乙酮为丹皮酚的代谢产物,初步阐明了六味地黄丸的体内直接作用的物质基础。

(二)阐明药物类药成分动态属性及协同作用特性

药物类药成分动态属性及协同作用特性,主要通过中药药代动力学研究系应用动力学原理与数学模式,定量地描述与概括药物通过各种途径(如静脉注射、静脉滴注、口服给药等),进入体内的吸收、分布、代谢、消除(ADME)过程的量-时变化或血药浓度-时变化的动态规律。中药药代动力学研究能为药物疗效的评价、给药方案的优化、复方配伍研究,毒性试验设计和毒理效应分析提供依据。对阐明中药有效物质基础及其作用机制,促进中药新药开发及剂型改造有着重要的理论意义和应用意义。此外,通过研究中药复方配伍前后或不同配伍时对主要活性成分体内动态过程和药代动力学特性的影响,可揭示中药复方配伍的规律及其协同作用特性。

清脑宣窍方是王永炎院士拟定的临床经验方,由栀子、三七和冰片组成,在治疗缺血性脑中风急性期和恢复期早期方面具有显著的疗效。石任兵研究团队在对其药学研究中发现其药物药代动力学特性表征,即其药物成分栀子苷、龙脑、人参皂苷 Rg_1、Rb_1 及三七皂苷 R_1,因相互作用而呈现整体吸收速度加快、生物利用度增加、有效血药浓度时间延长等,且在病理模型下,此特性表征更为突出,此协同效应特性有利于药物疗效的发挥。研究结果充分体现了本复方药物协同效应及其特性。

（三）阐明药物动态效应属性及其协同作用特性

近年来,药代动力学-药效动力学-药物成分相互作用(PK-PD-DI)关联研究的兴起更是在一定程度上拓宽了中药药物化学的研究方法,药物代谢动力学(pharmacokinetics,PK)和药效动力学(pharmacodymamics,PD)是按时间同步进行的两个密切相关的动力学过程。前者着重阐明机体对药物的作用,即药物在体内的吸收、分布、代谢和排泄及其与时间的关系。后者描述药物对机体的作用,即效应随着时间和浓度而变化的动力学过程。两者结合有助于阐明药物浓度-效应-时间的关系,定量的反映药物浓度与效应的关系。对于疗效确切但复杂的中药,哪些成分才是功效相关成分,各种成分之间如何相互转化、相互作用,药物成分及其相互作用(drug interaction,DI)与药效存在着什么样的关系? 这些问题均未得到深入的解决。因此,中药药代动力学的研究还需结合药效动态研究,也就是进行 PK-PD 关联研究,才会更加切入药物本质。其意义除了可以阐明和完善作用机制及复方组方原理,为提高中药及复方的质量和优化给药方案提供科学依据,还为发现有效成分、开发新药奠定药学基础。以复方中的一种成分或几种成分为指标成分进行 PK-PD 研究是目前对中药复方药物动力学研究绝大多数采用的方法。但是面对物质基础复杂的中药复方药物,进行符合中药复方整体观的药物动力学研究,并评估中药复方的效应关联成分,进行中药质量控制,最终应用于临床指导用药,是中药复方药物动力学研究体系之关键,对促进中药药物创新、推动中药现代发展、提升中药质量有着十分重要的意义。

开心散由人参、远志、茯苓、石菖蒲组成,始见于《备急千金要方》,"主好忘"。此方为益气养心、安神定志之代表方剂,目前临床上,开心散及其加减方多用于治疗老年痴呆症和抑郁症。为发现其真正的有效物质基础,石任兵研究团队首先分析了开心散水提物肠吸收成分和血清特征图谱,发现其被吸收的类药成分为远志寡糖酯类、远志呫酮类、石菖蒲细辛醚类和人参皂苷类成分,在获得类药组成成分的基础上,以东莨菪碱致学习记忆障碍模型大鼠为实验对象,进行开心散药物动力学相互关联研究分析(PK-PD-DI),发现开心散复方中远志寡糖酯类和呫酮类在痴呆模型动物体内同时呈现出现吸收双峰与效应成分协同亲和现象,且与抗痴呆药效具有相关性,类药成分组成及量的比例表征基本一致。同理确定了开心散抗痴呆、抑郁、焦虑、失眠等与功能主治有关的主要有效成分及其药物体系化学架构,从而为开心散药物创新奠定了基础。

第三节　中药化学主要研究方向

中药化学研究虽然硕果累累,但在推进中药现代化、国际化征途上,任重而道远,还需引进现代科学理念及其技术与方法,并与中医药其他学科紧密结合,以中药有效物质基础为核心,着力进行从中药资源基原至药物在机体内吸收、分布、代谢、消除过程中,发挥动态整体效应与协同作用的系统研究,基于中药化学知识体系,构建中药药学体系。以全面阐明中药科学内涵与提升中药质量水平,实现中药质量安全、有效、可控,更好地为人类健康服务。

（一）着力中药自然化学研究

对单味中药化学成分进行研究,确定其化学成分类型及结构,发现新的化学成分及先导化合物,丰富中药化学成分资源,同时应注重与同类中药及不同类中药的化学

笔记

比较研究进行有机对接,分析其自然化学属性及其异同性。结合天人合一整体观,深入剖析中药自然化学属性与自然药学属性的关联性,揭示中药科学内涵,以提升中药科学应用水平。

(二)着力中药制备化学研究

以有效物质基础为核心指标,确定最佳有效制备物(原料药)及其药物化学组成体系,将实验室制备技术与适宜于大生产的中药药物制备工艺进行有机对接,以提升中药药物生产制备水平。同时,以赋予中药有效物质内涵的基本对照品研究为基点,建立基于中药有效物质基本对照品表征有效成分-类型-相互比例的质量控制体系,与适合于实际生产的原材料-原料药-制剂系统质量控制与质量标准研究有机对接,以提升中药药物质量精准控制水平。

(三)着力中药药物化学研究

结合中药功能与主治关联药效考察,尤其结合 PK-PD-DI 关联考量,确定中药药物体系,不仅需阐明其化学结构与组成,更应注重弄清组成成分间量的最佳比例,并将单一有效成分研究与有效部位或有效组分,甚至复方制备物研究进行有机对接,探明其动态化学表征与药效/疗效及其作用机制的关联性,根据有效物质的动态整体(协同)效应,阐明中药药物属性与特性。基于药物体系认识药物本质、构架有效物质基础及其药物创新,以切实提升中药药物创制水平。

总之,明确中药化学概念、内涵及其知识体系,聚焦有效物质基础核心,将中药化学与多学科交叉融合,着力中药药物体系及其药物密码规律探究揭示,必将对中药学科及其药物与产业的发展产生巨大的推动效应。

学习小结

1. 学习内容
(1)中药化学概念与内涵
(2)中药化学知识体系
(3)中药化学意义

2. 学习方法
书本知识学习与中药学术与产业发展动态了解相结合的方法。

(石任兵)

复习思考题

1. 中药化学概念及其研究核心是什么?
2. 中药化学知识体系由哪几个部分组成?
3. 中药化学研究的意义是什么?

第二章

糖和苷类化合物

学习目的

通过学习糖和苷类化合物的结构与分类、理化性质、检识以及波谱特征,为进一步学习糖和苷类化合物的制备方法及结构研究奠定基础。

学习要点

糖和苷类化合物的结构与分类,一般理化性质:溶解性、旋光性、化学性质,检识方法以及波谱特征。

第一节 糖类化合物

一、概述

糖类(saccharides)是多羟基醛或多羟基酮及其衍生物、聚合物的总称,糖的分子组成包括碳、氢、氧三种元素,因其多数具有 $C_x(H_2O)_y$ 的通式,故又称为碳水化合物(carbohydrates),如葡萄糖为 $C_6(H_2O)_6$。

作为重要的一次代谢产物,糖类化合物是植物光合作用的初生产物,同时也是多数植物中所含成分的生物合成初始原料。糖类化合物在自然界的分布十分广泛,无论是在植物界还是动物界都广泛存在,可分布于植物的根、茎、叶、花、果实、种子等各个部位,常常占植物干重的80% ~90%。

糖类化合物除了作为动植物的营养物质和骨架成分外,有些还具有独特的生物活性,尤其是从中药中发现的多糖类成分,如香菇多糖具有抗肿瘤活性,黄芪多糖具有增强免疫功能的作用,一些补益类中药,如人参、灵芝、枸杞子、刺五加等都含有大量的糖类成分,是它们的有效成分之一。

二、糖类的结构与分类

糖类根据是否能水解和水解后生成单糖的数目分为单糖(monosaccharides)、低聚糖(oligosaccharides)、多聚糖(polysaccharides)三类。单糖是组成糖类及其衍生物的基本单元,是不能再水解的最简单的糖,如葡萄糖、鼠李糖等。低聚糖由 2 ~9 个单糖通过苷键聚合而成,也称为寡糖,如蔗糖、棉籽糖等。多糖是一类由 10 个以上单糖通过苷键聚合而成的化合物,通常由几百至几千个单糖组成,如淀粉、纤维素等。多糖一般分子量较大,性质与单糖和低聚糖差别较大。

(一)单糖

1. 单糖的分类　目前已发现的天然单糖有 200 多种,从三碳糖到八碳糖均有,其中以五碳糖、六碳糖最多。

中药中常见的单糖及其衍生物例举如下:

五碳醛糖:D-木糖(D-xylose,xyl)、L-阿拉伯糖(L-arabinose,ara)、D-核糖(D-ribose,rib)。

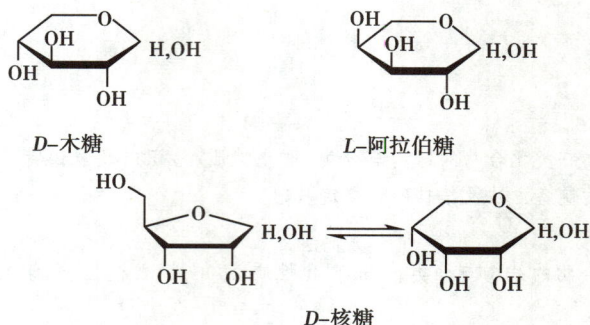

D-木糖　　　　L-阿拉伯糖

D-核糖

甲基五碳糖:L-夫糖(L-fucose,fuc)、D-鸡纳糖(D-quinovose)、L-鼠李糖(L-rhamnose,rha)。

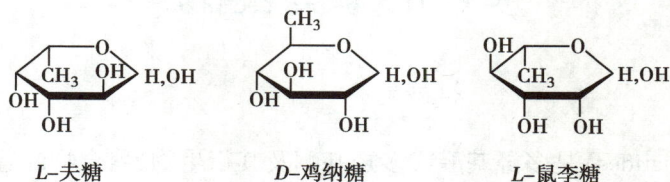

L-夫糖　　　D-鸡纳糖　　　L-鼠李糖

六碳醛糖:D-葡萄糖(D-glucose,glc)、D-甘露糖(D-mannose,man)、D-半乳糖(D-galactose,gal)。

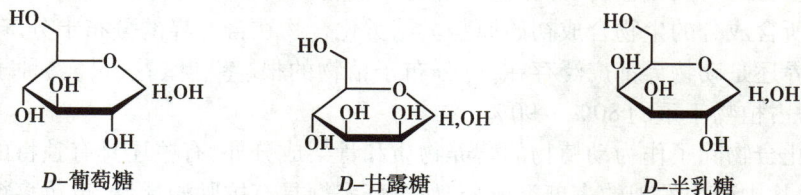

D-葡萄糖　　　D-甘露糖　　　D-半乳糖

六碳酮糖:D-果糖(D-fructose,fru)。

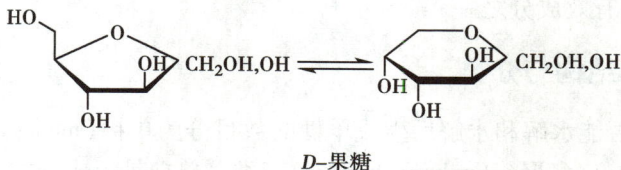

D-果糖

糖醛酸:D-葡萄糖醛酸(D-glucuronic acid)、D-半乳糖醛酸(D-galacturonic acid)。

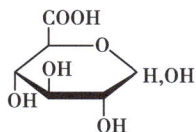
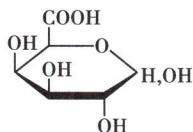

　　　　　　　　D-葡萄糖醛酸　　　　　　　　D-半乳糖醛酸

　　糖醇：单糖的醛或酮基还原成羟基后所得到的多元醇称为糖醇。糖醇在天然界分布很广，多有甜味。如 L-卫矛醇（L-dulcitol）、D-甘露醇（D-mannitol）、D-山梨醇（D-sorbitol）。

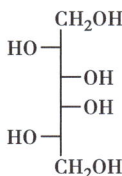
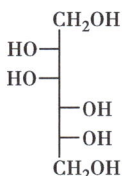
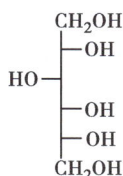

　　　　L-卫矛醇　　　　　　D-甘露醇　　　　　　D-山梨醇

　　另外，自然界还存在一些较为特殊的单糖及其衍生物，如 2,6-二去氧糖，主要存在于强心苷等成分中；氨基糖，主要存在于动物和微生物中；还有分支碳链的糖，如 D-芹糖（D-apiose，api）等。

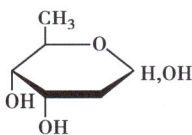
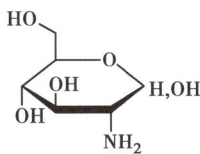
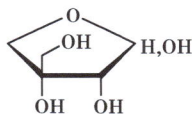

　　　D-洋地黄毒糖　　　2-氨基-2-去氧-D-葡萄糖　　　D-芹糖

　　2. 单糖的构型　　多数单糖以开链及环状结构两种形式存在，如葡萄糖在固体状态时是环状结构，在溶液中则两种形式同时存在。常用部分简化的 Fischer 投影式表示开链结构，Haworth 式表示环状结构。由于五元环、六元环的张力最小，故天然界的糖多以五元氧环和六元氧环的形式存在，其中五元氧环的糖称为呋喃型糖（furanose），六元氧环的糖称为吡喃型糖（pyranose）。

　　单糖的绝对构型习惯上以 D、L 表示。在 Fischer 投影式中由距离羰基最远的手性碳决定，这个碳上的羟基在右侧的为 D 型糖（手性碳为 R 构型），在左侧的为 L 型糖（手性碳为 S 构型）。在 Haworth 式中因参与成环的羟基不同，故判断方法不同。对于六碳吡喃醛糖及甲基五碳糖，C-5 上取代基的取向决定其绝对构型（五碳呋喃糖构型由 C-4 取代基的取向决定），在环面向上的为 D 型，向下的为 L 型。

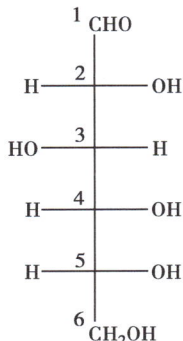

D-葡萄糖Fischer投影式

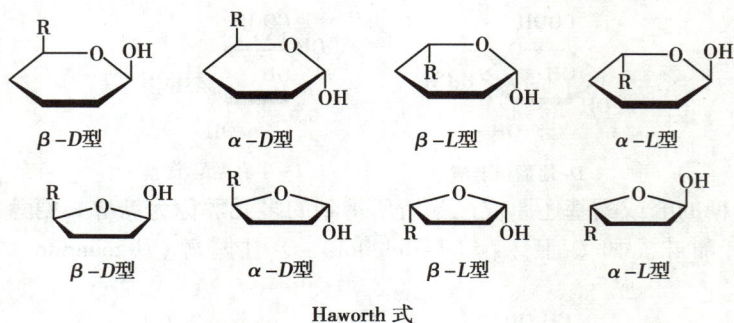

β−D型　　α−D型　　β−L型　　α−L型

β−D型　　α−D型　　β−L型　　α−L型

Haworth 式

单糖的结构从开链式转化为环状结构后,形成一个新的手性碳,如葡萄糖的 C-1,称为端基碳原子,端基碳上的羟基称为半缩醛羟基或苷羟基,形成的一对异构体称为端基差向异构体,有 α、β 两种构型。在 Haworth 式中,六碳吡喃醛糖及甲基五碳糖C-5(五碳呋喃糖的 C-4)上取代基与端基碳上羟基在环同侧的为 β 型,在环异侧的为 α 型。其实 α、β 表示的仅是糖上端基碳的相对构型,β-D 和 α-L、β-L 和 α-D 型糖的端基碳的绝对构型是一样的。在 Haworth 式中,五碳吡喃糖构型的判断与六碳吡喃糖不同,绝对构型看 C-4 上的羟基,环面向下的为 D 型,向上的为 L 型;相对构型则是看 C-4 上的羟基与端基碳上的羟基,在环异侧为 β 型,在环同侧为 α 型。

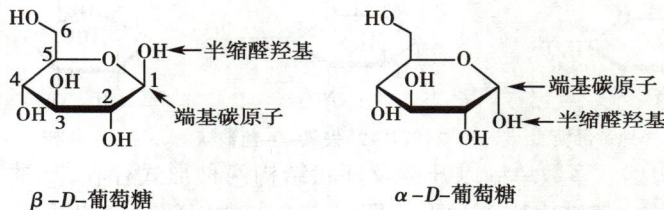

β−D-葡萄糖　　　　α−D-葡萄糖

单糖结构式的另一种表示方法是优势构象式,这种表示方法更接近糖的真实结构。根据非平面无张力环的学说,呋喃糖五元氧环的优势构象应是平面信封式,吡喃糖六元氧环的优势构象应是椅式,且有 C-1 和 1-C 两种形式,除 L-鼠李糖等极少数外,大多数单糖的优势构象是 C-1 式。

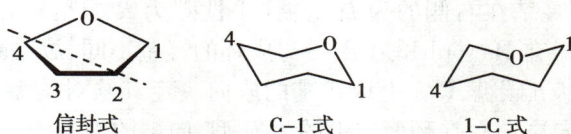

信封式　　　　C-1 式　　　　1-C 式

(二)低聚糖

由 2~9 个单糖通过苷键聚合而成的糖称为低聚糖,又称为寡糖。天然存在的低聚糖多由 2~4 个单糖组成,按单糖基数目,低聚糖可分为二糖、三糖、四糖等。

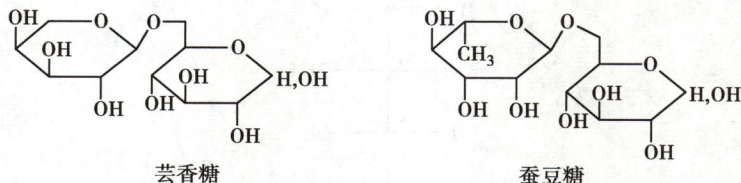

芸香糖　　　　　　　蚕豆糖

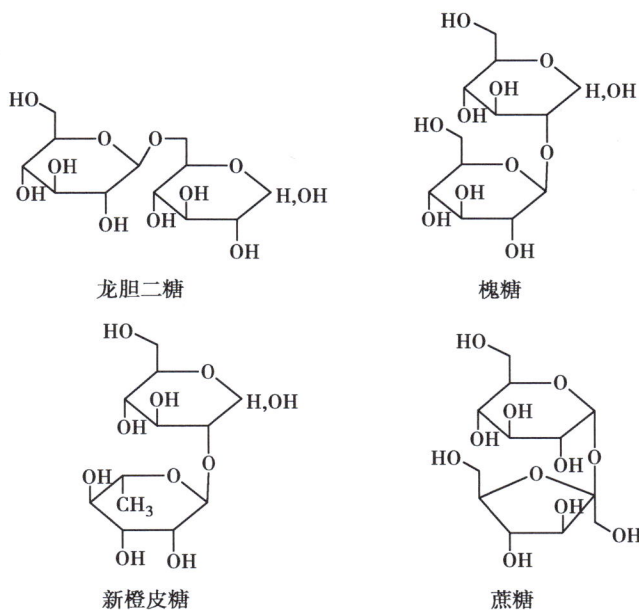

龙胆二糖　　　　　　　　　　槐糖

新橙皮糖　　　　　　　　　　蔗糖

　　天然存在的三糖多是在蔗糖的基础上再连接一个单糖而成,如棉子糖(raffinose)。四糖又多是在棉子糖的结构上延长,如水苏糖(stachyose)。

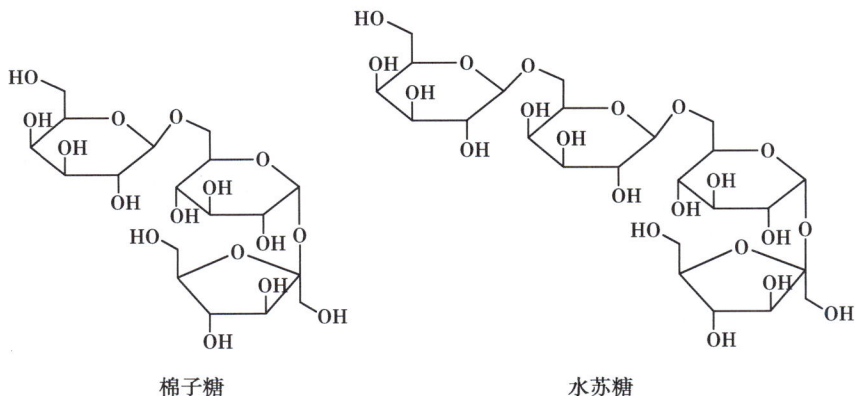

棉子糖　　　　　　　　　　水苏糖

　　低聚糖又可分为还原糖和非还原糖,具有游离醛基或酮基的糖称为还原糖,结构中具有游离的半缩醛(酮)羟基,如槐糖、芸香糖等。如果低聚糖结构中的单糖都以半缩醛(酮)羟基脱水缩合,形成的低聚糖就没有游离醛基或酮基,也就没有还原性,称为非还原糖,如蔗糖(sucrose)、棉子糖等。

（三）多聚糖

　　由 10 个以上单糖通过苷键聚合而成的糖称为多聚糖,也称多糖。组成多糖的单糖通常都在一百个以上,多的可达数千个,因分子量较大,已失去单糖的性质,一般无甜味,也无还原性。多糖按其在生物体内的功能可分为两类,一类是动植物的支持组织,如植物中的纤维素,动物甲壳中的甲壳素等,该类成分不溶于水,分子呈直链型;另一类是动植物中贮存的营养物质,如淀粉、肝糖原等,这类成分可溶于热水成胶体溶液,分子多数呈支链型。多糖按单糖的组成又可分为均多糖(homopolysaccharides)和杂多糖(heteropolysaccharides)。由同一种单糖组成的为均多糖,由两种以上单糖组成的为杂多糖。

1. 植物多糖

（1）纤维素（cellulose）：由 3000～5000 个分子的 D-葡萄糖通过 $1\beta\rightarrow4$ 苷键聚合而成的直链葡聚糖，分子呈直线型，不易被稀酸或碱水解，是植物细胞壁主要组成成分。人类及食肉动物体内能水解 β-苷键的酶很少，故不能消化利用纤维素。

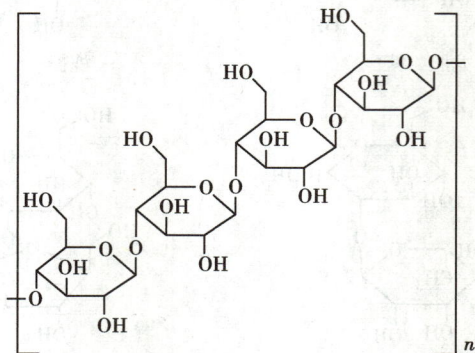

纤维素

（2）淀粉（starch）：广泛存在于植物体，尤以果实、根、茎及种子中含量较高。淀粉通常为白色粉末，是葡萄糖的高聚物，约由 27% 以下的直链淀粉（糖淀粉）和 73% 以上的支链淀粉（胶淀粉）组成。糖淀粉为 $1\alpha\rightarrow4$ 连接的 D-葡聚糖，聚合度一般为 300～350，能溶于热水；胶淀粉中的葡聚糖，除 $1\alpha\rightarrow4$ 连接之外，还有 $1\alpha\rightarrow6$ 支链，支链平均长为 25 个葡萄糖单位，胶淀粉聚合度为 3000 左右，在热水中呈黏胶状。淀粉分子呈螺旋状结构，碘分子或离子可以进入螺环通道中形成有色包结化合物，故淀粉遇碘显色。所显颜色与聚合度有关，直链淀粉（糖淀粉）遇碘显蓝色，支链淀粉（胶淀粉）遇碘显紫红色。淀粉在制剂中常用作赋形剂，在工业上常用作生产葡萄糖的原料。

（3）黏液质（mucilage）：植物种子、果实、根、茎和海藻中存在的一类多糖，在植物中主要起着保持水分的作用。从化学结构上看黏液质属于杂多糖，如从海洋药物昆布或海藻中提取的褐藻酸（alginic acid），是由 α-L-古洛糖醛酸与 β-D-甘露糖醛酸聚合而成的多糖。黏液质可溶于热水，冷后呈胶冻状。在用水作溶剂提取中药成分时，黏液质的存在会使其水溶液极难过滤，可在水溶液中加入乙醇使其沉淀，或利用其分子中的游离羧基加入石灰水使成钙盐沉淀，过滤除去。在医药上黏液质常做润滑剂、混悬剂及辅助乳化剂。

（4）树胶（gum）：植物在受伤害或被毒菌类侵袭后分泌的物质，干燥后呈半透明块状物，从化学结构上看属于杂多糖，如中药没药内含 64% 树胶，是由 D-半乳糖、L-阿拉伯糖和 4-甲基-D-葡萄糖醛酸组成的酸性杂多糖。

2. 动物多糖

（1）肝素（heparin）：一种含有硫酸酯的黏多糖。黏多糖又称为氨基多糖，是含氮的杂多糖。一般由氨基己糖和糖醛酸组成的结构单位聚合而成，有的含有硫酸酯结构。黏多糖在动物体内分布很广，肝素就是其中重要的一种。肝素广泛存在于哺乳动物的内脏、肌肉和血液里，有很强的抗凝血作用，主要用于预防和治疗血栓，并已形成了一种肝素疗法。

（2）硫酸软骨素（chondroitin sulfate）：大量存在于动物软骨组织中的一种酸性黏多糖，有 A、B、C 等多种，是动物组织的基础物质，用以保持动物体内组织的水分和弹性。硫酸软骨素具有降低血脂、改善动脉粥样硬化的作用。

（3）透明质酸（hyaluronic acid）：一种酸性黏多糖，存在于眼球玻璃体、关节液、皮肤等组织中，主要功能是润滑和缓冲撞击并能阻滞入侵的微生物及毒性物质的扩散。作为皮肤中的天然成分，近年来广泛用于化妆品中。

（4）甲壳素（chitin）：组成甲壳类昆虫外壳的多糖，结构与纤维素类似。甲壳素不溶于水，对稀酸和稀碱稳定。经浓碱处理，可得脱乙酰甲壳素（chitosan）。甲壳素及脱乙酰甲壳素应用非常广泛，可制成透析膜、超滤膜，用作药物的载体则有缓释、持效的优点，还可用于人造皮肤、人造血管、手术缝合线等。

3. 菌类多糖　菌类多糖主要以 $1\beta \rightarrow 3$ 连接的 D-葡萄糖为主，少数含有 $1\beta \rightarrow 6$、$1\beta \rightarrow 4$ 葡萄糖和其他杂糖。近年来的研究发现菌类多糖有多方面的生物活性，如抗肿瘤、免疫调节、抗衰老等，如猪苓多糖（polyporus polysaccharide）、灵芝多糖（ganoderma lucidum polysaccharide）、茯苓多糖（pachyman）等。

三、糖的理化性质

（一）性状

单糖和分子量较小的低聚糖一般为无色或白色结晶，有甜味。糖醇等多数糖的衍生物也为无色或白色结晶，并有甜味。多聚糖常为无定性粉末，无甜味。

（二）溶解性

单糖和低聚糖易溶于水，尤其易溶于热水，可溶于稀醇，不溶于亲脂性有机溶剂。多聚糖因聚合度增加，性质不同于单糖，多数难溶于水，不溶于有机溶剂，少数可溶于热水形成胶体溶液。

糖的水溶液浓缩时不易析出结晶，常得到黏稠的糖浆。

（三）旋光性

糖均具有旋光性，天然存在的单糖多为右旋，因多数单糖水溶液是环状及开链式结构共存的平衡体系，故单糖多具有变旋现象，如 β-D-葡萄糖的比旋光度是 $+113°$，α-D-葡萄糖的比旋光度是 $+19°$，在水溶液中两种构型通过开链式结构互相转变，达到平衡时葡萄糖水溶液的比旋光度是 $+52.5°$，不再改变。

（四）化学反应

糖分子中具有醛基、酮基、醇羟基、邻二醇等官能团，可以发生氧化、醚化、酯化及硼酸络合等反应，这些性质在有机化学中已有详细论述，下面仅介绍糖类检识常用的反应。

1. Molish 反应　单糖在浓酸的作用下，脱去三分子水生成具有呋喃环结构的糠醛及其衍生物，糠醛衍生物可以和许多芳胺、酚类缩合生成有色化合物。Molish 试剂由浓硫酸和 α-萘酚组成，反应式如下（图2-1）。

Molish 反应一般是取少量样品溶于水中，加5%的 α-萘酚乙醇液 2~3 滴，摇匀后沿试管壁慢慢加入浓硫酸 1ml，两液面间产生紫色环为阳性。

低聚糖、多聚糖及苷类化合物在浓酸作用下首先水解出单糖，然后再脱水生成相

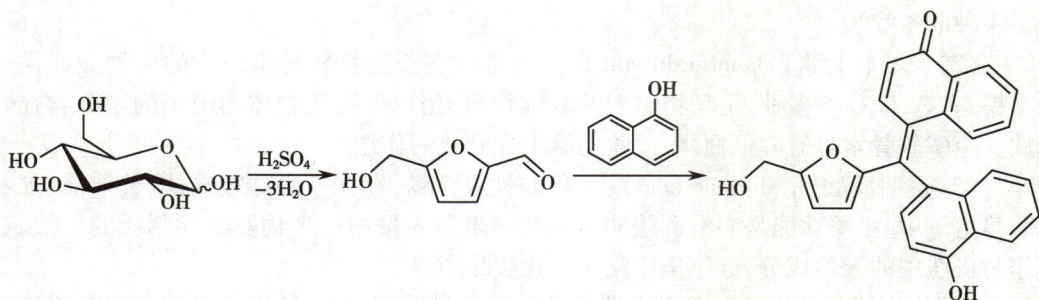

图 2-1 Molish 反应

应的糠醛衍生物,进而完成上述反应。

2. 菲林反应(Fehling reaction) 还原糖具有游离的醛(酮)基,可以被菲林试剂氧化成羧基,同时菲林试剂中的铜离子由二价还原成一价,生成氧化亚铜砖红色沉淀,称为菲林反应(图 2-2)。

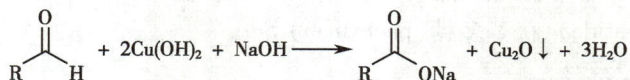

图 2-2 菲林反应

3. 多伦反应(Tollen reaction) 还原糖中的醛(酮)基被多伦试剂氧化成羧基,同时多伦试剂中的银离子被还原成金属银,生成银镜或黑褐色银沉淀,称为多伦反应或银镜反应(图 2-3)。

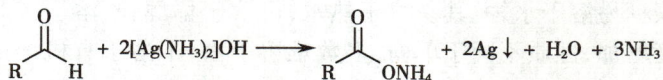

图 2-3 多伦反应

四、糖的检识

糖的理化检识主要利用糖的显色及沉淀反应,色谱检识可分为纸色谱和薄层色谱。若样品为纯品,可直接检识。中药样品则可用冷水浸提,浸提液经初步纯化后再进行检识。

(一)理化检识

样品 Molish 反应呈阳性,提示含糖或苷类化合物。菲林反应、多伦反应呈阳性,说明存在还原糖。在样品水溶液中加入菲林试剂至不再产生沉淀,过滤,滤液进行 Molish 反应,若呈阳性,说明可能存在非还原性低聚糖、多糖和苷类化合物。

(二)色谱检识

1. 纸色谱 因糖的亲水性较强,一般固定相为水,流动相选择含水的溶剂系统,常用的如正丁醇-乙酸-水(BAW,4∶1∶5,上层)、乙酸乙酯-吡啶-水(2∶1∶2)及水饱和的苯酚等。

2. 薄层色谱 可用纤维素薄层色谱或硅胶薄层色谱。纤维素薄层色谱原理与纸色谱相同,条件相似,但所需时间明显缩短。硅胶薄层色谱常用含水溶剂系统为展开剂,如正丁醇-乙酸-水(4:1:5,上层)、三氯甲烷-甲醇-水(65:35:10,下层)等。反相硅胶薄层色谱常用不同比例的甲醇-水、三氯甲烷-甲醇-水等为展开剂。

糖类显色剂的显色原理,主要是利用糖的还原性或形成糠醛后引起的显色反应。常用的有苯胺-邻苯二甲酸试剂、三苯四氮盐试剂(TTC 试剂)、间苯二酚-盐酸试剂、蒽酮试剂、双甲酮-磷酸试剂等,这些试剂往往对不同的糖显不同的颜色,因此,有些显色剂不仅可以确定糖斑点的位置,还可帮助区分其类型。

有些显色剂中含有硫酸,只能用于薄层色谱,不适用于纸色谱,如茴香醛-硫酸试剂、间苯二酚-硫酸试剂、α-萘酚-硫酸试剂等,喷后一般要在 105℃加热数分钟才显现清晰斑点,以羧甲基纤维素钠为黏合剂的硅胶薄层,在使用含硫酸的显色剂时应注意加热的温度与时间,以免薄层板发黑,影响对斑点的观察。

第二节 苷类化合物

一、概述

苷类(glycosides)是糖或糖的衍生物与另一非糖物质通过糖的端基碳原子连接而成的一类化合物。苷类又称为配糖体,苷中的非糖部分称为苷元或配基。

在自然界中,各种类型的天然成分均可以作为苷元与糖结合成苷,因此,苷类化合物数量多,广泛存在于自然界,尤以高等植物中更为普遍。苷元的结构类型不同,所形成各种苷类在植物中的分布情况也不一样,如黄酮苷在近 200 个科的植物中都有分布,强心苷主要分布于玄参科、夹竹桃科等 10 多个科。

苷类化合物可存在于植物的各个部位,但不同成分在不同的植物中分布情况也不同,如三七皂苷在三七的根和根茎中含量最高,黄花夹竹桃中的强心苷则在种子中含量最高,很多中药的根及根茎往往是苷类分布的重要部位。

苷类化合物具有广泛的生物活性,如天麻苷(gastrodin)是天麻安神镇静的主要活性成分;强心苷类成分有强心作用;黄酮苷类成分具有抗菌、止咳、平喘、扩张冠状动脉血管等多方面的生理活性。

二、苷的结构与分类

(一)苷的结构

多数苷类化合物是糖的半缩醛羟基或半缩酮羟基与苷元上的羟基脱水缩合而成,所以苷类多具有缩醛结构。苷中苷元与糖之间的化学键称为苷键,苷元上与糖连接的原子称为苷键原子,也称苷原子。苷原子通常是氧原子,也有硫原子、氮原子、碳原子(图 2-4)。

由于单糖有 α 及 β 两种端基异构体,因此可与苷元形成两种构型的苷,α-糖形成的是 α-苷,β-糖形成的是 β-苷。在天然的苷类中,由 D-型糖衍生而成的苷多为 β-苷,由 L-型糖衍生而成的苷多为 α-苷。

成苷的糖可以是单糖,也可以是低聚糖。糖可以连接在苷元的一个位置上,即单链糖苷,也可以连接在苷元的多个位置上,形成多链糖苷。

笔记

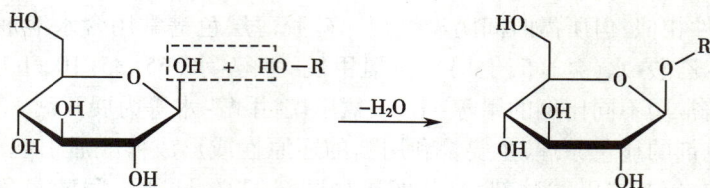

图2-4 β-D-葡萄糖氧苷

苷类结构中常见的单糖是 D-葡萄糖,也有 L-阿拉伯糖、D-木糖、L-鼠李糖、D-甘露糖、D-半乳糖、D-果糖、D-葡萄糖醛酸以及 D-半乳糖醛酸等;此外还有一些比较少见的糖,如强心苷中常见的 2,6-二去氧糖,在伞形科植物所含的黄酮苷或香豆素苷中还可能见到有分支碳链的糖,如芹糖等。

(二)苷的分类

苷的分类方法很多,如按苷类在植物体内是原生的还是次生的可将苷分为原生苷和次生苷(从原生苷中脱掉一个及以上单糖的苷称次生苷或次级苷)。按苷元的结构类型可将苷分为黄酮苷、蒽醌苷、香豆素苷等,按组成苷的糖的名称或种类可将苷分为葡萄糖苷、去氧糖苷等,按苷中单糖基的个数可将苷分为单糖苷、双糖苷等,按糖基与苷元连接位置的数量可将苷分为单链糖苷、双链糖苷等,还有按苷的理化性质及生理活性可将苷分为皂苷、强心苷等,按植物来源分为人参皂苷、柴胡皂苷等。

最常见的分类方法是根据苷原子分类,将苷类化合物分为氧苷、氮苷、硫苷、碳苷,下面主要介绍这种分类方法。

1. 氧苷 苷元通过氧原子和糖相连接而成的苷称为氧苷。氧苷是数量最多、最常见的苷类。根据形成苷键的苷元羟基类型不同,又可将氧苷分为醇苷、酚苷、酯苷和氰苷等,其中以醇苷和酚苷居多。

(1)醇苷:苷元的醇羟基与糖的半缩醛羟基脱水缩合而成的苷。如毛茛苷(ranunculin)、红景天苷(rhodioloside)等。

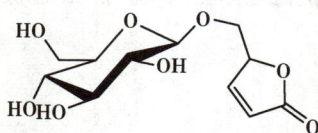

毛茛苷

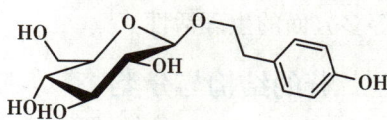

红景天苷

(2)酚苷:苷元分子中的酚羟基与糖的半缩醛羟基脱水缩合而成的苷。蒽醌苷、香豆素苷、黄酮苷、苯酚苷等多属酚苷。如熊果苷(arbutin)、天麻苷、丹皮苷(paeonoside)等。

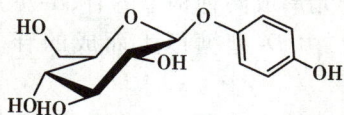

熊果苷

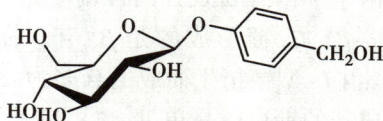

天麻苷

（3）酯苷：苷元中的羧基与糖的半缩醛羟基脱水缩合而成的苷，其苷键既有缩醛性质又具有酯的性质，易为稀酸和稀碱所水解。如山慈菇苷 A（tuliposide A）和山慈菇苷 B（tuliposide B），被水解后，苷元立即环合分别生成山慈菇内酯 A（tulipalin A）和山慈菇内酯 B（tulipalin B）（图 2-5）。酯苷在三萜皂苷中较为多见。

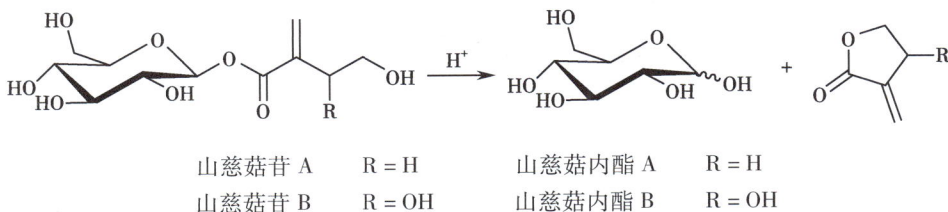

| 山慈菇苷 A | R＝H | 山慈菇内酯 A | R＝H |
| 山慈菇苷 B | R＝OH | 山慈菇内酯 B | R＝OH |

图 2-5　山慈菇苷 A 和 B 的水解反应

（4）氰苷：主要是指具有 α-羟基腈的苷，数目不多，但分布广泛。这种苷易水解，尤其是在有稀酸和酶催化时水解更快，生成的苷元 α-羟腈很不稳定，立即分解为醛（酮）和氢氰酸；在浓酸作用下，苷元中的—CN 易氧化成—COOH，并产生 NH_4^+；在碱性条件下虽不易水解，但可发生异构化生成 α-羟基羧酸类化合物（图 2-6）。

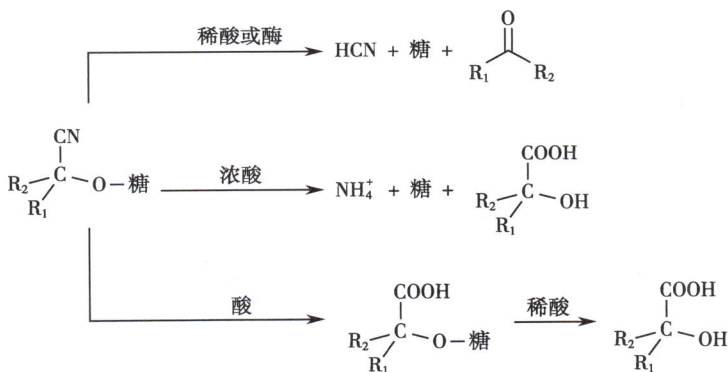

图 2-6　氰苷的水解反应

苦杏仁苷（amygdalin）存在于杏的种子中，具有 α-羟基腈结构，属于氰苷类。小剂量口服时，在人体内苦杏仁苷会缓慢分解，释放少量氢氰酸，对呼吸中枢产生抑制作用而发挥镇咳作用，而大剂量口服时释放的大量氢氰酸则会引起中毒，严重者甚至导致死亡。

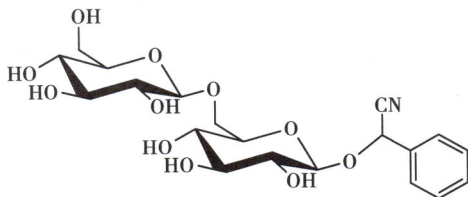

苦杏仁苷

2. 硫苷：苷元上的巯基与糖的半缩醛羟基脱水缩合而成的苷称为硫苷。这类苷

笔记

数目不多,主要分布在十字花科植物中。例如萝卜中的萝卜苷(glucoraphenin)、黑芥子中的黑芥子苷(sinigrin)等。这类苷的苷元均不稳定,水解后易进一步分解,所以一般水解后得到的苷元并不含巯基,而多为异硫氰酸酯类。

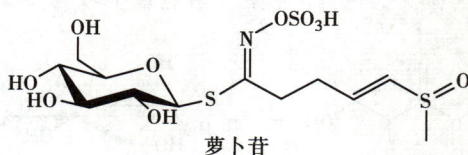
萝卜苷

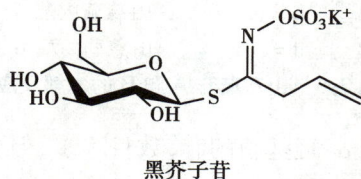
黑芥子苷

3.　氮苷　苷元上的氮原子直接与糖上的端基碳原子相连而成的苷。氮苷在生物化学领域中是十分重要的物质,腺苷(adenosine)、鸟苷(guanosine)、胞苷(cytidine)、尿苷(uridine)等是核酸的重要组成部分。另外,中药巴豆中的巴豆苷(crotonoside)也为氮苷,其结构与腺苷相似。

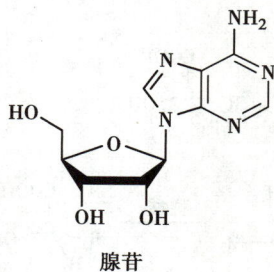
腺苷

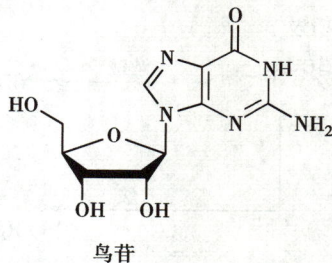
鸟苷

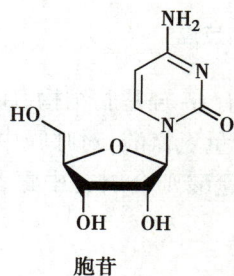
胞苷

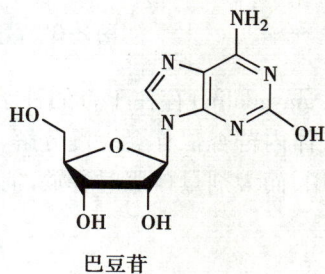
巴豆苷

4.　碳苷　苷元碳上的氢与糖的半缩醛羟基脱水缩合而成的苷,糖基的端基碳原子与苷元碳原子直接相连。碳苷分子的糖多数连接在具有间二或间三酚羟基的芳环上,由酚羟基邻位或对位的活泼氢与糖的半缩醛羟基脱水缩合而成。碳苷具有难溶解、难水解的特性。

　　组成碳苷的苷元多为黄酮类、蒽醌类化合物,其中以黄酮碳苷最为多见。如牡荆素(vitexin),是存在于马鞭草科和桑科植物中的黄酮碳苷类化合物,也是山楂的主要成分之一,近年在毛茛科金莲花属植物的花和茎叶中也有发现。

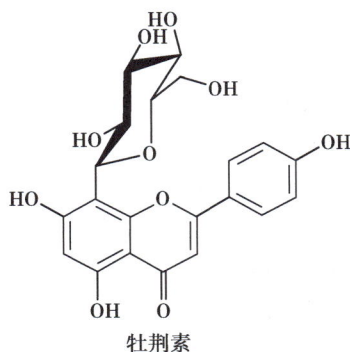
牡荆素

芦荟(*Aloe barbadensis* Miller)中的致泻成分之一芦荟苷(aloin)是从中药中分离得到的蒽醌碳苷,为一对可以相互转化的差向异构体,具有不同旋光性和圆二色性。

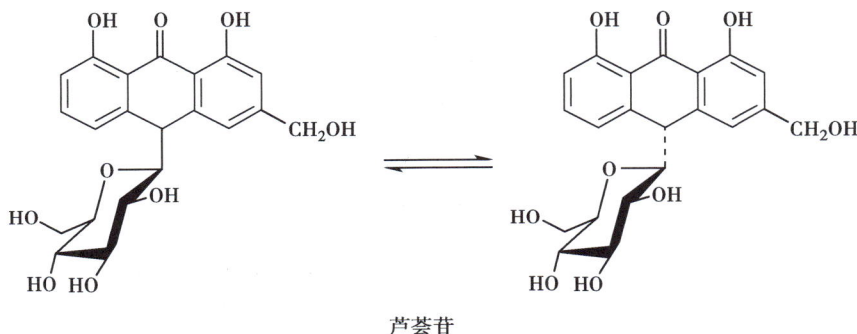
芦荟苷

三、苷的理化性质

(一)性状

苷类化合物一般为固体,其中连糖基少的苷可形成结晶,糖基多的苷则多为无定型粉末,常有吸湿性。苷类成分的颜色取决于苷元部分,多数花色素苷、黄酮苷、蒽醌苷等有颜色,其他多无色。一般无味,但也有很苦或很甜的。有些苷对黏膜有刺激作用,如皂苷、强心苷等。

(二)旋光性

苷类化合物均具有旋光性,多数为左旋,而苷类水解后的混合物常呈右旋,因为水解产物之一的糖多为右旋。比较水解前后旋光性的变化,可作为提示苷类化合物存在的线索,当然,确认苷的存在还必须在水解产物中找到苷元。

(三)溶解度

苷类化合物的溶解度与苷元和糖的结构均有关系。一般说来,苷元呈亲脂性,因此苷分子中苷元所占比例越大,苷的亲脂性越强,在亲脂性有机溶剂中溶解度越大;而糖基所占比例越大,苷的亲水性越强,在水中溶解度越大。

总体说来,多数苷类化合物为亲水性成分,在甲醇、乙醇、含水正丁醇等亲水性有机溶剂中有较大溶解度,一般也能溶于热水,但也有部分大分子苷元(如甾醇、萜醇等)形成的单糖苷、去氧糖苷等表现为亲脂性。因此,在用不同极性的溶剂顺次提取中药时,苷类主要存在于极性大的部位,但是除了石油醚等强亲脂性部分外,其余各部分中均有发现苷类的可能。

碳苷的溶解行为特殊,在水及其他有机溶剂中的溶解度一般都比较小。

（四）苷键的裂解

苷键的裂解是研究苷类和多糖结构的重要方法。通过苷键的裂解反应可以了解苷元及糖的种类、苷元与糖及糖与糖的连接方式、苷键的构型等诸多信息。苷键裂解的方法主要有酸水解、酶水解、碱水解和氧化开裂等。

1. 酸催化水解　苷键属缩醛(缩酮)结构,对酸不稳定,对碱较稳定,在酸性条件下,易被催化水解生成糖和苷元。反应一般在水或稀醇中进行,常用的酸有稀盐酸、稀硫酸、乙酸、甲酸等。反应机制是苷原子先被质子化,然后苷键断裂形成苷元和糖的阳碳离子中间体,该中间体与水结合,再脱去氢离子形成糖分子。以葡萄糖氧苷为例,酸催化水解反应如下(图2-7):

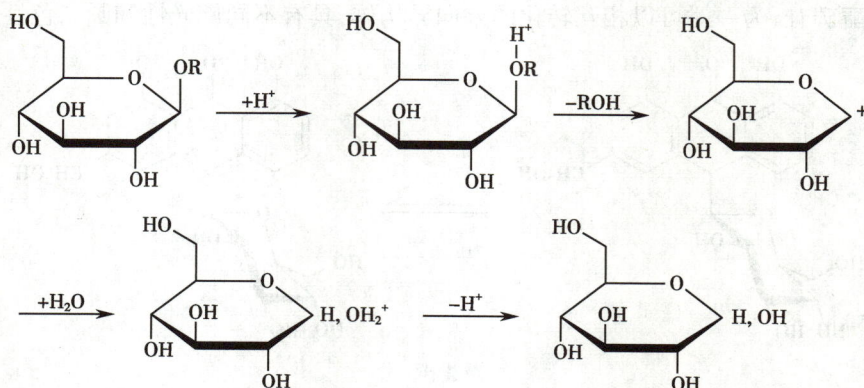

图2-7　葡萄糖氧苷的酸催化水解反应

从上述反应机制可以看出,凡有利于苷原子的质子化及阳碳离子中间体形成的因素都利于苷键的酸水解,包括苷原子的碱性、苷原子周围的电子云密度及空间环境等。苷酸催化水解的难易有以下规律:

(1)按苷原子不同,酸催化水解的速率为:N-苷＞O-苷＞S-苷＞C-苷。N原子碱性强,易接受质子,水解速度最快,C原子无游离电子对,最难质子化,所以C苷很难酸水解。另外应注意,当N原子存在于酰胺或嘧啶环上时,因p-π共轭及吸电子诱导效应的影响,N原子电子云密度降低,基本不显碱性,难于质子化,故这类N苷很难酸水解。

(2)呋喃糖苷较吡喃糖苷易于酸水解。因为五元呋喃环是平面结构,各取代基处于重叠位置,比较拥挤,酸水解形成的中间体使拥挤状态有所改善,环张力减小,所以呋喃糖苷水解速率比吡喃糖苷大。例如果糖常以呋喃形式存在,在多糖苷中,为水解其他苷键而加剧水解条件时,果糖苷键往往被破坏。

(3)酮糖苷酸水解易于醛糖苷。因为酮糖常以呋喃糖形式存在,且端基碳上有较大基团—CH_2OH,增大了拥挤状态。

(4)吡喃糖中C-5上取代基越大,对质子进攻苷键造成的空间位阻越大,越难酸水解。水解速率是:五碳糖苷＞甲基五碳糖苷＞六碳糖苷＞七碳糖苷＞糖醛酸苷。

(5)由于氨基和羟基都可与苷原子争夺质子,尤其是2-NH_2、2-OH糖苷,2位质子化后,使苷原子周围电子云密度降低,难于质子化,结合诱导效应,因此氨基糖苷的水解难于羟基糖苷,羟基糖苷的水解又难于去氧糖苷。具体水解速率是:2,3-去氧糖苷>2-去氧糖苷>3-去氧糖苷>2-OH 糖苷>2-NH$_2$ 糖苷。

(6)苷原子质子化时,芳环对苷原子有一定的供电作用,所以酚苷酸水解易于醇苷。某些酚苷如蒽醌苷、香豆素苷等不用酸,只加热就有可能将其水解。

有些苷元在酸性条件下不够稳定,为得到真正的苷元,可用两相水解法,即在水解液中加入与水不相混溶的有机溶剂如苯、三氯甲烷等,苷元生成后立即溶于有机相,避免与酸长时间接触,发生结构变化。

2. 碱催化水解　缩醛结构对碱试剂较稳定,所以苷类一般不易被碱催化水解,但酯、酚苷、烯醇苷、β-吸电子取代基的苷,遇碱可发生水解。

3. 酶催化水解　苷键可受酶的作用水解。酶催化水解条件温和(30℃~40℃),一般不会破坏苷元的结构,同时酶的高专属性和水解反应的渐进性,还可以提供更多的结构信息,所以酶水解已成为苷键裂解的重要方法。

酶的专属性一般表现为 α-苷酶只水解 α-苷键,β-苷酶只水解 β-苷键,但应该注意的是,某些酶的专属性与糖和苷元的结构都有关系。如麦芽糖酶是一种 α-苷酶,只能水解 α-葡萄糖苷键;苦杏仁苷酶是 β-苷酶,主要水解 β-葡萄糖苷键,但专属性较差,也能水解其他六碳醛糖的 β-苷键。另外,由于酶水解的渐进性,水解反应可以得到部分水解的次生苷、单糖、低聚糖等,因此,酶催化水解除可得真正的苷元外,还可获知苷键的构型、糖的种类、苷元与糖及糖与糖之间的连接关系等结构信息。

由于酶的分离纯化很困难,特定糖的水解酶很少,实际上应用的多为混合酶,如粗橙皮苷酶、淀粉酶、纤维素酶等。

在植物中苷和水解该苷的酶往往是共存的,因此,在中药的贮存、加工及提取分离过程中,应该特别注意酶的影响,根据不同的需要,控制酶的活性。另外有些酶解反应受 pH 影响,如芥子苷酶水解芥子苷时,产物随 pH 不同而异。

4. 乙酰解反应　乙酰解所用试剂为乙酸酐和酸,常用的酸有硫酸、高氯酸或Lewis酸(如氯化锌、三氟化硼等)。反应机制与酸催化水解类似,只是进攻基团是 CH_3CO^+ 而不是质子。

乙酰解反应的速度与糖苷键的位置有关,如果在苷键的邻位有可乙酰化的羟基或氧环时,由于诱导效应可使乙酰解的速度减慢。从二糖的乙酰解速率可以看出,苷键的乙酰解一般以 1→6 苷键最易断裂,其次为 1→4 苷键和 1→3 苷键,而以 1→2 苷键最难开裂。

在多糖苷的结构研究中,为了确定糖与糖之间的连接位置,过去常用乙酰解反应开裂部分苷键,保留另一部分苷键,然后用薄层或气相色谱鉴定得到的乙酰化糖,进而推测苷中糖的连接方式。下面是一个五糖苷,糖的组成为 D-木糖、D-鸡纳糖、D-葡萄糖和 D-葡萄糖-3-甲醚,其中糖与糖的连接方式就是通过乙酰解反应确定的(图 2-8)。

5. 氧化开裂反应　该法又称 Smith 降解法,特点是反应条件温和,易得到原苷元,所以特别适用于那些苷元不稳定的苷以及碳苷的裂解。Smith 降解反应首先用过碘酸氧化糖的邻二醇结构,生成二元醛和甲酸,然后用四氢硼钠将醛还原成相应的二元醇,这种醇具有简单缩醛结构,在酸性条件下很不稳定,用稀酸在室温就可以将其水解成苷元、多元醇和羟基乙醛等产物(图 2-9)。

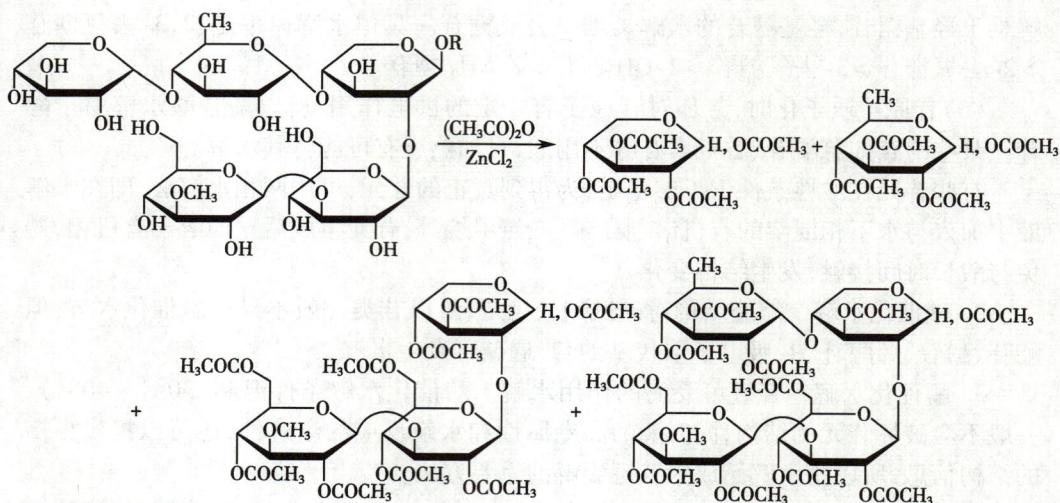

图 2-8 乙酰解反应

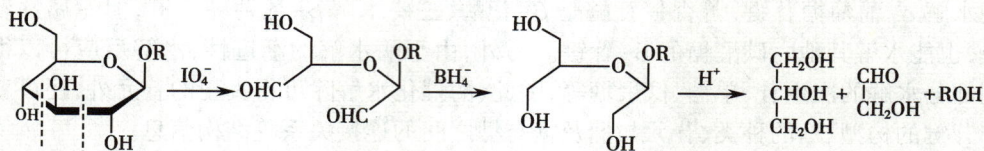

图 2-9 Smith 降解反应

碳苷用 Smith 降解法得到的是多一个醛基的苷元(图 2-10)。

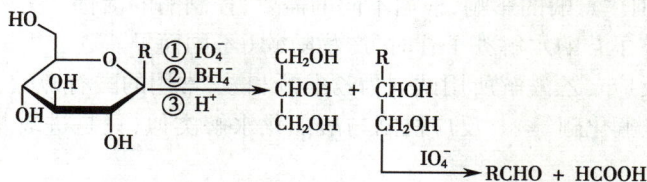

图 2-10 碳苷的 Smith 降解反应

6. 甲醇解反应 先将苷进行全甲基化,然后用含 6% ~9% 盐酸的甲醇进行甲醇解,常用于确定糖和糖之间的连接顺序和连接位置,反应如下(图 2-11):

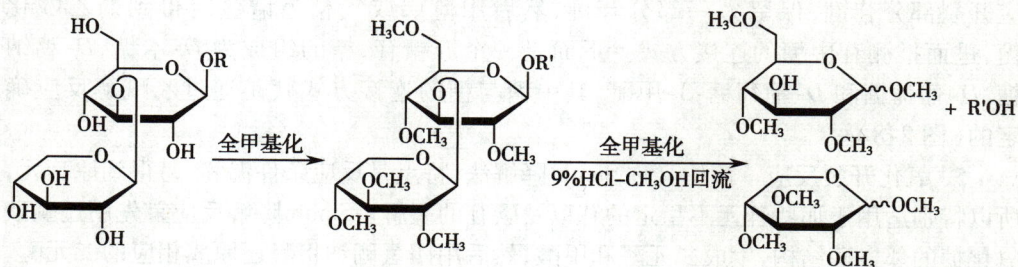

R = 苷元　　　R′ = 全甲基化苷元

图 2-11 甲醇解反应

上例中得到 2,3,4-三-*O*-甲基吡喃木糖甲苷和 2,4,6-三-*O*-甲基吡喃葡萄糖甲苷,前者是全甲基化的木糖,可推知木糖处于糖链的末端,而后者是未全甲基化的葡萄糖,其 C-3 位上有一羟基,因此可推断它不仅与苷元相连,并在 C-3 位上与木糖相连。产物可进一步用 TLC 或 GC 鉴定,并与标准品对照。近年也有用 GC-MS 联用仪对其进行鉴定的报道。

在多糖苷的结构研究中,过去常用甲醇解反应判断糖与糖之间的连接顺序和连接位置。

（五）苷类的显色反应和沉淀反应

苷类的共性在于都含有糖基,因此,苷类在水解出游离糖后,可发生与糖相同的显色反应和沉淀反应。苷元部分则因种类不同,结构不同,不同类别有不同显色反应和沉淀反应,可参见以后各章内容。

四、苷的检识

因苷类化合物都连有糖基,所以,一般通过检识苷分子中的糖来进行苷类化合物的检识,苷元部分的检识则在相应章节中介绍。

（一）理化检识

苷的理化检识要注意排除游离糖的干扰。如果样品较纯,可直接进行检识;如果是中药样品可用热水或醇提取制备供试液,经纯化处理后,再进行苷的检识。

1. Molish 反应　若 Molish 反应阳性,提示样品中含有苷类或糖类,为证实苷类的存在,需作进一步净化处理。如果样品是用乙醇或甲醇提取的,其中可能有微量的单糖与苷共存,因单糖微溶于甲醇或乙醇,多糖不溶。可以先将醇提液进行菲林反应,若产生氧化亚铜砖红色沉淀,可证明单糖的存在,继续加菲林试剂至不再产生沉淀,将反应液过滤,滤液再进行 Molish 反应,若仍呈阳性,则证明苷类的存在;如果样品是用水提取的,其中可能含有大量的单糖、低聚糖、多糖及苷,需要用正丁醇萃取,一般说来,正丁醇萃取液不含各种糖类,将萃取液浓缩后再进行 Molish 反应,仍显阳性表明含有苷类。

另外,应该注意的是,碳苷、糖醛酸与 Molish 试剂反应常呈阴性。

2. 菲林反应和多伦反应　样品醇提液与菲林试剂（或多伦试剂）反应呈阳性,说明存在单糖,可继续加入菲林试剂至不再产生沉淀为止,过滤,将滤液酸水解,水解液中和后再进行菲林反应,若仍为阳性,提示存在苷类;若样品醇提液与菲林试剂反应呈阴性,可以直接将样品酸水解后进行菲林反应,若为阳性,说明苷类的存在。

3. 水解反应　苷水解后产生糖和苷元,其中糖溶于水,而苷元多为亲脂性,水溶性较差,在水中易析出,所以,将样品酸水解,反应液冷却,若出现浑浊,提示苷类化合物的存在。

上述为苷类一般的理化检识,部分特殊苷类还有一些特殊的检识方法,如皂苷的发泡性、强心苷中 α-去氧糖的检识等,将在相应章节中分别介绍。

（二）色谱检识

苷类的色谱检识主要有薄层色谱和纸色谱,薄层色谱常用的吸附剂是硅胶、反相硅胶,也可用纤维素。

1. 薄层色谱　多数苷类化合物极性较大,硅胶薄层色谱检识常用含水溶剂系统

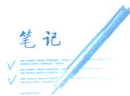

为展开剂,如正丁醇-乙酸-水(4∶1∶5,上层)、三氯甲烷-甲醇-水(65∶35∶10,下层)及乙酸乙酯-正丁醇-水(4∶5∶1,上层)等三元溶剂系统。对极性较小的苷类,也常用一定比例的三氯甲烷-甲醇、丙酮-甲醇等二元溶剂系统,反相硅胶薄层色谱常用乙腈-甲醇-水和甲醇-水等为展开剂。

2. 纸色谱　一般以水饱和的有机溶剂为展开剂,如正丁醇-乙酸-水(4∶1∶5,上层)、正丁醇-乙醇-水(4∶2∶1)及水饱和的苯酚等。

3. 显色剂　针对苷中糖部分,所用显色剂与糖相似,常用的显色剂如苯胺-邻苯二甲酸试剂、间苯二酚-盐酸试剂、蒽酮试剂等,针对苷元部分的显色剂见后续相应各章。

五、苷类化合物的波谱特征

苷类化合物的分子中均含有糖基,经典的结构研究有甲基化、水解、Klyne 经验公式计算等方法。近年来多可以直接通过解析苷的一维或二维 NMR 谱进行结构解析,并结合 PC、TLC 或 GC 等方法对苷的水解液中的单糖种类进行确定。

1. 糖基数目的测定　首先可通过 MS 获得苷和苷元分子量,然后计算其差值,获得糖基的总分子量,进而可计算糖的数目;利用 ^{1}H-NMR 谱,根据出现的糖端基质子的信号(一般位于 δ 4.3~5.9 之间)数目确定糖基分子的数目;在 ^{13}C-NMR 谱中,可根据糖端基碳的信号数目(一般位于 δ 90~112 之间),并结合总碳数 – 苷元碳数 = 糖基碳数目总和,推算出糖分子的数目。

2. 糖基的种类鉴定　除采用 PC、TLC 或 GC 等方法对苷或糖(低聚糖或多糖)水解液中的单糖种类进行鉴定外,还可通过解析苷与糖的一维或二维 NMR 谱进行鉴定。在 ^{13}C-NMR 谱中,不同糖基的碳信号有明显的区别,可用于确定糖中碳的数目和糖的种类。表 2-1 列举了常见糖及其甲苷的 ^{13}C-NMR 的化学位移数据。

表 2-1　部分单糖及单糖甲苷的 ^{13}C-NMR 谱数据(δ)

糖（苷）	C-1	C-2	C-3	C-4	C-5	C-6
β-D-葡萄糖	96.8	75.2	76.7	70.7	76.7	61.8
α-D-葡萄糖	93.0	72.4	73.7	70.7	72.3	61.8
β-D-半乳糖	97.4	72.9	73.8	69.7	75.9	61.8
α-D-半乳糖	93.2	69.3	70.1	70.3	71.3	62.0
β-D-甘露糖	94.5	72.1	74.0	67.7	77.0	62.0
α-D-甘露糖	94.7	71.7	71.2	67.9	73.3	62.0
β-L-鼠李糖	94.4	72.2	73.8	72.8	72.8	17.6
α-L-鼠李糖	94.8	71.8	71.0	73.2	69.1	17.7
β-L-夫糖	97.2	72.7	73.9	72.4	71.6	16.3
α-L-夫糖	93.1	69.1	70.3	72.8	67.1	16.3
β-D-阿拉伯糖	93.4	69.5	69.5	69.5	63.4	– –
α-D-阿拉伯糖	97.6	72.9	73.5	69.6	67.2	– –

续表

糖（苷）	C-1	C-2	C-3	C-4	C-5	C-6
β-D-木糖	97.5	75.1	76.8	70.2	66.1	--
α-D-木糖	93.1	72.5	73.9	70.4	61.9	--
甲基β-D-葡萄糖苷	104.0	74.1	76.8	70.6	76.8	61.8
甲基α-D-葡萄糖苷	100.0	72.2	74.1	70.6	72.5	61.6
甲基β-D-半乳糖苷	104.5	71.7	73.8	69.7	76.0	62.0
甲基α-D-半乳糖苷	100.1	69.2	70.5	70.2	71.6	62.2
甲基β-D-苷露糖苷	102.3	71.7	74.5	68.4	77.6	62.6
甲基α-D-苷露糖苷	102.2	71.4	72.1	68.3	73.9	62.5
甲基β-L-鼠李糖苷	102.4	71.8	74.4	73.4	73.4	17.9
甲基α-L-鼠李糖苷	102.1	71.2	71.5	74.3	69.5	17.9
甲基β-L-夫糖苷	97.2	72.7	73.9	72.4	71.6	16.3
甲基α-L-夫糖苷	93.1	69.1	70.3	72.8	67.1	16.3

3. 糖和糖之间连接顺序的确定　早期主要是利用苷类的水解来确定糖和糖的连接顺序，例如缓和酸水解使苷中的局部糖脱去，以确定末端的糖，也可使用甲醇解、乙酰解帮助判断。

目前常用波谱解析法，如利用 MS 中糖基的碎片峰或是苷类脱糖基的碎片峰帮助判断糖和糖之间连接顺序；也可以利用 NMR 谱，若糖基数目较少（2～3 个）可根据^{13}C-NMR谱数据结合苷化位移规律进行判断，即在^{13}C-NMR 谱中，由于成苷会使苷元部分与苷键直接相连的碳（α-C）及与之相邻的碳（β-C）信号发生位移，同时成苷也会对糖的端基碳信号产生相应的位移改变；若糖基数目较多（3 个以上）或是糖链有分支，可利用 2D-NMR 谱的 HMBC 谱等确定糖链连接顺序。

4. 苷元和糖之间连接位置的确定　^{13}C-NMR 谱是确定苷元和糖之间连接位置的有效方法。通常利用苷化位移规律，将苷和苷元的^{13}C-NMR 谱相比较，确定苷元与糖的连接位置。

2D-NMR 谱中常测定 HMBC 谱确定连接位置，可以观察与苷键相连的糖上的氢和苷元中 α-碳原子之间的相关峰，以及与苷键相连的糖上碳原子和苷元中 α-碳上的氢之间的相关峰。用同样方法也可以确定糖与糖之间的连接位置。

5. 苷键构型的确定　^{1}H-NMR 谱中，糖与苷元相连时，糖上端基氢与其他氢比较，常位于较低场。在糖的优势构象中，凡是 H-2′为 a 键的糖，如木糖、葡萄糖、半乳糖等，当与苷元形成 β 苷键时，其 H-1′为 a 键，故 H-1′与 H-2′为 aa 键偶合系统，J_{aa} = 6.0～9.0Hz，呈现的二重峰偶合常数较大；当与苷元形成 α-苷键时，H-1′为 e 键，故 H-1′与 H-2′为 ae 键偶合系统，J_{ae} = 2.0～3.5Hz，呈现的二重峰偶合常数较小。因此，对于 H-2′为 a 键的糖，根据偶合常数 J 值可以确定苷键的构型。

^{13}C-NMR 谱中，糖与苷元连接后，糖中端基碳原子的化学位移明显增加，而其他碳原子的化学位移变化不大。在某些 α 和 β 构型的苷中，其端基碳原子的化学位移常

常相差较大,可以判断苷键的构型。

学习小结

1. 学习内容

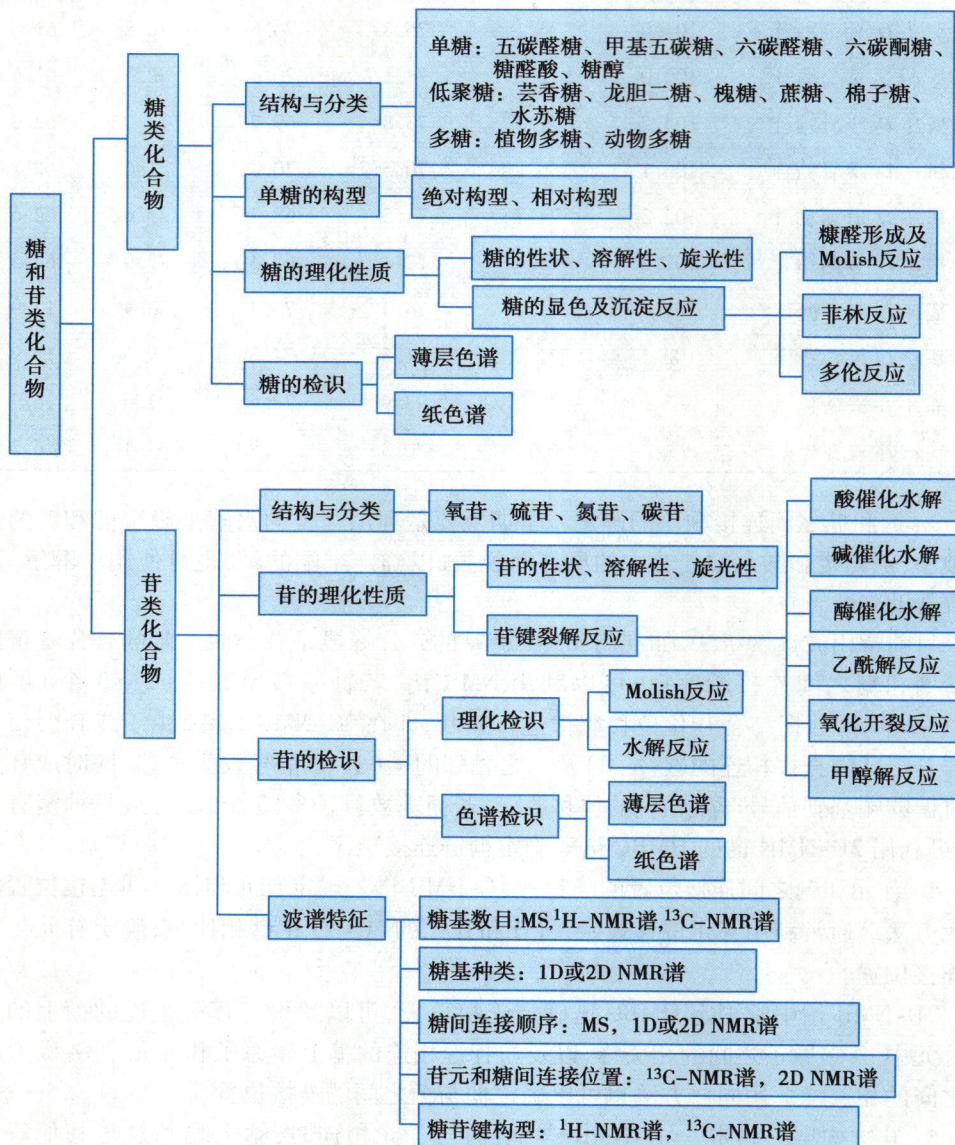

学习内容		
		单糖:五碳醛糖、甲基五碳糖、六碳醛糖、六碳酮糖、糖醛酸、糖醇

糖类化合物
- 结构与分类
  - 单糖:五碳醛糖、甲基五碳糖、六碳醛糖、六碳酮糖、糖醛酸、糖醇
  - 低聚糖:芸香糖、龙胆二糖、槐糖、蔗糖、棉子糖、水苏糖
  - 多糖:植物多糖、动物多糖
- 单糖的构型:绝对构型、相对构型
- 糖的理化性质
  - 糖的性状、溶解性、旋光性
  - 糖的显色及沉淀反应
    - 糠醛形成及Molish反应
    - 菲林反应
    - 多伦反应
- 糖的检识
  - 薄层色谱
  - 纸色谱

苷类化合物
- 结构与分类:氧苷、硫苷、氮苷、碳苷
- 苷的理化性质
  - 苷的性状、溶解性、旋光性
  - 苷键裂解反应
    - 酸催化水解
    - 碱催化水解
    - 酶催化水解
    - 乙酰解反应
    - 氧化开裂反应
    - 甲醇解反应
- 苷的检识
  - 理化检识
    - Molish反应
    - 水解反应
  - 色谱检识
    - 薄层色谱
    - 纸色谱
- 波谱特征
  - 糖基数目:MS,^{1}H-NMR谱,^{13}C-NMR谱
  - 糖基种类:1D或2D NMR谱
  - 糖间连接顺序:MS,1D或2D NMR谱
  - 苷元和糖间连接位置:^{13}C-NMR谱,2D NMR谱
  - 糖苷键构型:^{1}H-NMR谱,^{13}C-NMR谱

2. 学习方法

(1)糖类化合物首先应学习基本单位单糖的结构与分类以及相关结构表示方法,在各种表示方法中注意碳原子的编号、端基碳、半缩醛(酮)羰基,再扩展至低聚糖、多糖。此外,糖类的构型是本节的难点,判断构型时要明确是几碳糖、呋喃型还是吡喃型。

(2)糖的理化性质及检识要结合糖的结构和有机化学相关内容。

(3)苷类化合物首先应学习苷的结构与分类,主要是按苷原子分类。苷类理化性

笔记

质的学习要结合有机化学相关知识,特别是苷键的裂解中的酸催化水解要先弄清反应机制,明确反应速率的关键步骤,然后找出影响这一步骤的诸因素,就很容易掌握了。

(4)学习苷的检识要结合糖的理化性质,注意发生反应的结构及影响因素。

(孙 赟)

复习思考题

1. 指出槐糖、芸香糖、新橙皮糖、龙胆二糖等糖与糖之间的连接位置、连接方式。

2. 哪些苷不宜直接用酸水解?对这些苷可以用什么方法裂解苷键?

3. 哪些反应可以用于确定苷中糖与糖之间的连接位置?什么反应可以用于了解苷键的构型?哪个反应可以用于了解组成苷的糖的种类?

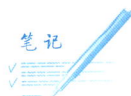

第三章

醌类化合物

学习目的

学习醌类化合物的结构、分类、理化性质、检识方法及波谱特征,为进一步学习醌类化合物的提取、分离奠定基础。

学习要点

醌类化合物的结构特征及具体分类,醌类化合物的性状、溶解性、升华性、酸性,醌类化合物的显色反应,醌类化合物的主要波谱特征。

第一节 概 述

醌类化合物是中药中一类重要的化学成分,是指分子内具有不饱和环二酮结构(醌式结构)的一类天然有机化合物,主要分为苯醌、萘醌、菲醌和蒽醌四种类型,多具有颜色,是目前中药有效成分研究的热点之一,其中蒽醌及其衍生物尤为重要。

醌类在植物中的分布非常广泛。如蓼科的何首乌、虎杖,茜草科的茜草,豆科的决明子,番泻叶,鼠李科的鼠李,百合科的芦荟,唇形科的丹参,紫草科的紫草等,均含有醌类化合物。醌类化合物多数存在于植物的根、皮、叶及心材中,也存在于茎、种子和果实中,在一些低等植物(如地衣类和菌类)的代谢产物中也有存在。

醌类化合物的生物活性是多方面的。天然的蒽醌类化合物多具有泻下作用,如番泻叶中的番泻苷类化合物、大黄及各种鼠李属植物中的蒽醌类衍生物均具有较强的泻下作用。醌类化合物还具有较强的抗菌作用,如大黄中游离的羟基蒽醌类化合物具有显著的抗菌作用,尤其是对金黄色葡萄球菌具有较强的抑制作用。胡桃叶及其未成熟果实中含有的胡桃醌(juglone)以及茅膏菜中的蓝雪醌(plumbagin)等萘醌类化合物也具有较强的抗菌活性。茜草中的茜草素体外抗结核杆菌活性显著。紫草中的萘醌类化合物具有显著的抗肿瘤作用。此外,醌类化合物还具有止血、扩张冠状动脉、驱绦虫、解痉、利尿、利胆、镇咳、平喘等作用,某些蒽醌类化合物还具有显著的抗氧化作用。

笔记

30

第二节 醌类化合物的结构与分类

一、苯醌类

苯醌类(benzoquinones)化合物分为邻苯醌和对苯醌两大类。天然存在的苯醌化合物多为对苯醌的衍生物,因为邻苯醌结构由于两个羰基之间的排斥作用而十分不稳定。

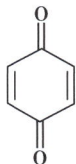

对苯醌

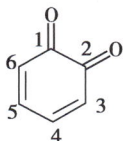

邻苯醌

天然苯醌类化合物多为黄色或橙色结晶,如中药凤眼草果实中的2,6-二甲氧基对苯醌(2,6-dimethoxyquinone)、白花酸藤果以及木桂花果实中的信筒子醌(embelin)等。

具有苯醌类结构的泛醌类(ubiquinones)能参与生物体内氧化还原过程,是生物氧化反应的一类辅酶,称为辅酶 Q 类(coenzymes Q),其中辅酶 Q_{10}($n = 10$)已用于治疗心脏病、高血压及肿瘤。

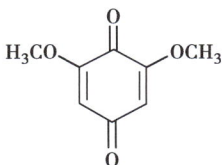

2,6-二甲氧基对苯醌

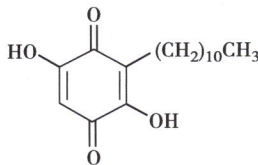

信筒子醌

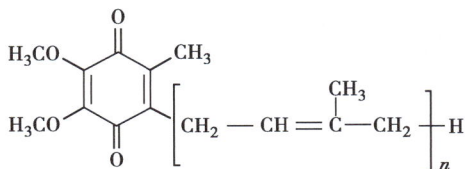

辅酶Q_{10}($n=10$)

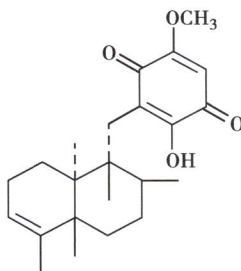

isospongiaquinone

近年来又先后分离得到一些结构复杂的苯醌类化合物,如从澳大利亚一种海绵 *Spongia hispida* 中分离得到的 isospongiaquinone 等一系列对苯醌和倍半萜聚合而成的化合物。从天然药物软紫草根中分得的 arnebinone 和 arnebifuranon 也属于对苯醌类化合物,对前列腺素 PGE_2 的生物合成具有显著的抑制作用。

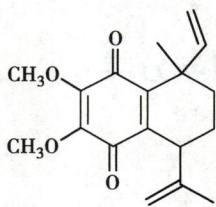

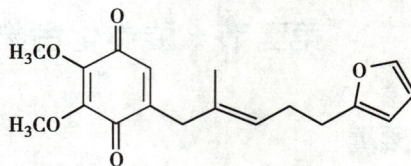

arnebinone　　　　　　　　　　　arnebifuranon

二、萘醌类

萘醌类(naphthoquinones)化合物有 α-(1,4)、β-(1,2)及 amphi-(2,6)三种结构类型，但实际分离得到的大多为 α-萘醌类衍生物，它们多为橙色或橙红色结晶，少数呈紫色。

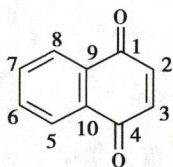

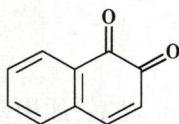

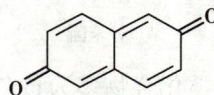

α-(1,4)萘醌　　　　　　β-(1,2)萘醌　　　　　amphi-(2,6)萘醌

小分子的胡桃醌具有抗菌、抗癌及中枢神经镇静作用，蓝雪醌具有抗菌、止咳及祛痰作用。凤仙花科药用植物凤仙花中分离得到的 balsaminolate 具有抑制环氧化酶COX-2 活性的作用。鼠李科植物翼核果根中分离得到的翼核果素(ventilagolin)也是一种萘醌类化合物，紫草科破布木属植物 Coradia corymbosa 的根中分离出的 cordiaquinone A 对革兰阳性菌及分枝杆菌有抑制作用。中药紫草中亦含有多种具有抗菌、抗病毒及止血作用的萘醌类成分。

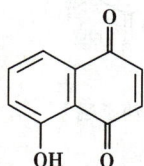

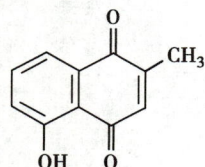

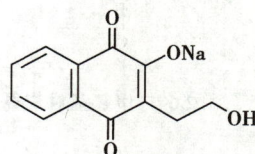

胡桃醌　　　　　　　　蓝雪醌　　　　　　　　balsaminolate

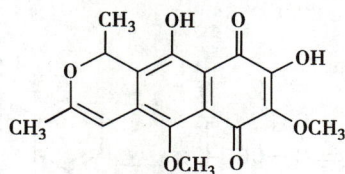

翼核果素

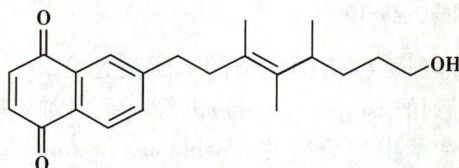

cordiaquinone A

三、菲醌类

菲醌衍生物(phenanthraquinones)分为邻菲醌及对菲醌两种类型,主要分布在唇形科、兰科、豆科、使君子科、蓼科等高等植物中,如从丹参根中分离得到多种邻菲醌和对菲醌类化合物,其同属植物鼠尾草根中也分离得到一系列邻菲醌类化合物。

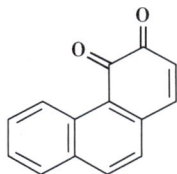

邻菲醌

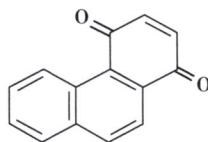

对菲醌

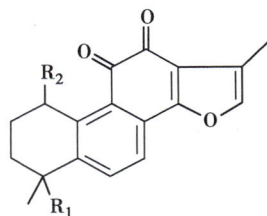

丹参酮Ⅱ$_A$　　　R$_1$=CH$_3$　　　R$_2$=H
丹参酮Ⅱ$_B$　　　R$_1$=CH$_2$OH　R$_2$=H
羟基丹参酮Ⅱ$_A$　R$_1$=CH$_3$　　　R$_2$=OH
丹参酸甲酯　　　R$_1$=COOCH$_3$　R$_2$=H

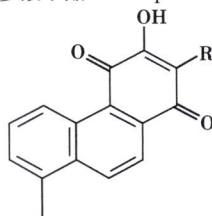

丹参新醌甲　R=CH(CH$_3$)CH$_2$OH
丹参新醌乙　R=CH(CH$_3$)$_2$
丹参新醌丙　R=CH$_3$

天然药物落羽松中分离得到的落羽松酮及落羽松二酮也具有菲醌样结构,两者均具有抑制肿瘤生长的作用。从西藏杓兰中分离得到的西藏杓兰醌 B 亦为菲醌类衍生物。

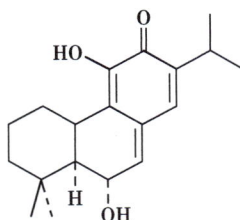

落羽松酮

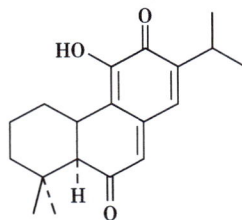

落羽松二酮

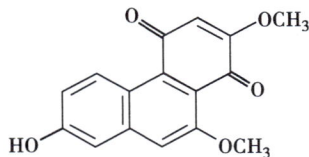

西藏杓兰醌B

四、蒽醌类

蒽醌类(anthraquinones)成分包括蒽醌衍生物及其不同程度的还原产物,如氧化蒽酚、蒽酚、蒽酮及二蒽酮等。

蒽醌类化合物主要存在于高等植物中,茜草科、芸香科、鼠李科、豆科山扁豆属、蓼科大黄属和酸模属、紫葳科、马鞭草科、玄参科毛地黄属及百合科等植物中蒽醌类化合物较多。霉菌中曲霉属及青霉属中也发现多种蒽醌类化合物,但动物中仅发现少数。

依据母核的大小不同,可将蒽醌分为单蒽核及双蒽核两大类。

(一) 单蒽核类

1. 蒽醌及其苷类　天然蒽醌以 9,10- 蒽醌最为常见,由于整个分子形成一共轭体系,9 位碳与 10 位碳又处于最高氧化水平,故比较稳定。蒽醌母核中 1、4、5、8 位为 α 位,2、3、6、7 位为 β 位,9、10 位为 meso 位,也称为中位。

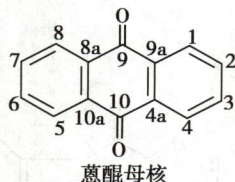

蒽醌母核

蒽醌母核上常有羟基、羟甲基、甲氧基以及羧基等取代,以游离或成苷的形式存在于植物体内。根据羟基在蒽醌母核上的分布情况,可将羟基蒽醌衍生物分为两种类型。

(1) 大黄素型:此类蒽醌的羟基取代分布在两侧的苯环上,多数化合物呈黄色至棕色。例如大黄中的主要蒽醌成分多属于这一类型。大黄中游离羟基蒽醌类化合物具有抗菌作用,尤其对金黄色葡萄球菌有较强的抑制作用。巴戟天中分离得到的 1,6- 二羟基-2,4- 二甲氧基蒽醌也属于大黄素型。

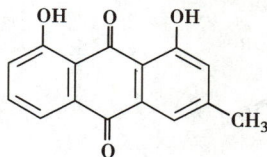

大黄酚

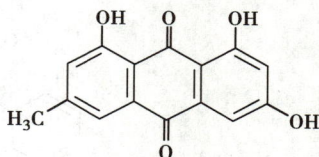

大黄素

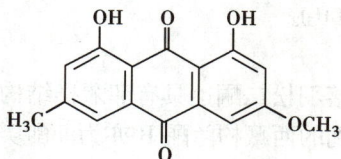

大黄素甲醚

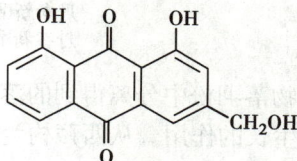

芦荟大黄素

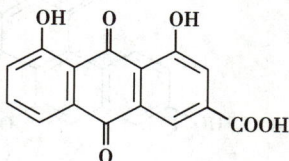

大黄酸

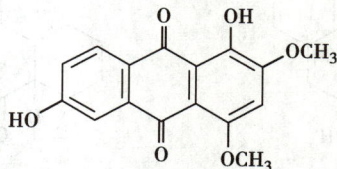

1,6-二羟基-2,4-二甲氧基蒽醌

(2) 茜草素型:此类蒽醌的羟基取代分布在一侧的苯环上,颜色较深,多为橙黄色至橙红色。茜草中的茜草素 (alizarin) 等化合物即属于这一类型,茜草素体外抗结核杆菌活性显著。从茜草科三角瓣花属的黄根中亦分得多种这一类型的蒽醌类衍生物。

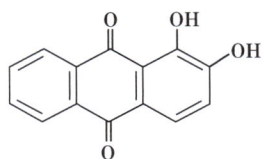

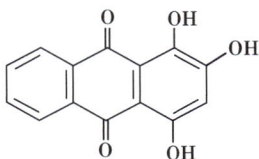

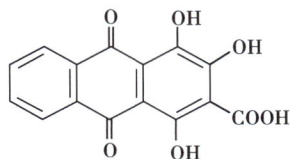

| 茜草素 | 羟基茜草素 | 伪羟基茜草素 |

根据取代基数目的多少,也可以将蒽醌类化合物分为一取代、二取代直至七取代。其中三取代、四取代及五取代化合物较多,六、七取代的则相对较少。2,5,7-三羟基大黄素可能是自然界中含羟基最多的蒽醌,存在于地衣中。

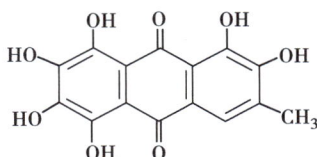

2,5,7-三羟基大黄素

2. 蒽酚或蒽酮衍生物　蒽醌在酸性环境中被还原,可生成蒽酚及其互变异构体蒽酮(图3-1)。

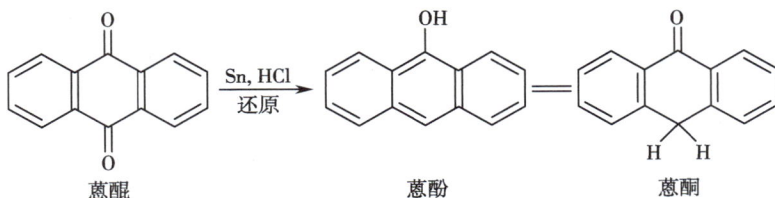

图 3-1　蒽醌、蒽酚及蒽酮的转化

蒽酚(或蒽酮)类成分可以慢慢被氧化成蒽醌类化合物,一般仅存在于新鲜植物中,如贮存时间较长,则基本检识不到蒽酚或蒽酮的存在。蒽酚衍生物以游离苷元和结合成苷两种形式存在,当蒽酚衍生物的中位羟基与糖缩合成苷,则其性质比较稳定,只有经过水解除去糖才能易于被氧化转变成蒽醌衍生物。

羟基蒽酚类化合物对真菌有较强的杀灭作用,是治疗皮肤病的有效药物,如柯桠素(chrysarobin)治疗疥癣效果良好。

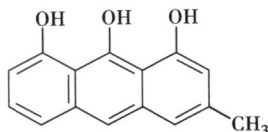

柯桠素

3. C-糖基蒽衍生物　这类蒽衍生物以糖作为侧链通过碳-碳键直接与苷元相结合,如芦荟中具有软化血管、降低血压和血液黏度、促进血液循环、防止动脉硬化等作用的芦荟苷等。

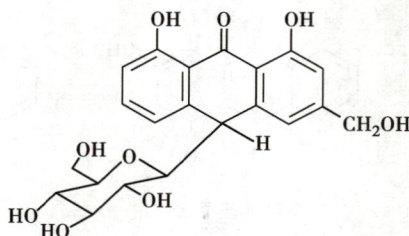

芦荟苷

（二）双蒽核类

1. 二蒽酮类　二蒽酮类成分可以看成是 2 分子蒽酮脱去 1 分子氢通过碳碳键结合而成的化合物，其结合方式多为 10 位碳与 10′位碳（称为中位连接），一般其上下两环的结构相同且对称。大黄及番泻叶中致泻的主要有效成分番泻苷 A、B、C、D 等皆为二蒽酮衍生物。

番泻苷 A（sennoside A）是黄色片状结晶，酸水解后生成 2 分子葡萄糖和 1 分子番泻苷元 A（sennidin A）。番泻苷元 A 是 2 分子大黄酸蒽酮通过 10 位碳与 10′位碳相互结合而成的二蒽酮类衍生物，其 10 位碳与 10′位碳为反式连接。番泻苷 B（sennoside B）是番泻苷 A 的异构体，水解后生成 2 分子葡萄糖和番泻苷元 B（sennidin B），其 10 位碳与 10′位碳为顺式连接。番泻苷 C（sennoside C）是 1 分子大黄酸蒽酮与 1 分子芦荟大黄素蒽酮通过 10 位碳与 10′位碳反式连接而形成的二蒽酮二葡萄糖苷。番泻苷 D（sennoside D）为番泻苷 C 的异构体，其 10 位碳与 10′位碳为顺式连接。

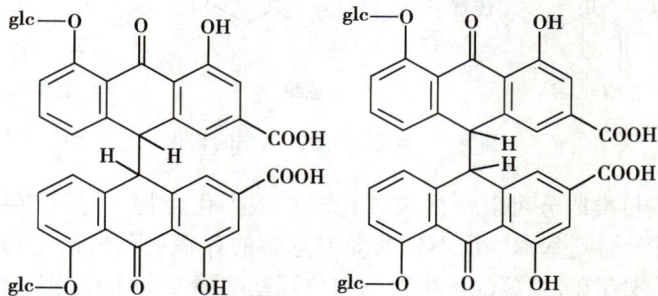

番泻苷 A　　　　　　　　　　番泻苷 B

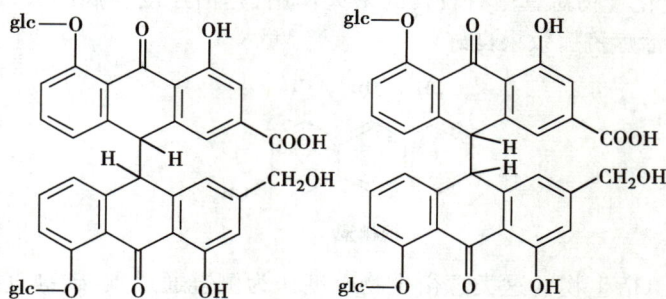

番泻苷 C　　　　　　　　　　番泻苷 D

二蒽酮类化合物的 10 位碳与 10′位碳键与通常碳-碳键不同，易于断裂，生成稳定的蒽酮类化合物。如大黄及番泻叶中含有的番泻苷 A 的致泻作用是因其在肠内变为大黄酸蒽酮所致(图 3-2)。

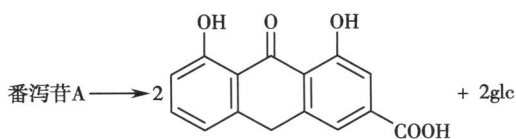

图 3-2 番泻苷 A 的代谢

2. 二蒽醌类 蒽醌类脱氢缩合或二蒽酮类氧化均可形成二蒽醌类。天然二蒽醌类化合物中的两个蒽醌环都是相同而对称的,由于空间位阻的相互排斥,故两个蒽环呈反向排列,如天精(skyrin)和山扁豆双醌(cassiamine)。

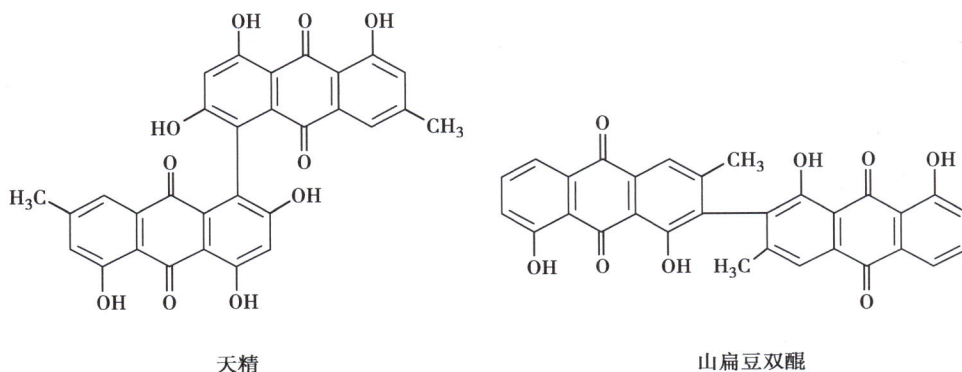

天精

山扁豆双醌

3. 去氢二蒽酮类 中位二蒽酮进一步氧化,两环之间以双键相连者称为去氢二蒽酮。此类化合物颜色多呈暗紫红色。

4. 日照蒽酮类 去氢二蒽酮进一步氧化,α 与 α' 位相连组成一新六元环,称为日照蒽酮类。

5. 中位萘骈二蒽酮类 这类化合物是天然蒽衍生物中具有最高氧化水平的结构形式,也是天然产物中高度稠合的多元环系统之一,如具有抑制中枢神经及抗病毒作用的金丝桃素(hypericin)等。

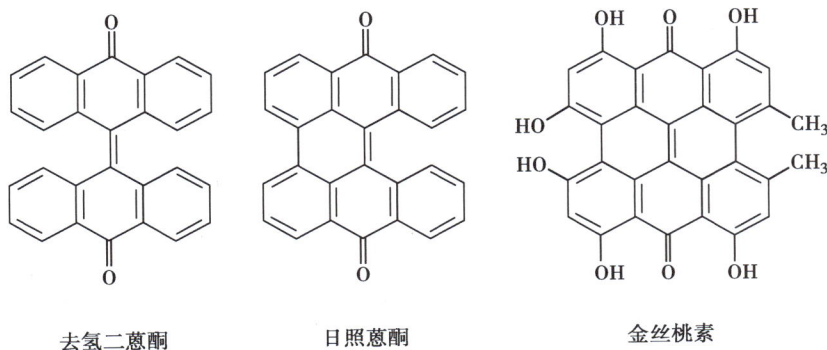

去氢二蒽酮

日照蒽酮

金丝桃素

近年来,海洋生物中也有多种醌类化合物被分离得到,其中许多种衍生物被证实具有显著的生物活性。

第三节　醌类化合物的理化性质

一、物理性质

（一）颜色

醌类化合物母核上如果没有酚羟基取代则基本无色，随着酚羟基等助色团的引入而呈现黄、橙、棕红色以至紫红色等颜色。取代的助色团越多，颜色也就越深。

（二）性状

苯醌和萘醌多以游离态存在，多为结晶。蒽醌一般结合成苷存在于植物体中，因极性较大难以得到结晶。

（三）溶解性

游离醌类化合物一般溶于甲醇、乙醇、丙酮、乙酸乙酯、三氯甲烷、乙醚、苯等有机溶剂中，不溶或难溶于水。成苷后极性显著增大，易溶于甲醇、乙醇中，可溶于热水，不溶于亲脂性有机溶剂。蒽醌的碳苷难溶于水及常见的亲脂性有机溶剂，易溶于吡啶。

（四）升华性

游离的醌类化合物一般具有升华性，升华温度一般随化合物极性的增加而升高。

（五）挥发性

小分子的苯醌类及萘醌类能随水蒸气蒸馏，具有挥发性，可利用此性质进行提取分离。有些醌类成分不稳定，应注意避光储存。

二、化学性质

（一）酸性

醌类化合物多具有一定的酸性，酸性强弱与分子内是否存在羧基以及酚羟基的数目和位置有关。

一般来说，含有羧基的醌类化合物的酸性较强。不含羧基的醌类化合物随酚羟基数目增多酸性增强。当酚羟基数目相同时，酚羟基的取代位置对酸性产生较大影响，由于受羰基吸电子作用的影响，β-羟基上氧原子的电子云密度降低，质子解离度增高，故β-羟基醌类化合物的酸性强于α-羟基醌类化合物；α-位上的羟基因与相邻羰基形成分子内氢键，降低了质子的解离程度，故酸性较弱。

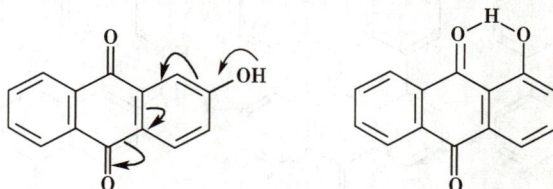

β-羟基蒽醌　　　　　　　　α-羟基蒽醌

根据醌类酸性强弱的差异，可采用 pH 梯度萃取法进行分离。以游离蒽醌类衍生物为例，酸性强弱按下列顺序排列：含—COOH > 含两个或两个以上 β-OH > 含一个 β-OH > 含两个或两个以上 α-OH > 含一个 α-OH。故可从有机溶剂中依次用 5% 碳酸氢钠、5%碳酸钠、1%氢氧化钠及5%氢氧化钠水溶液进行梯度萃取,从而达到分离的目的。

(二)显色反应

醌类的显色反应主要基于其氧化还原性质以及分子中的酚羟基。

1. Feigl反应 醌类衍生物在碱性条件下经加热能迅速与醛类及邻二硝基苯反应生成紫色化合物。取醌类化合物的水或苯溶液1滴,加入25%碳酸钠水溶液、4%甲醛及5%邻二硝基苯的苯溶液各1滴,混合后置水浴上加热,在1~4分钟内产生显著的紫色。

在此反应中,醌类在反应前后无变化,只是起到传递电子的媒介作用。醌类成分含量越高,反应速度也就越快(图3-3)。

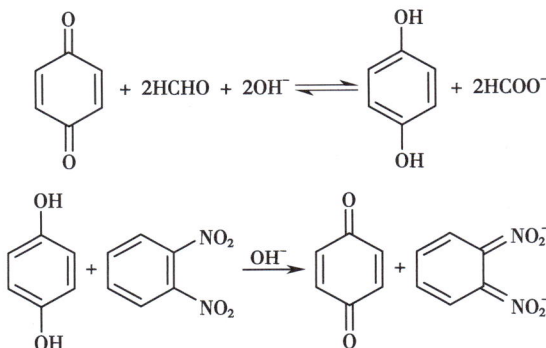

图3-3 Feigl反应

2. 无色亚甲蓝反应 无色亚甲蓝(leucomethylene blue)溶液为苯醌类及萘醌类的专用显色剂。此反应可在PC或TLC上进行,样品呈蓝色斑点,可与蒽醌类化合物相区别。

3. Kesting-Craven反应 苯醌及萘醌类化合物醌环上有未被取代的位置时,可在碱性条件下与一些含有活性次甲基试剂(如乙酰乙酸酯、丙二酸酯和丙二腈等)的醇溶液反应,生成蓝绿色或蓝紫色。蒽醌类化合物因醌环两侧有苯环,不能发生该反应,故可加以区别。萘醌的苯环上如有羟基取代,反应速度减慢或不反应(图3-4)。

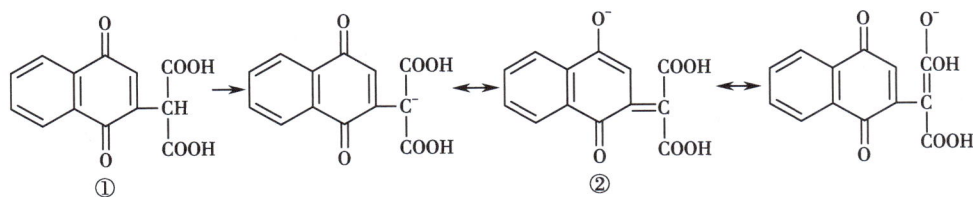

图3-4 Kesting-Craven反应

4. Bornträger反应 羟基醌类在碱性溶液中会使颜色加深,多呈橙、红、紫红及蓝色,是检识中药中羟基蒽醌成分最常用的方法之一。但蒽酚、蒽酮、二蒽酮类化合物则需氧化形成羟基蒽醌类化合物后才能呈色。

该显色反应与形成共轭体系的酚羟基和羰基有关。单羟基者呈色较浅,多为红~

橙色,非相邻双羟基者多呈红色(但 1,4-羟基蒽醌呈紫色),相邻双羟基者多为蓝色。多羟基取代在一个环上者在碱液中容易氧化,会逐渐变色(图 3-5,图 3-6)。

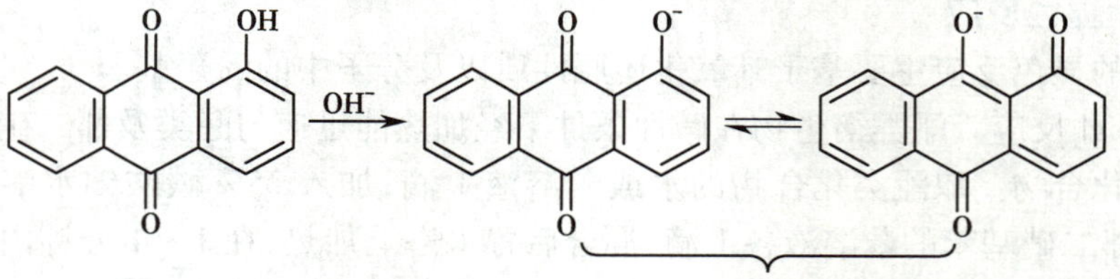

α-羟基蒽醌　　　　　红色

图 3-5　α-羟基蒽醌的 Bornträger 反应

β-羟基蒽醌　　　　　红色

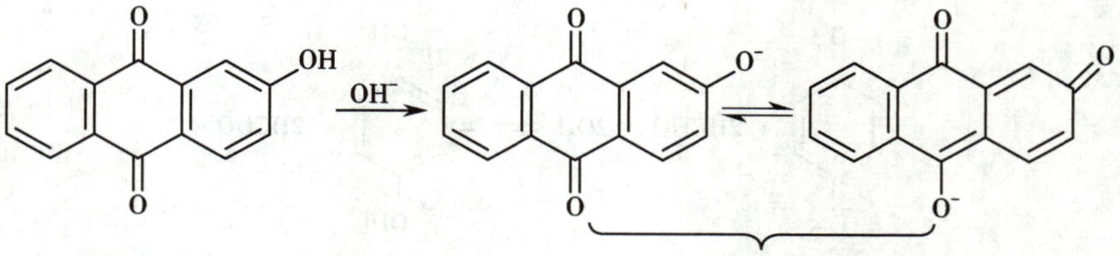

图 3-6　β-羟基蒽醌的 Bornträger 反应

可以用本反应检查中药中是否含有蒽醌类成分:取样品粉末约 0.1g 加 10% 硫酸水溶液 5ml,置水浴上加热 2～10 分钟,趁热滤过,滤液冷却后加乙醚 2ml 振摇,静置后分取乙醚层溶液,加入 5% 氢氧化钠水溶液 1ml,振摇。如有羟基蒽醌存在,乙醚层则由黄色褪为无色,而水层显红色。

5. 醋酸镁反应　蒽醌类化合物结构中如有 α-酚羟基或邻二酚羟基时,可与 0.5% 醋酸镁醇溶液形成络合物,当蒽醌母核上酚羟基的数目和位置不同时,形成络合物的颜色也不同。

6. 对亚硝基二甲苯胺反应　9 位或 10 位未取代的羟基蒽酮类化合物,尤其是 1,8-二羟基衍生物,其羰基对位的亚甲基上的氢很活泼,可与 0.1% 对亚硝基-二甲苯胺吡啶溶液反应缩合,随分子结构而不同而呈现紫色、绿色、蓝色及灰色等颜色,1,8-二羟基者一般均呈绿色(图 3-7)。

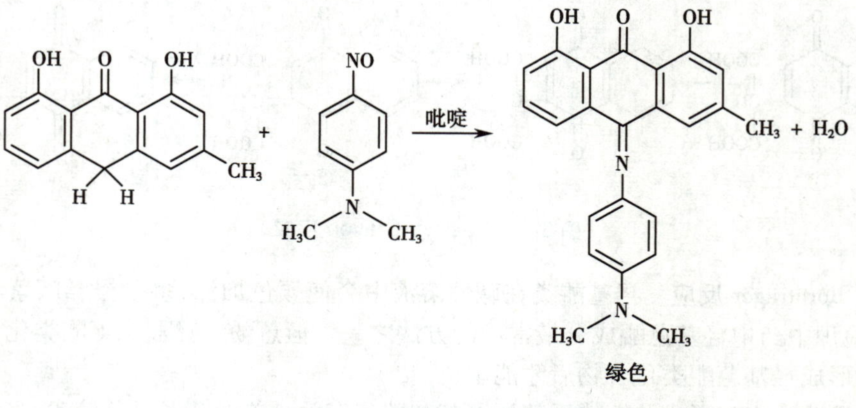

绿色

图 3-7　对亚硝基二甲苯胺反应

40

本反应可用作蒽酮类化合物的定性鉴别,不受蒽醌类、黄酮类、香豆素类、糖类及酚类化合物的干扰。

第四节　醌类化合物的检识

醌类化合物的检识主要利用其理化性质及薄层色谱方法。

一、理化检识

一般首先可以根据醌类化合物多为有色结晶的特点,从性状、颜色等方面初步判断醌类衍生物的存在。还可以利用 Feigl 反应、无色亚甲蓝显色反应和 Kesting-Craven 反应等显色反应来鉴定苯醌、萘醌类衍生物,利用 Bornträger 反应初步确定羟基蒽醌化合物,利用对亚硝基二甲苯胺反应鉴定蒽酮类化合物。

二、色谱检识

醌类化合物的色谱检识方法主要为薄层色谱法,常用吸附剂为硅胶和聚酰胺,展开剂多采用混合溶剂,如苯或苯-甲醇(9:1)、庚烷-苯-三氯甲烷(1:1:1)等,蒽醌苷类成分检识则采用极性较大的溶剂系统。

蒽醌类及其苷在可见光下多显黄色,在紫外光下则显黄棕、红、橙色等荧光,一般不需显色。如果需用显色剂,常以 10% 氢氧化钾-甲醇溶液、3% 氢氧化钠或碳酸钠溶液喷之,斑点多呈现红色或更深。

第五节　醌类化合物的波谱特征

醌类化合物具有特定的母核和较长的共轭体系,其 UV、IR、NMR 和 MS 等波谱均具有明显特征。

一、UV 光谱

(一)苯醌和萘醌类

醌类化合物由于存在较长的共轭体系,在紫外区域均出现较强的紫外吸收。苯醌类的主要吸收峰有三个:① ~240nm,强峰;② ~285nm,中强峰;③ ~400nm,弱峰。萘醌主要有四个吸收峰,① ~245nm,强峰;② ~251nm,强峰;③ ~257nm,中强峰,往往作为肩峰出现;④ ~335nm,弱峰(图 3-8)。

当分子中具有羟基、甲氧基等助色团时,可引起分子中相应的吸收峰红移。例如 1,4-萘醌,当醌环上引入 +I 或 +M 取代基时,只影响 257nm 峰红移,而不影响来源于苯环的三个吸收带。但当苯环上引入上述取代基(如 α-羟基)时,将使 335nm 的吸收峰红移至 427nm。

(二)蒽醌类

蒽醌母核有四个吸收峰,分别由苯样结构(a)及醌样结构(b)引起,如下所示(图 3-9):

41

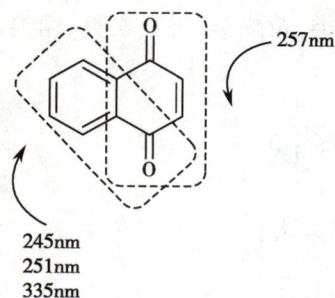

图 3-8 萘醌母核的紫外
光谱吸收峰及其结构来源

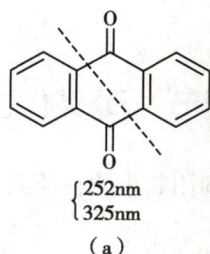

图 3-9 蒽醌母核的紫外光谱吸收峰
及其结构来源

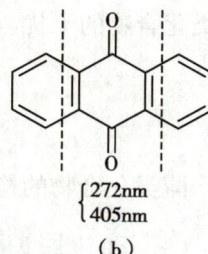

羟基蒽醌衍生物的紫外光谱与蒽醌母核相似,此外,多数在 230nm 附近还有一强峰,故羟基蒽醌类化合物有以下五个主要吸收带。

第 I 峰:230nm 左右

第 II 峰:240~260nm(由苯样结构引起)

第 III 峰:262~295nm(由醌样结构引起)

第 IV 峰:305~389nm(由苯样结构引起)

第 V 峰:>400nm(由醌样结构中的 C═O 引起)

以上各吸收带的具体峰位与吸收强度与蒽醌母核上取代基的性质、数目及取代位置有关。

1. 峰带 I 其最大吸收波长(λ_{max})随分子中酚羟基数目的增多而向红移,但该红移与酚羟基的位置无关。峰带 I 的具体位置与分子中酚羟基数目之间的关系如表 3-1 所示。

表 3-1 羟基蒽醌类化合物紫外吸收光谱(峰带 I)

OH 数目	OH 位置	λ_{max}(nm)
1	1- ;2-	222.5
2	1,2- ;1,4- ;1,5-	225
3	1,2,8- ;1,4,8-	230±2.5
	1,2,6- ;1,2,7-	
4	1,4,5,8- ;1,2,5,8-	236

2. 峰带 III 受 β-酚羟基的影响,β-酚羟基的存在可使该带红移,且吸收强度增加。蒽醌母核上具有 β-酚羟基则第三峰吸收强度 $\log\varepsilon$ 值均在 4.1 以上,若低于 4.1,表示无 β-酚羟基。

3. 峰带 IV 受供电基影响,一般规律是 α 位有—CH$_3$、—OH、—OCH$_3$ 时,峰位红移,强度降低。而当取代基处于 β 位时,则吸收峰强度增大。

4. 峰带 V 主要受 α-羟基的影响,α-羟基数目越多,峰带 V 红移值也越大(表 3-2)。

笔记

表 3-2　羟基蒽醌类化合物峰带 V 的紫外吸收

α-OH 数目	α-OH 位置	λ_{max}（nm）（$\log\varepsilon$）
0	—	356~362.5（3.30~3.88）
1	1,4,5,8 其中一个位置取代	400~420
	1,5-二羟基	418~440（两个峰）
2	1,8-二羟基	430~450
	1,4-二羟基	470~500（500nm 左右有一肩峰）
3	—	485~530（二至多个吸收）
4	—	540~560（多个重峰）

二、IR 光谱

醌类化合物红外光谱的主要特征是羰基吸收峰以及双键和苯环的吸收峰。羟基蒽醌类化合物在红外区域有 $\upsilon_{C=O}$（1675~1653cm^{-1}）、υ_{OH}（3600~3130cm^{-1}）及 $\upsilon_{芳环}$（1600~1480cm^{-1}）的吸收。其中，$\upsilon_{C=O}$ 吸收峰位与分子中 α-酚羟基的数目及位置具有较强的相关性，对推测结构中 α-酚羟基的取代情况具有重要的参考价值。

（一）羰基峰

当蒽醌母核上无取代基时，因两个 C═O 的化学环境相同，只出现一个 C═O 吸收峰，在石蜡糊中测定的峰位为 1675cm^{-1}。当芳环引入一个 α-羟基时，因与一个 C═O 缔合，使其吸收显著降低，另一个游离 C═O 的吸收则变化较小。当芳环引入的 α-羟基数目增多及位置不同时，两个 C═O 的缔合情况发生变化，其吸收峰位也会随之改变，α-羟基的数目及位置对 $\upsilon_{C=O}$ 吸收的影响如表 3-3 所示。

表 3-3　α-羟基的数目及位置对 $\nu_{C=O}$ 吸收的影响

α-羟基数	蒽醌类型	游离 C═O 频率（cm^{-1}）	缔合 C═O 频率（cm^{-1}）	C═O 频率差（$\Delta\upsilon_{C=O}$）
0	无 α-OH	1678~1653	—	—
1	1-OH	1675~1647	1637~1621	24~38
2	1,4- 或 1,5-二 OH	—	1645~1608	—
2	1,8-二 OH	1678~1661	1626~1616	40~57
3	1,4,5-三 OH	—	1616~1592	—
4	1,4,5,8-四 OH	—	1592~1572	—

（二）羟基峰

羟基蒽醌的羟基伸缩振动的谱带随取代位置不同而有很大变化。α-羟基因与相邻的羰基缔合，其吸收频率位移至 3150cm^{-1} 以下，多与不饱和 C—H 伸缩振动频率相重叠。β-羟基振动频率较 α-羟基高得多，在 3600~3150cm^{-1} 区间，若只有一个 β-羟基（包括一个—CH$_2$OH），则大多数在 3300~3390cm^{-1} 之间有一个吸收峰；若在 3600~3150cm^{-1} 之间有几个峰，表明蒽醌母核上可能有两个或多个 β-羟基。

笔记

三、^{1}H- NMR 谱

（一）醌环质子

在醌类化合物中,只有苯醌及萘醌在醌环有质子,在无取代时化学位移分别为 $\delta\,6.72(s,p$-苯醌$)$ 及 $6.95(s,1,4$-萘醌$)$。

（二）芳环质子

在醌类化合物中,芳氢质子可分为 α- H 及 β- H 两类。其中 α- H 处于羰基的负屏蔽区,信号出现在低场,化学位移值较大;β- H 受羰基的影响较小,化学位移值较小。1,4-萘醌的芳氢信号分别在 $\delta\,8.06(\alpha$- H$)$ 及 $7.73(\beta$- H$)$,蒽醌的芳氢信号出现在 $\delta\,8.07(\alpha$- H$)$ 及 $7.67(\beta$- H$)$。

（三）取代基质子及其对芳环质子的影响

蒽醌衍生物中取代基的性质、数目和位置不同,对芳氢的化学位移、峰的微细结构等均产生一定的影响。

1. 甲基质子　芳环上的甲基质子的化学位移约为 $\delta\,2.10\sim2.90$,为单峰或宽单峰,具体峰位与甲基在母核上的位置有关,并受其他取代基的影响。如甲基处于羟基的邻位,由于羟基的供电子效应,该甲基信号位于高场,接近 $\delta\,2.10$;如甲基处于羟基的间位,由于羟基的吸电子效应,该甲基信号位于低场,接近 $\delta\,2.90$。当蒽醌环上具有多个酚羟基取代时,其对甲基的影响较为复杂,需综合判断。

2. 甲氧基质子　芳环上的甲氧基化学位移约为 $\delta\,4.00\sim4.50$,单峰。甲氧基可向芳环供电,使邻位及对位芳氢向高场位移约 0.45。

3. 羟甲基质子　芳环上的羟甲基（—CH_2OH）中的—CH_2—质子信号约在 $\delta\,4.60$ 左右,一般呈单峰,但有时因与羟基质子偶合而呈现双峰;其—OH 上的质子信号一般在 $\delta\,4.00\sim6.00$。羟甲基可使邻位芳氢向高场位移约 0.45。

4. 酚羟基及羧基质子　α-酚羟基受羰基影响大,质子共振发生在较低场区,δ 值约为 $11\sim12$,β-酚羟基 δ 值多小于 11,羧基质子 δ 值也在此范围内。酚羟基可使邻位及对位芳氢质子信号向高场移动约 0.45,而羧基则使邻位芳氢质子信号向低场移动约 0.80。值得注意的是,酚羟基信号只在溶液中无活泼 H（D）时可检测到,故观察酚羟基信号常以 DMSO- d_6 或丙酮- d_6 作溶剂。

四、^{13}C- NMR 谱

通过对醌类化合物的广泛研究,已经积累了大量 ^{13}C- NMR 的基础数据。以下主要介绍1,4-萘醌及蒽醌类的 ^{13}C- NMR 谱基本特征。

（一）1.4- 萘醌类化合物

1,4-萘醌母核的 ^{13}C- NMR 化学位移值如下所示（图 3-10）：

取代基对醌环和苯环碳信号化学位移的影响与简单苯环上的情况相似。一般取代基使直接相连的碳移向低场,供电子取代基使邻位碳移向高场,吸电子取代基使邻位碳移向低场。例如,C-3 位有—OH 或—OR 基取代时,引起 C-3 向低场位移约 20,并使相邻的 C-2 向高场位移约 30。如果 C-2 位有烃基（R）取代时,可使 C-2 向低场位移约 10,C-3 向高场位移约 8,且 C-2 向低场位移的幅度随烃基 R 的增大而增加,但 C-3 则不受影响。但当取代基增多时,对 ^{13}C- NMR 谱信号的归属比较困难,一般须借

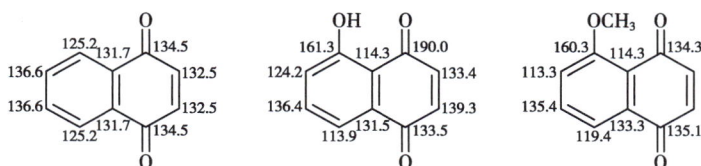

图 3-10　1,4-萘醌母核的 ^{13}C-NMR 化学位移

助 DEPT 技术以及 2D-NMR 技术,特别是 HMBC 谱才能得出可靠结论。

（二）蒽醌类化合物

蒽醌母核及 α-位有一个—OH 或—OCH$_3$ 时,其碳原子化学位移如下所示(图 3-11)：

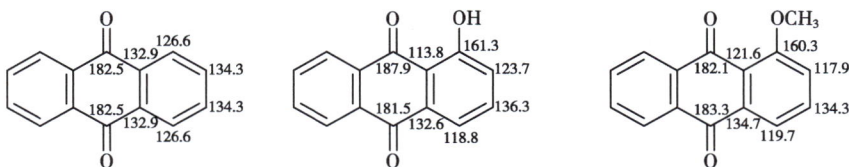

图 3-11　蒽醌母核及 α-位有一个—OH 或—OCH$_3$ 时的碳原子化学位移

当蒽醌母核的每一个苯环上只有一个取代基时,母核各碳信号化学位移规律已有总结,如表 3-4 所示。

表 3-4　蒽醌 ^{13}C-NMR 谱的取代基位移值($\Delta\delta$)

C	C$_1$-OH	C$_2$-OH	C$_1$-OCH$_3$	C$_2$-OCH$_3$	C$_1$-CH$_3$	C$_2$-CH$_3$	C$_1$-OCOCH$_3$	C$_2$-OCOCH$_3$
C-1	+34.7	-14.4	+33.2	-17.1	+14.0	-0.1	+23.6	-6.5
C-2	-0.6	+28.8	-16.1	+30.3	+4.1	+10.1	-4.8	+20.6
C-3	+2.5	-12.8	+0.8	-12.9	-1.0	-1.5	+0.3	-6.9
C-4	-7.8	+3.2	-7.4	+2.5	-0.6	-0.1	-1.1	+1.8
C-5	-0.0	-0.1	-0.7	-0.1	+0.5	-0.3	+0.3	+0.5
C-6	+0.5	+0.0	-0.9	-0.6	-0.3	-1.2	+0.7	-0.3
C-7	-0.1	-0.5	+0.1	-1.1	+0.2	-0.3	-0.3	-0.5
C-8	-0.3	-0.1	0.0	-0.1	0.0	-0.1	+0.4	+0.6
C-9	+5.4	+0.0	-0.7	+0.0	+2.0	-0.7	-0.9	-0.8
C-10	-1.0	-1.5	+0.3	-1.3	0.0	-0.3	-0.4	-1.1
C-10a	-0.0	+0.0	-1.1	+0.3	0.0	-0.1	-0.3	-0.3
C-8a	+1.0	+0.2	+2.2	+0.2	0.0	-0.1	+2.0	+0.5
C-9a	-17.1	+2.2	-12.0	+2.1	+2.0	-0.2	-7.9	+5.4
C-4a	-0.3	-7.8	+1.4	-6.2	-2.0	-2.3	+1.6	-1.6

当蒽醌母核上仅有一个苯环有取代基,另一苯环无取代基时,无取代基苯环上各碳原子的信号化学位移变化很小,即取代基的跨环影响不大。

五、MS 谱

在所有游离醌类化合物的 MS 谱中,其共同特征是分子离子峰多为基峰,且可见出现丢失 1～2 分子 CO 的碎片离子峰。苯醌及萘醌易从醌环上脱去 1 个 CH≡CH 碎片,如果在醌环上有羟基,断裂同时将伴随有特征的质子重排。

(一)对-苯醌类化合物

苯醌母核的主要开裂过程(图 3-12)。

无取代的苯醌通过 A、B、C 三种开裂方式,分别得到 m/z 82、80 及 54 三种碎片离子。无取代的苯醌也能连续脱去 2 分子的 CO,出现重要的 m/z 52 碎片环丁烯离子(图 3-13)。

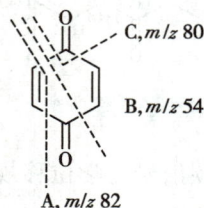

图 3-12 苯醌母核质谱的主要开裂方式

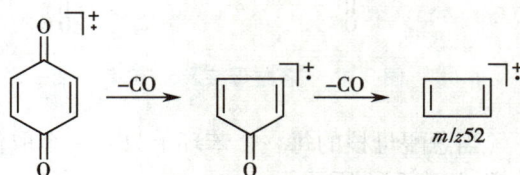

图 3-13 苯醌质谱中获得环丁烯离子的开裂过程

(二)1,4-萘醌类化合物

苯环上无取代时,将出现 m/z 104 的特征碎片离子及其分解产物 m/z 76 及 m/z 50 的离子。当苯环上有取代时,上述各峰将相应移至较高质荷比处。例如 2,3-二甲基萘醌的开裂方式如下(图 3-14)。

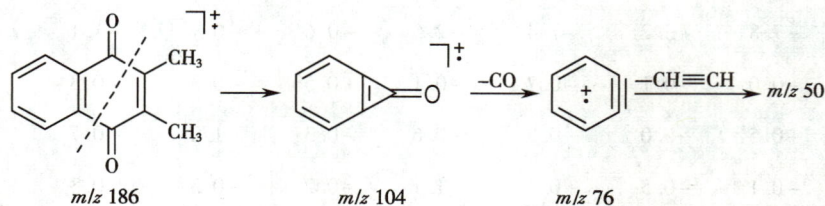

图 3-14 2,3-二甲基萘醌质谱的开裂方式

(三)蒽醌类化合物

游离蒽醌依次脱去 2 分子 CO,在 m/z 180(M-CO)及 152(M-2CO)处得到丰度很高的离子峰,并在 m/z 90 及 m/z 76 处出现它们的双电荷离子峰。蒽醌衍生物也会经过同样的开裂方式,得到与之相应的碎片离子峰(图 3-15)。

蒽醌苷类化合物用电子轰击质谱不易得到分子离子峰,其基峰常为苷元离子,需用场解吸质谱(FD-MS)或快原子轰击质谱(FAB-MS)才能出现苷的准分子离子峰,以获得分子量的信息。

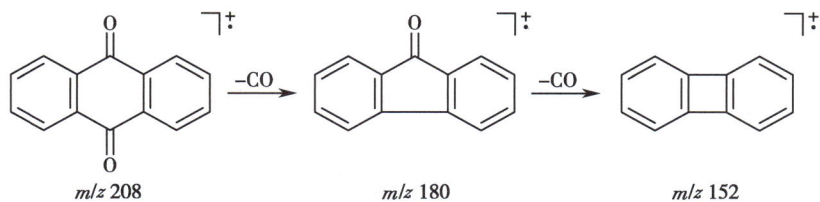

图 3-15 蒽醌类化合物质谱的开裂方式

学习小结

1. 学习内容

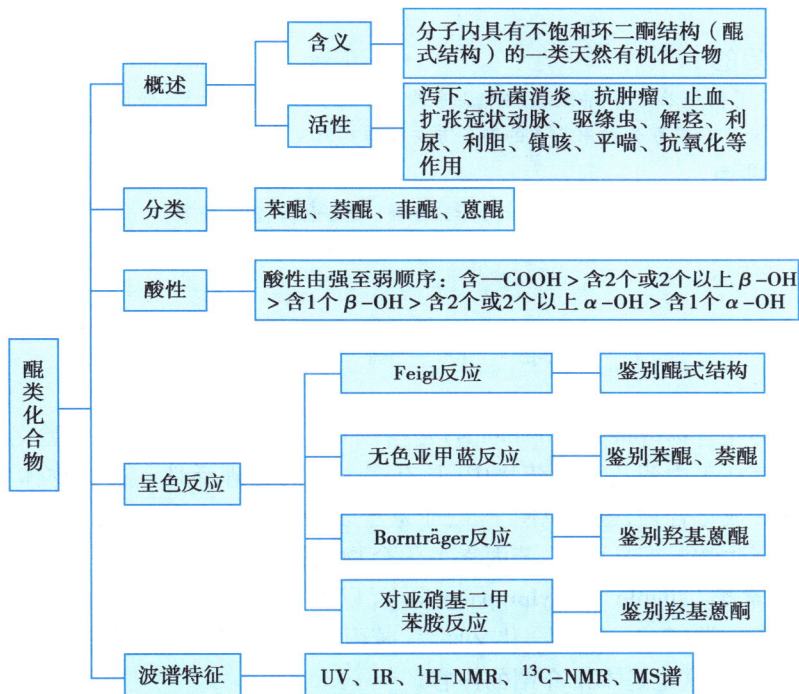

2. 学习方法

（1）醌类化合物主要是按照母核不同来进行分类，把握此特征便于记忆。

（2）醌类化合物的呈色反应可以按照类型不同学习。Feigl 反应主要用来检识醌式结构的存在，而无色亚甲蓝反应是苯醌和萘醌的特征反应，Bornträger 反应适用于羟基蒽醌的鉴别，对亚硝基二甲苯胺反应是羟基蒽酮的特征检识反应。

（关 枫）

复习思考题

1. 蒽醌类化合物主要存在于哪些科属植物中，代表性中药是什么？

2. 蒽醌类化合物的酸性大小受哪些因素影响？其酸性大小有何规律？

3. 新鲜大黄与贮存 2～3 年的大黄所含化学成分有何差异？

第四章

苯丙素类化合物

📋 **学习目的**

通过学习简单苯丙素、香豆素和木脂素的结构与分类、理化性质、检识及波谱特征等内容,为进一步学习香豆素和木脂素的制备方法和结构研究奠定基础。

学习要点

香豆素和木脂素类化合物的结构特点、分类、理化性质、波谱特征。

第一节 概　述

苯丙素类化合物(phenylpropanoids)是指以 C6-C3 为基本单元的一类化合物。这类成分广泛存在于中药及天然药物中,具有多方面的生理活性。在植物体内,C6-C3单元可独立形成化合物,也可以两个、三个甚至多个单元聚合存在,且可形成多种氧化程度不同的衍生物。广义而言,苯丙素类化合物包括苯丙烯、苯丙醇、苯丙醛、苯丙酸等简单苯丙素类(simple phenylpropanooids),以及香豆素类(coumarins)、木脂素类(lignans)和黄酮类(flavonoids)。狭义而言,苯丙素类化合物是指简单苯丙素类、香豆素类和木脂素类,这也是本章介绍的内容。

从生物合成途径来看,苯丙素类化合物在植物体内多数是通过莽草酸(shikimic acid)途径形成的,即碳水化合物经莽草酸途径合成苯丙氨酸(*l*-phenyl-alanine)和酪氨酸(*l*-tyrosine),再经脱氨反应生成桂皮酸(cinnamic acid)衍生物,从而形成 C6-C3 基本单元。桂皮酸衍生物再经羟化、氧化、还原等反应生成简单苯丙素类。在此基础上,经异构、环合反应生成了香豆素类化合物,经缩合反应生成木脂素类化合物(图 4-1)。

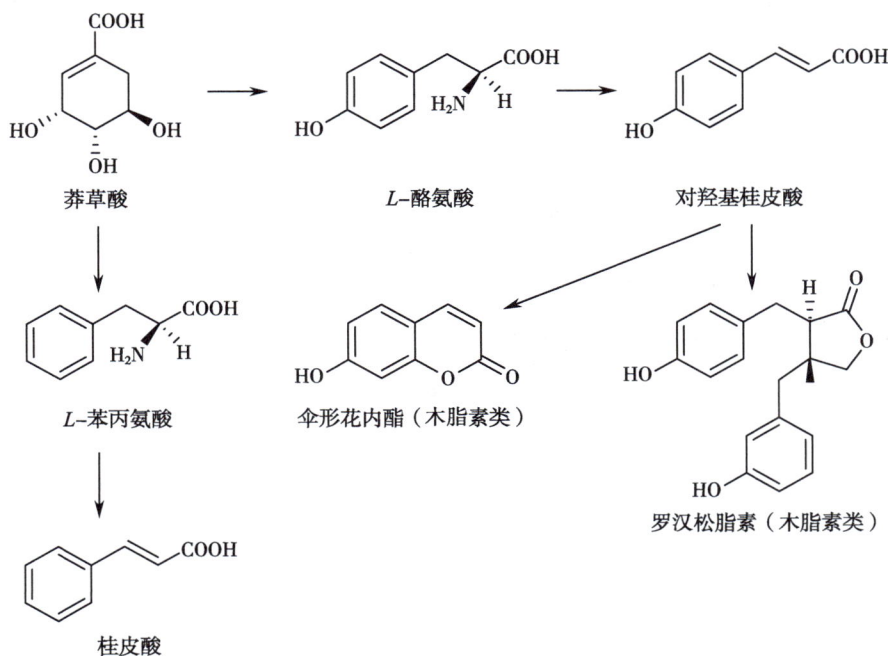

图 4-1　苯丙素类化合物的生物合成途径

第二节　简单苯丙素类

简单苯丙素类是指结构中具有一个 C6- C3 单元,且 C3 为链状结构的一类化合物。根据 C3 这个侧链的结构变化,可分为苯丙烯、苯丙醇、苯丙醛、苯丙酸等类型。

一、苯丙烯类

肉豆蔻挥发油中的主要成分黄樟醚(safrole)、肉豆蔻醚(mirysticin)以及甲基丁香酚(methyleugenol)均是苯丙烯类化合物。

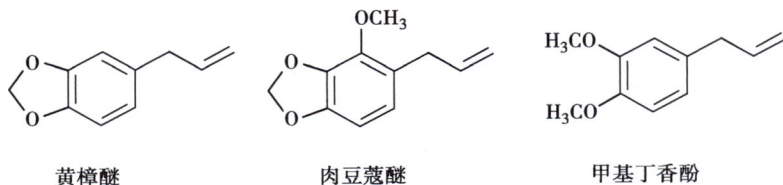

黄樟醚　　　　肉豆蔻醚　　　　甲基丁香酚

二、苯丙醇类

从日本蛇菰中分得的松柏醇(coniferol)及松柏苷(coniferin),从刺五加中分得的紫丁香苷(syringin)均属苯丙醇类化合物。

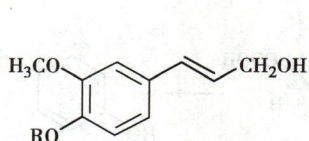
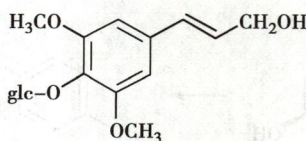

松柏醇　R=H
松柏苷　R=glc

紫丁香苷

三、苯丙醛类

桂皮醛(cinnamaldehyde)是桂枝挥发油的主要成分,属于苯丙醛类化合物。

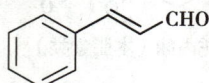

桂皮醛

四、苯丙酸类

苯丙酸类是在植物中广泛存在的酚酸类成分,也是很重要的简单苯丙素类化合物。其结构可看作是由酚羟基取代的芳香环与丙烯酸两部分构成。常见的苯丙酸类成分主要是桂皮酸的衍生物,如对羟基桂皮酸(*p*-hydroxy-cinnamic acid)、咖啡酸(caffeic acid)、阿魏酸(ferulic acid)、异阿魏酸(*iso*-ferulic acid)等。

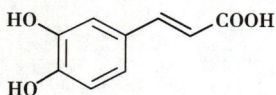
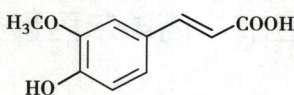
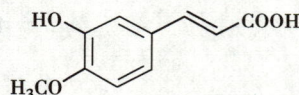

咖啡酸　　　　　　　　　　阿魏酸　　　　　　　　　　异阿魏酸

苯丙酸类在植物中常与不同的醇、氨基酸、糖、有机酸结合成酯而存在。如绿原酸(chlorogenic acid)被认为是许多药材和中成药中抗菌解毒、消炎利胆的主要成分,其结构就是由咖啡酸和奎宁酸形成的酯。从紫雏菊中分得的菊苣酸(cichoric acid)具有抗病毒活性,它是由咖啡酸和酒石酸形成的酯。

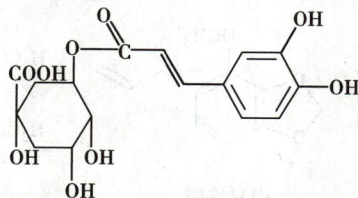

绿原酸

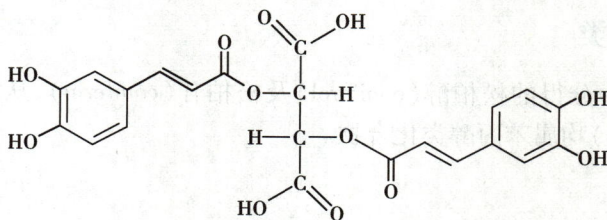

菊苣酸

笔记

此外,从日本蛇菰中分得的咖啡酸葡萄糖苷(caffeic acid glucoside)具有抗组胺释放作用。从粗糠树中分得的迷迭香酸(rosmarinic acid)是苯丙酸的二聚体,具有止血作用。

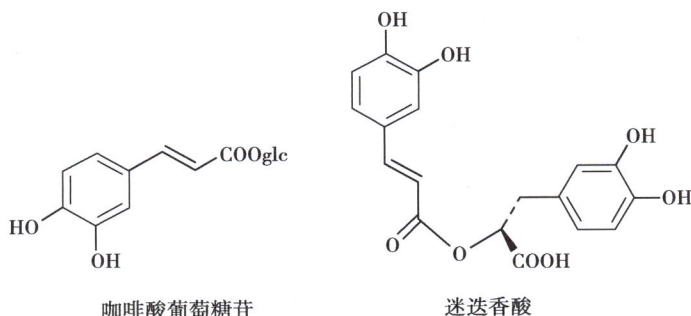

咖啡酸葡萄糖苷　　　　　迷迭香酸

中药丹参中的水溶性成分丹参素(danshensu)、丹酚酸 A(salvianolic acid A)、丹酚酸 B(salvianolic acid B)等,是丹参治疗心脑血管疾病的有效成分,其中丹参素属于苯丙酸类,而丹酚酸则多为丹参素与咖啡酸类的聚合物。

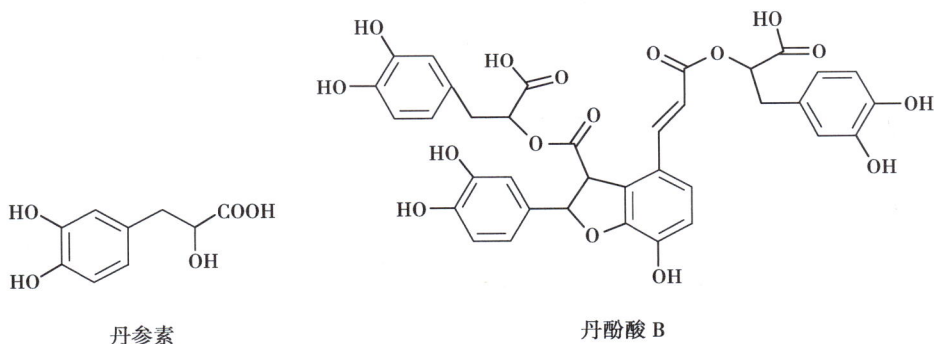

丹参素　　　　　　　丹酚酸 B

第三节　香豆素类

香豆素类化合物是具有苯骈 α-吡喃酮母核的一类成分的总称。从结构上看,其母核由顺式邻羟基桂皮酸经分子内脱水环合而成,具有内酯的结构。因这类成分最早从豆科植物香豆中得到,并具有芳香气味而得名香豆素。

香豆素广泛存在于高等植物中,尤其是伞形科、豆科、芸香科、茄科、瑞香科、兰科、虎耳草科和木犀科等植物,也有少数来自微生物及动物。许多中药如独活、秦皮、白芷、茵陈、补骨脂、蛇床子等中都含有这类成分,并具有多方面的生理活性。如秦皮中的七叶内酯(esculetin)和七叶苷(esculin)具有治疗细菌性痢疾的作用;蛇床子中的蛇床子素(osthol)可以治疗脚癣、湿疹和阴道滴虫;补骨脂中的香豆素具光敏作用,能吸收紫外线抗辐射,可用于白斑病的治疗;紫苜蓿(*Medicago sativa*)中的双香豆素类成分紫苜蓿酚(dicoumarol)具有抗凝血作用。但某些香豆素类成分具有毒性,如粮食霉变后产生的代谢物黄曲霉毒素 B$_1$ 为 7,8-呋喃香豆素类,具有较强的致癌作用,尤其易引起肝癌的发生。

香豆素类化合物在生物合成上起源于对羟基桂皮酸,因此目前得到的天然香豆素成分中,除了香豆素等 40 余个化合物外,均在 7 位连有含氧官能团。7-羟基香豆素(umbelliferon,伞形花内酯)无论是从生源途径,还是从化学结构分类上看,可以认为是香豆素类化合物的基本母核。

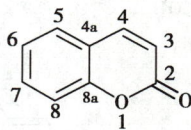

香豆素

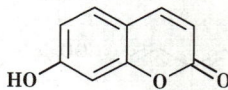

7-羟基香豆素

一、香豆素的结构与分类

香豆素类化合物的母核为苯骈 α-吡喃酮,大多数香豆素类成分只在苯环一侧有取代,也有部分化合物在 α-吡喃酮环上有取代。在苯环各个位置上均可有含氧官能团取代,常见的包括羟基、甲氧基、糖基、异戊烯氧基及其衍生物。6,8 位因其碳原子的电负性较高,易于烷基化,也常见异戊烯基及其衍生物取代,并可进一步与 7 位氧原子环合形成呋喃环或吡喃环。α-吡喃酮环的 3,4 位常见的取代基团是小分子烷基、苯基、羟基、甲氧基等。

根据香豆素母核上取代基及连接方式的不同,通常分为以下几类:

(一)简单香豆素类(simple coumarins)

简单香豆素类指只在苯环上有取代,且 7 羟基未与 6(或 8)位的异戊烯基形成呋喃环或吡喃环的香豆素类化合物。秦皮中的七叶内酯和七叶苷,蛇床子中的蛇床子素,东莨菪根中的东莨菪内酯(scopoletin),白芷和香独活中的当归内酯(angelicon),小叶白蜡树皮中的白蜡素(fraxetin),滨蒿和茵陈蒿中的滨蒿内酯(scoparone)均属简单香豆素。

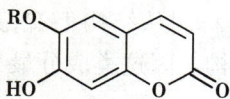

七叶内酯　R=H
七叶苷　　R=glc

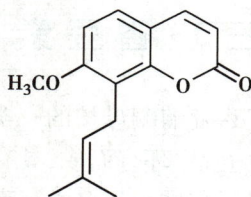

蛇床子素

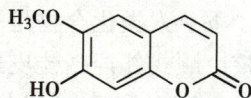

东莨菪内酯

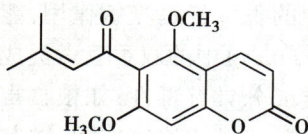

当归内酯

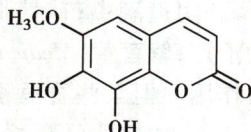

白蜡素

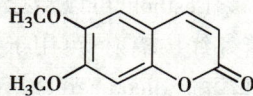

滨蒿内酯

（二）呋喃香豆素（furanocoumarins）

呋喃香豆素结构中的呋喃环往往是由香豆素苯环上 7 位羟基和邻位异戊烯基环合而成的，成环后常因降解而失去 3 个碳原子。根据呋喃环的位置，此类香豆素可分为由 6 位异戊烯基和 7 位羟基形成的 6,7- 呋喃香豆素，由 8 位异戊烯基和 7 位羟基形成的 7,8- 呋喃香豆素，前者由于呋喃环与苯环、α- 吡喃酮环处于一条直线上而称为线型（linear）呋喃香豆素，后者由于三个环处在一条折线上而称为角型（angular）呋喃香豆素。部分呋喃香豆素呋喃环外侧被氢化，称为二氢呋喃香豆素。

存在于补骨脂中的补骨脂素（psoralen），牛尾独活中的花椒毒内酯（xanthotoxin），白芷和珊瑚菜中的珊瑚菜素（phellopterin）属于线型呋喃香豆素。存在于紫花前胡中的紫花前胡苷元（nodakenetin）及其苷（nodakenin），云前胡中的石防风素（deltoin）均属线型二氢呋喃香豆素。

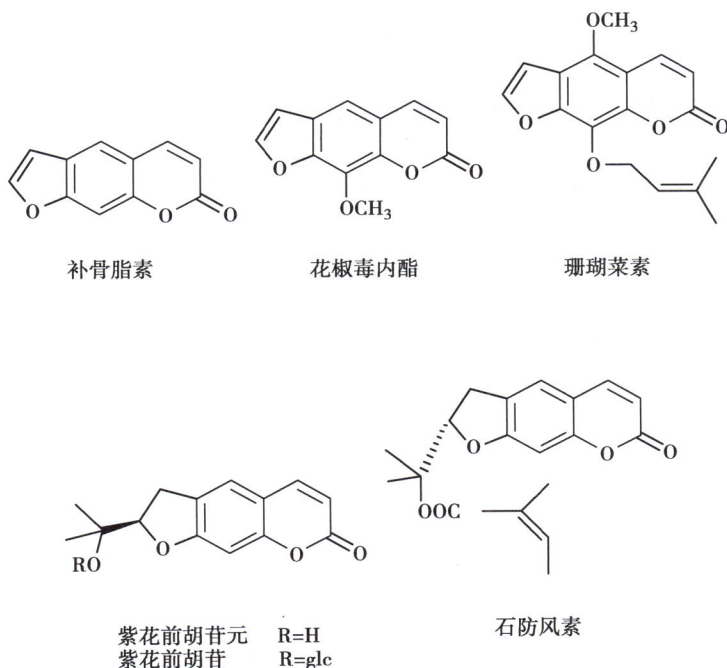

补骨脂素　　　　花椒毒内酯　　　　珊瑚菜素

紫花前胡苷元　　R=H
紫花前胡苷　　　R=glc

石防风素

存在于补骨脂中的异补骨脂素（isopsoralen，又称当归素，白芷内酯），存在于白芷中的 6- 羟基白芷内酯（6-hydroxy angelicone），存在于虎耳草茴芹中的茴芹内酯（pimpinellin）均属角型呋喃香豆素。存在于独活中的二氢欧山芹醇（columbianetin），二氢欧山芹醇乙酸酯（columbianetin acetate）以及二氢欧山芹素（又称哥伦比亚内酯，columbianadin）属于角型二氢呋喃香豆素。

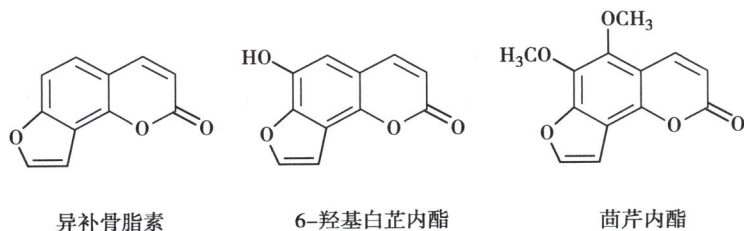

异补骨脂素　　　　6-羟基白芷内酯　　　　茴芹内酯

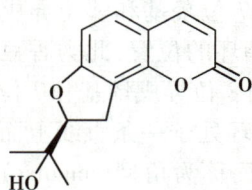
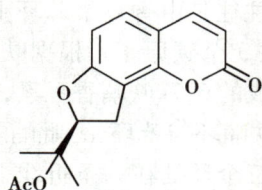
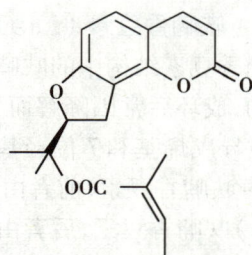

二氢欧山芹醇　　　　　二氢欧山芹醇乙酸酯　　　　二氢欧山芹素

（三）吡喃香豆素（pyranocoumarins）

7位羟基和邻位异戊烯基缩合形成吡喃环的香豆素称为吡喃香豆素。6位异戊烯基与7位羟基形成吡喃环者，称为6,7-吡喃香豆素，即线型吡喃香豆素。8位异戊烯基与7位羟基形成吡喃环者，称为7,8-吡喃香豆素，即角型吡喃香豆素。吡喃环被氢化，称为二氢吡喃香豆素。

从芸香科柑橘属植物根皮中分离得到的花椒内酯（xanthyetin）、美花椒内酯（xanthoxyletin）、鲁望橘内酯（luvangetin）均属于线型吡喃香豆素。从白花前胡中分离得到的白花前胡丙素［（＋）praeruptorin A］、白花前胡苷Ⅱ（praeroside Ⅱ）和从芸香科植物枸橘的根中分离得到的邪蒿内酯（seselin）为角型吡喃香豆素。

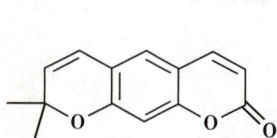
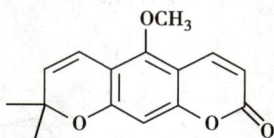
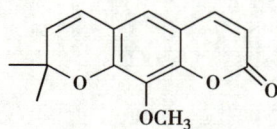

花椒内酯　　　　　　　美花椒内酯　　　　　　　鲁望橘内酯

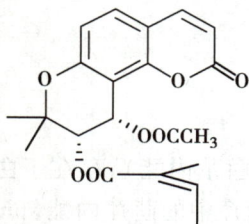
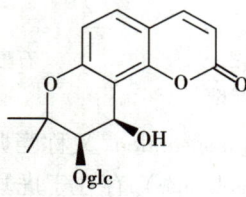
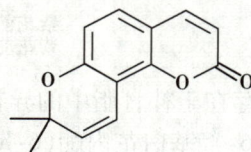

白花前胡丙素　　　　　白花前胡苷Ⅱ　　　　　　邪蒿内酯

（四）其他香豆素

主要包括三类：一是在 α-吡喃酮环上有取代的香豆素类，如从菊科植物墨旱莲的地上部分中提取出来的蟛蜞菊内酯（wedelolactone）；二是通过碳碳键或醚键相连生成的香豆素二聚体，三聚体类，如紫苜蓿酚；三是异香豆素类，如从茵陈中得到的茵陈内酯（capillarin）。

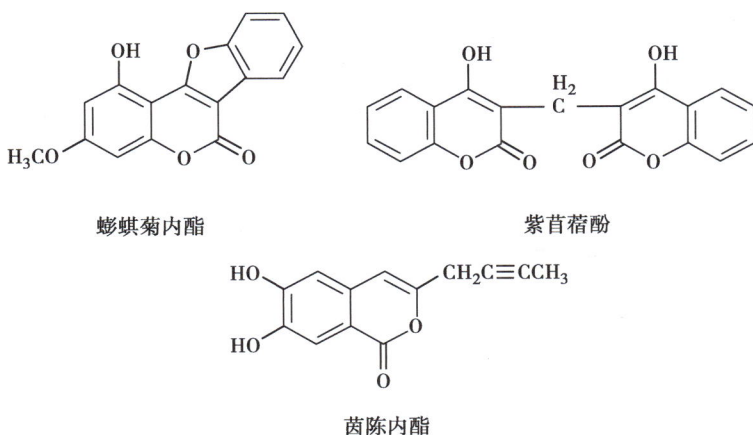

蟛蜞菊内酯　　　　　　　紫苜蓿酚

茵陈内酯

二、香豆素的理化性质

（一）性状

游离的香豆素类成分大多为结晶状的化合物,也有一些香豆素类成分呈玻璃态或液态,有一定的熔点,常常是淡黄色或者无色,并且具有香味。小分子的游离香豆素具有挥发性,可以随水蒸气蒸馏,还能升华。香豆素苷类,一般呈粉末状,多数无香味,也不具有挥发性和升华性。香豆素类化合物在紫外光照射下多呈现蓝色或紫色荧光。

（二）溶解性

游离香豆素一般不溶或难溶于冷水,部分溶于沸水,易溶于甲醇、乙醇、丙酮、三氯甲烷、乙醚等有机溶剂。香豆素苷类可溶于水,易溶于甲醇、乙醇,难溶于乙醚、三氯甲烷等亲脂性有机溶剂。含有酚羟基的香豆素类易溶于氢氧化钠等强碱性水溶液。

（三）显色反应

1. 异羟肟酸铁反应　在碱性的条件下,香豆素的内酯环打开,与盐酸羟胺缩合生成异羟肟酸,在酸性条件下再与三价铁离子络合呈现红色,这个反应称为异羟肟酸铁反应(图 4-2)。

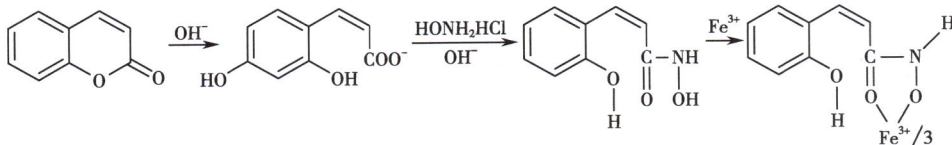

图 4-2　异羟肟酸铁反应

2. Gibb's 反应　香豆素类成分在碱性条件下(pH = 9 ~ 10),内酯环水解生成酚羟基,如果其对位(6 位)无取代,可与 Gibb's 试剂(2,6-二氯苯醌氯亚胺或 2,6-二溴苯醌氯亚胺)发生反应而显蓝色,该反应称为 Gibb's 反应。利用此反应,可判断香豆素分子结构中的 C-6 位是否有取代基存在(图 4-3)。

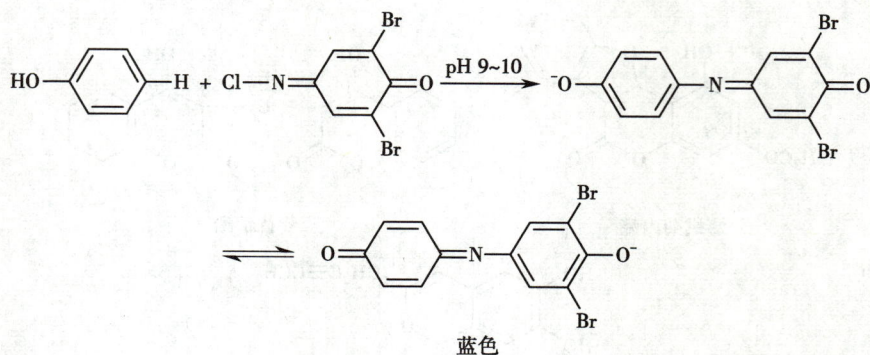

图 4-3　Gibb's 反应

3. **Emerson 反应**　与 Gibb's 反应原理类似,香豆素分子结构中的 C-6 位无取代的情况下,与 Emerson 试剂(4-氨基安替比林和铁氰化钾)反应而显红色,利用这两个反应可以判断香豆素分子中的 C-6 位是否有取代基存在(图 4-4)。

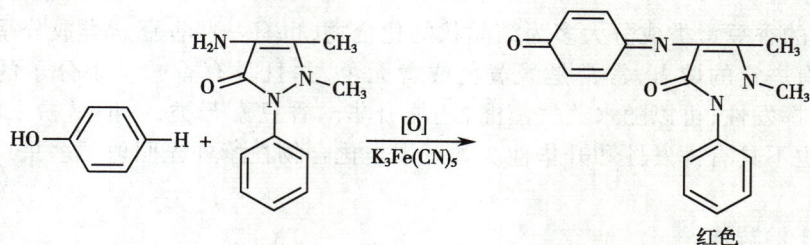

图 4-4　Emerson 反应

(四)内酯环碱水解

香豆素类化合物的分子中具有内酯结构,因此具有内酯环的性质,在碱性条件下可以水解开环,形成溶于水的顺式邻羟基桂皮酸盐,酸化后,又闭环,恢复为原来的内酯结构,具有一定的亲脂性,使其自酸水中沉淀析出。这一性质常用于香豆素等内酯类化合物的提取、分离和鉴别。但如果与碱液长时间接触并加热,或紫外线照射,顺式邻羟基桂皮酸盐可转变成稳定的反式邻羟基桂皮酸盐,此时,再酸化也不能环合成内酯(图 4-5)。

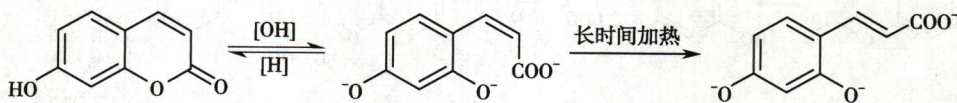

图 4-5　香豆素类化合物的碱水解反应

由于香豆素类化合物的结构中往往还含有其他的酯基,在内酯环发生碱水解的同时,其他酯基也会水解。

(五)与酸的反应

香豆素类化合物分子中若在酚羟基的邻位有异戊烯基等不饱和侧链,在酸性条件下能环合形成呋喃环或吡喃环(图 4-6)。

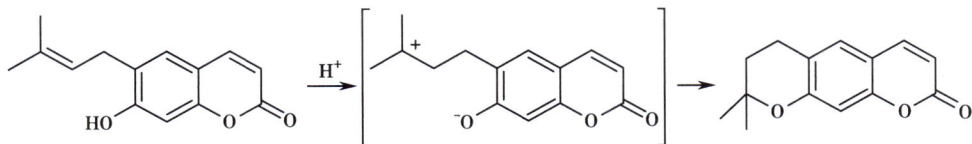

图 4-6　香豆素类化合物与酸的反应

如果分子中存在醚键,在酸性条件下能水解,尤其是烯醇醚和烯丙醚(图 4-7)。

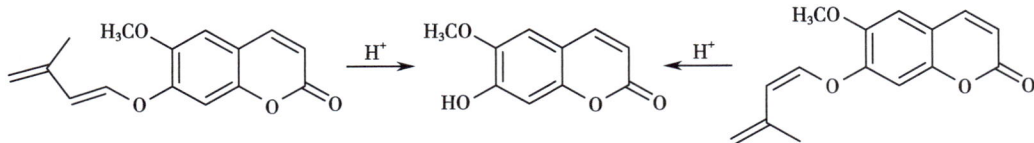

图 4-7　醚键的酸水解反应

（六）双键的加成反应

香豆素分子中的双键可以分为 C_3-C_4 间双键、呋喃或吡喃环中双键及侧链双键等不同情况,其中 C_3-C_4 间的双键与羰基和苯环形成共轭体系,双键性较弱,很难发生加成反应。在控制条件下,一般侧链上的双键,尤其是非共轭的侧链双键先行氢化,然后是呋喃环和吡喃环上的双键,最后才是 C_3-C_4 双键氢化。

三、香豆素的检识

（一）理化检识

1. 荧光　香豆素类化合物在紫外光(365nm)照射下一般显蓝色或蓝紫色荧光,这一性质在色谱检识中可用以显示香豆素类化合物的存在,具有容易辨认、灵敏度高等特点。香豆素的荧光与分子中取代基的位置有一定关系,如 7-羟基香豆素具有强烈的蓝色荧光,但在 C-8 位再引入一羟基则荧光减至极弱。

2. 显色反应　香豆素类化合物均具有内酯结构,部分化合物还具有酚羟基,可利用这些基团的显色反应对香豆素类化合物进行检识。一般常利用异羟肟酸铁反应检识香豆素的内酯结构、利用三氯化铁反应判断酚羟基的有无、利用 Gibb's 反应和 Emerson反应判断酚羟基对位是否被取代,如香豆素 C-6 位是否被取代。

（二）色谱检识

香豆素类成分常用薄层色谱进行检识,多以硅胶作为吸附剂,对于具有酚羟基结构的香豆素,可将硅胶用弱酸性的缓冲溶液(如 3mol/L 的乙酸钠)处理再用。常用的展开剂如石油醚-三氯甲烷(1:1)、石油醚(环己烷)-乙酸乙酯(5:1~1:1)等。香豆素苷类可采用极性大一些的三氯甲烷-甲醇系统作为展开剂。展开后的斑点可在紫外灯(365nm)下观察荧光,还可喷异羟肟酸铁试剂显色。除此之外,也可采用纸色谱进行香豆素类成分的检识。

四、香豆素类化合物的波谱特征

（一）UV 谱

香豆素类成分的紫外光谱主要有苯环和 α-吡喃酮结构的吸收。未取代的香豆素在

274nm（lgε 4.03）和311nm（lgε 3.72）处分别有最大吸收，前者由苯环、后者由 α-吡喃酮所致。当香豆素母核上引入取代基时，常引起吸收峰位置的变化。烷基取代对其影响不大，但含氧官能团取代会使主要吸收红移。如7位引入含氧取代基（7-羟基、7-甲氧基或7-O-糖基等），则在217nm 及315～325nm 处出现强吸收峰（lgε 约4）。含有酚羟基的香豆素类成分，在碱性溶液中的吸收峰有显著的红移现象，且吸收强度有所增加。

（二）IR 光谱

在 IR 光谱上，香豆素类化合物的内酯结构在 1750～1700cm^{-1} 显示一个强的吸收，这个吸收峰一般是其 IR 光谱的最强峰。同时，内酯也在 1270～1220cm^{-1}，1100～1000cm^{-1} 出现强的吸收。芳环一般在 1660～1600cm^{-1} 之间出现三个较强的吸收。根据这些特征可以确定香豆素类母核结构，并区别于黄酮类、色原酮类、木脂素类。如果是呋喃香豆素类，其呋喃环 C-H 在 3175～3025cm^{-1} 有弱小、但非常尖锐的双吸收峰。

（三）^{1}H-NMR 谱

在^{1}H-NMR 谱中，香豆素类成分的 H-3、H-4 相互偶合，均为双峰，具有较大的偶合常数（$J=9.0～10.0$Hz）。由于受内酯环羰基的吸电子共轭效应影响，H-4 处于低场，出现在 δ7.50～8.30；H-3 处于高场，出现在 δ6.10～6.50。天然香豆素类化合物绝大多数在3、4位无取代，因此，这两个双峰是香豆素类化合物氢谱上最具鉴别特征的典型信号。香豆素骨架中其他芳氢的化学位移值往往位于 H-3 和 H-4 的化学位移值之间。

1. 简单香豆素　绝大部分简单香豆素类化合物的 C-7 具有氧取代基，可使 H-3 向高场位移约0.2。C-5 含氧取代基时也有类似的效应，但因电子释放形成的邻醌型电荷分布不及 C-7 氧代形成的对醌型稳定，故作用较弱。C-5 无含氧取代基时，H-4 一般在 δ7.50～7.90 范围，如有取代，一般向低场位移约0.3。

2. 7-氧代香豆素　H-5，H-6 为邻位偶合，H-6 和 H-8 为间位偶合，$J=1.0～3.0$Hz。故而 H-5 为双峰（$J=6.0～9.0$Hz），H-8 为双峰（$J=1.0～3.0$Hz），H-6 为双二重峰（$J=7.0～9.0$Hz，1.0～3.0Hz），H-6 与 H-8 往往化学位移相近，信号重叠，表现为多重峰。当 C-5 有取代基时，只有 H-6 与 H-8 发生间位偶合；当 C-8 有取代基时，只有 H-5 与 H-6 发生邻位偶合；当 C-6 有取代基时，H-5 与 H-8 发生对位偶合。故而可以根据偶合常数值和峰形来判断芳环上的取代方式。

3. 呋喃香豆素和吡喃香豆素　呋喃香豆素的呋喃环上两个质子信号（H-2′和H-3′）较为特征，相互偶合均以双峰形式出现，H-3′的双峰可能因为远程偶合而加宽，易同 H-2′区别。H-2′为连氧碳上的氢，化学位移一般在 δ7.50～7.70，H-3′一般在δ6.70～7.20，两者偶合常数较小，在 2.0～3.0Hz。线型呋喃香豆素的 H-3′往往接近δ6.70，角型呋喃香豆素的 H-3′往往接近 δ7.20。但如果呋喃环转化为二氢呋喃环后，上述规律消失。

4. 环上取代基香豆素类化合物　环上取代侧链最常见的有甲基、乙基和异戊烯基，此外可能有乙酰氧基、当归酰氧基、千里光酰氧基。可在归属母核的质子后，进行判断。

（四）^{13}C-NMR 谱

^{13}C-NMR 谱在香豆素类成分的结构测定上有重要作用，对香豆素苷类结构研究中糖的连接位置可提供重要的信息。香豆素母核有 9 个碳原子，均为 sp^2 杂化态，化学位移在 δ100.0～165.0 范围内。其中 C-2 是羰基碳，受环上取代基影响较小，常在δ160.0附近。C-3、C-4 因常无取代，且受苯环影响较小，其化学位移的范围亦较有规

律。如一般 C-3 出现在 δ 110.0～115.0,C-4 出现在 δ 140.0～145.0 的区域内。C-7 由于常连接羟基或其他含氧基团,加上羰基共轭的影响,信号向低场移动,一般在 δ 160.0左右。C-8 受 C_7-OH 和内酯环上氧的供电子效应的双重影响,往往在高场, δ 103.0左右。C-8a 因连有氧原子,处于低场,在 δ149.0～155.0,C-4a 向高场位移,在 δ 110.0～115.0。

（五）MS 谱

香豆素类化合物在 EI-MS 中大多具有强的分子离子峰,简单香豆素类和呋喃香豆素类的分子离子峰经常是基峰。由于香豆素类分子中一般具有多个和芳环连接的氧原子、羟基、甲氧基,故其质谱经常出现一系列连续失去 CO、OH 或 H_2O、甲基或甲氧基的碎片离子峰。

此外,香豆素类成分经常具有异戊烯基、乙酰氧基、5 碳不饱和酰氧基等常见官能团,在裂解过程中也会出现一系列特征碎片离子峰。这些离子峰信号均是香豆素类化合物质谱的主要特征(图 4-8)。

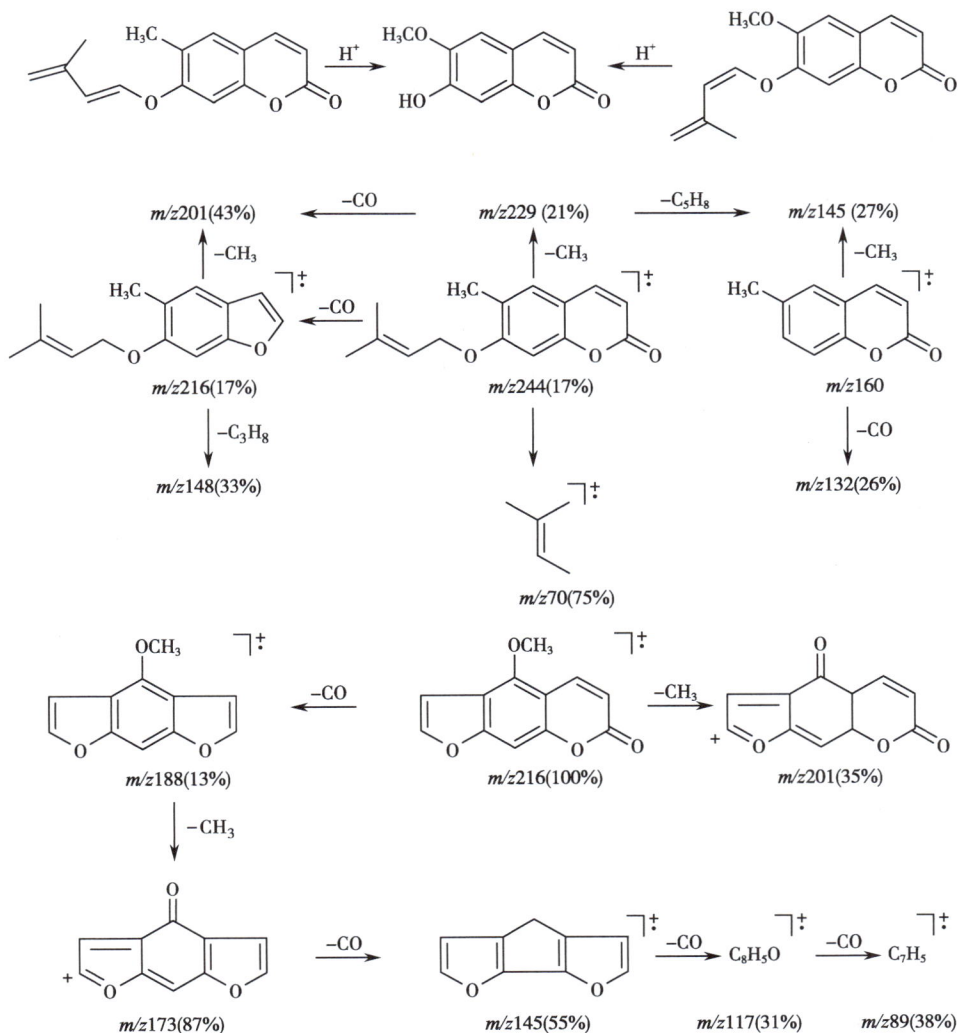

图 4-8 香豆素类化合物的主要质谱裂解特征

第四节　木　脂　素

木脂素类化合物是一类由两分子 C6-C3 单元聚合而成的天然化合物。这类成分主要存在于植物的木部和树脂中,故称之为木脂素。它们多数呈游离状态,少数与糖结合成苷。木脂素类化合物在自然界中分布较广,并具有多方面生理活性。例如,五味子中的木脂素类成分五味子酯甲、乙、丙和丁(schisantherin A、B、C、D)能降低血清谷丙转氨酶的水平,具有保护肝脏的作用,根据这类木脂素的构效关系,我国药学工作者合成了抗肝炎药物—联苯双酯。小檗科鬼臼属八角莲(*Dysosma versipellis*)所含的鬼臼毒素(podophyllotoxin)具有明显的抗肿瘤作用,此外其抗病毒逆转录酶作用、抗血小板聚集作用、抗真菌和免疫抑制活性也都有报道。

一、木脂素的结构与分类

木脂素的组成基本单元为 C6-C3,主要单体有四种:桂皮醇(cinnamyl alcohol)、桂皮酸(cinnanmic acid)、丙烯苯(propenyl benzene)和烯丙苯(ally benzene)。植物中最常见的是其二聚体,三聚体和四聚体较少见。

组成木脂素的 C6-C3 单元之间缩合的位置不同,可形成多种不同的结构骨架。又由于侧链末端原子上的含氧基团(如羟基、羰基、羧基等)相互脱水缩合等反应,形成四氢呋喃、内酯等环状结构,使得木脂素类型多样。一般将两个 C6-C3 单元通过 β-碳(C_8-C_8')连接而成的化合物称为木脂素类。将由其他位置连接而成的化合物称为新木脂素类。此外,木脂素类化合物还有杂木脂素类和降木脂素类、氧新木脂素、苯丙素低聚体等类型。本书重点介绍木脂素类和新木脂素类两大类。

(一)木脂素类(lignans)

1. **二芳基丁烷类(dibenzylbutanes)**　又称简单木脂素(simple lignans),是由两个 C6-C3 单元仅通过 β-碳连接而成,是其他类型木脂素的生源前体。苯环常见羟基、甲氧基、亚甲二氧基或氧糖基取代。愈创木树脂中的去甲二氢愈创木脂酸(nordihydroguaiaretic acid)和珠子草中的叶下珠脂素(phyllanthin)均属于此类木脂素。

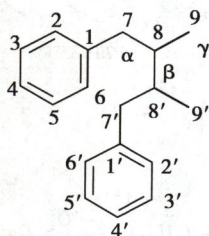

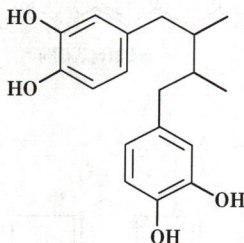

简单木脂素　　　　去甲二氢愈创木脂酸　　　　叶下珠脂素

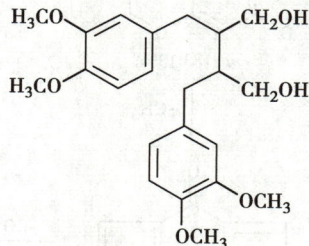

2. **四氢呋喃类(tetrahydrofurans)**　又称单环氧木脂素(monoepoxyligans),指两个

C6-C3 单元除 C_8-C_8,相连外,还有 C_7-O-C_7,,C_9-O-C_9,和 C_7-O-C_9,等形成的具有呋喃或四氢呋喃环的一类木脂素。

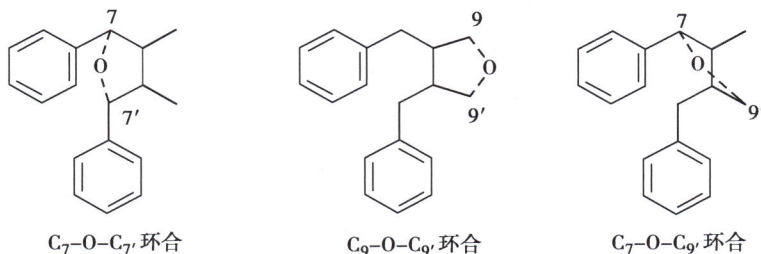

C$_7$-O-C$_7$,环合   C$_9$-O-C$_9$,环合   C$_7$-O-C$_9$,环合

从翼梗五味子中分离得到的恩施脂素(enshizhisu),从荜澄茄中分得的荜澄茄脂素(cubebin)以及从油橄榄树脂中分离得到的橄榄脂素(olivil)均为此类木脂素。

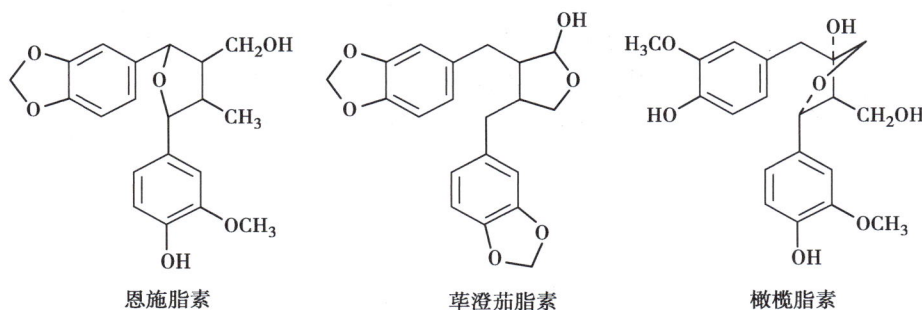

恩施脂素   荜澄茄脂素   橄榄脂素

3. 二芳基丁内酯类(dibenzyltyrolactones) 又称木脂内酯(lignanolides),是由四氢呋喃香豆素中的四氢呋喃环氧化成内酯环,它常与其去氢产物共存于同一植物中。中药牛蒡子中分离得到的牛蒡子苷(arctiin)及其苷元(arctigenin)属于此类化合物。从松柏心材中得到的台湾脂素 B(taiwanin B)和台湾脂素 A(taiwanin A)则是侧链去氢的化合物。

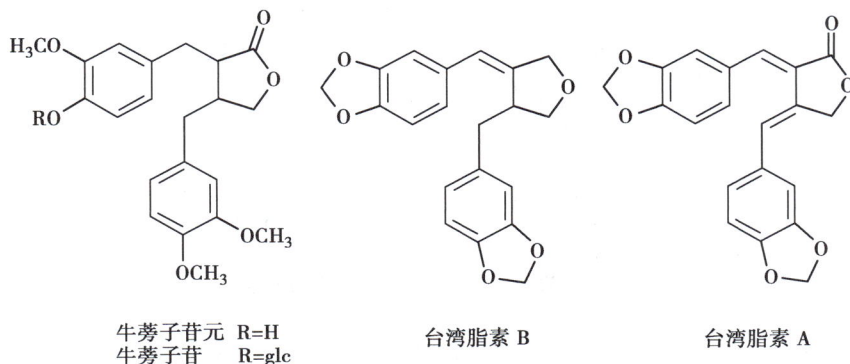

牛蒡子苷元 R=H
牛蒡子苷 R=glc   台湾脂素 B   台湾脂素 A

4. 芳基萘类(arylnaphthalenes) 又称环木脂素(cyclolignans),由二芳基丁烷类结构中一个 C6-C3 单元的 6 位与另一个 C6-C3 单元的 7 位相连而环合成的一类木脂素。可进一步分成苯代四氢萘、苯代二氢萘及苯代萘等结构类型,自然界中第一种类型的化合物居多。从奥托肉豆蔻果实中分得的奥托肉豆蔻脂素(otobain)和奥托肉豆

蔻烯脂素(otoboene)分别为芳基萘类中的苯代四氢萘型和苯代二氢萘型,从中国紫杉中分得的异紫杉脂素(*iso*- taxiresinol)也具有苯代四氢萘的结构。

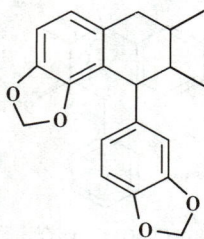

奥托肉豆蔻脂素　　奥托肉豆蔻烯脂素　　异紫杉脂素

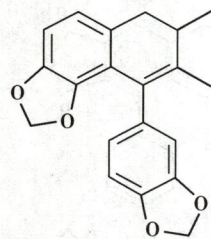

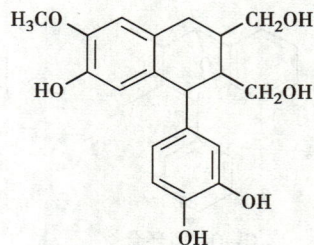

5. 芳基萘内酯(arylnaphthalenelactones)　又称环木脂内酯(cyclolignolides),当芳基萘类木脂素的侧链 γ 碳原子被氧化成醇、醛或酸时,有些可进一步缩合为五元内酯的结构,成为芳基萘内酯,按其内酯环羰基的取向可分为上向型和下向型两种类型。对于芳基萘内酯型的木脂素,上向型又称为 4-苯代-2,3-萘内酯,如赛菊芋脂素(helioxanthin),下向型又称为 1-苯代-2,3-萘内酯,如中国远志脂素(chinensin)。

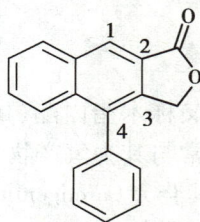

4-苯代-2,3-萘内酯　　赛菊芋脂素

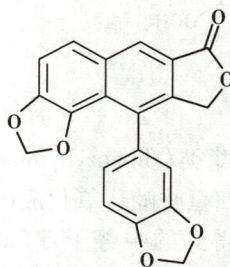

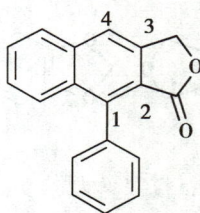

1-苯代-2,3-萘内酯　　中国远志脂素

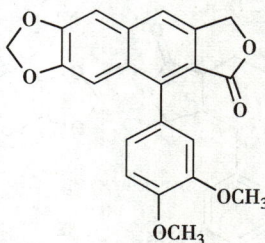

主要存在于鬼臼属及其近缘植物中的以鬼臼毒素(podophyllotoxin)为代表的一类化合物则具有芳基四氢萘内酯的结构,表现出较强的抗肿瘤活性。

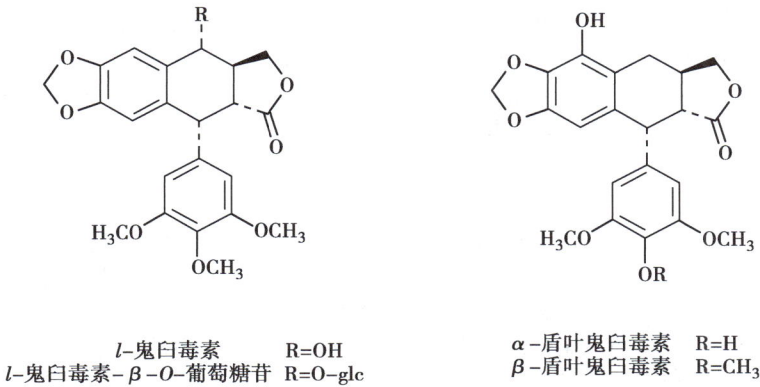

l-鬼臼毒素　　　　　R=OH
l-鬼臼毒素-β-O-葡萄糖苷　R=O-glc

α-盾叶鬼臼毒素　　R=H
β-盾叶鬼臼毒素　　R=CH$_3$

6. 双四氢呋喃类（furofurans）　又称双环氧木脂素（biseooxylignans），这是由两分子 C$_6$-C$_3$ 单元相互连接形成两个环氧结构（即四氢呋喃骈四氢呋喃）的一类木脂素。天然存在的双环氧木脂素的两个四氢呋喃环都为顺式骈合，常见以下四种光学异构体。

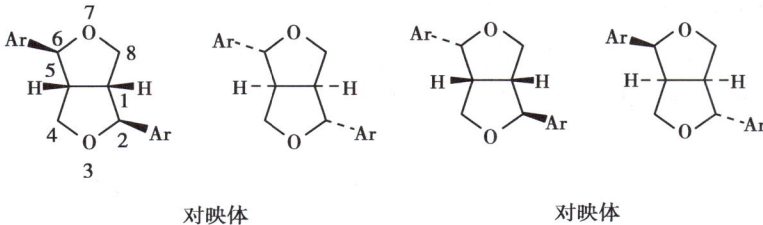

对映体　　　　　　　　　　　　　　对映体

从连翘中分得的连翘脂素（phillygenol）及连翘苷（phillyrin），银蒿（*Artemisia austriaca*）中分得的阿斯堪素（aschantin），从麻油的非皂化物中得到的（＋）-芝麻脂素（sesamin）都属于双四氢呋喃类。

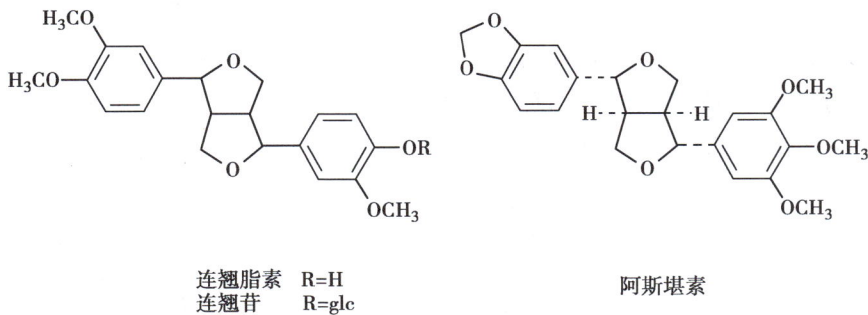

连翘脂素　R=H
连翘苷　　R=glc

阿斯堪素

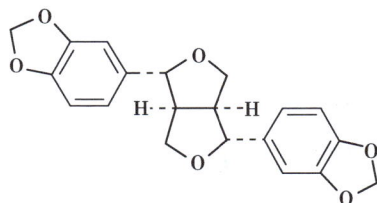

（＋）-芝麻脂素

63

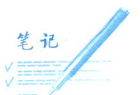

7. 联苯环辛烯类（dibenzocyclooctenes）　这类木脂素的结构特点是两个 C6-C3 单元除了 C_8-C_8'相连外，C_2-C_2'之间也有连接，从而形成了八元环状结构。这类木脂素普遍存在于木兰科五味子属和南五味子属植物中，如从五味子果实中分离得到的五味子醇（schizandrol）、五味子甲素［（+）-deoxyschizandrin］。

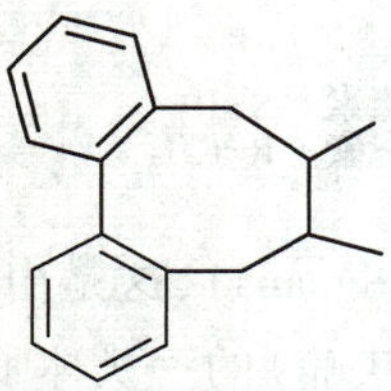

联苯环辛烯型 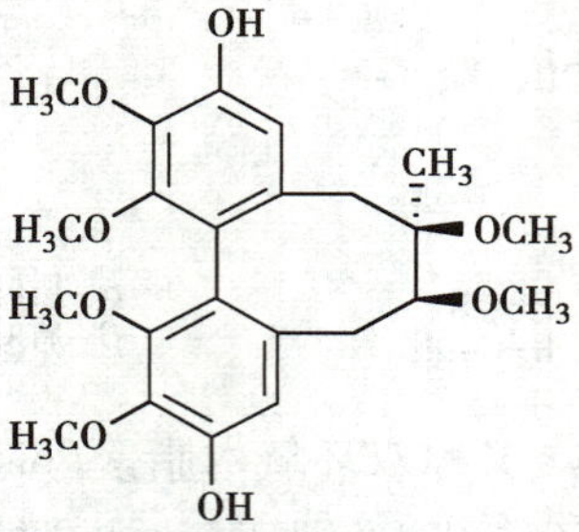　　　　　五味子醇 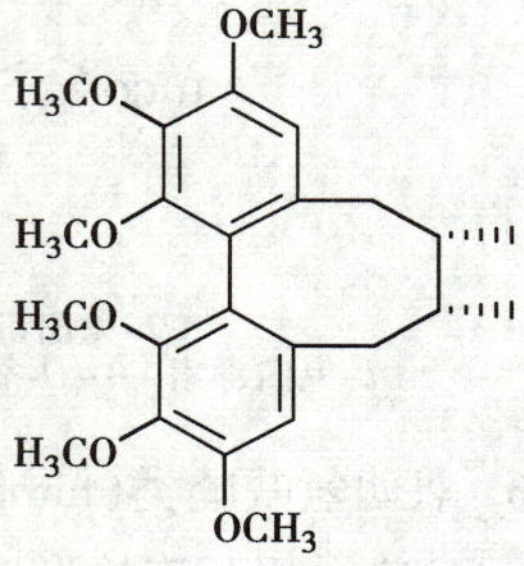　　　　　五味子甲素

（二）新木脂素类（neolignans）

1. 联苯类（biphenylen）　该类木脂素的特点是两分子 C6-C3 单元的两个苯环通过 C_3-C_3'直接相连。从厚朴中分得的厚朴酚（magnolol）及其异构体，从日本厚朴中分得的和厚朴酚（honokiol）是典型的联苯类木脂素。

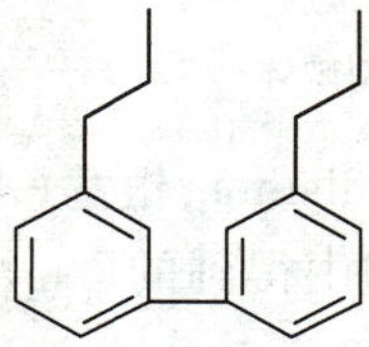

联苯型 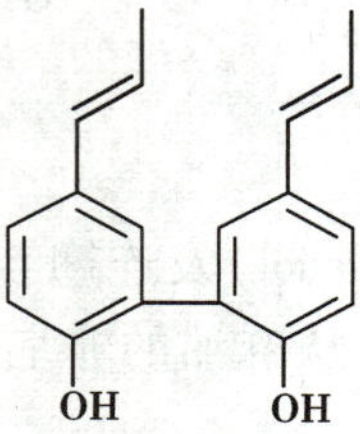　　　　　厚朴酚 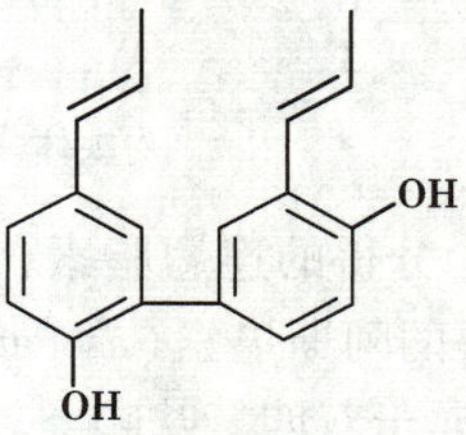　　　　　和厚朴酚

2. 苯骈呋喃类（benzofurans）　该类木脂素是由一个 C6-C3 单元的 C_8 及 C_7（通过氧）同时与另一个 C6-C3 单元苯环上两个相邻碳相连，形成一个呋喃环。从植物 *Eupomatia Laurina* 树皮中分得的 eupomatene，从樟科植物中分得的 burchellin 均属此类化合物。

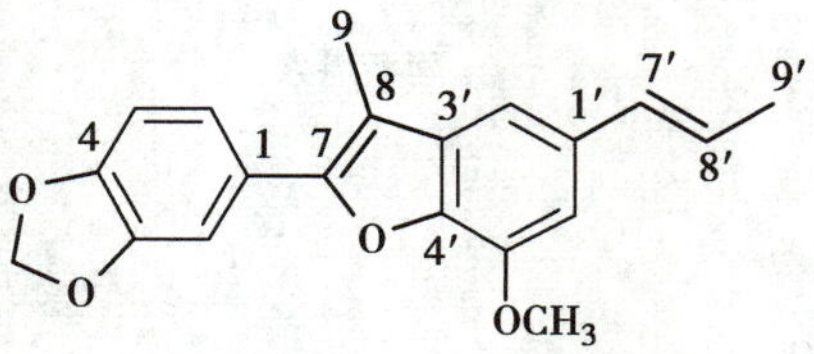

eupomatene 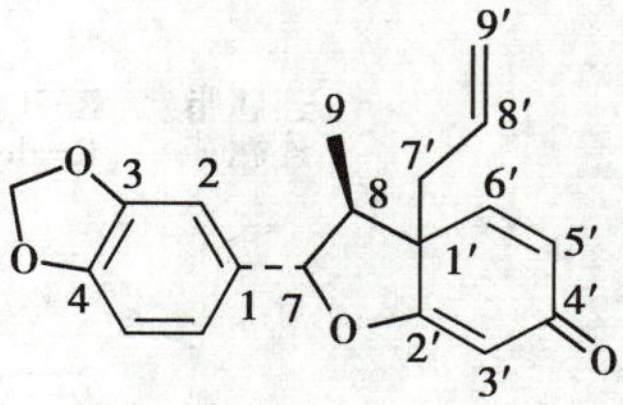　　　　　　　　burchellin

3. 双环辛烷类（bicyclooctanes）　该类木脂素是由一个 C6-C3 单元的 C_8 与另一个 C6-C3 单元的 C_3'相连，同时 C_7 与 C_1'相连，形成一个与环己烃相并的苯取代五元环结构骨架，双环辛烷。从植物 *Ocoteabullata* 中分得的 *iso*-ocubellenone 属于该类型。

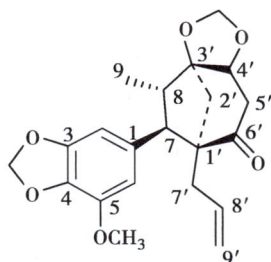

iso-ocubellenone

4. 苯骈二氧六环类(benzodioxan)　该类木脂素结构中两个 C6-C3 单元通过氧桥连接,形成二氧六环结构,如从美洲商陆中分得的美洲商陆醇 A。

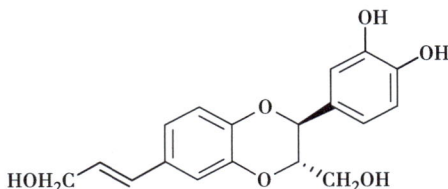

美洲商陆醇 A

二、木脂素的理化性质

(一)性状和溶解度

除新木脂素不易结晶外,大多数木脂素为无色结晶,无挥发性,少数具有升华性,如去甲二氢愈创木脂酸。游离木脂素多为亲脂性化合物,易溶于三氯甲烷、乙醚及乙醇等有机溶剂,难溶于水。木脂素苷水溶性增大,难溶于三氯甲烷、乙醚等亲脂性有机溶剂。具有酚羟基的木脂素类可溶于碱性水溶液中。

(二)光学活性与异构化作用

木脂素分子中常有多个手性碳原子或手性中心,故大部分具有光学活性,但遇酸或遇碱易异构化,使构型发生改变。天然鬼臼毒素具有苯代四氢萘环和 $2\alpha,3\beta$ 的反式构型的内酯结构,在光学活性上为左旋性$[\alpha]_D$-133°,这种反式构型是其具有抗癌活性的必需结构要求。但该成分遇碱易异构化,$2\alpha,3\beta$ 的反式结构变为 $2\beta,3\beta$ 的顺式结构,所得为异构体苦鬼臼脂素,其旋光性为右旋性$[\alpha]_D$+9°,无抗癌活性(图4-9)。

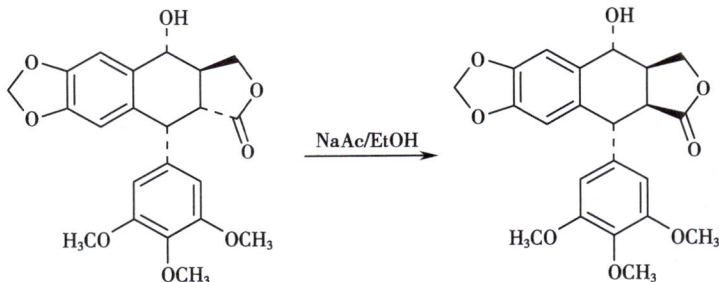

图 4-9　鬼臼毒素的异构化

此外,常具有对称结构的双四氢呋喃类木脂素,在酸性条件下也会发生构型转化。例如,芝麻脂素的一个立体异构体 d-芝麻脂素(d-sesamin)是从芝麻油的非皂化物中获得,为右旋体,将其在盐酸乙醇中加热时,部分转变为 d-表芝麻脂素(d-episesamin),即细辛脂素(asarinin)。又如,从细辛根中得到的 l-表芝麻脂素为左旋体,在盐酸乙醇中加热,即部分转变为 l-芝麻脂素。发生以上反应的原因是由于呋喃环上的氧原子与苄基相连,容易开环,重新闭环时发生构型转化(图 4-10、4-11)。

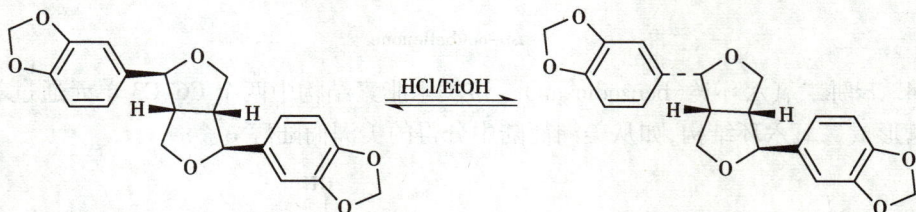

图 4-10　*D-*芝麻脂素的异构化

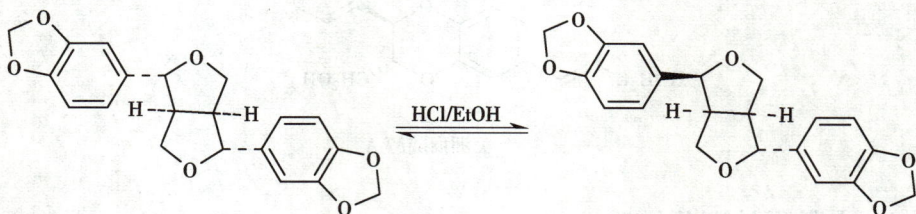

图 4-11　*L-*芝麻脂素的异构化

由于木脂素类化合物在酸、碱条件下会发生构型的转换,并导致生理活性的改变,因此在提取分离时应避免与酸、碱接触。

(三)含有亚甲二氧基木脂素的显色反应

木脂素类化合物没有特征性的显色反应。因木脂素常含有亚甲二氧基,可发生 Labat 反应或 Ecgrine 反应而显色。Labat 反应中,具有亚甲二氧基的木脂素加浓硫酸后,再加没食子酸,可产生蓝绿色。Ecgrine 反应中,以变色酸代替没食子酸,并在 70~80℃保持 20 分钟,可产生蓝紫色。

三、木脂素的检识

(一)理化检识

根据木脂素结构中含有的官能团,如内酯、酚羟基和亚甲二氧基的性质,可用化学反应对木脂素进行检识。如用异羟肟酸铁反应检查内酯结构,用三氯化铁反应检查酚羟基,用 Labat 反应或 Ecgrine 反应检查亚甲二氧基。

(二)色谱检识

木脂素类成分一般亲脂性较强,多采用吸附色谱法进行检识。常用以硅胶做吸附剂的薄层色谱,一般以亲脂性的溶剂如三氯甲烷、三氯甲烷-二氯甲烷(1∶1)、三氯甲烷-乙酸乙酯(9∶1)、三氯甲烷-甲醇(9∶1)等作展开剂。

因大多数木脂素无色,又无荧光,故展开后需用显色剂进行显色。常用的显色剂有:①1%茴香醛浓硫酸试剂(110℃加热 5 分钟);②5%磷钼酸乙醇溶液(120℃加热至斑点清晰);③10%硫酸乙醇溶液(110℃加热 5 分钟);④三氯化锑试剂(100℃加热 10 分钟,紫外灯下观察荧光);⑤碘蒸气(熏后观察应呈黄棕色或置紫外灯下观察荧光)。

四、木脂素类化合物的波谱特征

(一)UV谱

多数木脂素的两个取代芳环是两个孤立的发色团,其紫外吸收峰位置相似,吸收强度也具有加和性。一般在220~240nm(lgε>4.0)和280~290nm(lgε 3.5~4.0)出现两个吸收峰。4-苯基萘类化合物在260nm显示最强峰(lgε>4.5),并在225、290、310和355nm显示强吸收峰,成为此类化合物的显著特征。

(二)IR光谱

木脂素结构中常有羟基、甲氧基、亚甲二氧基、芳环及内酯环等基团,在IR光谱中均可呈现其特征吸收峰。苯代萘型木脂素中,多数有不饱和内酯环结构,在1760cm^{-1}显示特征吸收。

(三)NMR谱

木脂素的结构类型较多,其NMR光谱特征常因结构而异。可根据NMR谱的一般规律进行分析。下面仅就木脂素中几个类型化合物的^{1}H-NMR谱规律作一简单介绍。

1. 芳基萘内酯类木脂素 用^{1}H-NMR谱可以区别上向和下向两种类型的芳基萘内酯类木脂素。内酯环上向者,其H-1的δ值约为8.25;而下向者,其H-4的δ值为7.60~7.70。此外,内酯环中亚甲基质子的δ值与环的方向也有关,下向者δ值为5.32~5.52,而上向者其δ值为5.08~5.23。

这是因为C(苯)环平面与A、B(萘)环平面是垂直的,内酯环上向时,环中亚甲基处在C环面上,受苯环各向异性屏蔽效应的影响,故位于较高磁场。

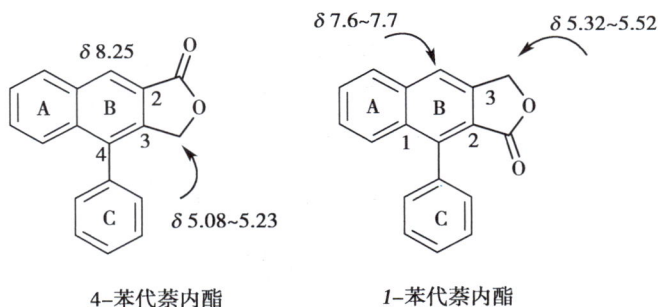

4-苯代萘内酯   1-苯代萘内酯

2. 双四氢呋喃类木脂素 在双四氢呋喃类木脂素的异构体中,根据^{1}H-NMR谱中H-2和H-6的J值,可以判断两个芳香基是位于同侧还是位于异侧。如果位于同侧,则H-2与H-1及H-6与H-5均为反式构型,其J值相同,约为4.0~5.0Hz;如两个芳香基位于异侧,则H-2与H-1为反式构型,J值为4.0~5.0Hz,而H-6与H-5则为顺式构型,J值约为7.0Hz(图4-12)。

(四)MS谱

游离木脂素可用EI-MS谱测定,多数木脂素可得到分子离子峰。木脂素因有苄基基团,从而可发生苄基裂解(图4-13)。

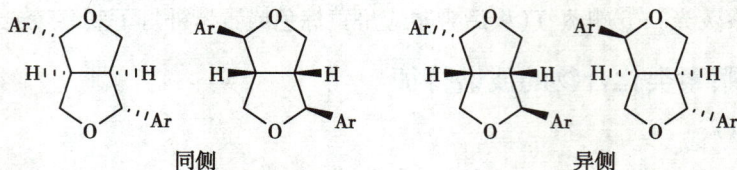

同侧　　　　　　　　异侧

图 4-12　双四氢呋喃类木脂素

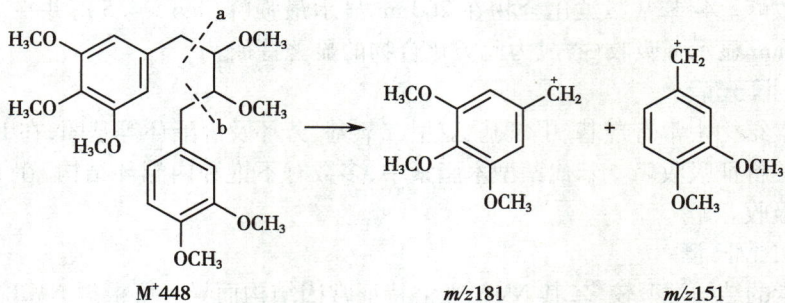

M⁺448　　　　　　　m/z181　　　　　　m/z151

图 4-13　木脂素苄基的裂解过程

学习小结

1. 学习内容

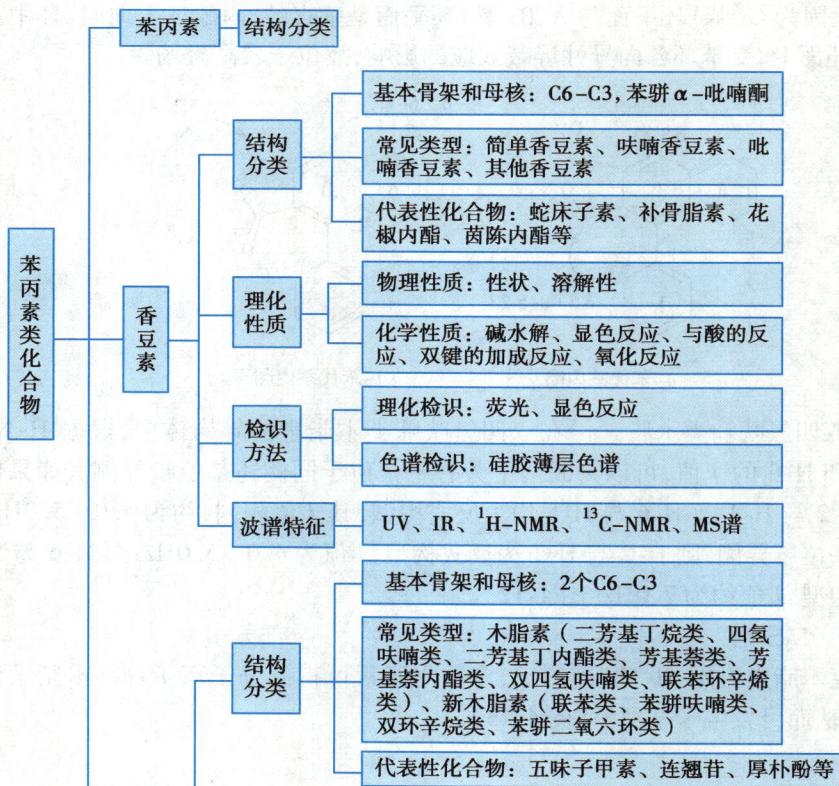

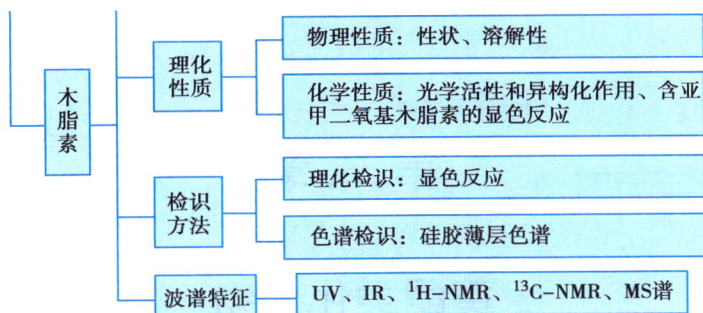

```
              ┌──────────┬─ 物理性质：性状、溶解性
      ┌─ 理化 ─┤
      │   性质  └─ 化学性质：光学活性和异构化作用、含亚
  木  │                    甲二氧基木脂素的显色反应
  脂 ─┤
  素  │        ┌─ 理化检识：显色反应
      ├─ 检识 ─┤
      │   方法  └─ 色谱检识：硅胶薄层色谱
      │
      └─ 波谱特征 ─ UV、IR、¹H-NMR、¹³C-NMR、MS谱
```

2. 学习方法

(1)结构和分类的学习要把握母核的特点及分类的依据。

(2)理化性质的学习要围绕化合物的基本结构、取代基等特点而进行。

(3)香豆素类和木脂素类成分的检识主要是根据化合物的理化性质而采用合适的方法。

(4)香豆素类波谱特征的学习尤其是^{1}H-NMR的学习要重点掌握其最具鉴别特征的典型信号；木脂素类化合物波谱特征的学习可以按照不同结构类型来分类学习。

（才　谦）

复习思考题

1. 什么是香豆素类化合物？简述简单香豆素、呋喃香豆素、吡喃香豆素的结构特点。

2. 香豆素可发生碱水解反应（开闭环反应）的原理是什么？这一性质有哪些应用？

3. 香豆素类成分的^{1}H-NMR中最具鉴别特征的信号是什么？

4. 含木脂素类化合物的代表性中药有哪些？

黄酮类化合物

第一节 概　　述

黄酮类化合物(flavonoids)是一类广泛分布于自然界且具有多样生物活性的天然化合物,由于黄酮类化合物大多呈黄色或淡黄色,且分子中亦多含有酮基,因此被称为黄酮,曾作为染料应用。黄酮类化合物几乎存在于所有绿色植物中,尤以唇形科、芸香科、石楠科、玄参科、菊科、苦苣苔科、豆科、杜鹃科等被子植物中分布较多;在裸子植物中也有存在,如银杏科、松科、杉科等;在藻类、地衣类等低等植物中较少,不同类型的黄酮类化合物常相对集中的分布在某些植物科属中。在植物体内,黄酮类化合物多数和糖结合成苷,小部分以游离状态(苷元)存在。黄酮类化合物对植物的生长、发育、开花、结果以及抵御异物的侵袭有重要作用。

黄酮类化合物不仅分布广泛、种类繁多,而且生物活性多种多样,主要活性有:①抗氧化作用,黄酮类化合物多具有酚羟基,易氧化成醌类,故有显著的抗氧化作用,如山奈酚(kaempferol)、槲皮素(quercetin)、儿茶素(catechin)花色素类等;②抗心血管疾病作用,如葛根素(puerarin)、银杏叶总黄酮有扩张冠状动脉作用,临床可用于治疗冠心病;芦丁(rutin)、橙皮苷(hesperidin)有维生素 P 样作用,即抗毛细血管脆性和异常通透性;③抗癌抗肿瘤作用,如黄芩苷(baicalin)、大豆异黄酮、儿茶素等;④抗炎和免疫调节作用,如染料木素(金雀异黄素,genistein)、槲皮素等;⑤抗菌抗病毒作用,如黄芩苷、黄芩素(baicalein)、槲皮素、桑色素(morin)等;⑥肝保护作用,如水飞蓟宾(水飞蓟素,silybin)、次水飞蓟素(silymarine)、水飞蓟宁(异水飞蓟素,silydianin)及水飞蓟亭(silychristin)等,临床可治疗急、慢性肝炎,肝硬化及多种中毒性肝损伤等疾病;⑦对呼吸系统的作用,如杜鹃素(farrerol)、川陈皮素(nobiletin)、槲皮素等具有祛痰、镇咳、平喘作用;⑧对内分泌系统的作用,如染料木素(genistein)、大豆素(daidzein)等异黄酮类具有雌激素样作用,这可能与它们和己烯雌酚的结构相似有关。

第二节　黄酮类化合物的结构与分类

黄酮类化合物一般是指两个苯环(A 与 B 环)通过中间 C3 部分联结而成的一类化合物,具有 C6-C3-C6 的骨架,大部分为色原酮的衍生物,其基本母核为 2-苯基色原酮(2-phenylchromone),由 A、B 和 C 三个环组成。

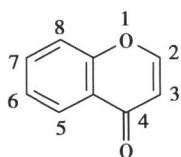
色原酮

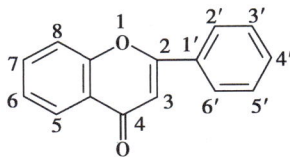
2-苯基色原酮

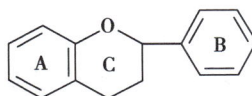
C6–C3–C6

根据苯环与中间 C3 部分的连接方式、B 环连接位置、C3 部分氧化水平以及聚合度等不同,可将天然黄酮类化合物分为不同类型,其主要类型见表 5-1。

表 5-1　黄酮类化合物的主要结构类型

基本结构	类型名称	基本结构	类型名称
	黄酮 (flavone)		查耳酮 (chalcone)
	黄酮醇 (flavonol)		二氢查耳酮 (dihydrochalcone)
	二氢黄酮 (flavanone)		橙酮(噢哢) (aurone)
	二氢黄酮醇 (flavanonol)		花色素 (anthocyanidin)
	异黄酮 (isoflavone)		黄烷-3-醇 (flavan-3-ol)
	二氢异黄酮 (isoflavanone)		黄烷-3,4-二醇 (flavan-3,4-diol)

黄酮类化合物结构丰富多样,其结构多样性主要表现在以下方面:

1. **主要由本身结构骨架、环系变化、氧化程度、B 环连接位置及数量而定**　黄酮类化合物多数为 C6-C3-C6 骨架,如表 5-1。此外还有少数为 C6-C1-C6 骨架如呫酮类(xanthone),C6-C4-C6 骨架如高异黄酮类(homoisoflavone)。C6 部分多数与 C3 部分形成六元环,也有形成五元环如橙酮,也有构成脂链如查耳酮。C 环的双键被氢化为单键则形成二氢衍生物,如二氢黄酮、二氢黄酮醇等。B 环连接位置多数在 C-2,也有在 C-3 如异黄酮类,少数在 C-4 如新黄酮类(neoflavonoid)。两分子黄酮类化合物通过一定方式相互聚合则形成双黄酮(bisflavonoid),此外还有少数三聚体。

2. **各类型结构中 A、B 环上取代基的变化**　多数黄酮类化合物在 A、B 环上常含有一个或多个羟基,出现较多的是在 A 环上的 C-5 和 C-7、B 环上的 C-3′、C-4′ 和 C-5′;黄酮环上的 O-烷基化(如甲氧基、亚甲二氧基、O-异戊烯基等)、C-烷基化(如甲基、异戊烯基、苯基、苄基等)使得黄酮类化合物的结构多样化。

3. **黄酮类化合物的糖苷化**　由于糖的种类、数量、连接位置、连接方式以及苷键原子(O-糖苷化、C-糖苷化)等不同,形成了数目众多、结构各异的黄酮苷类化合物。

(1)组成黄酮苷常见的糖类有单糖、双糖、三糖、酰化糖。

单糖类:D-葡萄糖、D-半乳糖、L-鼠李糖、D-木糖、L-阿拉伯糖及 D-葡萄糖醛酸等。

双糖类:芸香糖(rutinose)(α-L-rha1→6β-D-glc)、新橙皮糖(neohesperidose)(α-L-rha1→2β-D-glc)、槐糖(sophorose)(β-D-glc1→2β-D-glc)、龙胆二糖(gentiobiose)(β-D-glc1→6β-D-glc)、刺槐二糖(robinobiose)(α-L-rhaα1→6β-D-gal)、麦芽糖(maltose)(α-D-glc1→4β-D-glc)等。

三糖类:龙胆三糖(gentianose)(β-glc1→6β-glc1→2fru)、槐三糖(sophorotriose)(β-glc1→2β-glc1→2glc)等。

酰化糖类:2-乙酰基葡萄糖(2-acetylglucose)、咖啡酰基葡萄糖(caffeoylglucose)等。

(2)苷键原子和苷化位置:黄酮苷类化合物多数为 O-苷,苷元几乎每个位置上的酚羟基都可成苷,黄酮、二氢黄酮和异黄酮多为 7-OH 形成单糖链苷;黄酮醇和二氢黄酮醇多在 3-,7-,3′-,4′-OH 上形成单糖链苷或在 3,7-,3,4′-及 7,4′-二 OH 上形成双糖链苷;花色苷多在 3-OH 连接一个糖或在 3,5-二 OH 形成二葡萄糖苷。此外还有少数 C-苷,C-苷中糖主要连接在 6 位和(或)8 位,部分 C-苷中含有两个糖基。

4. **黄酮与其他化合物形成黄酮复合物**　黄酮类化合物可以与苯丙素、香豆素、倍半萜、生物碱等形成黄酮复合物。

随着现代分离技术和结构测定手段的不断发展和提高,近年来国内外学者不断从天然界中发现新的化合物,使得黄酮类化合物的结构更加丰富多样。

一、黄酮类

黄酮是指以 2-苯基色原酮为基本母核,且 3 位无含氧基团取代的一类化合物。天然黄酮结构中最常见的取代基为羟基,出现较多的为 A 环的 5、7-位,B 环的 3′、4′和 5′-位,常见化合物如芹菜素(apigenin)、木犀草素(luteolin)等,木犀草素具有消炎、抗过敏、抗肿瘤、抗菌、抗病毒等多种活性。

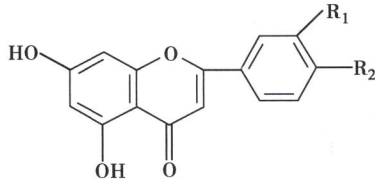

芹菜素　$R_1=H$　$R_2=OH$
木犀草素　$R_1=R_2=OH$

除多羟基黄酮外，O-烷基化、C-烷基化的黄酮化合物如下：

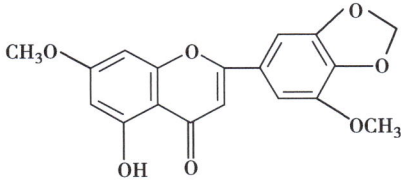

5-羟基-7,5′-二甲氧基-3′,
4′-亚甲二氧基黄酮

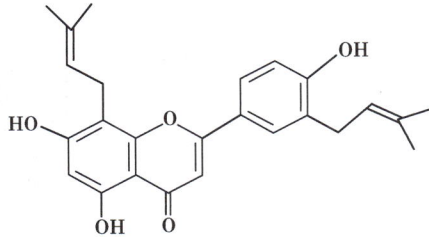

5,7,4′-三羟基-8,
3′-二-异戊烯基黄酮

黄酮苷类化合物如黄芩苷具有抗菌、抗病毒、抗炎、抗变态反应、解热、保肝、降压等作用，经水解后生成的苷元黄芩素分子中具有邻三酚羟基，易被氧化转为醌类衍生物而显绿色。牡荆素为黄酮 C-苷，主要用于治疗心血管疾病，还具有抗肿瘤、抗炎等作用。

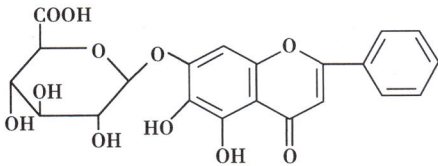

黄芩苷

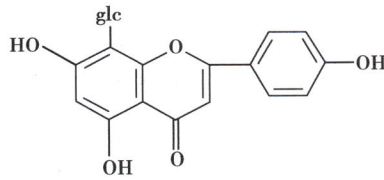

牡荆素

二、黄酮醇类

黄酮醇类的结构特点是在黄酮基本母核的 C-3 位连接羟基或其他含氧基团。黄酮醇类分布很广，如双子叶植物中的蔷薇科、豆科、桦木科等植物，常见化合物如山奈酚、槲皮素、杨梅素（myricetin）、芦丁等。槲皮素是黄酮醇类的典型代表，广泛存在于水果、蔬菜和谷物等植物中，具有抗氧化、抗癌、抗炎、免疫调节等作用。芦丁在槐花中含量较高，具有维生素 P 样作用，能维持血管抵抗力、降低通透性、减少脆性等，并有抗炎、抗病毒等多种作用。

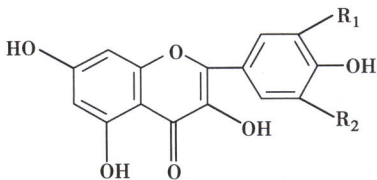

山奈酚　$R_1=R_2=H$
槲皮素　$R_1=OH$　$R_2=H$
杨梅素　$R_1=R_2=OH$

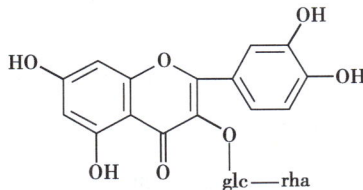

芦丁

除多羟基黄酮醇外, O-烷基化、C-烷基化的黄酮醇化合物如下：

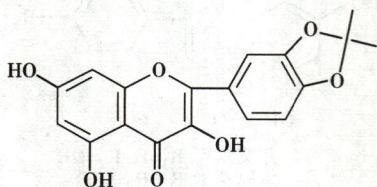

3,5,7-三羟基-3′,4′-异丙基二氧基黄酮

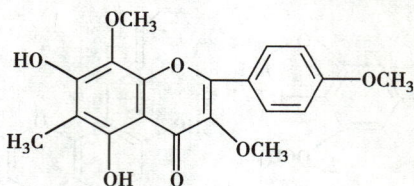

5,7-二羟基-3,8,4′-三甲氧基-6-C-甲基黄酮

三、二氢黄酮类

　　二氢黄酮可视为黄酮 C 环部分 C_2-C_3 双键被氢化还原成单键的一类化合物,分子中 C-2 为手性碳,天然产物中绝大部分二氢黄酮的 B 环朝向面内,为 α 构型,即为 $2S$;如 B 环朝向面外,为 β 构型,即为 $2R$。二氢黄酮在蔷薇科、芸香科、菊科、姜科、杜鹃花科等植物中分布较多,常见化合物如橙皮中的橙皮素(hesperitin)和橙皮苷,具有维生素 P 样作用;甘草中的甘草素(liquiritigenin)和甘草苷(liquiritin)具有抑制消化性溃疡的作用,均为 $2S$ 构型。

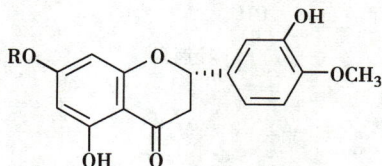

橙皮素　R=H
橙皮苷　R=芸香糖基

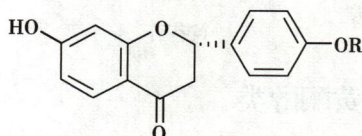

甘草素　R=H
甘草苷　R=glc

$2R$ 构型的二氢黄酮如下：

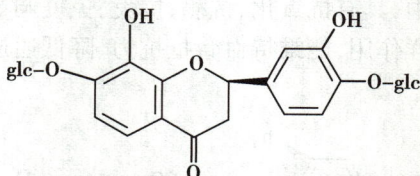

(2R)-圣草素-7,4′-二-O-β-D-葡萄糖苷

四、二氢黄酮醇类

　　二氢黄酮醇类为黄酮醇的 C_2-C_3 双键被氢化还原成单键,分子中有两个手性中心,即 C-2 和 C-3,可以转变成 4 种不同取向的两对化合物,多数二氢黄酮醇的立体结构为 $(2R,3R)$。二氢黄酮醇在双子叶植物中分布较普遍,如豆科、桑科、蔷薇科等,常与相应

的黄酮醇共存于同一植物体中,如海芒果叶中的二氢山柰酚(dihydrokaempferol)(香橙素,aromadendrin)与山柰酚共存,满山红叶中的二氢槲皮素(dihydroquercetin)(花旗松素,taxifoliol)和槲皮素共存,桑枝中的二氢桑色素(dihydromorin)和桑色素共存。不同构型的立体异构体其理化性质不同,如黄杞中的落新妇苷(astilbin)和新落新妇苷(neoastilbin)为一对对映异构体,前者为(2R,3R)构型,无甜味,而后者为(2S,3S)构型,有甜味,是黄杞产生甜味的物质基础。

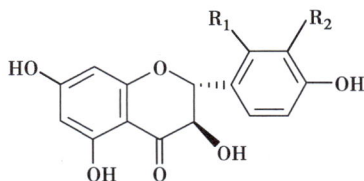

二氢山柰酚　$R_1=R_2=H$
二氢槲皮素　$R_1=H$　　$R_2=OH$
二氢桑色素　$R_1=OH$　　$R_2=H$

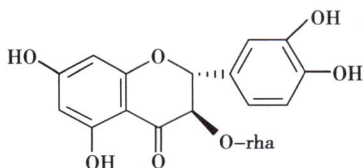

落新妇苷(2R,3R)　　　　　　　　新落新妇苷(2S,3S)

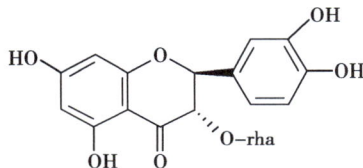

五、异黄酮类

异黄酮类的母核为3-苯基色原酮,即 B 环连接在 C 环的 3 位上,其取代形式主要有氧取代(如羟基、甲氧基、亚基二氧基),烷基化(如异戊烯基),糖苷化(苷化位置主要在 C-7、C-4′位)。异黄酮类主要分布于豆科,其余在桑科、鸢尾科、蔷薇科、苋科等非豆科植物中也有分布,如豆科植物葛根中的大豆素、大豆苷(daidzin)、大豆素-7,4′-二葡萄糖苷(daidzien-7,4′-diglucoside)、葛根素和葛根素木糖苷(puerarin-xyloside)等,葛根素属于碳苷,具有扩张冠状动脉血管、降低心肌耗氧、改善心肌收缩功能、促进血液循环以及降压、降血糖等作用。

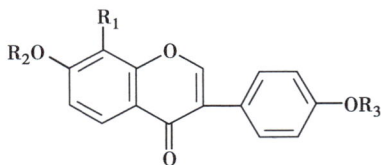

大豆素　$R_1=R_2=R_3=H$
大豆苷　$R_1=R_3=H$　$R_2=glc$
葛根素　$R_2=R_3=H$　$R_1=glc$

异戊烯基化异黄酮化合物如下:

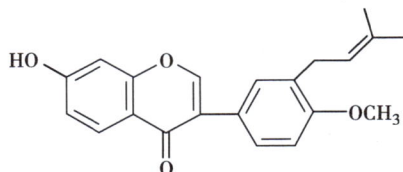

7-羟基-4′-甲氧基-3′-异戊烯基异黄酮

六、二氢异黄酮类

二氢异黄酮类为异黄酮的 C_2-C_3 双键被氢化还原成单键。如黑黄檀心材中的 (3R)-7,2′-二羟基-4′,5′-二甲氧基二氢异黄酮；地三叶草叶中的 2,5,7,4′-四羟基二氢异黄酮和 2,5,7-三羟基-4′-甲氧基二氢异黄酮两个化合物为 C-2 位差向异构体的混合物。

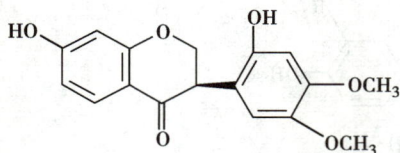

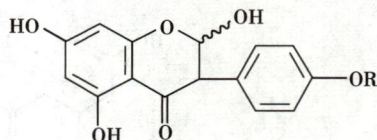

（3R）-7,2′-二羟基-4′,5′-二甲氧基二　　　2,5,7,4′-四羟基二氢异黄酮　　　　R=H
氢异黄酮　　　　　　　　　　　　　　　2,5,7-三羟基-4′-甲氧基二氢异黄酮　R=CH₃

鱼藤酮类(rotenoids)、紫檀素类(pterocarpins)属于二氢异黄酮的衍生物,如毛鱼藤中的鱼藤酮(rotenone),具有较强的杀虫和毒鱼作用;广豆根中的紫檀素(ptero-carpin)、三叶豆紫檀苷(trifolirhizin)和高丽槐素(maackiain)等,均有抗癌活性,苷的活性苷比苷元强。

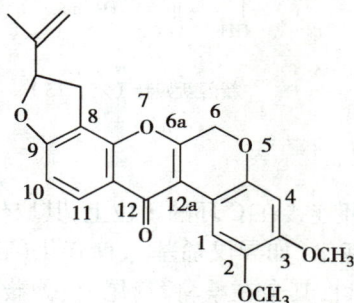

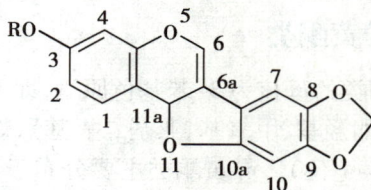

鱼藤酮　　　　　　　　　　　　紫檀素　　　　R=CH₃
　　　　　　　　　　　　　　　三叶豆紫檀苷　R=glc
　　　　　　　　　　　　　　　高丽槐素　　　R=H

七、查耳酮类

查耳酮类的特点为两个苯环通过含羰基的 C-3 链连接而成,即 C-3 部分为脂链而不构成环,结构上可视为是由苯甲醛与苯乙酮类缩合而成的一类化合物,其母核碳原子的编号与其他黄酮类化合物不同。查耳酮 2′-羟基衍生物为二氢黄酮的异构体,两者可以相互转化,即在酸的作用下查耳酮可转为无色的二氢黄酮,碱化后又转为深黄色的 2′-羟基查耳酮,见图 5-1。

查耳酮类是黄酮类化合物生物合成过程的重要底物,当植物中含有查耳酮异构化酶,多数查耳酮在异构化酶作用下转化为黄酮类化合物,因此在植物中含量相对较低,但在多数植物中都存在,尤其是花中,有些是花中色素的主要成分。如红花的花中含红花苷(carthamin)、新红花苷(neocarthamin)和醌式红花苷(carthamone),在开花初期由于花中主要含无色的新红花苷及微量红花苷,故花冠呈淡黄色;开花中期由于花中

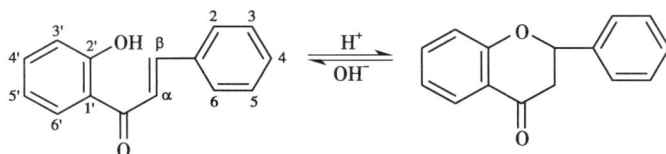

图 5-1 2′-羟基查耳酮与二氢黄酮的转化

主要含红花苷,故花冠为深黄色;开花后期氧化变成红色的醌式红花苷,故花冠呈红色,见图 5-2。

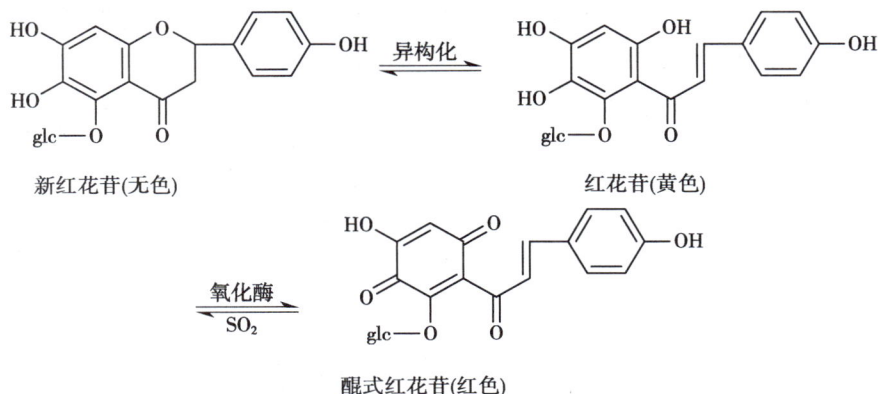

图 5-2 红花中查耳酮化合物的变化

八、二氢查耳酮类

二氢查耳酮类为查耳酮 α,β 位双键氢化成单键,是黄酮类化合物中数量较少的一部分。如蔷薇科梨属植物根皮和苹果果皮、枝叶和根皮中含有的梨根苷(phlorid-zin),从文定果中分离得到的 2′,4′-二羟基-3′-甲氧基二氢查耳酮为 B 环去氧化结构。

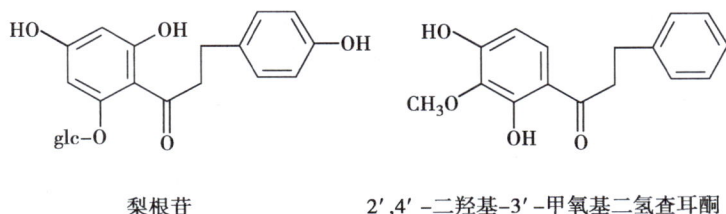

梨根苷   2′,4′-二羟基-3′-甲氧基二氢查耳酮

九、橙酮类

橙酮类又称噢哢类,其母核中含苯骈呋喃环,即 C3 部分为含氧五元环,母核碳原子的编号也与其他黄酮类不同。橙酮类和查耳酮类在植物中往往同时出现,查耳酮在弱碱和空气中氧气的作用下,能慢慢转变成橙酮类化合物,表明这两类化合物在生源上比较接近。此类化合物较少见,主要分布于玄参科、菊科、苦苣苔科以及单子叶植物沙草科等中。橙酮类可分为橙酮和橙酮醇,如黄花波斯菊花中含有的硫磺菊素(sulphuretin)属于橙酮,从美洲茶中分离得到的 4,6,4′-三羟基橙酮醇及 4,4′-二羟基-6-O-葡萄糖苷为橙酮醇,母核双键被氢化成单键,且在 C-2 位连接羟基。

笔记

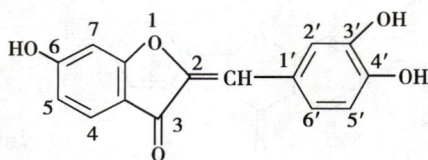
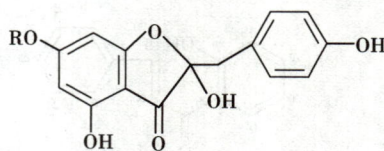

硫磺菊素　　　　　　4，6，4′-三羟基橙酮醇　　　　R=H
　　　　　　　　　　4，4′-二羟基橙酮醇-6-O-葡萄糖苷　R=葡萄糖

十、花色素类

花色素又称为花青素,广泛存在于植物界,是使植物的花、果、叶、茎、果实等呈现不同颜色的水溶性天然色素。花色素具有 2-苯基苯骈吡喃型阳离子的母核,1 位氧原子以𬭬盐形式存在,且 C 环 4 位无羰基。多数花色素在 C-3,C-5,C-7 上有羟基取代,由于 B 环取代基不同,形成了各种各样的花色素,在植物体中常与一个或多个葡萄糖、鼠李糖、半乳糖、阿拉伯糖等连接形成花色苷(anthocyanin),如天竺葵素(pelargonidin)、矢车菊素(cyanidin)和飞燕草素(delphinidin)及其所组成的苷。花色苷一般用 20% 盐酸煮沸 3 分钟即可水解生成苷元和糖类。

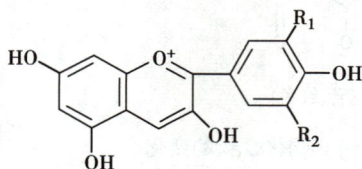

天竺葵素　R₁=R₂=H
矢车菊素　R₁=OH　R₂=H
飞燕草素　R₁=R₂=OH

天竺葵素　$R_1=R_2=H$
矢车菊素　$R_1=OH$　$R_2=H$
飞燕草素　$R_1=R_2=OH$

十一、黄烷醇类

黄烷醇类为黄烷结构中的 C-3 和(或)C-4 连接羟基,黄烷类含有 3,4-二氢-2-苯基-1-苯骈吡喃环结构骨架,根据 C 环羟基取代情况可分为黄烷-3-醇、黄烷-4-醇和黄烷-3,4-二醇等。黄烷醇类分布广泛,如杜鹃科、龙胆科、豆科、百合科、肉豆蔻科等,在植物体内可作为鞣质的前体,常以分子聚合的形式而生成鞣质。

1. 黄烷-3-醇类　又称为儿茶素类,分布广泛,主要存在于含鞣质的木本植物中。分子中 C-2 和 C-3 为手性碳,一般为(2R,3S)和(2R,3R)两种。常见的如儿茶中的主要成分儿茶素,有 4 个光学异构体,但在植物中主要异构体有 2 个,(+)-儿茶素为(2R,3S)构型,(-)-表儿茶素(epicatechin)为(2R,3R)构型,儿茶素是茶多酚的重要组成成分,茶多酚能极强地清除人体有害自由基,可用于抗癌防癌、防治心血管疾病等。

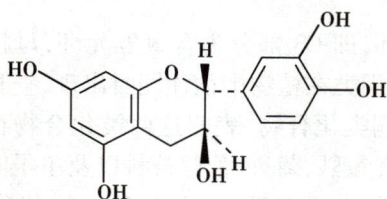
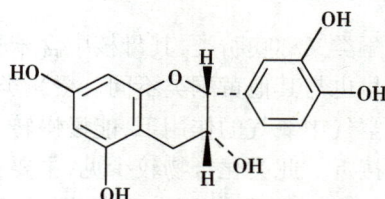

（+）儿茶素　　　　　　　　　（-）表儿茶素

2. 黄烷-3,4-二醇类　又称为无色花色素类,在花色素生物合成途径中作为中间

体而存在,在无机酸作用下能稳定地转化为花色素,分子中有 3 个手性碳,6 个异构体。此类化合物分布也很广,尤以含鞣质的木本植物和蕨类植物中多见。如无色天竺葵素(leucopelargonidin)、无色矢车菊素(leucocyanidin)和无色飞燕草素(leucodelphinidin)等。

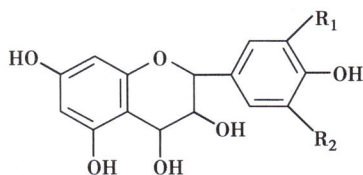

无色天竺葵素　R₁=R₂=H
无色矢车菊素　R₁=OH　R₂=H
无色飞燕草素　R₁=R₂=OH

十二、双黄酮类

双黄酮类是由两分子黄酮或其衍生物聚合而成,组成的单元包括黄酮、二氢黄酮、异黄酮、查耳酮等,常见的双黄酮是由两分子黄酮或其甲醚衍生物通过 C-C 或 C-O 键连接而成,主要存在于裸子植物和蕨类植物,如银杏科、松科、杉科等,是裸子植物的特征性活性成分。根据其分子间结合方式可分为 4 类:①C-C 键连接;②C-O-C 键连接;③C-C-C 键即亚甲基连接;④C-C 或 C-O-C 键在两个位置形成环状连接。

1. 通过 C-C 键连接的双黄酮为双黄酮中较为常见的一类。

(1)3′,8″-双芹菜素型:如由银杏叶中分离得到的银杏双黄酮(银杏素,ginkgetin)、异银杏双黄酮(异银杏素,isoginkgetin)、去甲基银杏双黄酮(白果素,bilobetin)。

(2)8,8″-双芹菜素型:如侧柏叶中的柏木双黄酮(柏黄酮,cupressuflavone)。

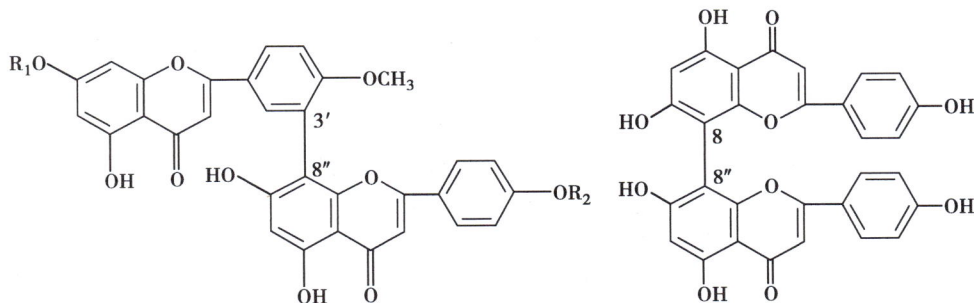

银杏双黄酮　　　　　R₁=CH₃　R₂=H
异银杏双黄酮　　　　R₁=H　　R₂=CH₃
去甲基银杏双黄酮　　R₁=H　　R₂=H

柏木双黄酮

2. 通过 C-O-C 键连接的双黄酮也称为双苯醚型,由两分子黄酮通过醚键相互连接而成,如侧柏叶中的扁柏双黄酮(hinokiflavone)是由两分子芹菜素通过 $C_{4'}$-O-$C_{6''}$ 醚键连接而成。

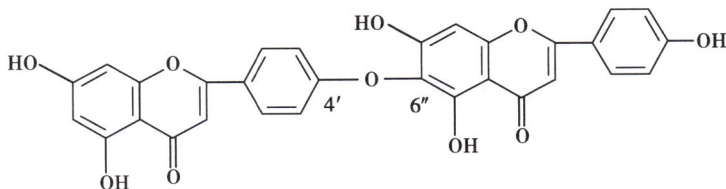

扁柏双黄酮

十三、其他黄酮类

1. **呫酮类** 又称双苯吡酮或苯骈色原酮,母核由苯环与色原酮的 2,3 位骈合而成,具有 C6-C1-C6 骨架,是一种特殊类型的黄酮类化合物。常存在于龙胆科、藤黄科植物中,在百合科植物中也有分布,如石苇、芒果叶和知母叶均含有的止咳祛痰成分芒果苷(mengiferin)和异芒果苷(isomengiferin)。

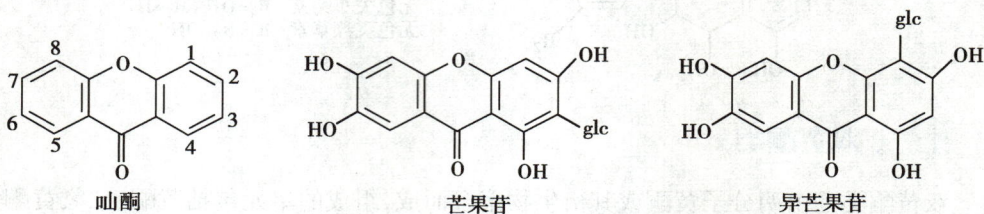

呫酮　　　　　　　　芒果苷　　　　　　　　异芒果苷

2. **高异黄酮类** 基本结构为苯甲基色原酮,在 C 环与 B 环间多了一个—CH₂—,具 C6-C4-C6 骨架,如麦冬中的麦冬二氢高异黄酮 A(ophiogonanone A)。

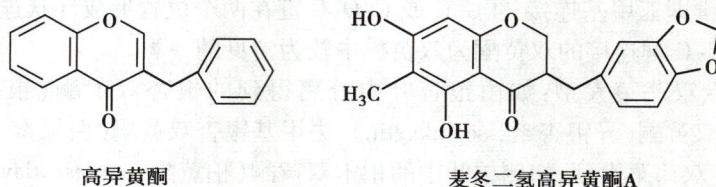

高异黄酮　　　　　　　　麦冬二氢高异黄酮A

3. **新黄酮类** 结构特点为 B 环与 C 环的 C-4 连接,如印度黄檀中的黄檀素(dalbergin)。

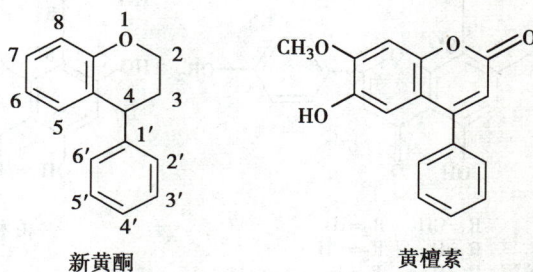

新黄酮　　　　　　　　黄檀素

4. **黄酮复合物** 少数黄酮类化合物结构复杂,可与苯丙素、香豆素、倍半萜、生物碱等其他类型化合物形成黄酮复合物,如水飞蓟果实及种子中的水飞蓟宾,是由二氢黄酮醇和苯丙素衍生物以二噁烷连接而成的黄酮苯丙素;黄酮香豆素是由黄酮母核 A 环 C-6 位或 C-8 位通过碳键和香豆素 C-6 位或 C-8 位连接而成,如 6-(8''-umbelliferyl)-apigenin;番荔枝科植物排骨灵叶和枝中的 fissistigmatins A 是由黄酮和倍半萜经 C-C 键结合而成的倍半萜黄酮;榕碱(ficine)及异榕碱(isoficine)则为生物碱型黄酮。

水飞蓟宾

6-（8"-umbelliferyl）-apigenin

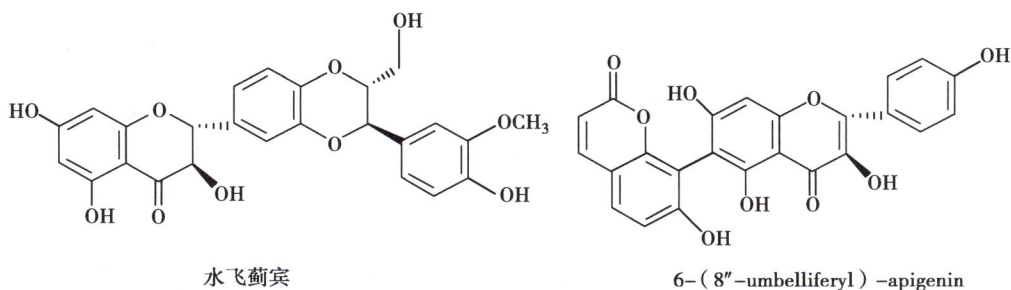

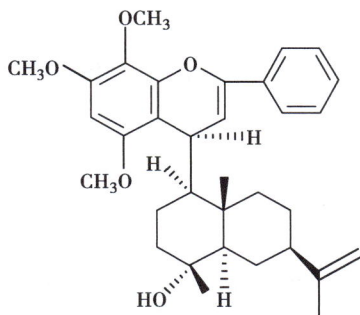

fissistigmatins A

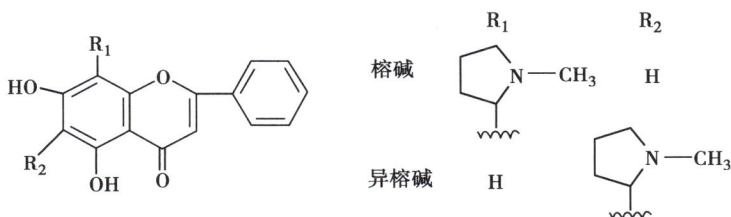

	R_1	R_2
榕碱		H
异榕碱	H	

第三节　黄酮类化合物的理化性质

一、性状

1. 结晶性　黄酮类化合物多数为结晶性固体,少数(如黄酮苷、花色素及花色苷)为无定形粉末,且熔点较高。

2. 颜色　黄酮类化合物大多呈黄色,颜色主要与分子中是否存在苯甲酰与桂皮酰交叉共轭体系有关;助色团(—OH、—OCH₃ 等)的种类、数目以及取代位置对颜色也有一定影响。如黄酮结构中,色原酮部分本身无色,但 2-位取代苯环后,即形成交叉共轭体系(图 5-3)。通过电子转移、重排,使共轭链延长,因而显示出颜色。当分子中 7- 或 4′- 位引入—OH 及—OCH₃ 等供电子基,因形成 p-π 共轭,促进电子转移、重排,使化合物的颜色加深,上述基团如引入其他位置则影响较小。

可见光下,一般黄酮、黄酮醇及其苷因具有交叉共轭体系,多显灰黄～黄色,查耳酮显黄～橙色。而二氢黄酮、二氢黄酮醇及黄烷醇因 2,3 位双键被氢化,不具有交叉共轭体系,几乎不显色;异黄酮因 B 环接在 3-位,共轭链较短,仅显微黄色。花色素及

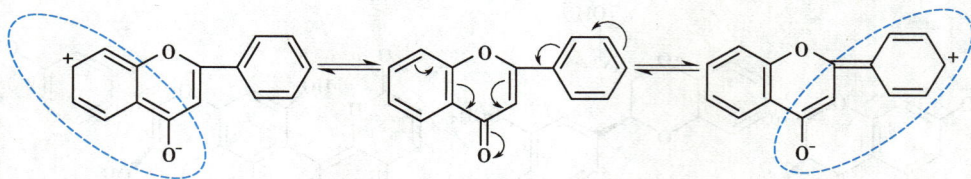

图 5-3　黄酮类化合物的交叉共轭体系

花色苷的颜色与 pH 值有关,一般 pH <7 时显红色,pH 为 8.5 时显紫色,pH >8.5 时显蓝色。例如矢车菊苷在不同 pH 值下的颜色变化(图 5-4)。

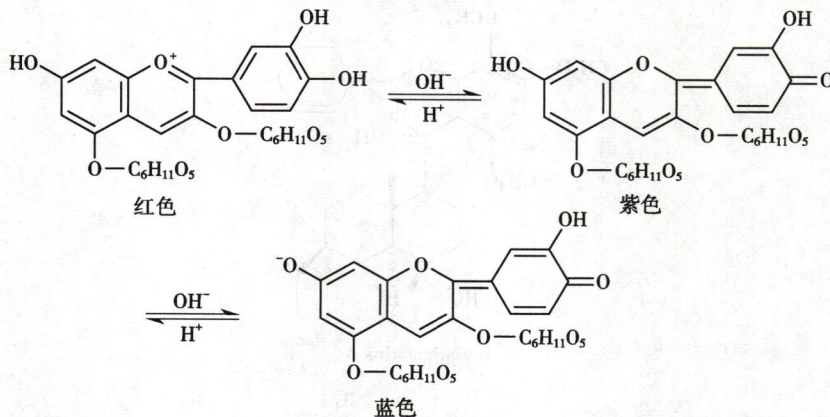

图 5-4　花色素及其苷的颜色反应

二、荧光性

紫外光下,黄酮、黄酮醇及其苷的 3- 位无取代时一般显黄色荧光;如 3- 位有—OH 取代显亮黄色或黄绿色荧光;如 3- 位羟基甲基化或糖苷化则显暗棕色荧光;查耳酮和橙酮显深黄绿色、亮黄色荧光;二氢黄酮、二氢黄酮醇和黄烷醇不显荧光。

三、旋光性

1. 游离黄酮类化合物　二氢黄酮、二氢黄酮醇、二氢异黄酮和黄烷醇类等因分子中含手性碳原子(2-、3- 或 4- 位),因此具有旋光性。其余类型化合物则无旋光性。

2. 黄酮苷类　由于结构中含有糖基,均具有旋光性,且多为左旋。

四、溶解性

由于黄酮类化合物的结构类型及存在状态(如苷或苷元)不同,故表现出不同的溶解性。

1. 游离黄酮类化合物　一般易溶于甲醇、乙醇、乙酸乙酯、三氯甲烷、乙醚等有机溶剂及稀碱水溶液中,难溶或不溶于水。其中黄酮、黄酮醇、查耳酮等为平面型分子,分子与分子间排列紧密,分子间作用力较大,故难溶于水。而二氢黄酮及二氢黄酮醇等因 C 环呈近似于半椅式结构(如下结构所示),异黄酮则因 B 环受吡喃环羰基的立体阻碍,均为非平面型分子,分子与分子间排列不紧密,分子间作用力降低,有利于水分子进入,故在水中溶解度稍大。花色素虽为平面型结构,但因以离子形式存在,具有盐的性质,故水溶度较大。

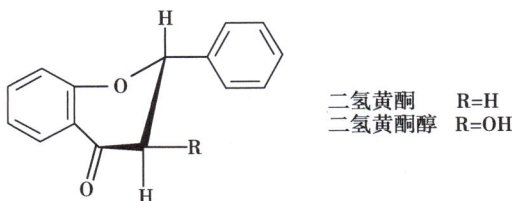

二氢黄酮　　R=H
二氢黄酮醇　R=OH

黄酮类化合物分子中如引入羟基增多,则亲水性增大,亲脂性降低;如羟基被甲基化后,则亲脂性增加。例如川陈皮素(5,6,7,8,3′,4′-六甲氧基黄酮)可溶于石油醚,而多羟基黄酮类化合物一般不溶于石油醚。

2. 黄酮苷类　黄酮类化合物的羟基如被糖苷化后,则水溶性增加。黄酮苷一般易溶于水、甲醇、乙醇等强极性溶剂,而难溶或不溶于苯、三氯甲烷、乙醚等亲脂性有机溶剂。黄酮苷类分子中糖基数目多少和结合位置对溶解度有一定影响,一般多糖苷水溶性大于单糖苷,3-羟基苷水溶性大于相应的 7-羟基苷,如槲皮素-3-O-葡萄糖苷的水溶性大于槲皮素-7-O-葡萄糖苷,可能是因 C_3-O-糖基与 C_4 羰基的立体障碍使分子平面性较差之故。

五、酸碱性

1. 酸性　大多数黄酮类化合物分子中具有酚羟基,故显酸性,可溶于碱性水溶液及吡啶、甲酰胺、二甲基甲酰胺等碱性有机溶剂。黄酮类化合物的酸性强弱与酚羟基数目和位置有关,以黄酮为例,其酸性由强至弱的顺序如下:

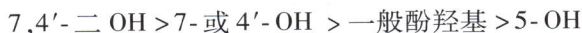

$$7,4′-二 OH > 7-或 4′-OH > 一般酚羟基 > 5-OH$$

7- 和 4′-二 OH 基处于羰基的对位,受 p-π 共轭效应影响,使酸性增强而溶于 5% 碳酸氢钠水溶液;7- 或 4′-OH 者,只有一个酚羟基,酸性次之,溶于 5% 碳酸钠水溶液;具有一般酚羟基者酸性较弱,溶于 0.2% 氢氧化钠水溶液;仅有 5-OH 者,因与 4-羰基形成分子内氢键,酸性最弱,只能溶于浓度稍高的如 4% 氢氧化钠水溶液中。此性质可用于黄酮类化合物的提取分离。

2. 碱性　黄酮类化合物分子中 γ-吡喃酮环上的 1-位氧原子,因具有未共用电子对,故显微弱的碱性,可与强无机酸如浓硫酸、盐酸等生成锌盐,常显现出特殊的颜色,可用于初步鉴别,但该锌盐极不稳定,加水后即分解(图 5-5)。

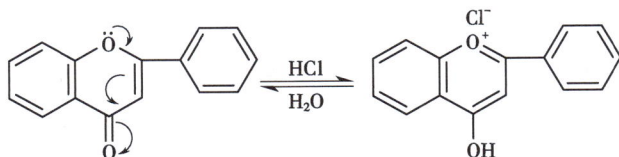

图 5-5　黄酮分子与强酸成盐

六、显色反应

黄酮类化合物的显色反应主要是利用分子中的酚羟基和 γ-吡喃酮环的性质。

笔记

83

（一）还原反应

1. 盐酸-镁粉反应　此反应为鉴定黄酮类化合物最常用的显色反应。将样品溶于甲醇或乙醇中,加入少许镁粉振摇,再滴加几滴浓盐酸,即可显色(必要时微热)。多数黄酮、黄酮醇、二氢黄酮及二氢黄酮醇类显红色～紫红色,少数显蓝色或绿色。异黄酮类一般不显色,除少数例外。查耳酮、橙酮、花色素类则不发生该显色反应,但需注意花色素及部分橙酮、查耳酮等仅在浓盐酸中也会显红色而呈假阳性,因此需作空白对照试验,即在供试液中不加镁粉而仅加浓盐酸进行观察,若产生红色,则表明为假阳性。如植物粗提取液进行预试时,应注意观察加入浓盐酸后升起的泡沫颜色,以避免提取液本身颜色的干扰,如泡沫为红色,则表示阳性。

2. 四氢硼钠还原反应　此反应为二氢黄酮类化合物的专属性反应。将样品溶于甲醇或乙醇中,加四氢硼钠($NaBH_4$)少许,再滴加1% 盐酸;也可在滤纸上进行,即先在滤纸上喷2% $NaBH_4$ 甲醇溶液,再熏浓盐酸蒸气。二氢黄酮、二氢黄酮醇类被四氢硼钠还原产生红色～紫红色;其他黄酮类均为阴性反应,据此可鉴别二氢黄酮、二氢黄酮醇类和其他黄酮类化合物。

（二）与金属盐类试剂的络合反应

如果黄酮类化合物分子中具有3-羟基、4-羰基或5-羟基、4-羰基或邻二酚羟基的结构,可以和金属盐类试剂如铝盐、锆盐、锶盐、镁盐、铁盐等反应,生成有色的络合物或有色沉淀,有的还产生荧光。

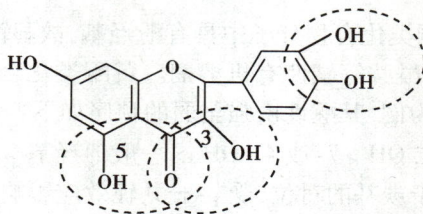

3-羟基或5-羟基或邻二酚羟基黄酮

1. 三氯化铝反应　将样品乙醇溶液和1% 三氯化铝($AlCl_3$)乙醇溶液反应,多数生成黄色络合物($\lambda_{max} = 415nm$),并在紫外灯下显鲜黄色或黄绿色荧光,此反应可用于黄酮类化合物的定性和定量分析。

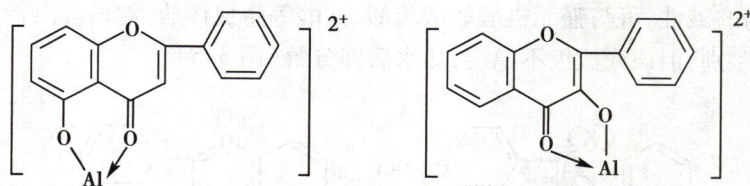

5-羟基黄酮铝络合物　　　　　　黄酮醇铝络合物

2. 锆盐-枸橼酸反应　此反应可鉴别黄酮分子中有无游离的3-或5-OH 存在。在样品的甲醇溶液中,加入2% 二氯氧锆($ZrOCl_2$)甲醇溶液,3-OH 黄酮与5-OH 黄酮均能与之生成络合物而显黄色;再加入2% 枸橼酸甲醇溶液,如黄色不减褪,示有3-OH 或3,5-二 OH;如黄色显著减褪,加水稀释后变为无色,示有5-OH 而无3-OH。这是由于5-羟基、4-羰基与锆盐生成的络合物稳定性不如3-羟基、4-羰基锆络合物,容易被弱酸分解。

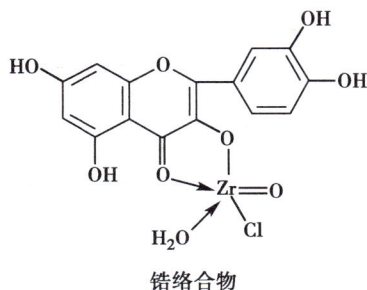

锆络合物

3. 氨性氯化锶反应　黄酮类化合物分子中如果有邻二酚羟基,则可与氨性氯化锶试剂反应(图5-6)。取少许样品甲醇液,加0.01mol/L氯化锶(SrCl₂)的甲醇溶液和氨气饱和的甲醇溶液数滴,如产生绿色~棕色至黑色沉淀,表示结构中含有邻二酚羟基。

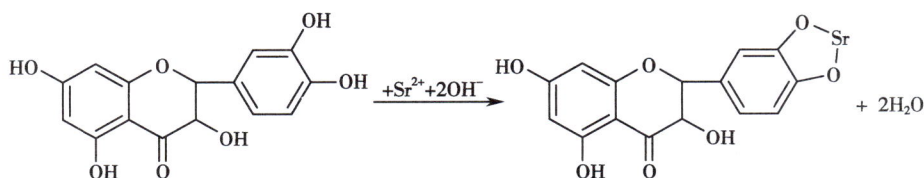

图5-6　邻二酚羟基黄酮与氯化锶生成锶络合物

4. 醋酸镁反应　将样品液滴于滤纸,喷醋酸镁甲醇溶液,加热,在紫外灯下观察,二氢黄酮、二氢黄酮醇类显天蓝色荧光,黄酮、黄酮醇、异黄酮类等显黄~橙黄~褐色。

5. 三氯化铁反应　三氯化铁为常用的酚类显色剂,多数黄酮类化合物分子中含酚羟基,可与三氯化铁水溶液或醇溶液发生显色反应,如分子中所含酚羟基数目及位置不同,可呈现绿、蓝、紫等不同颜色。

(三)硼酸显色反应

黄酮类化合物分子中含有下列基本结构(图5-7)时,在无机酸或有机酸存在条件下,可与硼酸反应产生亮黄色,如在草酸条件下一般显黄色并具绿色荧光,在枸橼酸丙酮条件下显黄色而无荧光。5-OH黄酮和6'-OH查耳酮符合此结构要求,呈阳性反应,可与其他黄酮类相区别。

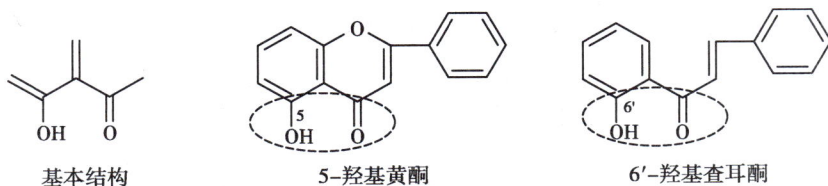

基本结构　　5-羟基黄酮　　6'-羟基查耳酮

图5-7　黄酮类化合物的硼酸显色反应

(四)碱性试剂反应

黄酮类化合物与碱性溶液反应可生成黄色、橙色或红色等,其显色情况与类型有关,对于鉴别化合物类型有一定意义,还可用于鉴别分子中某些结构特征。

1. 黄酮、黄酮醇类　遇碱液可转为亮黄色,紫外光下观察更为明显。用碳酸钠、氢氧化钠处理后呈现的颜色较稳定,不褪色;如用氨熏,放置久后因氨蒸气挥发而颜色褪色,变色是可逆的。

2. 二氢黄酮　在碱液中由无色转变为橙色或黄色,系二氢黄酮在碱性条件下开环后变成相应异构体查耳酮之故。

3. 具邻二酚羟基结构的黄酮　在碱液中不稳定,易氧化产生黄色~棕色絮状沉淀。当分子中有邻三酚羟基时,在稀氢氧化钠溶液中能产生暗绿色或蓝绿色纤维状沉淀。

(五)五氯化锑反应

将样品溶于无水四氯化碳中,加含2%五氯化锑的四氯化碳溶液,查耳酮类生成红或紫红色沉淀,而黄酮、二氢黄酮及黄酮醇类显黄色至橙色,可用以区别查耳酮与其他黄酮类化合物。应注意的是反应时所用溶剂必须无水,因为在湿空气及含水溶液中有色产物不稳定。

第四节　黄酮类化合物的检识

一、理化检识

物理检识主要是依据颜色,如黄酮、黄酮醇为黄色,二氢黄酮近无色等,但需结合其他方法进一步检识。化学检识主要利用各种显色反应,用于检识黄酮母核或取代基团,如盐酸-镁粉反应可用于黄酮、黄酮醇、二氢黄酮和二氢黄酮醇的鉴别,四氢硼钠反应可用于二氢黄酮类化合物的鉴别,锆盐-枸橼酸反应可用于3-OH黄酮与5-OH黄酮的鉴别,氨性氯化锶反应可用于邻二酚羟基黄酮的鉴别。

二、色谱检识

黄酮类化合物的色谱检识主要有硅胶薄层色谱、聚酰胺薄层色谱。

薄层色谱法是检识黄酮类化合物的重要方法之一,多数采用吸附薄层,常用的吸附剂有硅胶和聚酰胺;其他还有纤维素薄层色谱。

1. 硅胶薄层色谱　硅胶薄层色谱是检识黄酮类化合物的常用方法,通过调整展开剂,既可用于分离检识极性较小的游离黄酮,也可用于分离检识极性较大的黄酮苷。

分离检识游离黄酮常用有机溶剂系统展开,如甲苯-乙酸乙酯-甲酸(5∶4∶1)、苯-甲醇(95∶5)、三氯甲烷-甲醇(8.5∶1.5)、苯-甲醇-乙酸(35∶5∶5)、甲苯-三氯甲烷-丙酮(8∶5∶7)等,实际工作中根据待检识成分极性的大小,适当调整溶剂种类及溶剂间比例,如以甲苯-乙酸乙酯-甲酸(5∶2∶1,上层)为展开剂鉴别侧柏叶中的槲皮素。

分离检识黄酮苷则采用极性较大的溶剂系统展开,如正丁醇-乙酸-水(3∶1∶1)、乙酸乙酯-甲醇-水(8∶1∶1)、三氯甲烷-甲醇-水(65∶45∶12)、三氯甲烷-乙酸乙酯-丙酮(5∶1∶4)和乙酸乙酯-丁酮-甲酸-水(10∶1∶1∶1)等,如以乙酸乙酯-甲酸-水(8∶1∶1)为展开剂鉴别槐花中的芦丁,以三氯甲烷-甲醇-水(13∶6∶2,下层)为展开剂鉴别枳壳中的柚皮苷。

2. 聚酰胺薄层色谱　聚酰胺薄层色谱吸附原理为氢键吸附,即通过聚酰胺羰基和黄酮类化合物酚羟基形成氢键而产生吸附作用,适合分离检识各类型含游离酚羟基的黄酮类化合物。其吸附能力与化合物酚羟基数目、位置、共轭双键、化合物类型以及

是否成苷等因素有关,主要吸附规律如下:

(1)酚羟基数目越多则吸附力越强。槲皮素的吸附力强于山柰酚。

(2)酚羟基数目相同时,当所处位置易于形成分子内氢键,如 C-3 或 C-5 或邻二酚羟基或—OH 邻位有含氧基团等,则吸附力减小。山柰酚的吸附力强于异鼠李素(3,5,7,4′-四 OH-3′-OCH$_3$ 黄酮,isorhamnetin)。

(3)芳香化程度越高,共轭双键越多,则吸附力越强,查耳酮吸附力大于相应的二氢黄酮,黄酮(醇)吸附力大于相应的二氢黄酮(醇),如槲皮素吸附力大于二氢槲皮素。

(4)不同类型化合物吸附力强弱顺序为:黄酮醇 > 黄酮 > 二氢黄酮醇 > 异黄酮。

(5)分离检识苷与苷元时,如以含水溶剂(如甲醇-水)展开,苷比苷元易展开;如以有机溶剂(如三氯甲烷-甲醇)展开,结果则相反,苷元比苷易展开。

由于聚酰胺对黄酮类化合物有较强的吸附能力,因此需采用展开能力较强的展开剂,展开剂中多含有醇、酸或水,或兼有两者。分离检识游离黄酮常用有机溶剂为展开剂,如三氯甲烷-甲醇(94:6,96:4)、三氯甲烷-甲醇-丁酮(12:2:1)、苯-甲醇-丁酮(90:6:4,84:8:8,60:20:20)等。分离检识黄酮苷常用含水有机溶剂为展开剂,如甲醇-乙酸-水(90:5:5)、甲醇-水(1:1)、丙酮-水(1:1)、异丙醇-水(3:2)和水-正丁醇-丙酮-乙酸(16:2:2:1)等。如以甲苯-乙酸乙酯-甲醇-甲酸(10:3:1:2)为展开剂鉴别黄芩中的黄芩苷、黄芩素、汉黄芩素,以乙酸乙酯-丁酮-三氯甲烷-甲醇-水(15:15:6:4:1)为展开剂鉴别野菊花中的蒙花苷。

3. 纤维素薄层色谱 纤维素无吸附性,属分配色谱,适用于分离极性较强的黄酮苷类成分。

三、黄酮类化合物的波谱特征

(一) UV 谱

紫外及可见光谱是黄酮类化合物结构研究中的一种重要手段。另外,一些诊断试剂的使用还能提供较多的结构信息。

1. 黄酮类化合物在甲醇溶液中的 UV 谱特征 在甲醇溶液中,大多数黄酮类化合物的紫外吸收光谱由两个主要吸收带组成。出现在 300～400nm 之间的吸收带称为带Ⅰ,出现在 240～280nm 之间的吸收带称为带Ⅱ。带Ⅰ是由 B 环桂皮酰基系统的电子跃迁引起的吸收,而带Ⅱ是由 A 环苯甲酰基系统的电子跃迁引起的吸收,如下式所示。

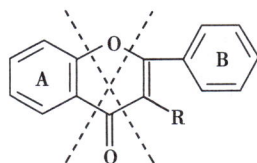

黄酮　R=H
黄酮醇　R=OH

不同类型的黄酮化合物的带Ⅰ或带Ⅱ的峰位、峰形和吸收强度不同(图 5-8,表 5-2)。因此,根据它们的紫外光谱特征可以大致推测黄酮类化合物的结构类型。

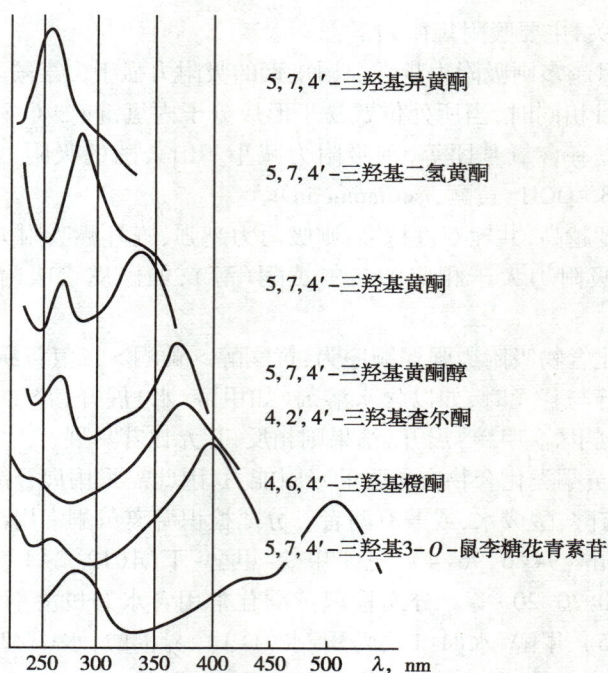

图 5-8　不同类型黄酮类化合物的紫外光谱

表 5-2　黄酮类化合物 UV 吸收范围

带 II（nm）	带 I（nm）	黄酮类型
250~280	304~350	黄酮
250~280	328~357	黄酮醇（3-OH 取代）
250~280	358~385	黄酮醇（3-OH 游离）
245~270	310~330（肩峰）	异黄酮
270~295	300~330（肩峰）	二氢黄酮、二氢黄酮醇
220~270（低强度）	340~390	查耳酮
230~270（低强度）	370~430	橙酮
270~280	465~560	花色素及其苷

（1）黄酮及黄酮醇类：从图 5-8 可见，黄酮和黄酮醇的 UV 谱图形相似，其共同特征是均出现两个主峰，且两峰图形相似，强度相近。但两者的带 I 位置不同，黄酮带 I 位于 304~350nm，黄酮醇（3-OH 游离）带 I 位于 358~385nm。据此可以对这两类化合物进行区别。

　　黄酮、黄酮醇的 B 环或 A 环上取代基的性质和位置不同，将影响带 I 或带 II 的峰位和峰形。例如 7- 和 4′-位引入羟基、甲氧基等含氧基团，可引起相应吸收带红移。又如 3- 或 5- 位引入羟基，因能与 4 位的 C═O 形成氢键缔合，前者使带 I 红移，后者使带 I 和带 II 均红移。B 环上的含氧取代基逐渐增加时，带 I 红移值（nm）也逐渐增加（表 5-3），而不能使带 II 产生位移，但有时可改变带 II 的峰形。

表5-3　B环上引入羟基对黄酮类化合物UV谱中带Ⅰ的影响

化合物	羟基位置		带Ⅰ(nm)	
	A或C环	B环		
3,5,7-三羟基黄酮(高良姜素)	3,5,7	—	359	红移
3,5,7,4′-四羟基黄酮(山柰酚)	3,5,7	4′	367	
3,5,7,3′,4′-五羟基黄酮(槲皮素)	3,5,7	3′,4′	370	
3,5,7,3′,4′,5′-六羟基黄酮(杨梅素)	3,5,7	3′,4′,5′	374	

带Ⅱ的峰位主要受A环氧取代程度的影响,当A环上的含氧取代基增加时,使带Ⅱ红移(表5-4),而对带Ⅰ无影响或影响甚微,但5-羟基黄酮除外。

表5-4　A环上引入羟基对黄酮类化合物UV谱中带Ⅱ的影响

化合物	A环上羟基位置	带Ⅱ（nm）
黄酮	—	250
5-羟基黄酮	5	268
7-羟基黄酮	7	252
5,7-二羟基黄酮	5,7	268
5,6,7-三羟基黄酮(黄芩素)	5,6,7	274
5,7,8-三羟基黄酮(去甲汉黄芩素)	5,7,8	281

黄酮或黄酮醇的3-,5-或4′-羟基被甲基化或苷化后,可使带Ⅰ紫移。如3-OH甲基化或苷化使带Ⅰ(328～357nm)与黄酮的带Ⅰ波长范围重叠(且光谱曲线的形状也相似),5-OH甲基化使带Ⅰ和带Ⅱ向紫位移5～15nm,4′-OH甲基化或苷化,使带Ⅰ紫移3～10nm。其他位置上的羟基取代对甲醇溶液的UV谱几乎没有影响。黄酮或黄酮醇的酚羟基被乙酰化后,原来酚羟基对UV谱的影响几乎消失。例如槲皮素五乙酰化物的UV谱与无羟基取代的黄酮极为相似。

(2)异黄酮、二氢黄酮及二氢黄酮醇类:此三类化合物的结构中都有苯甲酰系统,而无桂皮酰系统,所以它们的UV谱特征是带Ⅱ吸收强,而带Ⅰ以肩峰或低强度吸收峰出现(图5-8)。因此,容易与黄酮、黄酮醇及查耳酮、橙酮相区别。

异黄酮的带Ⅱ通常出现在245～270nm,二氢黄酮和二氢黄酮醇的带Ⅱ都出现在270～295nm,据此可相互区别。这三类化合物的带Ⅱ,当A环含氧取代基增加时则向红位移,但带Ⅱ一般不受B、C环含氧取代基增加的影响。

(3)查耳酮及橙酮类:此二类化合物的UV谱的特征是带Ⅰ均为主峰且强度很高,而带Ⅱ的吸收弱,为次强峰(图5-8)。利用这一特征可与上述几类黄酮化合物相区别。如表5-2所示,查耳酮的带Ⅰ通常出现在340～390nm,而橙酮的带Ⅰ一般位于370～430nm。与黄酮、黄酮醇类相同,当B环引入氧取代基时,也会使相应的带Ⅰ产生红移。

2.加入诊断试剂的UV谱在黄酮类化合物结构研究中的应用　在测定了黄酮类化合物在甲醇溶液中的UV谱后,可向其甲醇溶液中加入各种诊断试剂,如甲醇钠

（NaOCH$_3$）、乙酸钠（CH$_3$COONa）、乙酸钠/硼酸（CH$_3$COONa/H$_3$BO$_3$）、三氯化铝（AlCl$_3$）及三氯化铝/盐酸（AlCl$_3$/HCl）等试剂，使黄酮类化合物中的不同酚羟基解离或形成络合物等，导致光谱发生变化。不同类型的黄酮类化合物，可以利用在其甲醇溶液中加入诊断试剂的方法以获得更多的结构信息，且均有各自的规律性。本书仅以黄酮、黄酮醇类为例，介绍加入诊断试剂后对其 UV 谱的影响，几种诊断试剂引起的位移及其结构特征归属见表 5-5。

表 5-5　黄酮、黄酮醇加入诊断试剂的 UV 图谱位移及结构特征归属

诊断试剂	带 Ⅱ	带 Ⅰ	结构特征
NaOCH$_3$		红移 40~60nm，强度不降	有 4′-OH
		红移 50~60nm，强度下降	有 3-OH，但无 4′-OH
	吸收带随测定时间延长而衰退		有对碱敏感的取代模式，如 3,4′-；3,3′,4′-；5,6,7-；5,7,8- 或 5,3′,4′-OH
CH$_3$COONa	带 Ⅱ 红移 5~20nm	在长波一侧有明显肩峰	有 7-OH
			有 4′-OH，但无 3- 及/或 7-OH
	光谱图随时间延长而衰退		具有对 CH$_3$COONa 敏感取代模式，如 5,6,7- 或 5,7,8- 或 3,3′,4′-三羟基或 3,4′-二羟基-3′-甲氧基等
CH$_3$COONa/H$_3$BO$_3$	带 Ⅱ 红移 5~10nm	带 Ⅰ 红移 12~30nm	B 环有邻二酚 OH A 环有邻二酚 OH（不包括 5,6-邻二酚 OH）
AlCl$_3$	AlCl$_3$ = AlCl$_3$/HCl 谱图		无邻二酚 OH
	AlCl$_3$ ≠ AlCl$_3$/HCl 谱图		有邻二酚 OH
	后者带 Ⅰ 较前者紫移约 30~40nm		B 环上有邻二酚 OH
	后者带 Ⅰ 较前者仅紫移约 20nm		B 环上有邻三酚 OH
AlCl$_3$/HCl	CH$_3$OH = AlCl$_3$/HCl		无 3- 及 5-OH
	CH$_3$OH ≠ AlCl$_3$/HCl		可能有 3- 及（或）5-OH
	加入 AlCl$_3$/HCl 后	带 Ⅰ 红移 35~55nm	有 5-OH 而无 3-OH
		带 Ⅰ 红移 17~20nm	有 6-含氧取代
		带 Ⅰ 红移 50~60nm	有 3- 或 3,5-二 OH

根据以上规律利用 UV 谱包括各种加入诊断试剂后测得的 UV 谱，能够判断出黄酮化合物的基本母核和取代基，特别是羟基的取代模式。但是在实际研究中，仍需结

合其他波谱方法尤其是 NMR 图谱进行综合分析,才能更准确地确定被测样品的化学结构。

(二)^{1}H-NMR 谱

黄酮苷元的^{1}H-NMR 信号大多集中在低场芳香质子信号区,且 A、B 和 C 环质子信号各自形成自旋体系,故较易区分。黄酮苷类^{1}H-NMR 信号则包含苷元和糖基两部分。下面对苷元上的 A、B 和 C 环质子信号在 DMSO-d_6 溶剂中测试的特征作一简述。

1. A 环质子

(1)5,7-二羟基黄酮类化合物:5,7-二羟基为黄酮类化合物最常见的取代模式,A 环的 H-6 和 H-8 分别以间位偶合的双重峰($J \approx 2.0$Hz)出现在 δ 5.70 ~ 6.90 之间,且 H-6 的双重峰总是比 H-8 的双重峰位于较高场。当 7-羟基被苷化后,H-6 和 H-8 信号均向低场位移(表 5-6)。当 6 位有羟基取代后,H-8 也向低场位移至 δ 6.80 ~ 7.00 之间。

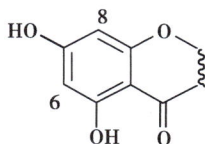

表5-6　5,7-二羟基黄酮类化合物中 H-6 和 H-8 的化学位移

化合物	H-6	H-8
黄酮,黄酮醇,异黄酮	6.00 ~ 6.20　*d*	6.30 ~ 6.50　*d*
上述化合物的 7-*O*-葡萄糖苷	6.20 ~ 6.40　*d*	6.50 ~ 6.90　*d*
二氢黄酮、二氢黄酮醇	5.75 ~ 5.95　*d*	5.90 ~ 6.10　*d*
上述化合物的 7-*O*-葡萄糖苷	5.90 ~ 6.10　*d*	6.10 ~ 6.40　*d*

(2)7-羟基黄酮类化合物:A 环的 H-5 因与 H-6 为邻偶,故表现为一个双峰($J \approx$ 8.0Hz),又因其处于 4 位羰基的负屏蔽区,故化学位移约为 δ 8.00 左右。H-6 因与 H-5 为邻偶并和 H-8 为间位偶合,故表现为双二重峰(dd,$J \approx 8.0$ 和 2.0Hz)。H-8 因与 H-6 的间位偶合,故表现为一个双峰($J \approx 2.0$Hz)。7-羟基黄酮类化合物中的 H-6 和 H-8 的化学位移值在 δ 6.30 ~ 7.10,比 5,7-二羟基黄酮类化合物中的相应质子的化学位移值大,并且位置可能相互颠倒(表 5-7)。

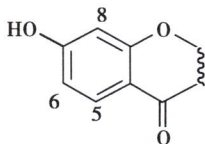

表5-7　7-羟基黄酮类化合物中 H-5、H-6 和 H-8 的化学位移

化合物	H-5	H-6	H-8
黄酮、黄酮醇、异黄酮	7.90 ~ 8.20　*d*	6.70 ~ 7.10　*dd*	6.70 ~ 7.00　*d*
二氢黄酮、二氢黄酮醇	7.70 ~ 7.90　*d*	6.40 ~ 6.50　*dd*	6.30 ~ 6.40　*d*

（3）5,6,7-三羟基黄酮类化合物:与5,7-二羟基黄酮类化合物相比,当6位有羟基取代后,H-8向低场位移至δ6.80~7.00。

2.B环质子

（1）4′-氧取代黄酮类化合物:B环的4个质子可以分成H-2′、H-6′和H-3′、H-5′两组,每组质子均表现为双重峰(2H,d,J≈8.0Hz),位于δ6.50~7.90,比A环质子处于稍低的磁场,且H-2′、H-6′总是比H-3′、H-5′位于稍低磁场,两者化学位移比较相差约为1.0,是因为C环对H-2′、H-6′的去屏蔽效应及4′-OR的屏蔽作用造成。二氢黄酮与黄酮相比,由于C环不与B环共轭,H-2′,H-6′与H-3′,H-5′的化学位移相差减少,约为0.5(表5-8)。

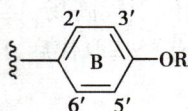

表5-8　4′-氧取代黄酮类化合物中H-2′,H-6′和H-3′,H-5′的化学位移

化合物	H-2′、6′	H-3′、5′
黄酮类	7.70~7.90 d	6.50~7.10 d
黄酮醇类	7.90~8.10 d	6.50~7.10 d
二氢黄酮类	7.10~7.30 d	6.50~7.10 d
二氢黄酮醇类	7.20~7.40 d	6.50~7.10 d
异黄酮类	7.20~7.50 d	6.50~7.10 d

（2）3′,4′-二氧取代黄酮和黄酮醇:B环H-5′因与H-6′的邻位偶合以双重峰的形式出现在δ6.70~7.10(d,J≈8.0Hz)。H-2′因与H-6′的间偶,亦以双重峰的形式出现在约δ7.20(d,J≈2.0Hz)处。H-6′因分别与H-2′和H-5′偶合,则以双二重峰出现在约δ7.90(dd,J≈2.0和8.0Hz)处。有时H-2′和H-6′峰重叠或部分重叠,需认真辨认(表5-9)。

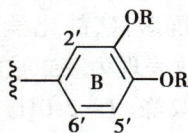

表5-9　3′,4′-二氧取代黄酮类化合物中H-2′和H-6′的化学位移

化合物	H-2′	H-6′
黄酮(3′,4′-OH及3′-OH,4′-OCH₃)	7.20~7.30 d	7.30~7.50 dd
黄酮醇(3′,4′-OH及3′-OH,4′-OCH₃)	7.50~7.70 d	7.60~7.90 dd
黄酮醇(3′-OCH₃,4′-OH)	7.60~7.80 d	7.40~7.60 dd
黄酮醇(3′,4′-OH,3-O-糖)	7.20~7.50 d	7.30~7.70 dd

从H-2′和H-6′的化学位移分析,可以区别黄酮和黄酮醇的3′,4′-位上是3′-OH,4′-OMe还是3′-OMe,4′-OH。在4′-OMe,3′-OH黄酮和黄酮醇中,H-2′通常比H-6′出现在高磁场区,而在3′-OMe,4′-OH黄酮和黄酮醇中,H-2′和H-6′的位置则相反。

（3）3′,4′-二氧取代异黄酮、二氢黄酮及二氢黄酮醇:H-2′,H-5′及H-6′为一复杂多重峰(常常组成两组峰)出现在 δ 6.70~7.10 区域。此时 C 环对这些质子的影响极小,每个质子化学位移主要取决于它们相对于含氧取代基的邻位或对位。

(4)3′,4′,5′-三氧取代黄酮类化合物:如果 3′,4′,5′-均为羟基,则 H-2′和 H-6′以一个相当于两个质子的单峰出现在 δ 6.50~7.50 区域。但当 3′-或 5′-OH 被甲基化或苷化,则 H-2′和 H-6′因相互偶合而分别以一个双重峰($J \approx 2.0Hz$)出现。

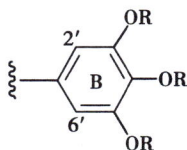

(5)2′,4′,5′-三氧取代黄酮类化合物:H-3′由于处于 2 个含氧基团(如羟基)邻位,位于高场 δ 6.40~6.70,而 H-6′处于 δ 7.30~7.60。

3. C 环质子　各类黄酮化合物结构上的主要区别在于 C 环的不同,且 C 环质子在 ^{1}H-NMR 谱中也各有其特征,故可用来确定它们的结构类型和相互鉴别。

(1)黄酮和黄酮醇类:黄酮类 H-3 常以一个尖锐单峰出现在 δ 6.30 处,它可能会与某些黄酮中的 H-8 或 H-6 信号相混淆,应注意区别。黄酮醇类 3 位有含氧取代基,故在 ^{1}H-NMR 谱上无 C 环质子。

(2)异黄酮类:H-2 因受到 1-位氧原子和 4-位羰基影响,以一个尖锐单峰出现在 δ 8.50~8.70,比一般芳香质子位于较低的磁场。

(3)二氢黄酮类:H-2 因受两个不等价的 H-3 偶合,故被分裂成一个双二重峰($J_{trans} \approx 11.0Hz, J_{cis} \approx 5.0Hz$),中心位于约 δ 5.20。两个 H-3 化学不等价,故有不同的化学位移值,形成 2 组双二重峰($J \approx 17.0Hz, J_{trans} \approx 11.0Hz$)和($J \approx 17.0Hz, J_{cis} \approx 5.0Hz$),中心位于 δ 2.80 处,但往往相互重叠(表5-10)。

(4)二氢黄酮醇类:H-2 和 H-3 为反式二直立键,故分别以二重峰出现($J_{aa} \approx 11.0Hz$),H-2 位于 δ 4.80~5.00 处,H-3 位于 δ 4.10~4.30 处。当 3-OH 成苷后,则使 H-2 和 H-3 信号均向低磁场方向位移,H-2 位于 δ5.00~5.60,H-3 位于 δ 4.30~4.60(表5-10)。

表 5-10　二氢黄酮和二氢黄酮醇中 H-2 和 H-3 的化学位移

化合物	H-2	H-3
二氢黄酮	5.00~5.50 dd	接近2.80 dd
二氢黄酮醇	4.80~5.00 d	4.10~4.30 d
二氢黄酮醇-3-O-糖苷	5.00~5.60 d	4.30~4.60 d

(5)查耳酮类:H-α 和 H-β 分别以二重峰($J \approx 17.0Hz$)形式出现,其化学位移分别约为 δ 6.70~7.40 和 δ 7.00~7.70 处。

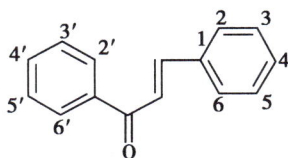

查耳酮

（6）橙酮类：C 环的环外质子═CH 常以单峰出现在 $\delta\,6.50\sim6.70$ 处，实际峰位取决于 A 环和 B 环上羟基取代情况，增大羟基化作用，使该峰向高磁场区位移（与无取代的橙酮相比），其中以 C_4-位（ -0.19 ）和 C_6-位（ -0.16 ）羟基化作用影响最明显。

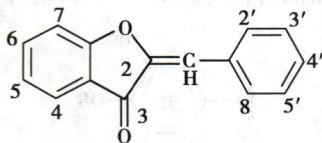

橙酮

4. 糖基上的质子　糖的端基质子（以 H-1″ 表示）与糖的其他质子相比，位于较低磁场区。其具体峰位与成苷的位置及糖的种类等有关。如黄酮类化合物葡萄糖苷，连接在 3-OH 上的葡萄糖端基质子与连接在 4′- 或 5- 或 7-OH 上的葡萄糖端基质子的化学位移不同，前者出现在约 $\delta\,5.80$ 左右，后三者出现在约 $\delta\,5.00$ 处。对于黄酮醇-3-O-葡萄糖苷和黄酮醇-3-O-鼠李糖苷来说，它们的端基质子化学位移值也有较大的区别，但二氢黄酮醇-3-O-葡萄糖苷和 3-O-鼠李糖苷的端基质子化学位移值则区别很小（表 5-11）。当黄酮苷类直接在 DMSO-d_6 中测定时，糖的端基质子（H-1″）有时与糖上的羟基质子信号混淆，但当加入 D_2O 后，羟基质子信号则消失，糖的端基质子（H-1″）可以显示出来。

黄酮苷类化合物中的端基质子信号的偶合常数，可被用来判断其苷键构型，详见糖有关部分。

表 5-11　黄酮类单糖苷中 H-1″的化学位移

化合物	H-1″	化合物	H-1″
黄酮醇-3-O-葡萄糖苷	5.70 ~ 6.00	黄酮醇-3-O-鼠李糖苷	5.00 ~ 5.10
黄酮类-7-O-葡萄糖苷	4.80 ~ 5.20	黄酮醇-7-O-鼠李糖苷	5.10 ~ 5.30
黄酮类-4′-O-葡萄糖苷	4.80 ~ 5.20	二氢黄酮醇-3-O-葡萄糖苷	4.10 ~ 4.30
黄酮类-5-O-葡萄糖苷	4.80 ~ 5.20	二氢黄酮醇-3-O-鼠李糖苷	4.00 ~ 4.20
黄酮类-6- 及 8-C-糖苷	4.80 ~ 5.20	黄酮醇-3-O-鼠李糖苷	5.00 ~ 5.10

5. 其他质子

（1）酚羟基质子：测定酚羟基质子，须将黄酮类化合物用 DMSO-d_6 为溶剂测定。7、3′、4′和5′位酚羟基质子信号一般出现在 $\delta\,9.00\sim10.50$ 附近。而 5 位酚羟基质子由于与 4 位羰基形成氢键，向低场位移，位于 $\delta\,12.00\sim13.00$。向被测定的样品溶液中加入 D_2O，这些信号即消失。

（2）C_6 和 C_8-CH_3 质子：其中 C_6-CH_3 质子比 C_8-CH_3 质子出现在稍高磁场处（约 $\delta\,0.2$）。如以异黄酮为例，前者出现在 $\delta\,2.04\sim2.27$ 处，而后者出现在 $\delta\,2.14\sim2.45$ 处。

（3）甲氧基质子：除少数例外，甲氧基质子一般以单峰出现在 δ 3.50～4.10 处。虽然糖基上的一般质子也在此区域出现吸收峰，但它们均不是单峰，故极易区别。甲氧基在母核上的位置，可用 2D-NMR 技术如 HMBC、NOESY 谱等确定。

（4）异戊烯基质子：黄酮的 6- 及 8- 位常具有异戊烯基取代，异戊烯基的质子信号较容易识别，且在不同氘代溶剂中的位移值差别不大。其中 2 个甲基质子为 2 个单峰信号出现在 δ 1.70～1.80，亚甲基常以双峰出现在约 δ 3.40 处，烯质子常以三重峰出现在约 δ 5.20 处。

（三）^{13}C-NMR 谱

除 ^{1}H-NMR 外，黄酮类化合物的 ^{13}C-NMR 信号也有较强的规律。黄酮苷元的 ^{13}C-NMR 信号大多集中在低场芳香碳原子信号区，黄酮苷类 ^{13}C-NMR 信号则包含苷元和糖基两部分。通常，A 环上引入取代基时，位移效应只影响到 A 环；与此相应，B 环上引入取代基时，位移效应只影响到 B 环。若是一个环上同时引入几个取代基时，其位移效应将具有某种程度的加和性。下面依次对苷元上的 A、B 和 C 碳原子信号的特征作一简述。

1. A 环碳原子

（1）5,7- 二羟基黄酮类化合物：A 环的 C-6 和 C-8 因位于酚羟基邻位，出现在较高场 δ 90.0～100.0，且 C-6 信号总是比 C-8 信号出现在较低场。在黄酮和黄酮醇类化合物中，两者相差约为 δ 5.0。在二氢黄酮和二氢黄酮醇中，C-6 信号移向高场，使两者相差减少，约为 δ 1.0。C-5、C-7 和 C-9 信号由于直接同酚羟基相连，位于低场，约 δ 155.0～165.0。C-10 位置较为固定，约 δ 102.0～106.0。当 C-6 或 C-8 有烷基或碳糖苷取代时，C-6 或 C-8 信号将发生较大的低场位移。如 C-6 位有甲基或异戊烯基取代，则 C-6 信号低场位移 δ 6.0～9.6，当 C-6 位有碳糖基取代，则 C-6 信号低场位移约 δ 10.0。

（2）7-羟基黄酮类化合物：A 环的 C-7 位羟基造成 C-6、C-8 位处于高场，δ 值小于 120.0，C-5 位受 7 位影响较小，约在 δ 120.0～125.0。

（3）5,6,7- 三羟基黄酮类化合物：与 5,7- 二羟基黄酮类化合物相比，当 6 位有羟基取代后，C-6 向低场位移至 δ 130.0～140.0，C-8 受到的影响较小。反之，8 位有羟基取代后，C-8 向低场位移至 δ 130.0～135.0，C-6 受到的影响较小。

2. B 环碳原子

（1）4'-羟基取代黄酮类化合物：黄酮、黄酮醇和异黄酮的 C-1' 信号一般较为稳定在 δ 121.0～122.0 很窄的范围中。在二氢黄酮中，由于 B 环不与 C 环共轭，C-1' 信号向低场位移至 δ 128.0～130.0。同时，受羟基的影响，C-3'、5'（约为 δ 115.0）总是比 C-2'、6' 处于高场（约为 δ 128.0）。

（2）3',4'- 二羟基取代黄酮类化合物：C-3'、C-4' 出现约 δ 145.0。C-2'、C-5' 和 C-6' 处于高场，小于 δ 120.0。

3. C 环碳原子

C 环碳的化学位移也是确定各类黄酮类化合物结构类型的重要依据，不同类型黄酮化合物 C 环 2、3 和 4 位的化学位移值见表 5-12。通过比较三者之间的差异，可以区分各类黄酮结构。

笔记

表5-12　^{13}C-NMR谱中C环2、3和4位的化学位移特征

C-2	C-3	C-4	归属
160. 0 ~ 165. 0	103. 0 ~ 112. 0	174. 0 ~ 184. 0	黄酮类
150. 0 ~ 155. 0	122. 0 ~ 126. 0	174. 0 ~ 181. 0	异黄酮类
145. 0 ~ 150. 0	136. 0 ~ 139. 0	172. 0 ~ 177. 0	黄酮醇类
75. 0 ~ 80. 2	42. 8 ~ 44. 6	189. 5 ~ 199. 5	二氢黄酮类
75. 0 ~ 82. 7	71. 0 ~ 79. 0	188. 0 ~ 197. 0	二氢黄酮醇类
146. 1 ~ 147. 7	111. 6 ~ 111. 9	182. 5 ~ 182. 7	橙酮类
137. 8 ~ 140. 0	122. 1 ~ 122. 3	168. 6 ~ 169. 8	异橙酮类
136. 9 ~ 145. 4	116. 6 ~ 128. 1	188. 0 ~ 197. 0	查耳酮类

4. 糖苷上糖的连接位置　在二维 HMQC 和 HMBC 谱出现之前,苷化位移是判断糖连接位置的重要手段。黄酮类化合物的酚羟基在形成 O- 糖苷后,无论苷元及糖均将产生相应的苷化位移。通常,形成苷后糖上的端基碳向低场移动,苷化位移约为$\delta +4. 0 ~ +6. 0$。苷元苷化位碳原子向高场移动,$\delta - 1. 0 ~ - 3. 0$。其邻、对位向低场位移。当5位羟基形成糖苷键后,将会对 A、B 和 C 环同时造成影响。且苷化位移值较大。

在苷化位移无法判断糖的连接位置时,可考虑使用 2D-NMR 谱,通常先分析 HMQC 或 HSQC 谱,归属各个碳和其相连氢的化学位移,然后应用 HMBC 谱分析糖端基氢和相连苷元碳之间的相关信号,来确定糖的连接位置。

黄酮类化合物的 8 位和 6 位较易与糖端基碳直接相连形成碳苷,此时糖端基碳将位于约 $\delta 75. 0 ~ 80. 0$ 区域内。同时应用 HMBC 谱观察糖端基氢与苷元的相关峰可用于决定糖基连在苷元上的位置。

(四)MS 谱

游离黄酮类化合物由于有共轭系统,在电子轰击质谱(EI- MS)中,即可以得到强的分子离子峰 M^+,且常为基峰。除分子离子峰外,在高质量区常可见$[M-H]^+$、$[M-CO]^+$和$[M-CH_3]^+$(含有甲氧基者)等碎片离子峰出现。对鉴定黄酮类化合物最有用的离子,是含有完整 A 环和 B 环的碎片离子,用 A_1^+、A_2^+…… 和 B_1^+、B_2^+…… 等表示(如图5-9,图5-10)。特别是碎片A_1^+与相应的碎片B_1^+的质荷比之和等于分子离子$[M^+]$的质荷比,因此,这两个碎片离子在结构鉴定中有重要意义。同时,裂解方式 I 还将进一步产生碎片$[A_1-CO]^+$峰。

黄酮类化合物主要有下列两种基本的裂解方式。

裂解方式 I (RDA 裂解)如图5-9:

裂解方式 II 如图5-10:

这两种裂解方式是相互竞争、相互制约的,B_2^+、$[B_2-CO]^+$离子强度几乎与 A_1^+、B_1^+离子以及由 A_1^+、B_1^+进一步裂解产生的一系列离子(如$[A_1-CO]^+$、$[A_1-CH_3]^+$…)总强度成反比。

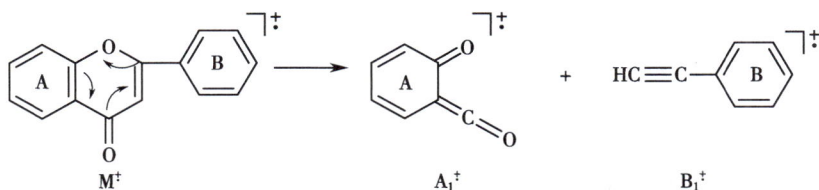

图 5-9　裂解方式 I

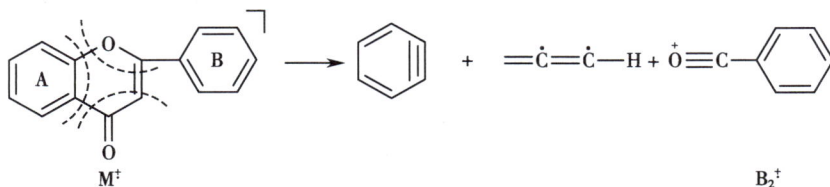

图 5-10　裂解方式 II

1. 黄酮类基本裂解方式如图 5-11：

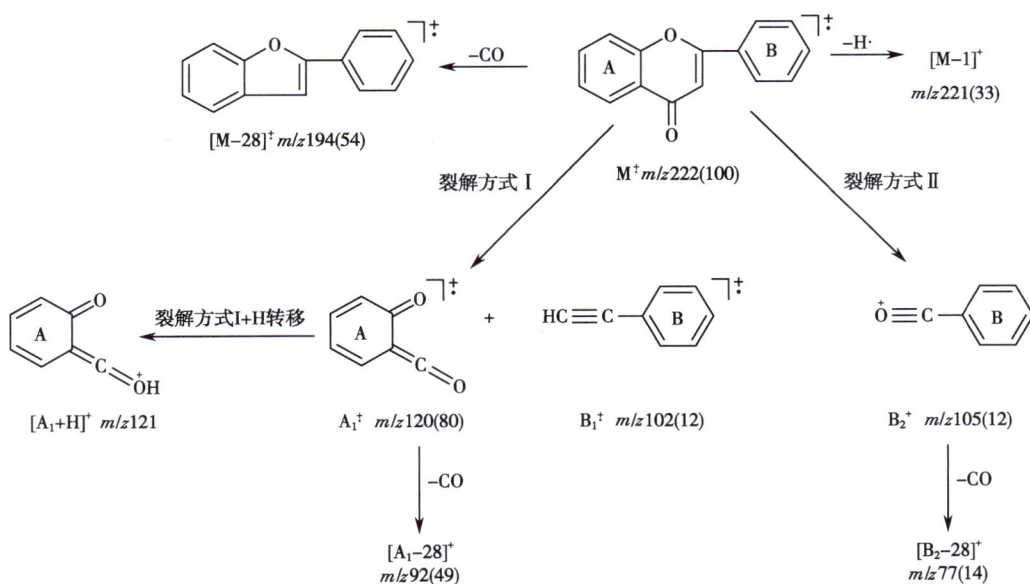

图 5-11　黄酮类化合物裂解模式

A 环上的取代情况,可根据 A_1^+ 碎片的质荷比(m/z)来确定。如 5,7-二羟基黄酮质谱中有与黄酮相同的 B_1^+ 碎片($m/z102$),但是,它的 A_1^+ 比后者高 32 质量单位,即 m/z 152 代替了 m/z 120,说明 A 环上应有两个羟基取代。同理,B 环上的取代情况可根据 B_1^+ 碎片确定。

黄酮的 6- 及 8- 位常具有异戊烯基取代,可通过上述方法比较 A_1^+ 碎片质量单位来确定。此外,除了具有一般黄酮类裂解方式外,侧链还将产生一些新的离子,可用于结构研究。

　　在 6- 及 8- 位含甲氧基的黄酮类,在裂解当中可失去甲基,产生一个强的［M-CH₃］⁺离子峰,继之再失去 CO,产生［M-43］⁺碎片离子(图 5-12)。

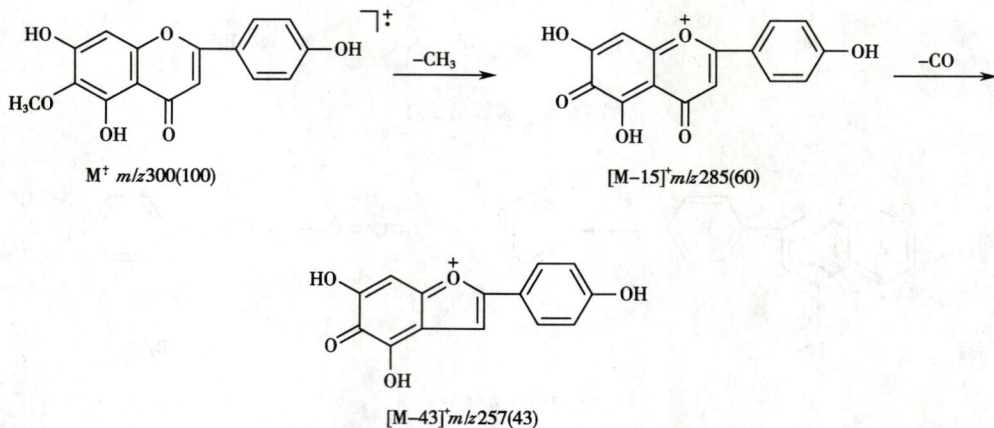

图 5-12　A 环含甲氧基黄酮化合物的质谱裂解模式

　　2. 黄酮醇类基本裂解方式(图 5-13)

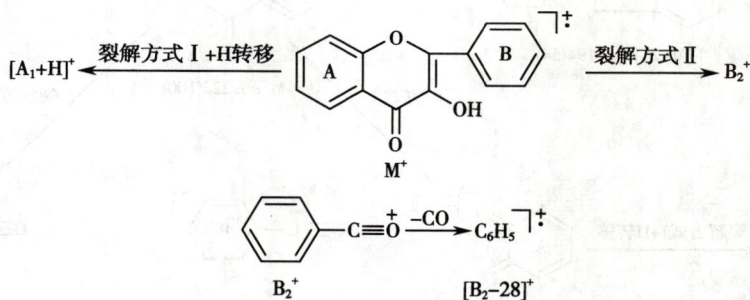

图 5-13　黄酮醇化合物的质谱裂解规律

　　多数游离黄酮醇类的分子离子峰是基峰,裂解时主要按裂解方式Ⅱ进行,得到的 B₂⁺ 离子及其失去 CO 而形成的［B₂-28］⁺离子是具有重要诊断价值的碎片离子。

　　由于 B₂⁺ 和［B₂-28］⁺离子总强度几乎与 A₁⁺、B₁⁺ 及由 A₁⁺、B₁⁺ 衍生的一系列离子的总强度互成反比,因此,如果在一个黄酮或黄酮醇质谱中看不到由裂解方式Ⅰ得到的碎片离子时,则应当检查 B₂⁺ 离子。

　　游离黄酮醇类的质谱中除了 M⁺、B₂⁺、A₁⁺、［A₁＋H］⁺离子外,还可看到［M-H］⁺、［M-15］⁺(M-CH₃),［M-43］⁺(M-CH₃-CO)等碎片离子,可为结构分析提供重要信息。

学习小结

1. 学习内容

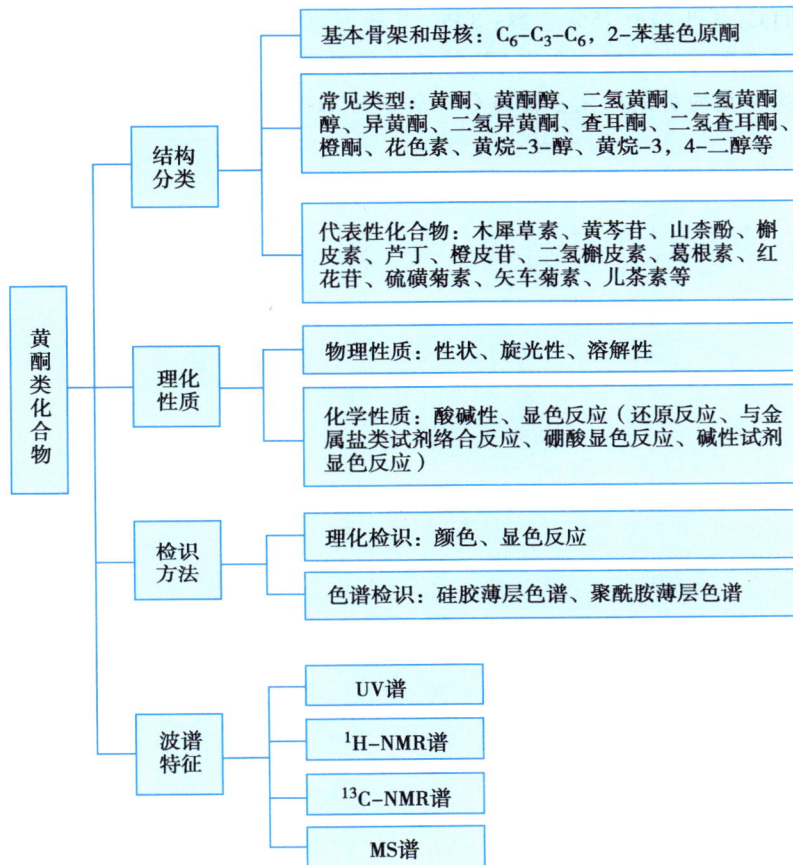

基本骨架和母核：C_6-C_3-C_6，2-苯基色原酮

常见类型：黄酮、黄酮醇、二氢黄酮、二氢黄酮醇、异黄酮、二氢异黄酮、查耳酮、二氢查耳酮、橙酮、花色素、黄烷-3-醇、黄烷-3,4-二醇等

代表性化合物：木犀草素、黄芩苷、山柰酚、槲皮素、芦丁、橙皮苷、二氢槲皮素、葛根素、红花苷、硫磺菊素、矢车菊素、儿茶素等

物理性质：性状、旋光性、溶解性

化学性质：酸碱性、显色反应（还原反应、与金属盐类试剂络合反应、硼酸显色反应、碱性试剂显色反应）

理化检识：颜色、显色反应

色谱检识：硅胶薄层色谱、聚酰胺薄层色谱

UV谱

^{1}H-NMR谱

^{13}C-NMR谱

MS谱

黄酮类化合物　结构分类　理化性质　检识方法　波谱特征

2. 学习方法

（1）黄酮类化合物的结构分类首先要抓住其2-苯基色原酮的基本结构，在此基础上根据其分类依据，进一步学习掌握其他类型。

（2）学习理化性质时要密切结合其结构特点，掌握不同的结构特点对其性质如颜色、旋光性、溶解性、酸性以及显色反应的影响。

（3）检识方法重点以色谱检识为主，应结合不同色谱方法的原理掌握其色谱规律，如硅胶薄层色谱属于吸附色谱，聚酰胺薄层色谱为氢键吸附。

（4）学习波谱特征时注意结合不同黄酮类化合物的结构特点，可以黄酮或黄酮醇为例，将 UV、IR、NMR、MS 等波谱特征进行串联学习。

（陈建真）

复习思考题

1. 什么是黄酮类化合物？简述黄酮、黄酮醇、二氢黄酮、异黄酮、查耳酮、橙酮、花色素、黄烷醇的结构特点，并各举一例。

2. 不同类型的黄酮类化合物其颜色和溶解性各有何特点？黄酮的酸性与结构之

笔记

间的关系如何？

3. 检识黄酮类化合物最常见的显色反应是什么？用下列三种色谱法检识芦丁和槲皮素，比较两种化合物的 R_f 值大小。①硅胶 TLC，展开剂为三氯甲烷-甲醇(8:2)；②聚酰胺 TLC，展开剂为 75% 乙醇；③PC，展开剂为 BAW(4:1:5，上层)。

4. 不同类型的黄酮类化合物 UV 特征有何不同？

5. 不同类型的黄酮类化合物的 C 环质子的 ^{1}H-NMR 特征有何不同？

笔记

第六章

萜类化合物和挥发油

📘 **学习目的**

学习萜类化合物和挥发油的结构与分类、理化性质、检识方法及波谱特征,为进一步学习萜类化合物和挥发油的制备方法及结构研究打下基础。

学习要点

萜类化合物和挥发油的结构与分类;一般理化性质:溶解性、物理常数、化学性质,检识方法,波谱特征;鉴别挥发油的常用方法和技术。

第一节　萜类化合物

一、概述

萜类化合物(terpenoids)在自然界分布极为广泛,是骨架庞杂、种类繁多、具有广泛生物活性的一类重要的天然药物化学成分。近年来从海洋生物中发现了大量的萜类化合物,据不完全统计,萜类化合物超过了 22000 种。挥发油、树脂、橡胶等所含主要成分多属于萜类化合物。

从化学结构上看,萜类化合物是异戊二烯(C_5H_8)$_n$ 首尾相连的聚合体及其衍生物,其骨架一般以五个碳为基本单元,少数也有例外。

萜类化合物常常根据分子结构中异戊二烯单元的数目进行分类(表 6-1)。分子中含有 2 个异戊二烯单元的称为单萜;含有 3 个异戊二烯单元的称为倍半萜;含有 4 个异戊二烯单元的称为二萜;含有 5 个异戊二烯单元的称为二倍半萜;含有 6 个异戊二烯单元的称为三萜,以此类推。同时根据各萜类分子结构中碳环的有无和数目多少,进一步分为无环萜、单环萜、双环萜、三环萜及四环萜等。萜类化合物多为含氧衍生物,少数萜类分子中含有氮原子,为萜类生物碱,如乌头碱(aconitine)。

本节主要介绍单萜、倍半萜、二萜及二倍半萜(表 6-1),三萜类化合物见本书第七章。

笔记

表6-1　萜类化合物的分类与分布

类别	碳原子数目	异戊二烯单元数	存在载体
半萜	5	1	植物叶
单萜	10	2	挥发油
倍半萜	15	3	挥发油
二萜	20	4	树脂、植物醇
二倍半萜	25	5	海绵、植物病菌、昆虫代谢物
三萜	30	6	皂苷、树脂
四萜	40	8	胡萝卜素
多聚萜	$7.5 \times 10^3 \sim 3 \times 10^5$	>8	橡胶、硬橡胶

二、单萜

单萜类（monoterpenoids）是由2个异戊二烯单元组成，含有10个碳原子的萜类化合物及其衍生物，多为植物挥发油中低沸程组分，其中含氧衍生物具有较强的生物活性及香气。

单萜类化合物可分为无环（链状）单萜、单环单萜、双环单萜及三环单萜，除三环单萜天然成分数目较少外，其他三类均有许多天然成分存在。

（一）无环单萜（acyclic monoterpenoids）

罗勒烯（ocimene）和月桂烯（myrcene）互为同分异构体，具有特殊的香味，是典型的无环单萜烃，主要作为香料工业的原料；香叶醇（geraniol）和橙花醇（nerol）互为顺反异构体，香茅醇（citronellol）是香叶醇或橙花醇氢化还原后的产物，常共存于同一挥发油中，具有玫瑰香气。

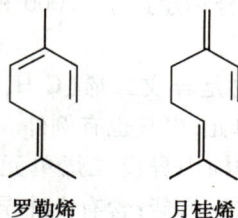

罗勒烯　　　月桂烯

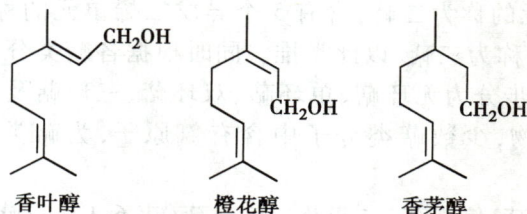

香叶醇　　　橙花醇　　　香茅醇

（二）单环单萜（monocyclic monoterpenoids）

单环单萜可看成是由链状单萜环合衍变而来，常见的结构类型有：对-薄荷烷型（p-menthane）、环香叶烷型（cyclogeraniane）和䓬酚酮类（troponoides）。

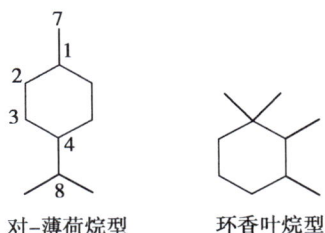

对-薄荷烷型　　　环香叶烷型

α-紫罗兰酮(α-ionone)存在于千屈菜科植物指甲花的挥发油中,有香气,可作为香料;薄荷醇(menthol)是唇形科植物薄荷和欧薄荷挥发油的主要成分,其左旋体称为"薄荷脑",白色块状或针状结晶,有镇痛、止痒作用。

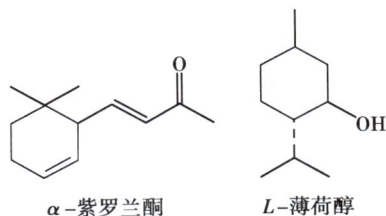

α-紫罗兰酮　　　L-薄荷醇

草酚酮是一类变形的单萜化合物,它们的碳骨架不符合经验的异戊二烯定则。草酚酮具有芳香化合物的性质,环上的羟基具有酚的通性,其酸性介于酚类和羧酸之间。分子中的羟基易于甲基化,但不易酰化;羰基有类似羧酸中羰基的性质,但不能和一般羰基试剂反应。该类化合物能与多种金属离子形成络合物结晶体,并显示不同颜色,可用于鉴别。红外光谱显示其羰基($1600 \sim 1650 \text{cm}^{-1}$)和羟基($3200 \sim 3100 \text{cm}^{-1}$)的吸收峰位置与一般化合物中的羰基和羟基略有区别。α-崖柏素(α-thujaplicin)存在于崖柏和罗汉柏的心材中。草酚酮类化合物多具有抗肿瘤活性,且多有毒性。

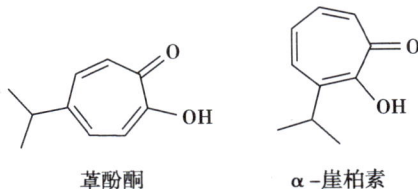

草酚酮　　　α-崖柏素

(三)双环单萜(bicyclic monoterpenoid)

双环单萜的碳骨架可以看成薄荷烷分子中 C-8 分别与 C-1、C-2、C-3 相连或 C-4 与 C-2 相连形成的桥环化合物。常见的结构类型有:蒎烷型(pinane)、蒈烷型(carane)、莰烷型(camphane)、异莰烷型(isocamphane)和葑烷型(fenchane)。芍药苷(paeoniflorin)为白色粉末,熔点196℃,在酸性环境(pH 2~6)下稳定,在碱性环境下不稳定;樟脑(camphor)为白色结晶固体,熔点179.8℃,易升华,具有特殊的芳香气味;龙脑(borneol)俗名冰片,又称樟醇,可看做樟脑的还原产物,有升华性,熔点为204~208℃;莰烯(camphene)右旋体熔点51~52℃,存在于樟木、樟叶挥发油中,左旋体熔点49~50℃,存在于缬草油(valerian oil)、香茅油(citronella oil)中;葑酮(fenchone)在小茴香果实挥发油中较多。

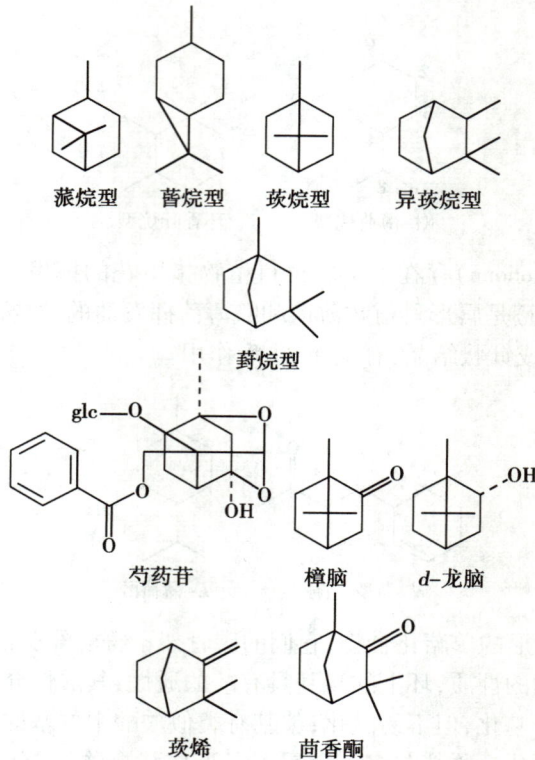

蒎烷型　莒烷型　莰烷型　异莰烷型

蒈烷型

芍药苷　樟脑　d-龙脑

莰烯　茴香酮

（四）三环单萜（tricyclic monoterpenoid）

三环单萜的常见结构类型有三环烷型和葛缕樟烷型等。对檀香醇（teresantalol）存在于檀香心材挥发油中，白檀香油曾用作尿道杀菌剂；香芹樟脑（carvonecamphor）是藏茴香酮（carvone）经日光长期照射的产物。

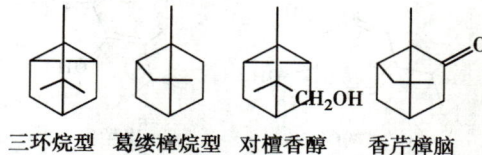

三环烷型　葛缕樟烷型　对檀香醇　香芹樟脑

（五）环烯醚萜类

环烯醚萜是一类变形的单萜化合物，它们的碳骨架不符合经验的异戊二烯定则。环烯醚萜为臭蚁二醛（iridoidial）的缩醛衍生物，臭蚁二醛原是从臭蚁的防卫分泌物中分离得到的化合物，在植物体内也发现有此类成分存在，且系由焦磷酸香叶酯（GPP）衍生而成，故属单萜类化合物。GPP 在植物体内先逐步转化成臭蚁二醛，再衍生成环烯醚萜，环烯醚萜形成后，若 C_4-甲基经氧化脱羧，则形成4-去甲基环烯醚萜，若C_7-C_8处化学键断裂开环，则形成裂环环烯醚萜（secoiridoids），且多与糖结合形成苷，其生物合成途径如图 6-1。

环烯醚萜类是一类特殊的单萜化合物，多具有半缩醛及环戊烷的结构特点，其半缩醛 C-1 位羟基性质不稳定，故环烯醚萜类化合物主要以 C-1 羟基与糖成苷的形式存在于植物体内；该类化合物含有取代环戊烷环烯醚萜和环戊烷开裂的裂环环烯醚萜两种基本碳架。

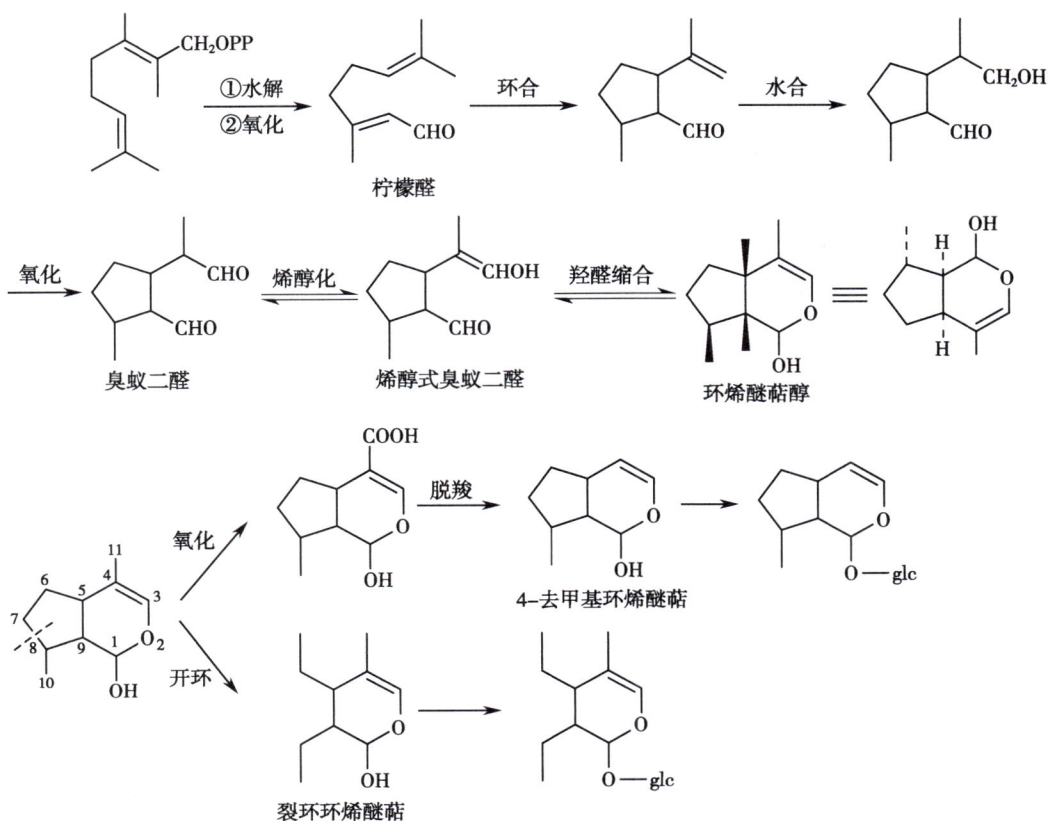

图6-1　环烯醚萜类化合物的生物合成途径

1. 环烯醚萜苷类　环烯醚萜类成分多以苷的形式存在,以 10 个碳的环烯醚萜苷占多数,其结构上 C-1 羟基多与葡萄糖形成苷,且多为 β-D-葡萄糖苷,C-11 有时氧化成羧酸,并可形成内酯。

栀子苷(gardenoside)、京尼平苷(geniposide)存在于栀子中,文献报道它们与栀子的清热泻火、治疗肾炎水肿有一定关系。栀子苷为主要化学成分,有一定泻下作用,京尼平苷有显著的泻下、利胆作用,其苷元京尼平(genipin)具有显著的促进胆汁分泌活性。鸡屎藤苷(paederoside)是鸡屎藤中主要化学成分,其 C-4 位羧基与 C-6 位羟基形成 γ-内酯;植物鸡屎藤组织受损时,鸡屎藤苷 C-10 位的甲硫酸酯酶解产生甲硫醇,使得该植物具有鸡屎的恶臭,因而得名。马鞭草苷(verbenalin)存在于马鞭草中,具有收缩子宫的作用,也是副交感神经作用器官的兴奋剂,并有镇咳作用。

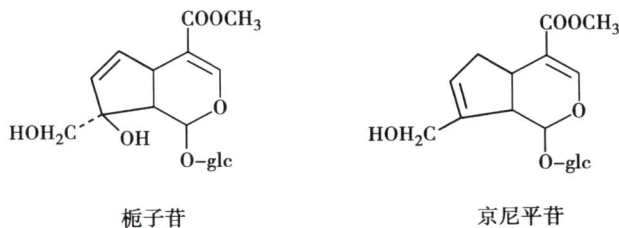

栀子苷　　　　　　京尼平苷

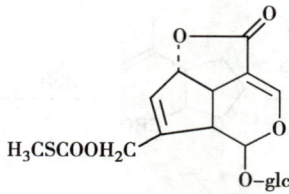 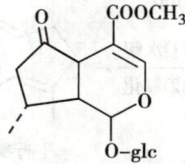

鸡屎藤苷　　　　　　　　马鞭草苷

2. 4-去甲环烯醚萜苷类　4-去甲基环烯醚萜苷为环烯醚萜苷(iridoid)C-4 降解生成的苷,苷元碳骨架为 9 个碳,又称作 C-4 位无取代基环烯醚萜苷,环上取代情况与环烯醚萜苷类似。

梓醇(catalpol)是地黄降血糖的有效成分,并有较好的利尿及迟缓性泻下作用;钩果草苷(harpagoside)存在于玄参根中,有一定的镇痛抗炎活性。

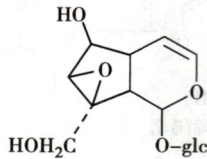 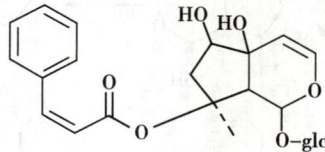

梓醇　　　　　　　　　钩果草苷

3. 裂环环烯醚萜苷　裂环环烯醚萜苷(secoiridoid glycosides)是由环烯醚萜苷苷元部分在 C-7、C-8 处开环衍生而来的苦味苷。这类化合物在龙胆科、茜草科、木犀科植物中分布广泛,尤其在龙胆科的龙胆属和獐牙菜属植物中存在的更为普遍。龙胆苦苷(gentiopicroside)是龙胆科植物龙胆、当药、獐牙菜等植物中的苦味成分。当药苷(sweroside)、当药苦苷(swertamarin)为当药和獐牙菜中的苦味成分。

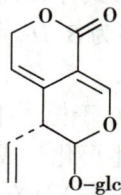 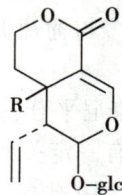

龙胆苦苷　　　獐牙菜苷　　R=H
　　　　　　　獐牙菜苦苷　R=OH

三、倍半萜

倍半萜(sesquiterpenoids)是指分子骨架由 3 个异戊二烯单元组成,含有 15 个碳原子的萜类化合物。倍半萜多与单萜共存于植物挥发油中,是挥发油中高沸程部分(250~280℃)的主要成分,倍半萜的含氧衍生物多有较强的生物活性及香气。

倍半萜类化合物可分为无环(链状)倍半萜、单环倍半萜、双环倍半萜、三环倍半萜及四环倍半萜,其碳环有五、六、七甚至十二元的大环。

(一)无环倍半萜(acyclic sesquiterpenoids)

金合欢烯(farnesene)存在于枇杷叶、生姜等的挥发油中,有 α、β 两种构型;橙花叔醇(nerolidol)又称苦橙油醇,具有苹果香气,是橙花油的主要成分之一。

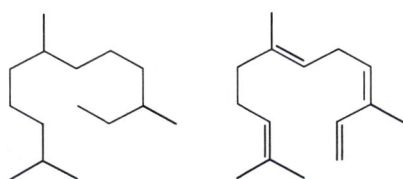

金合欢烷型　　　β-金合欢烯

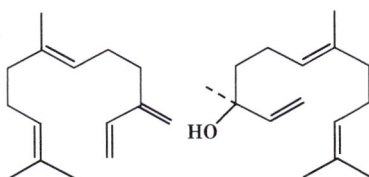

α-金合欢烯　　　橙花叔醇

（二）单环倍半萜（monocyclic sesquiterpenoids）

α-姜黄烯（α-curcumene）存在于郁金挥发油中,用于活血化瘀、疏肝解郁;α-蛇麻烯（α-humulene）存在于蛇麻的球果中,具有健胃消食和抗结核作用;青蒿素（arteannuin）是从中药青蒿中分离到的具有过氧结构的倍半萜内酯,有很好的抗恶性疟疾活性,其多种衍生物制剂已用于临床。

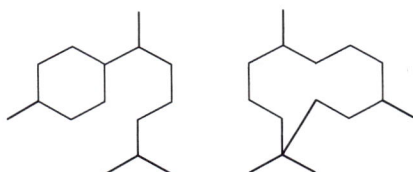

没药烷型　　　　蛇麻烷型

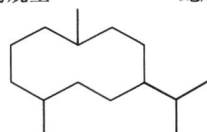

吉马烷型

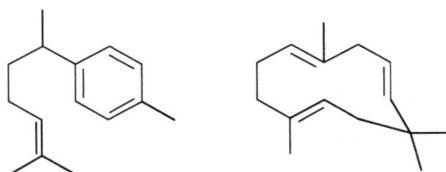

α-姜黄烯　　　　α-蛇麻烯

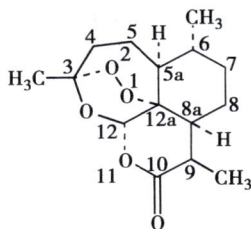

青蒿素

（三）双环倍半萜（bicyclic sesquiterpenoids）

桉叶醇（eudesmol）有 α、β 两种异构体，在桉油、厚朴、苍术中含有。棉酚（gossypol）在棉籽中为消旋体，在棉的茎、叶中均含有。棉酚为黄色液体，有杀精子作用，但由于毒副作用大而未用于临床；棉酚还有抗菌、杀虫活性。β-白檀醇（β-santalol）为白檀油中沸点较高的组分，用作香料的固香剂，并有较强的抗菌作用。

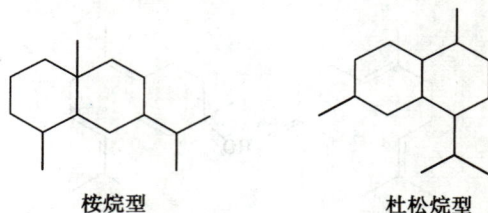

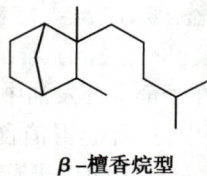

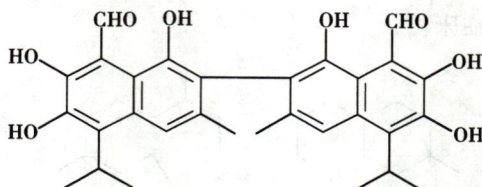

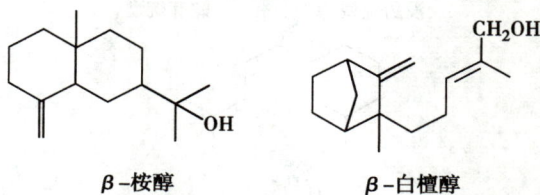

桉烷型

杜松烷型

β-檀香烷型

棉酚

β-桉醇

β-白檀醇

薁类化合物（azulenoids）是由五元环与七元环骈合而成的芳烃衍生物，可看成是由环戊二烯负离子和环庚三烯正离子骈合而成。薁是一种非苯型的芳烃类化合物，具有一定的芳香性。分子结构中具有高度的共轭体系，能与苦味酸或三硝基苯作用，形成有敏锐熔点的 π 络合物，可用于鉴别；薁类化合物亦可在紫外-可见吸收光谱（360～700nm）中观察到强吸收峰。此类化合物沸点较高，一般在 250～300℃，不溶于水，可溶于有机溶剂和强酸，加水稀释又可析出，故可用 60%～65% 硫酸或磷酸提取；在挥发油分级蒸馏时，高沸程馏分中若有蓝色或绿色的馏分，提示可能有薁类成分存在。

薁类化合物在中药中有少量存在，多数是由存在于挥发油的氢化薁类脱氢而成，如愈创木醇（guaiol）存在于愈创木木材的挥发油中，属于薁类的还原产物。该化合物在蒸馏、酸处理时，可氧化脱氢而形成薁类。莪术醇（curcumol）存在于莪术根茎的挥发油中，具有抗肿瘤活性。

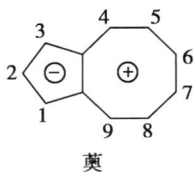

薁

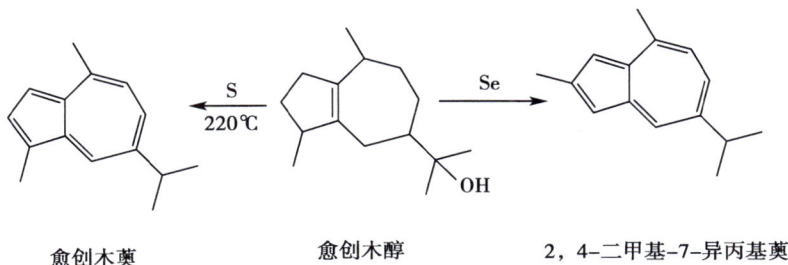

愈创木薁　　　　　愈创木醇　　　　　2，4-二甲基-7-异丙基薁

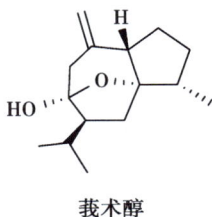

莪术醇

（四）三环倍半萜（tricyclic sesquiterpenoids）

α-檀香醇（α-santalol）存在于白檀木的挥发油中，有很强的抗菌活性。

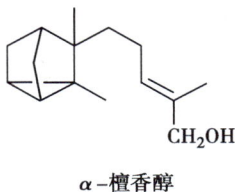

α-檀香醇

四、二萜

二萜（ditepenoids）是指分子骨架由 4 个异戊二烯单元组成，含有 20 个碳原子的萜类化合物。二萜在自然界中分布广泛，如松柏科植物分泌的乳汁、树脂等均以二萜类衍生物为主。一些含氧二萜衍生物具有较强的生物活性，如穿心莲内酯（andrographolide）、雷公藤内酯（triptolidenol）、银杏内酯（ginkgolide）、紫杉醇（taxol）、甜菊苷（stevioside）等。

二萜类化合物可分为无环（链状）二萜、单环二萜、双环二萜、三环二萜、四环二萜、五环二萜等，天然无环及单环二萜较少，双环及三环二萜数量较多。

（一）无环二萜（acyclic diterpenoids）

植物醇（phytol）与叶绿素分子中的卟啉结合成酯广泛存在于植物中。

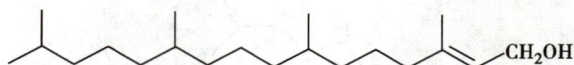

植物醇

（二）单环二萜（monocyclic diterpenoids）

维生素 A 主要存在于动物肝脏中，是保持正常夜间视力的必需物质。

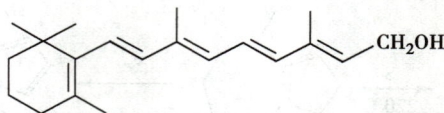

维生素A

（三）双环二萜（bicyclic diterpenoids）

穿心莲叶中含有较多二萜内酯及二萜内酯苷类成分，其中穿心莲内酯为抗炎作用的主要活性成分，临床用于治疗急性菌痢、胃肠炎、咽喉炎、感冒发热等，疗效确切，但水溶性不好。为增强穿心莲内酯水溶性，将穿心莲内酯在无水吡啶中与丁二酸酐作用，制备成丁二酸半酯的钾盐；与亚硫酸钠在酸性条件下制备成穿心莲内酯磺酸钠，而成为水溶性化合物，用于制备浓度较高的注射剂。

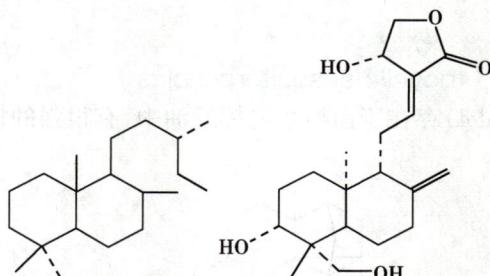

半日花烷型　　穿心莲内酯

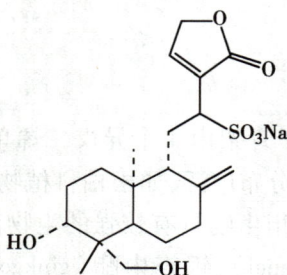

穿心莲内酯磺酸钠

银杏内酯是银杏根皮及叶的强苦味成分，已分离鉴定出银杏内酯 A、B、C、M、J。它们的基本结构中有三个内酯环，但碳环只有两个，因此银杏内酯为双环二萜类化合物。银杏内酯及银杏总黄酮是银杏叶中治疗心脑血管病的主要有效成分。

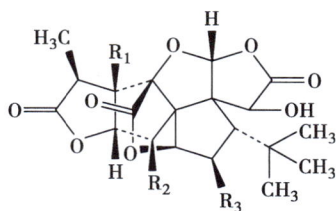

	R_1	R_2	R_3
银杏内酯A	OH	H	H
银杏内酯B	OH	OH	H
银杏内酯C	OH	OH	OH
银杏内酯M	H	OH	OH
银杏内酯J	OH	H	OH

（四）三环二萜（tricyclic diterpenoid）

雷公藤甲素（triptolide）、雷公藤乙素（tripdiolide）、雷公藤内酯及 16-羟基雷公藤内酯醇（16-hydroxytriptolide）是从雷公藤中分离出的抗肿瘤活性物质；雷公藤甲素对乳腺癌和胃癌细胞系集落形成有抑制作用，16-羟基雷公藤内酯醇具有较强的抗炎、免疫抑制和雄性抗生育作用。

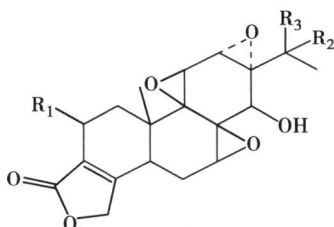

雷公藤甲素	R_1=H	R_2=H	R_3=CH_3
雷公藤乙素	R_1=OH	R_2=H	R_3=CH_3
雷公藤内酯	R_1=H	R_2=OH	R_3=CH_3
16-羟基雷公藤内酯醇	R_1=H	R_2=H	R_3=CH_2OH

紫杉醇又称红豆杉醇，是存在于红豆杉科红豆杉属多种植物中具有抗癌作用的二萜类化合物，临床上用于治疗卵巢癌、乳腺癌和非小细胞肺癌等，是二十世纪九十年代国际抗肿瘤药物研究领域三大成就之一。

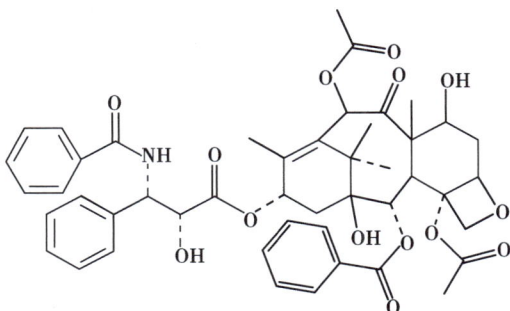

紫杉醇

（五）四环二萜（tetracyclic diterpenoid）

甜菊苷（stevioside）是菊科植物甜叶菊叶中所含的四环二萜甜味苷，甜菊苷曾在医药、食品工业中广泛应用,但近年来有报道甜菊苷有致癌作用,美国及欧盟已禁用;大戟二萜醇(phorbol)属四环二萜类型成分,存在大戟科和瑞香科的许多植物中,当其母核上的 C-12 和 C-13 位上的羟基被酯化后,形成一系列 phorbol-12,13 二元酯的辅致癌因子。闹羊花毒素Ⅲ(rhodojaponin Ⅲ)来源于羊踯躅,从中药六轴子的果实中分离得到此物质,该化合物不仅对重症高血压有紧急降压作用,而且对室上性心动过速有减慢心率作用。

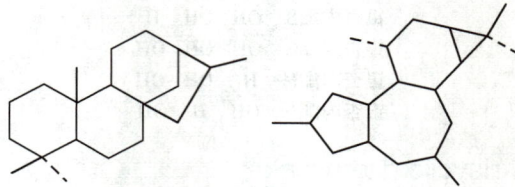

贝壳杉烷型　　　　　大戟烷型

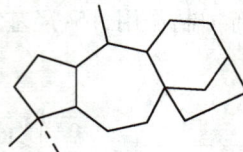

木藜芦毒烷型

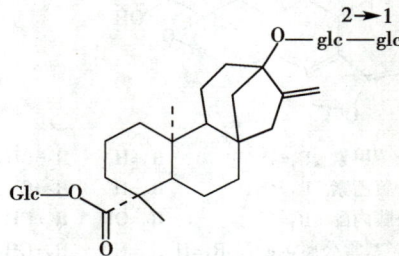

甜菊苷

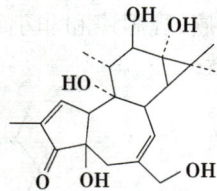

大戟二萜醇

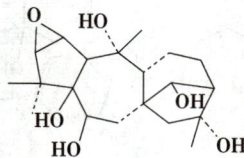

闹羊花毒素Ⅲ

五、二倍半萜

二倍半萜(sesterterpenoids)是指分子骨架由 5 个异戊二烯单元组成,含有 25 个碳原子的萜类化合物。与其他萜类相比,二倍半萜类化合物数量少,天然的二倍半萜主要分布在羊齿植物、植物病原菌、海洋生物海绵、地衣及昆虫分泌物中,其中海绵是二倍半萜的主要来源。

六、萜类化合物的理化性质

(一)性状

萜类化合物中分子量较小的单萜和倍半萜多为具有特殊香气的油状液体,具有挥发性,是挥发油的重要组成成分;而分子量较大的二萜、三萜等多为固体,可形成结晶,不具有挥发性。萜类化合物多数具有光学活性,因多有苦味,又被称为苦味素。

(二)溶解性

萜类化合物多具亲脂性,易溶于乙醚、三氯甲烷、丙酮、甲醇、乙醇等有机溶剂,难溶或不溶于水。萜类化合物在水中的溶解度与分子中官能团极性大小和数量有关,如官能团极性增大或数量增多,则在水中的溶解度增大。萜类化合物与糖结合成苷时,极性随分子中糖数目的增加而增强,可溶于热水,易溶于甲醇、乙醇等亲水性有机溶剂。

(三)化学性质

1. 加成反应 萜类化合物中常含有双键或醛、酮等羰基,这些基团可与卤素、卤化氢、亚硝酰氯、亚硫酸氢钠和吉拉德试剂等发生加成反应,其产物常具有结晶性。因此通过反应可识别萜类化合物分子中不饱和键的存在和不饱和程度,还可利用加成产物具有完好晶形的特性,用于萜类的分离和纯化。

(1)双键加成反应

1)亚硝酰氯反应:亚硝酰氯(Tilden 试剂)能与很多不饱和萜的双键加成,生成亚硝基氯化物。反应时将不饱和萜或其醋酸溶液与亚硝酸戊酯(或亚硝酸乙酯)混合,冷却下加入浓盐酸,振摇,即可析出亚硝基氯化物结晶(必要时可用乙醇、丙酮重结晶),其结晶多为蓝色或蓝绿色,可用于不饱和萜的分离及鉴别(此亚硝基氯化物也可用不饱和萜卤化氢加成物的复原方法分解出原萜烯)。萜烯的亚硝基衍生物还可与伯胺或仲胺(常用六氢吡啶)缩合成亚硝基胺类,此缩合物具有较好的结晶及一定的物理常数,可用于鉴定,反应过程见图 6-2、6-3。

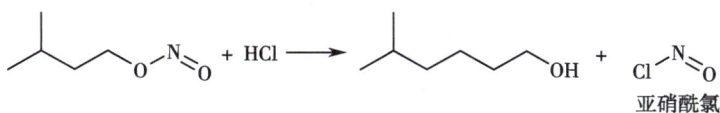

图 6-2 亚硝酰氯生成反应

需要注意的是,非四取代萜烯的氯化亚硝基衍生物结晶多为无色的二聚体,可加热至熔融或做成溶液解聚而呈蓝或蓝绿色。

2)卤化氢加成反应:氯化氢及溴化氢等卤化氢类试剂在冰乙酸为溶剂时,可对萜

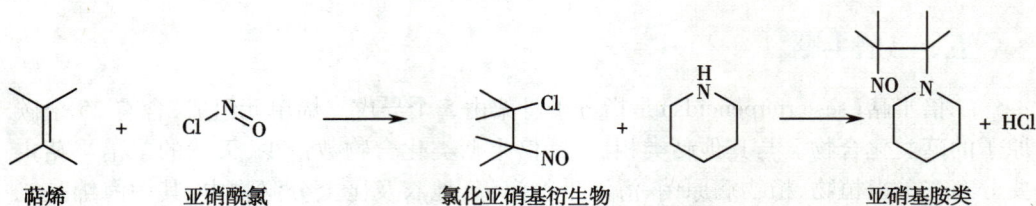

图 6-3　亚硝酰氯反应

类双键进行加成,其加成产物可于冰水中析出结晶。例如,柠檬烯与氯化氢的冰乙酸溶液反应,加入冰水稀释即有柠檬烯二氢二氯化物晶体析出(图 6-4)。

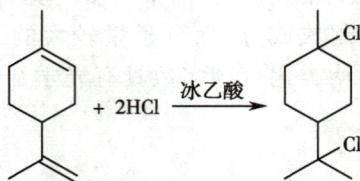

图 6-4　卤化氢加成反应

3)溴加成反应:在冰冷却条件下,于不饱和萜的冰乙酸或乙醚-乙醇混合溶液中滴加溴,可生成其溴加成物的结晶。

4)Diels-Alder 反应:共轭二烯结构的萜类化合物能与顺丁烯二酸酐产生 Diels-Alder 反应,生成物为结晶,可藉此初步证明共轭双键的存在(图 6-5)。

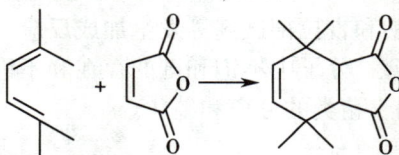

图 6-5　Diels-Alder 反应

有些具有两个非共轭双键的萜类也可与顺丁烯二酸酐生成加成物(是其双键移位至共轭所致),故用此反应判定共轭双键结构时,应结合紫外光谱等其他数据综合分析。

(2)羰基加成反应

1)亚硫酸氢钠加成:具羰基的萜类化合物可与亚硫酸氢钠加成,生成结晶性的加成物而与非醛酮类的萜分离,其加成物用酸或碱(多用草酸、硫酸或碳酸钠)处理,可分解复原成原萜醛或萜酮。但反应时要注意控制反应条件,如果时间过长或温度过高,会使双键发生不可逆的加成。如柠檬醛的加成,不同条件下得到的加成物(图 6-6)。

2)吉拉德(Girard)试剂加成:吉拉德试剂是一类带季铵基团的酰肼,可与具羰基的萜类生成水溶性加成物而与脂溶性非羰基萜类分离,常用的试剂为吉拉德 T 及吉拉德 P 两种。

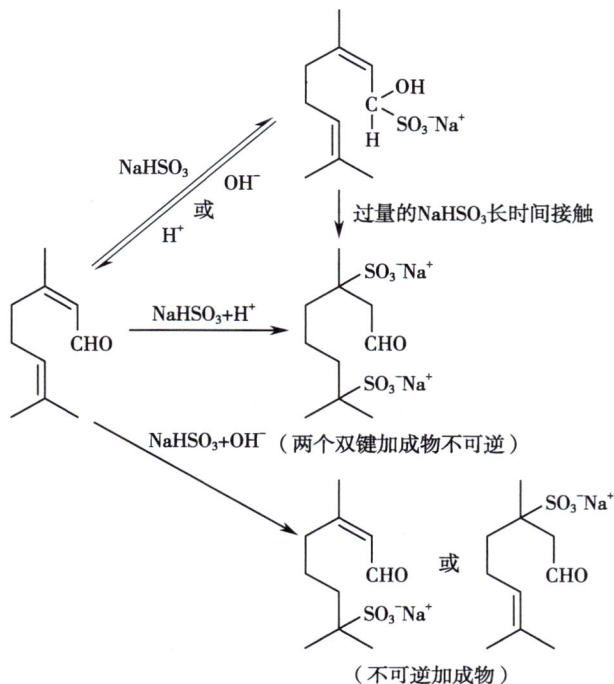

图6-6　亚硫酸氢钠加成

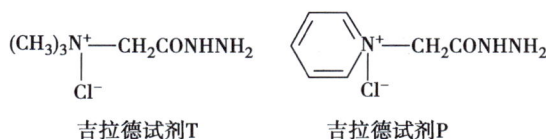

吉拉德试剂T　　　　　吉拉德试剂P

　　反应时在萜酮及萜醛的乙酸-无水乙醇(1∶10,重量比)溶液中加入吉拉德试剂(加乙酸促进反应),回流加热,反应结束后加水稀释,用乙醚萃取非羰基类化合物后,分取水层用硫酸或盐酸酸化,再用乙醚萃取,乙醚萃取液蒸去溶剂即得原萜酮或萜醛(图6-7)。

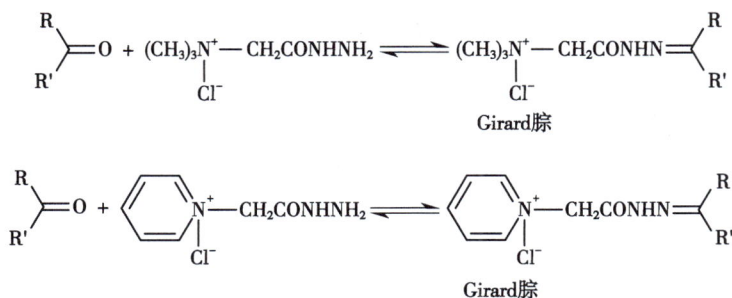

图6-7　吉拉德试剂加成反应

　　2. 氧化反应　不同氧化剂在一定的条件下,能将萜类化合物中的不同基团氧化,生成各种氧化产物。常用的氧化剂有臭氧、铬酐(三氧化铬)、高锰酸钾,其中以臭氧应用最为广泛。例如,臭氧氧化萜类化合物,既可用来测定分子双键的位置,亦可用于相关的醛酮合成(图6-8)。

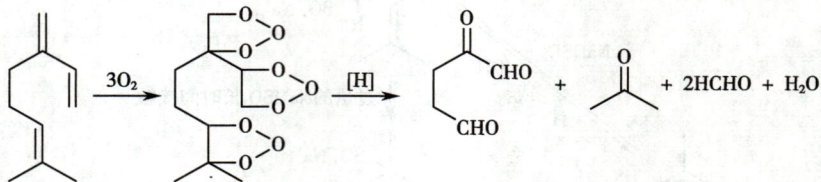

图6-8　臭氧氧化萜类的氧化反应

铬酐是应用非常广泛的一种氧化剂,几乎能与所有可氧化的基团作用,利用强碱型离子交换树脂与三氧化铬制得具有铬酸基的树脂,它与仲醇在溶剂中回流,生成酮,得率高达73%~98%,副产物少,产物易分离、纯化。例如薄荷醇氧化成薄荷酮的反应如下(图6-9)。

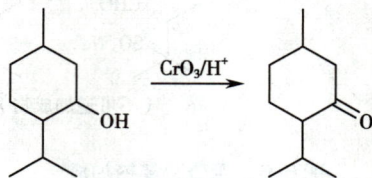

图6-9　铬酐氧化萜类的氧化反应

高锰酸钾是常用的中强氧化剂,可使环断裂而氧化成羧酸(图6-10)。

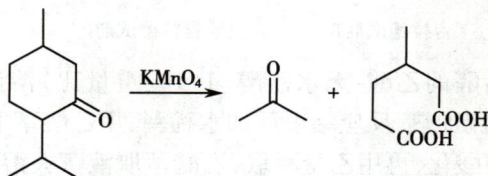

图6-10　高锰酸钾氧化萜类的氧化反应

二氧化硒是具有特殊性能的氧化剂,它较专一地氧化羰基的 α-甲基或亚甲基,以及碳碳双键旁的 α-亚甲基(图6-11)。

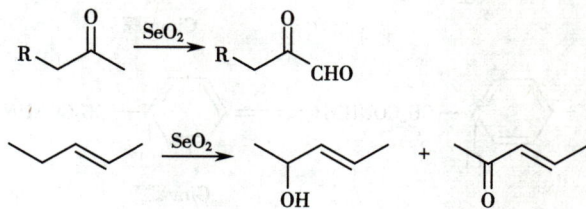

图6-11　二氧化硒氧化萜类的氧化反应

3. 脱氢反应　通常在惰性气体的保护下,用铂黑或钯做催化剂,将萜类成分与硫或硒共热(200~300℃)而实现环状结构脱氢。脱氢反应在早期研究萜类化合物的结构,尤其是萜类母核的骨架鉴定时具有重要意义。在脱氢反应中,环萜的碳骨架因脱氢转变为芳香类衍生物,该衍生物可通过合成的方法加以鉴定,从而推断萜类化合物母核的结构(图6-12,图6-13)。

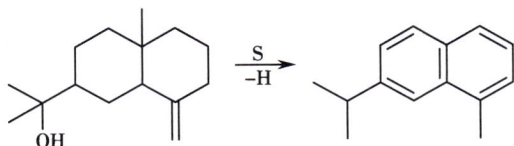

图6-12　β-桉叶醇的脱氢反应

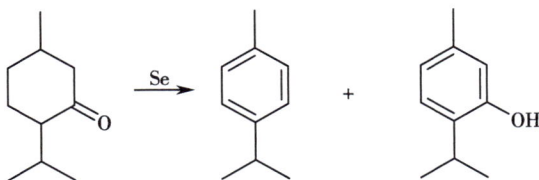

图6-13　薄荷醇的脱氢反应

4. Wagner-Meerwein 重排反应　萜类化合物在发生加成、消除或亲核取代反应时,常发生 Wagner-Meerwein 重排,使碳骨架发生改变。目前工业上合成樟脑就是由 α-蒎烯经 Wagner-Meerwein 重排,再进行氧化制得(图6-14)。

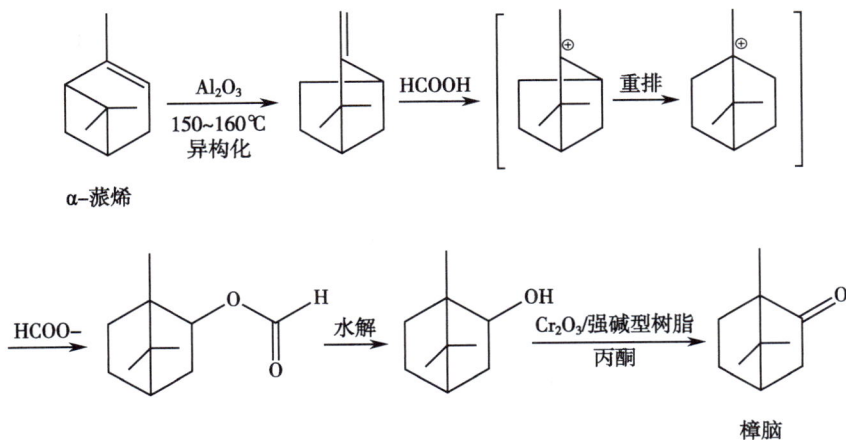

图6-14　萜类的 Wagner-Meerwein 重排

七、萜类化合物的检识

萜类化合物多为不饱和环状结构,其碳骨架类型复杂多样,除䓛酚酮、环烯醚萜及薁类化合物具有基本固定骨架结构和专属性的检识反应外,绝大多数的单萜、倍半萜、二萜及二倍半萜缺乏专属性强的检识反应,因此目前对萜类化合物检识主要利用硫酸-乙醇等通用显色剂或羰基显色反应进行。

（一）理化检识

1. 环烯醚萜的检识　环烯醚萜分子结构中具有半缩醛羟基,性质很活泼,对酸碱试剂敏感,可发生分解、聚合、缩合、氧化等反应,形成不同颜色的产物。此外,能与 Trim-Hill 试剂发生 Weiggering 反应、还能与 Shear 试剂发生反应,可用于环烯醚萜及其苷类的鉴别。由于检识反应有时会出现假阴性,故应多做几种检识反应,并佐以苷的检识反应进行补充检识。

2. 草酚酮的检识　草酚酮具有芳香化合物和一般酚类的性质,能与铁、铜等重金属离子生成具有一定颜色的络盐,可供检识。如与 1% 三氯化铁反应,生成赤红色结晶;与稀硫酸铜溶液反应生成绿色结晶。许多其他酚类也可与三氯化铁、硫酸铜生成相似颜色的沉淀或结晶,因此根据这些检识反应下结论时,要结合草酚酮的挥发性及其波谱信息综合分析。

3. 薁类化合物的检识　薁类化合物检识多用 Sabety 反应,即取挥发油 1 滴溶于 1ml 三氯甲烷中,加入 5% 溴的三氯甲烷溶液数滴,若产生蓝、紫或绿色,表示含有薁类衍生物;也可与 Ehrlich 试剂(对-二甲胺基苯甲醛-浓硫酸)反应,若产生紫色或红色,表明有薁类衍生物存在。

（二）色谱检识

除前述草酚酮、环烯醚萜及薁类等特殊萜类化合物外,其他萜类化合物经薄层展开后,用通用显色剂或醛酮类显色剂反应方可显色。

1. 吸附剂　多用硅胶 G、氧化铝及它们与硝酸银组成的络合吸附剂。

2. 展开剂　多为石油醚(或正己烷)-乙酸乙酯系统,极性大的萜醇或萜烯可在展开剂中加入三氯甲烷或甲醇等。

3. 显色剂　通用显色剂:硫酸、香草醛-硫酸、茴香醛-硫酸、五氯化锑、磷钼酸、碘蒸气等。专属显色剂:2,4-二硝基苯肼、邻联茴香胺试剂等用于检识醛酮类化合物。

八、萜类化合物的波谱特征

常见的萜类化合物包含单萜、倍半萜、二萜和三萜。其中单萜、倍半萜和二萜种类繁多,碳骨架类型变化大,谱学特征共性较少。由于萜类化合物多由异戊二烯单元连接而成,骨架的碳谱中出现 5 的整数倍信号成为萜类化合物最显著的波谱特征。如二萜有 20 个碳的信号峰。

虽然萜类化合物种类繁多且结构复杂,但每一种骨架的萜类均有独特的波谱规律,而且近缘植物内往往含有相同或相似的化学成分,因此,查阅相关文献对于结构解析会有很大帮助。对于未知萜类化合物的结构解析,往往需要借助 2D-NMR 来完成。下面对萜类化合物的波谱特征做一简述。

（一）UV 谱

当萜类化合物分子中具有共轭双键,如具有 α、β 不饱和羰基结构的化合物在 210~300nm 之间有较强吸收。当分子中仅存在孤立双键时,在 210~220nm 处有较强末端吸收。

（二）IR 谱

萜类化合物具有酸、酯、醛、酮等结构时,在 1800~1650cm^{-1} 有强的羰基伸缩振动吸收峰,根据该吸收峰的位置,可判断羰基的类型。若分子中有双键存在,则在 $1660 \sim 1600 cm^{-1}$ 左右有中等强度的吸收峰。

(三)NMR谱

核磁共振谱对推测萜类化合物结构有重要的作用。与文献数据进行比对,有助于推断其结构,而二维核磁共振技术对进一步确定复杂萜类的结构,明确其立体化学(构型、构象)特征有较大帮助。

(四)ORD谱

ORD谱对确定化合物的立体结构有重要意义。一类骨架往往有类似的旋光行为。如具有环戊酮结构的环烯醚萜,一般都显示较强的(−)Cotton效应,这对判断羰基的存在及某些立体结构很有价值。

第二节　挥　发　油

一、概述

挥发油(volatile oils)又称精油(essential oils),是一类具有芳香气味油状液体的总称。在常温下能挥发,与水不相混溶,可随水蒸气蒸馏。

挥发油在植物界分布很广,如菊科(苍术、白术、佩兰)、芸香科(橙、降香、柠檬)、伞形科(川芎、茴香、当归、柴胡)、唇形科(薄荷、藿香、紫苏、荆芥)、樟科(樟木、肉桂)、木兰科(厚朴、八角茴香、辛夷)、姜科(姜、姜黄、莪术、山奈)等植物中含有丰富的挥发油类成分。在我国,芳香植物约有70科,200属,600~800种。

挥发油存在于植物的油管、油室、分泌细胞或树脂道中,多呈油滴状,有的与树脂、黏液质共存,少数以苷的形式存在。如松柏类的树脂通常溶于挥发油中,呈半流动状,这类树脂称为油树脂。切开松类树干,流动的生松脂(即油树脂)渗出,生松脂经水蒸气蒸馏可得约70%的挥发油(松节油)、约25%的松香(二萜)。很多植物的挥发油存在于花蕾中,如丁香、辛夷、野菊花、月季、蔷薇等;有些存在于果实中,如砂仁、吴茱萸、蛇床子、八角茴香等;有的存在于果皮中,如橙、橘等;还有的存在于根中,如当归、独活、防风等;而莪术、姜黄、川芎等的挥发油存在于根茎中;细辛、薄荷、佩兰、藿香、鱼腥草、艾、菊等全株植物中都含有挥发油;少数如肉桂、厚朴等的挥发油主要存在于树皮中。挥发油含量一般在1%以下,也有少数含油量在10%以上,如丁香含丁香油高达14%~21%。

挥发油类成分具有多种生物活性,在临床上具有止咳、平喘、祛痰、发汗、解表、祛风、镇痛、杀虫以及抗菌消炎等功效。如薄荷油有清凉、祛风、消炎、局麻作用;生姜油有镇静催眠、解热、镇痛、抗惊厥、抗氧化作用;大蒜油可治疗肺结核、支气管炎、肺炎和霉菌感染;香柠檬油对淋球菌、葡萄球菌、大肠杆菌和白喉杆菌有抑制作用。挥发油不仅在医药领域发挥重要作用,也是香料工业、食品工业及化学工业的重要原料。

二、挥发油的组成

挥发油是混合物,按化学结构分类,可将挥发油中的化学成分分为萜类化合物、芳香族化合物、脂肪族化合物以及含硫和含氮化合物等。挥发油化学组成复杂,一般以某种或某几种成分占较大比例,如樟脑油中樟脑含量约占50%,薄荷油中薄荷醇含量可达80%。一种挥发油常常含有数十种乃至数百种成分。如保加利亚玫瑰油中已分离鉴定出275个化合物,茶叶挥发油中含有150多种成分。

(一)萜类化合物

挥发油中的萜类成分所占比例最大,主要由单萜、倍半萜及其含氧衍生物组成,且多数含氧衍生物具有较强的生物活性。柠檬烯(limonene)主要存在于柑属柠檬等果皮的挥发油中,有镇咳、祛痰、抗菌等作用;莪术醇(curcumol)存在于姜科植物温郁金的干燥根茎中,有抗肿瘤等作用。

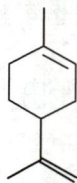
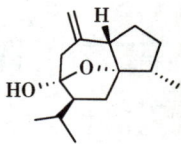

柠檬烯　　　　　　　　莪术醇

(二)芳香族化合物

在挥发油中,芳香族化合物所占比例仅次于萜类,这些芳香化合物有的为萜源衍生物,大多数为苯丙素衍生物。如桂皮醛(cinnamaldehyde)存在于樟科植物肉桂的干燥树皮中,有镇痛、镇静和抗惊厥等作用;丁香酚(eugenol)存在于桃金娘科植物丁香的花蕾中,有局麻、止痛、抗菌、消炎、防腐等作用。

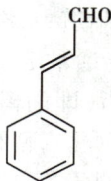
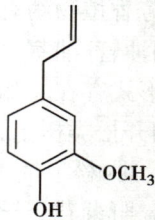

桂皮醛　　　　　　　丁香酚

(三)脂肪族化合物

挥发油中的脂肪族化合物主要是一些具有挥发性的小分子化合物。如甲基正壬酮存在于三白草科植物蕺菜中,具有抗菌消炎、止咳镇痛作用;正庚烷存在于松节油中。

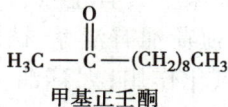

甲基正壬酮　　　　　　　　　　　正庚烷

(四)其他类化合物

除了上述三类化合物,中药中其他的可随水蒸气蒸馏的挥发性成分,也称为挥发油,如一些含硫和含氮的化合物,大蒜辣素(allicin)是大蒜中大蒜氨酸经酶水解后的产物,具有抗菌、抗病毒等作用;黑芥子油是芥子苷经芥子酶水解后产生的异硫氰酸烯丙酯,具有抗癌活性。

川芎嗪

大蒜辣素

异硫氰酸烯丙酯

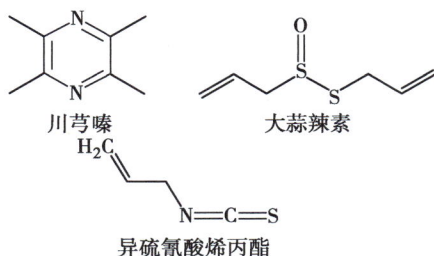

川芎嗪、麻黄碱、烟碱等成分虽然具有挥发性,但通常不被认为是挥发油类成分,而将其归类为生物碱。

三、挥发油的理化性质

(一)性状

1. 颜色　挥发油在常温下大多为无色或淡黄色油状液体,有些挥发油含有薁类成分或溶有色素而显特殊颜色,如苦艾油显蓝绿色,洋甘菊油显蓝色,麝香草油显红色。

2. 形态　挥发油在常温下为透明液体。有些挥发油冷却时主要成分会结晶析出,这种析出物习称为"脑",如薄荷脑、樟脑、茴香脑等。滤去析出物的油称为"脱脑油",如薄荷油的脱脑油习称"薄荷素油",但仍含有约50%的薄荷脑。

3. 气味　挥发油具有特殊的气味,大多数为香味或辛辣味,少数挥发油具有异味,如鱼腥草油有腥味,土荆芥油有臭气。挥发油的气味,往往是其品质优劣的重要标志。

4. 挥发性　挥发油具有挥发性,在常温下可自行挥发而不留油迹,这是挥发油与脂肪油的本质区别。

(二)溶解度

挥发油为亲脂性成分,难溶于水,易溶于石油醚、乙醚、二硫化碳等有机溶剂。在高浓度乙醇中能全部溶解,而在低浓度乙醇中只能溶解一部分。挥发油中的含氧化合物能够极少量的溶于水,使水溶液具有该挥发油的特有香气,医药工业上利用这一性质制备芳香水,如薄荷水。

(三)物理常数

挥发油是混合物,无确定的物理常数,但挥发油中各组成成分基本稳定,因此其物理常数有一定的范围(表6-2)。

表6-2　常见挥发油的物理常数

名称	相对密度(15℃)	比旋度(20℃)	折光率
桂皮油	1.045～1.072	−1°～+1°	1.602～1.614
丁香油	1.038～1.060	−130°以下	1.530～1.533
香附油	0.960～0.992	−74.5°	1.418～1.528
桉叶油	0.904～0.924	−5°～+5°	1.458～1.470

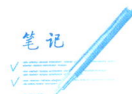

笔记

续表

名称	相对密度（15℃）	比旋度（20℃）	折光率
姜油	0.872 ~ 0.895	-25° ~ +50°	1.480 ~ 1.499
藿香油	0.962 ~ 0.967	+5° ~ +6°	1.506 ~ 1.516
薄荷油	0.890 ~ 0.910	-18° ~ -32°（25℃）	1.458 ~ 1.471
橙皮油	0.842 ~ 0.846（25℃）	+94° ~ +99°（25℃）	1.4723 ~ 1.4737
八角茴香油	0.978 ~ 0.988（25℃）	-2° ~ +1°（25℃）	1.553 ~ 1.560

1. 相对密度   挥发油多数比水轻，也有少数比水重，如丁香油、桂皮油等。挥发油的相对密度在 0.850 ~ 1.065 之间。

2. 旋光性   挥发油几乎都有旋光性，比旋光度一般在 -97° ~ +117° 范围内。

3. 折光性   挥发油具有强折光性，折光率在 1.43 ~ 1.61 之间。

4. 沸点   挥发油沸点一般在 70 ~ 300℃ 之间。

（四）化学常数

（1）酸值：代表挥发油中游离羧酸和酚类成分含量的指标。以中和 1g 挥发油中游离酸性成分所消耗氢氧化钾的毫克数表示。

（2）酯值：代表挥发油中酯类成分含量的指标。以水解 1g 挥发油中的酯类所需氢氧化钾的毫克数表示。

（3）皂化值：代表挥发油中游离羧酸和酚类成分与结合态酯总和的指标。以中和并皂化 1g 挥发油中含有的游离酸性成分与酯类所需氢氧化钾的毫克数表示。实际上皂化值是酸值和酯值之和。

（五）稳定性

挥发油与空气及光线接触，常常会氧化变质，比重增加，颜色变深，失去原有香味，并能形成树脂样物质，也不能再随水蒸气蒸馏，故挥发油应贮存于棕色瓶内并低温保存。

四、挥发油的检识

（一）一般检查

将样品溶于乙醚或石油醚中，滴于滤纸上，在室温下能挥发而不留痕迹的为挥发油，若油斑不消失则可能含有油脂。

（二）理化常数测定

1. 物理常数的测定   相对密度、比旋度、折光率是鉴定挥发油常用的物理常数。测定挥发油的物理常数，一般先测折光率，若折光率不合格，则此挥发油不合格，其余项目不必再测。

2. 化学常数的测定   酸值、酯值、皂化值是挥发油的重要化学常数，是衡量挥发油质量的重要指标。挥发油的 pH 值也是其重要化学常数，测定挥发油的 pH 值，如呈酸性，表示含有游离的酸或酚类化合物，如呈碱性表示含有碱性化合物。

（三）官能团的鉴定

挥发油中的不同成分因含有不同的官能团而表现出不同的特性，通过对挥发油官

笔记

能团的鉴定,可初步了解挥发油的组成。

1. **酚类**　在挥发油的乙醇溶液中,加入三氯化铁的乙醇溶液,如含有酚类化合物则出现蓝、蓝紫或绿色。

2. **羰基化合物**　若挥发油与硝酸银的氨溶液发生银镜反应,表示有醛类等还原性物质存在。若挥发油与2,4-二硝基苯肼、氨基脲、羟胺等试剂反应生成结晶性沉淀,表示含有醛或酮类化合物。

3. **不饱和化合物和薁类衍生物**　向挥发油的三氯甲烷溶液中滴加5%溴的三氯甲烷溶液,若红色褪去表示挥发油中含有不饱和化合物,继续滴加溴的三氯甲烷溶液,若出现蓝色、紫色或绿色,则表示含有薁类衍生物。向挥发油的无水甲醇溶液中滴加浓硫酸,若出现蓝色或紫色,表明有薁类化合物存在。

4. **内酯类化合物**　向挥发油的吡啶溶液中滴加亚硝酰铁氰化钠及氢氧化钠溶液,如出现红色并逐渐消失,表示挥发油中含有 α- 、β- 不饱和内酯类化合物。

(四)色谱检识

1. **薄层色谱**　吸附剂常用硅胶 G 或 Ⅱ～Ⅲ 级中性氧化铝,若以石油醚或正己烷为展开剂,可将挥发油中不含氧的化合物较好的展开,而含氧化合物则留在原点;若以石油醚-乙酸乙酯(85∶15)为展开剂,可将不含氧的化合物展至前沿,而含氧化合物较好的展开。实际工作中常分别用这两种展开剂对同一样品作单向二次展开。

常用的显色剂有两类。一类为通用显色剂,即香草醛-浓硫酸,然后105℃加热,挥发油中各种成分显不同的颜色。另一类为各成分官能团专属显色剂,常用的有:

(1)2%高锰酸钾水溶液:若在粉红色背景下产生黄色斑点,表明含有不饱和化合物。

(2)2,4-二硝基苯肼试剂:若产生蓝色斑点表明含有醛酮类化合物。

(3)异羟肟酸铁反应:若斑点显淡红色,可能含有酯或内酯。

(4)三氯化铁反应:若斑点显绿色或蓝色,表明含有酚性化合物。

(5)硝酸铈铵试剂:若在黄色背景下显棕色斑点,表明含有醇类化合物。

(6)对-二甲氨基苯甲醛试剂:室温下显蓝色,表明含有薁类化合物。

(7)0.05%溴酚蓝乙醇溶液:若产生黄色斑点,表明含有有机酸类化合物。

2. **气相色谱**　气相色谱具有分离效率和灵敏度高、样品用量少、分析速度快等优点,广泛用于挥发油的分离、定性和定量分析。对已知成分的鉴定,可利用已知的对照品与挥发油在同一条件下进行气相色谱分析,以相对保留时间确定挥发油中的这一成分。

3. **气相色谱-质谱联用法**　对于未知成分的鉴定,目前多采用气相色谱-质谱联用技术(GC-MS-DS),气相色谱具有分离的功能,质谱具有检测和结构分析能力,对于化学组成复杂、成分类型众多的挥发油类成分的鉴定,GC-MS 具有极大优势。通过与已知化合物质谱数据库比对,大大提高了挥发油分析鉴定的速度和研究水平。

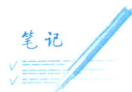

学习小结

1. 学习内容

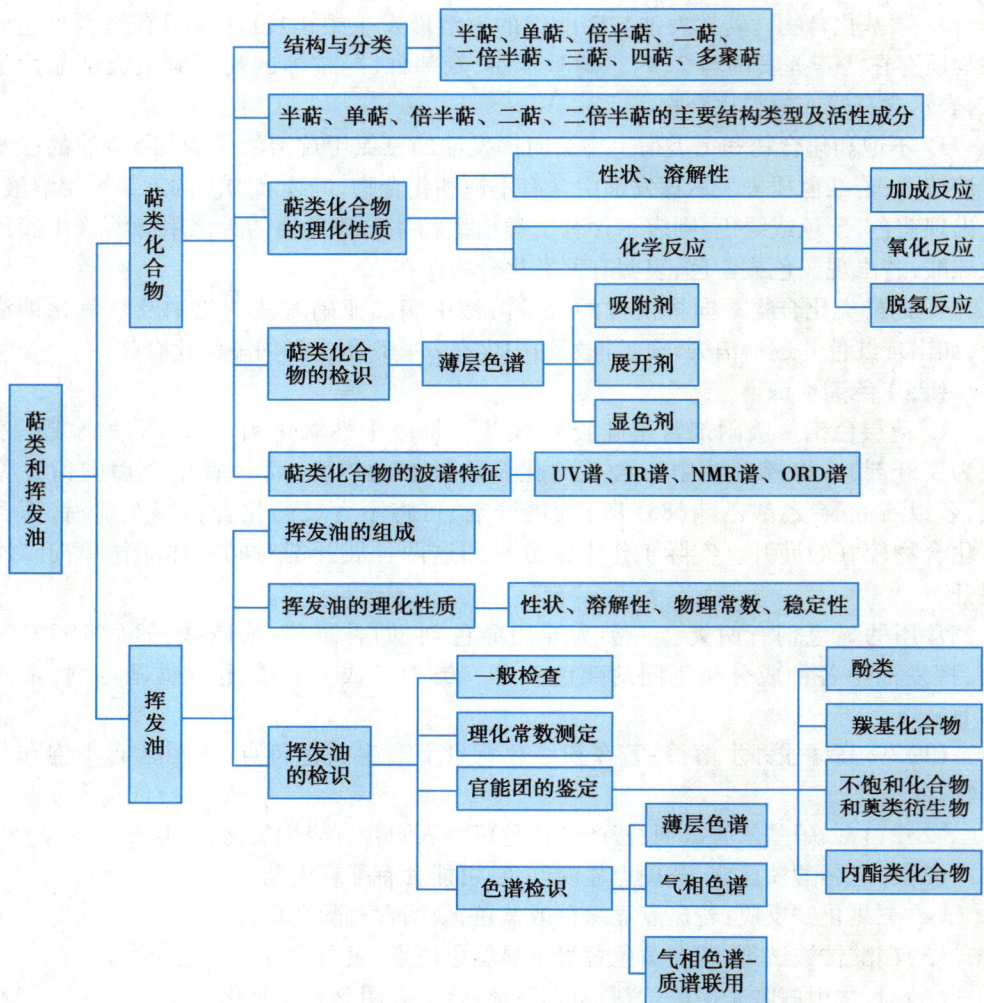

2. 学习方法

（1）学习萜类化合物应首先了解萜类的结构及分类，注意异戊二烯通式，骨架一般以五个碳为基本单元，熟悉萜类主要的代表化合物。

（2）学习挥发油应先了解其化学组成，注意不同官能团鉴定时的颜色变化特征。

（严春艳）

复习思考题

1. 萜类化合物的分类依据是什么？按此分类，列举常见的不同类型萜类化合物。
2. 挥发油的主要组成有哪些？
3. 简述酸值、酯值、皂化值的含义。

笔记

第七章

三萜类化合物

学习目的

通过学习三萜类化合物概念、结构与分类、理化性质、溶血作用、检识方法、波谱特征,为学习三萜类化合物的制备方法和结构研究奠定基础。

学习要点

三萜类化合物概念、结构与分类、理化性质、溶血作用、检识方法、波谱特征。

第一节 概　　述

三萜类化合物(triterpenoids)为一类由甲戊二羟酸途径衍生而成,基本碳架由 6 个异戊二烯单元组成的化合物。根据经验异戊二烯法则,三萜类化合物多数具有 30 个碳原子,但有些三萜类化合物的碳原子数虽然不是 30 个,由于其生源途径符合生源异戊二烯法则,也属于三萜类化合物范畴。三萜类化合物是中药中一类重要的化学成分。

三萜类化合物广泛分布在自然界中,尤其以双子叶植物中分布最多。三萜类化合物在生物体内以游离形式或以与糖结合形成苷或成酯的形式存在。三萜苷类成分,因其水溶液振摇后能产生大量持久性肥皂样泡沫,且不因加热而消失,故被称为三萜皂苷。因多数三萜皂苷具有羧基,所以又被称为酸性皂苷。含三萜类化合物的常见中药如人参、西洋参、三七、黄芪、甘草、柴胡、桔梗、川楝皮、甘遂、泽泻、茯苓和灵芝等。

三萜皂苷由三萜苷元和糖组成。苷元常为四环三萜和五环三萜。构成三萜皂苷的糖种类比较多,常见的有葡萄糖、半乳糖、阿拉伯糖、鼠李糖、木糖及葡萄糖醛酸和半乳糖醛酸,另外还有核糖、脱氧核糖、夫糖、鸡纳糖、甘露糖、果糖、氨基糖和乙酰氨基糖等。皂苷分子上的糖多以低聚糖形式与苷元连接,多数糖为吡喃型糖,也有呋喃型糖。根据糖的数目不同,将皂苷分为单糖皂苷、双糖皂苷、三糖皂苷等;根据苷键原子数目不同,形成数目不同的糖链,也可将皂苷分为单糖链皂苷、双糖链皂苷、三糖链皂苷等;根据苷元与糖成苷官能团的不同,也可将皂苷分为醇苷和酯苷,前者为皂苷的主要存在形式,后者也称为酯皂苷,有些皂苷同时具备醇苷和酯苷结构,如人参皂苷 R_0;以原生苷形式存在的皂苷被酸、碱或酶水解,若仅是部分糖被水解,所生成的苷被称之为次皂苷(次生皂苷)。

三萜类化合物因具有广泛的生理活性,如抗肿瘤、抗病毒、降血糖等作用,成为当今研究的热点。特别是近年来,随着色谱等现代分离手段的应用,使其研究有了突破性进展,越来越多的新化合物被分离、鉴定,如人参中新的皂苷类化合物不断被发现,部分皂苷的生理活性不断被阐明,为人参皂苷的新药开发及由人参组方的中药复方作用机制研究奠定了基础。

第二节　三萜类化合物的结构与分类

三萜类化合物的分类遵循经验异戊二烯法则。根据化合物是否成环以及成环的数目,分为链状三萜、单环三萜、双环三萜、三环三萜、四环三萜和五环三萜等,其中四环三萜和五环三萜在自然界分布较多,且多数以与糖成苷的形式存在。也有根据三萜类化合物在自然界存在形式进行分类的,分为三萜皂苷及其苷元和其他三萜类化合物两大类(如苦味素、树脂类和三萜生物碱等),但该分类法不常用。

一、链状三萜

链状三萜多见于海洋生物中,如日本海兔中发现氧化鲨烯类化合物 aulilol,从红藻中分离出具有细胞毒活性的多醚鲨烯类化合物,这些鲨烯类化合物属于链状三萜常见的化合物。鲨烯(或称角鲨烯、菠菜烯)主要存在鲨鱼肝油和其他鱼类肝油中的非皂化部分,或一些植物油(如茶籽油、橄榄油等)的非皂化部分。鲨烯是由焦磷酸金合欢酯尾尾缩合而成,也是合成其他三萜化合物的前体,即鲨烯在鲨烯环氧酶(由NADPH辅酶参与)作用下,生成 2,3-环氧鲨烯,进而在环化酶作用下,合成三环、四环和五环三萜化合物,因此 2,3-环氧鲨烯是其他三萜化合物的生源中间体。

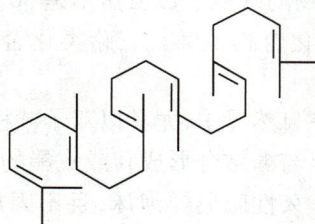

鲨烯

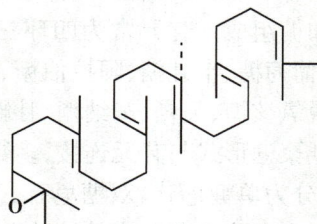

2,3-环氧鲨烯

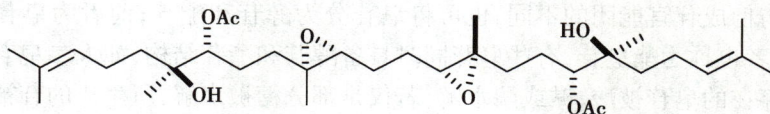

aulilol

研究表明,鲨烯具有抗肿瘤和抗氧化等多种生理活性,由鲨烯制成的鲨烯复合剂具有延缓衰老作用。临床上,由鲨烯制成的角鲨烯胶丸用于各种缺氧性疾病、心脏病、肝炎和癌症的辅助治疗。

二、单环三萜

对单环三萜类化合物的研究报道很少。第一个单环三萜化合物被发现是菊科蓍属植物中的 achilleol A,该化合物也在茶梅油的非皂化部分中被分离。另外,从柴胡属植物中分离到 achilleol A 的酯。

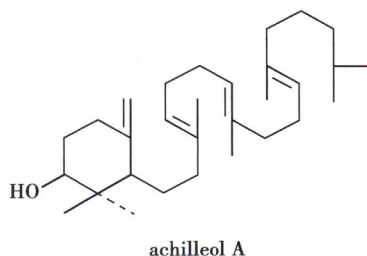

achilleol A

三、双环三萜

从海洋生物中分离到多种的双环三萜类化合物,如从 *Asteropus sp.* 中分离到 pouosides A-E 化合物,其中 pouoside A 具有细胞毒作用;从红色海绵中分离到 siphonellinol 化合物;从一种太平洋海绵中分离到 naurol A 和 naurol B 化合物,等。虽然双环三萜的报道逐步增多,但多集中在从海洋生物中分离得到,也有从陆生植物中分离到的报道,如从楝科植物中分离到 lansic acid 化合物,从蕨类植物 *Polypodiaceous* 和 *Aspidiaceous* 的新鲜叶中分离到 α-polypodatetraene 和 γ-polypodatetraene,这些化合物也都属于双环三萜类。

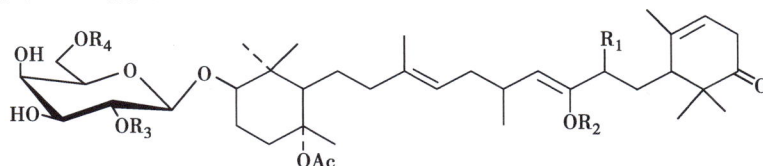

	R_1	R_2	R_3	R_4
pouoside A	OAc	Ac	H	H
pouoside B	OAc	H	H	H
pouoside C	H	Ac	H	H
pouoside D	OAc	Ac	Ac	H
pouoside E	OAc	Ac	H	Ac

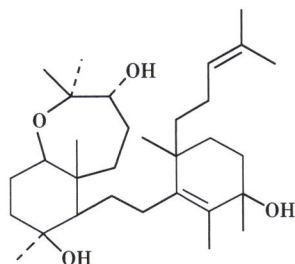

siphonellinol

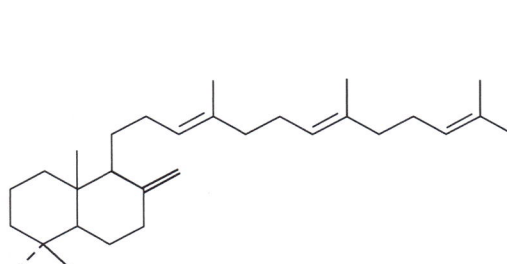

α-polypodatetraenes

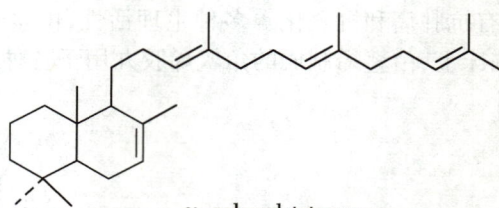

γ-polypodatetraenes

四、三环三萜

目前对三环三萜的研究报道不多。报道的三环三萜类化合物从生源上都与双环三萜类化合物有关,如从伏石蕨的新鲜全草中分离的 malabaricatriene 1 和 malabarica-triene 2,在生源上可以看成是由 α-polypodatetraene 和 γ-polypodatetraene 环合而成;从楝科植物的果皮中分离到 lansioside A、B 和 C,其苷元结构从生源上也可以看成是由 lansic acid 环合而成。从五味子科南五味子属植物冷饭团的根和蔓中分离到 3 个由化合物 12β-hydroxycoccinic acid 衍生而来的三环三萜:kadcotriones A-C。

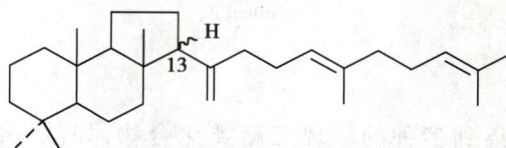

malabaricatriene 1 C_{13}-βH
malabaricatriene 2 C_{13}-αH

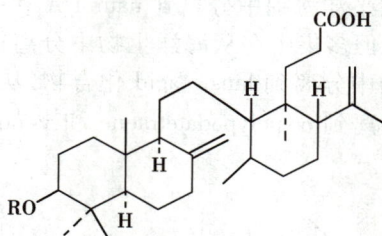

lansioside A R=N-acetyl-β-D-glucosamine
lansioside B R=β-D-glucose
lansioside C R=β-D-xylose

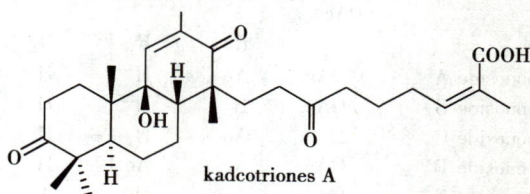

kadcotriones A

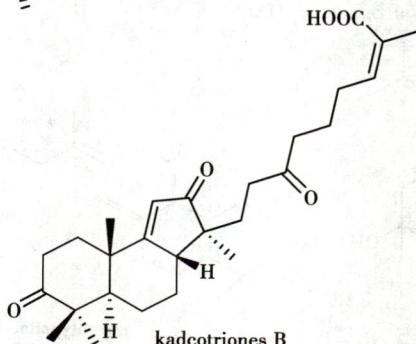

kadcotriones B

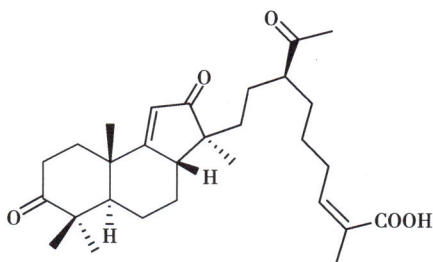

kadcotriones C

五、四环三萜

四环三萜类化合物在自然界分布广,是一类重要的中药化学成分,一般以游离型或以苷的形式存在生物体内。根据四环三萜母核上取代基位置和构型不同分类(表7-1),母核基本结构与羊毛脂甾烷母核相同或相似的四环三萜,包括:羊毛脂甾烷型、环菠萝蜜烷(环阿屯烷或环阿尔廷烷)型、葫芦素烷型、大戟烷型、甘遂烷型、楝烷型等。母核基本结构与达玛烷母核相同或相似的四环三萜,包括:达玛烷和原萜烷等。大部分四环三萜基本母核具有环戊烷骈多氢菲,母核第17位碳上常有一个含8个碳的侧链取代,但楝烷型是4个碳的侧链,这类四环三萜也称为四降三萜或降四环三萜,一般母核有5个甲基,其中第4位碳是偕二甲基。

表7-1 四环三萜类化合物不同母核结构的主要特征

四环三萜类型	CH₃取代	C₁₇侧链取代	C₂₀构型	代表化合物
羊毛脂甾烷型	$10\beta,13\beta,14\alpha$	β型,8个碳	R	茯苓酸
环菠萝蜜烷型	$10\text{-}CH_2\text{-}9,13\beta,14\alpha$	β型,8个碳	R	环黄芪醇
葫芦素烷型	$9\beta,13\beta,14\alpha$	β型,8个碳	R	雪胆甲素
大戟烷型	$10\beta,13\alpha,14\beta$	α型,8个碳	R	大戟醇
甘遂烷型	$10\beta,13\alpha,14\beta$	α型,8个碳	S	flindissone
楝烷型	$10\beta,13\alpha,8\beta$	α型,4个碳	S	川楝素
达玛烷型	$10\beta,8\beta,14\alpha$	β型,8个碳	S,R	人参皂苷
原萜烷型	$10\beta,8\alpha,14\beta$	β型,8个碳	S	泽泻萜醇

(一)羊毛脂甾烷(lanostane)型

羊毛脂甾烷也称羊毛脂烷、羊毛甾烷、阿尔廷,其母核上有三位含碳的取代基,而且都是β构型,如10位和13位的甲基取代及17位的侧链取代,这三位含碳取代基取代位置与甾体母核的含碳取代基位置一样,所以冠名"甾"字,称之为羊毛脂甾烷,但有别于甾体母核结构在于羊毛脂甾烷母核在14位和4位分别还有α构型的甲基和偕二甲基取代。另一结构特点是A/B环、B/C环和C/D环都是反式。羊毛脂甾烷3位有羟基取代,称为羊毛脂甾烷醇,或称羊毛脂烷醇,如羊毛脂醇,是羊毛脂的主要成分,也存在大戟属植物的乳液中。

中药茯苓具有利水渗湿,健脾宁心的功效,其含有茯苓糖、茯苓素及麦角甾醇等化学成分。由其中分离出的茯苓素有茯苓酸和块苓酸,它们的母核结构也属于羊毛脂甾烷，但在第 24 位上有一个额外的碳原子，即属于含 31 个碳原子的三萜酸。

中药灵芝为多孔菌科真菌赤芝或紫芝的干燥子实体。具有补气安神，止咳平喘的功效，其中含有 100 多个四环三萜类化合物，且属于高度氧化的羊毛脂甾烷衍生物，根据母核碳数目不同，分为 30 个碳（如 ganoderic acid C）、27 个碳（如 lucidenic acid A）和 24 个碳（如 lucidone A）的四环三萜，后两种为第一种的降解产物，这些羊毛脂甾烷衍生物因多数母核结构中有羧基取代，表现酸性，习称为灵芝三萜酸。

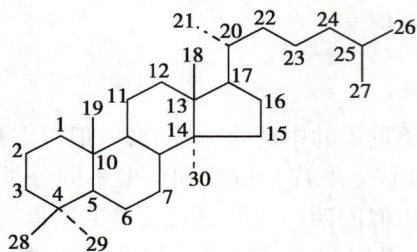

羊毛脂甾烷

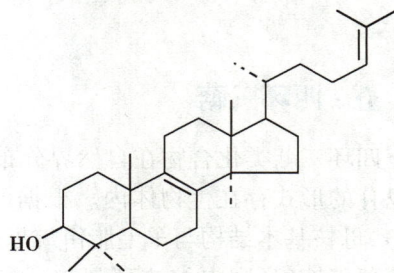

羊毛脂醇

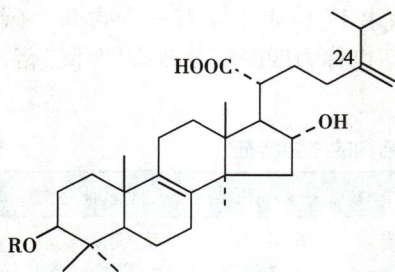

茯苓酸 R=COCH₃
块苓酸 R=H

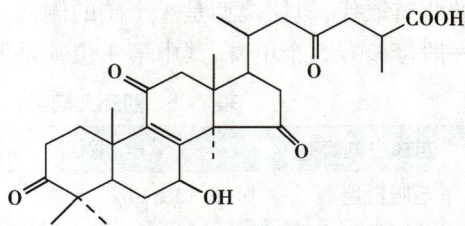

ganoderic acid C

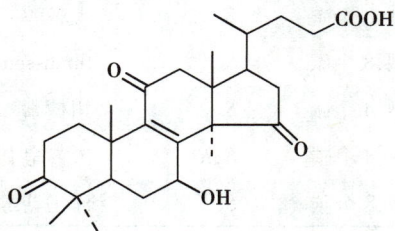

lucidenic acid A

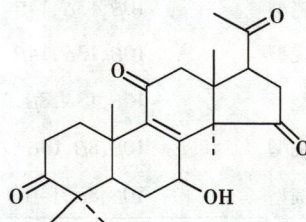

lucidone A

（二）环菠萝蜜烷（cycloartane）型

环菠萝蜜烷也称为环阿屯烷或环阿尔廷，基本结构与羊毛脂甾烷相似，只是环菠萝蜜烷 19 位甲基与 9 位脱氢形成三元环，这类化合物虽然有五个碳环，但因生源与羊毛脂甾烷关系密切，所以仍将该类化合物视为四环三萜。

中药黄芪为豆科植物蒙古黄芪（或膜荚黄芪）的干燥根。具有补气固表，利尿托毒，排脓，敛疮生肌的功效。黄芪含有多种活性成分，包括黄芪多糖、黄芪皂苷、黄芪黄酮等。其中已发现环菠萝蜜烷型的三萜皂苷 20 多个，包括黄芪苷Ⅰ～Ⅳ、异黄芪苷Ⅰ、Ⅱ、乙酰黄芪苷Ⅰ和黄芪皂苷甲、乙、丙等，这些皂苷的真正皂苷元为环黄芪醇，其化学名称为 20（R），24（S）-3β,6α,16β,25- 四羟基-20,24- 环氧-9,19- 环阿尔廷烷。

环黄芪醇的 3 位、6 位和 25 位羟基常与糖连接形成单糖链、双糖链或三糖链皂苷,如黄芪苷Ⅶ为三糖链三萜苷;黄芪苷Ⅰ为双糖链三萜苷,并且糖上还有乙酰基取代;黄芪苷Ⅳ也称为黄芪甲苷,也为双糖链三萜苷,是黄芪药材鉴别的对照品。这些皂苷在酸性条件下水解,除了获得真正皂苷元环黄芪醇外,还可获得黄芪醇,这是由于环黄芪醇结构中环丙烷环极易在酸水解时开裂,同时 9 位和 11 位脱氢形成双键,生成黄芪醇,因此黄芪醇不是黄芪皂苷真正的苷元。

　　从湖南土家族药物血筒,即异型南五味子的干燥茎中分离得到 3 个环菠萝蜜烷型的三萜:heteroclic acid、cycloartenone 和 chisandronic acid;5 个 A 环裂环的环菠萝蜜烷型三萜:heteroclitalactone A、heteroclitalactone B、heteroclitalactone C、heteroclitalactone F、schisanlactone E。

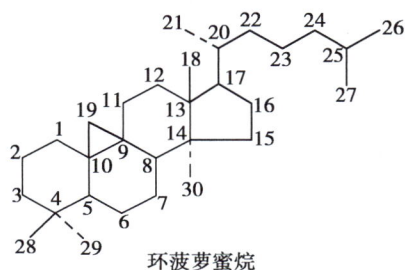

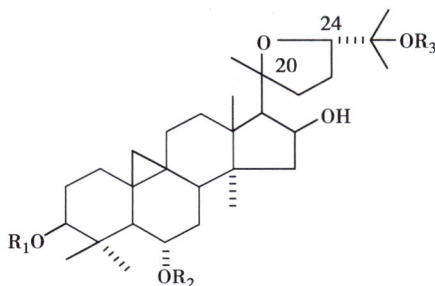

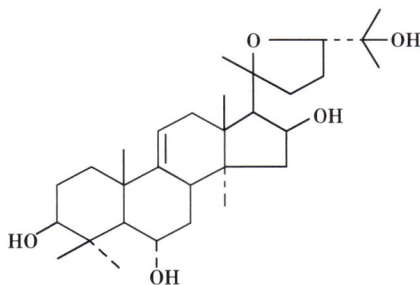

环菠萝蜜烷

	R₁	R₂	R₃
环黄芪醇	H	H	H
黄芪苷Ⅰ	xyl（2,3-diAc）	glc	H
黄芪苷Ⅳ	xyl	glc	H
黄芪苷Ⅴ	glc（1→2）xyl	H	glc
黄芪苷Ⅶ	xyl	glc	glc

黄芪醇

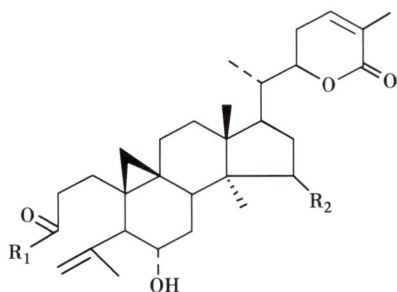

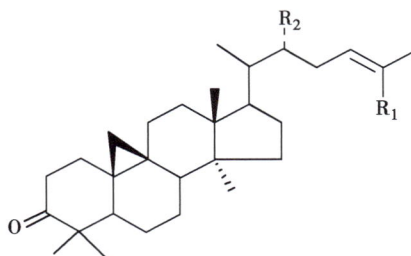

	R₁	R₂
heteroclitalactones A	OH	OAc
heteroclitalactones B	OCH₃	OAc
heteroclitalactones C	C₂H₅	OAc
heteroclitalactone F	OCH₃	H
schisanlactone E	OH	H

	R₁	R₂
heteroclic acid	COOH	OAc
cycloartenone	CH₃	H
schisandronic acid	COOH	H

131

（三）葫芦素烷（cucurbitane）型

葫芦素烷也称葫芦烷,基本结构与羊毛脂甾烷相似,葫芦素烷第9位有甲基取代,而羊毛脂甾烷第10位有甲基取代,其他取代基位置都一样,但A/B环上5位和8位都是 β-H,10位是 α-H。葫芦素烷型是葫芦科中药中皂苷的主要母核结构类型,该皂苷成分种类多样,统称为葫芦素类,如小蛇莲根中分离的雪胆甲素和乙素(cucurbitacin Ⅰa,Ⅱb),雪胆甲素是雪胆乙素第25位羟基的乙酰化产物。异株泻根中分离的异株泻苷甲(bryoside)和异株泻苷乙(bryonoside),均为双糖链皂苷,前者为三糖苷,后者为四糖苷。研究表明,两者酸水解获得的异株泻皂苷元(bryodulcosigenin)为真正的皂苷元。罗汉果具有清热润肺,滑肠通便的功效,其主要成分为罗汉果苷,其中罗汉果苷Ⅴ的0.02%溶液,其甜度是蔗糖250多倍,是药材鉴别的对照品。葫芦科植物中含有的葫芦素结构均属于葫芦素烷,如葫芦素B。

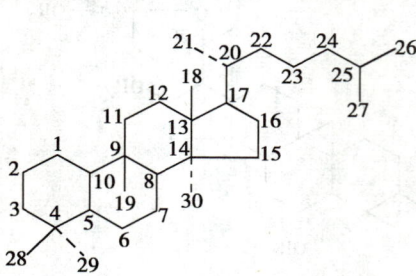

葫芦素烷

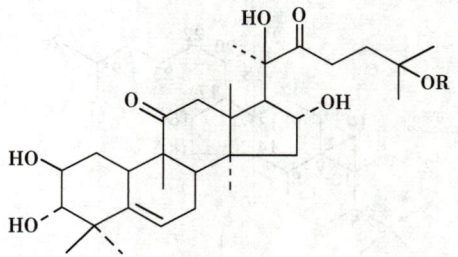

雪胆甲素 R=Ac
雪胆乙素 R=H

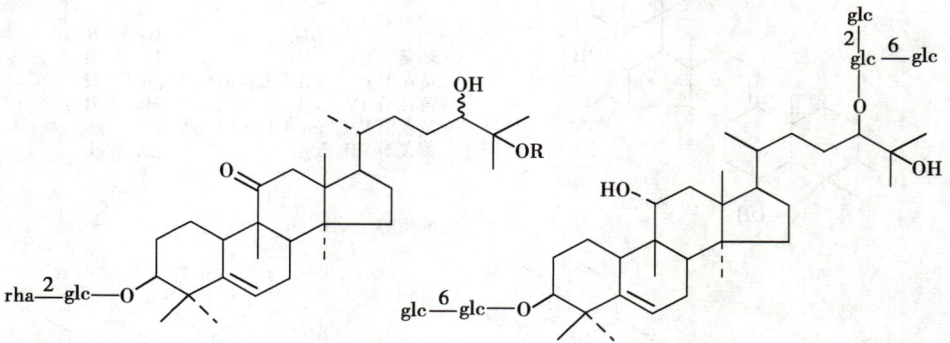

异株泻苷甲 R=glc
异株泻苷乙 R=glc(1→2)glc

罗汉果甜素V

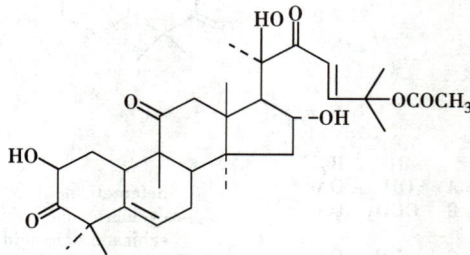

葫芦素B

笔记

（四）大戟烷（euphane）型

大戟烷母核基本结构与羊毛脂甾烷相似,只是 13 位、14 位和 17 位上取代基构型不同。

许多大戟属植物乳液中含有大戟烷衍生物,如大戟二烯醇(euphol)在中药甘遂、狼毒和千金子中均大量存在,并作为甘遂药材鉴别的对照品。属于大戟烷衍生物的还有中药乳香含有的乳香二烯酮酸(masticadienonic acid)和异乳香二烯酮酸(isomastica-dienonic acid),马尾树果实和叶中大戟烷型三糖链皂苷马尾树苷 A 和 B(rhoipteleside A,B)及二糖链皂苷马尾树苷 E(rhoipteleside E),等。

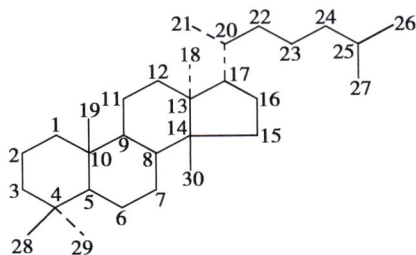

大戟烷

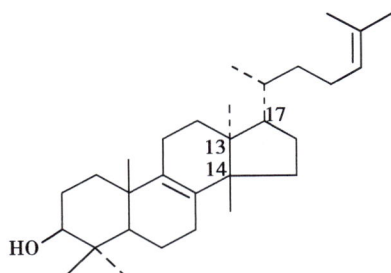

大戟二烯醇

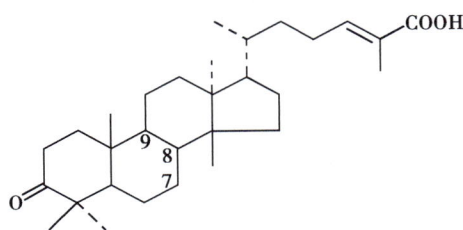

乳香二烯酮酸　　　$\Delta^{7(8)}$
异乳香二烯酮酸　　$\Delta^{8(9)}$

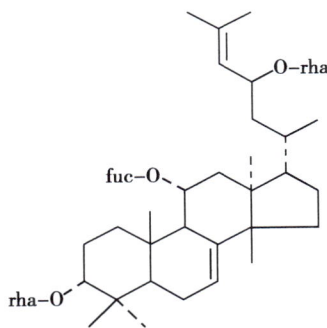

马尾树苷 A

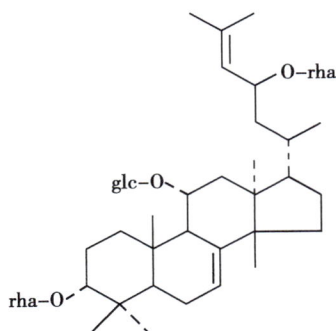

马尾树苷 B

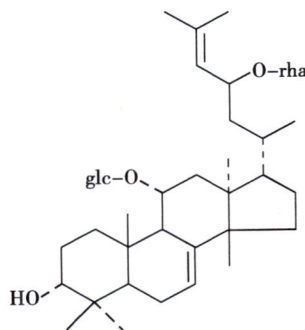

马尾树苷 E

（五）甘遂烷（tirucallane）型

甘遂烷的基本母核结构与大戟烷相似，只是在第 20 位碳的构型不同，甘遂烷为 *S* 型，而大戟烷为 *R* 型。

甘遂烷化合物在植物界分布比较罕见，而且数量较少。藤桔属植物果实中含有五个甘遂烷型化合物，分别为 flindissone、3-oxotirucalla-7,24-diene-23-ol、3-oxotirucalla-7,24-diene-21,23-diol、triucalla-7,24-diene-3β,23-diol 和 triucalla-7,24-diene-3β,21,23-triol 等化合物。

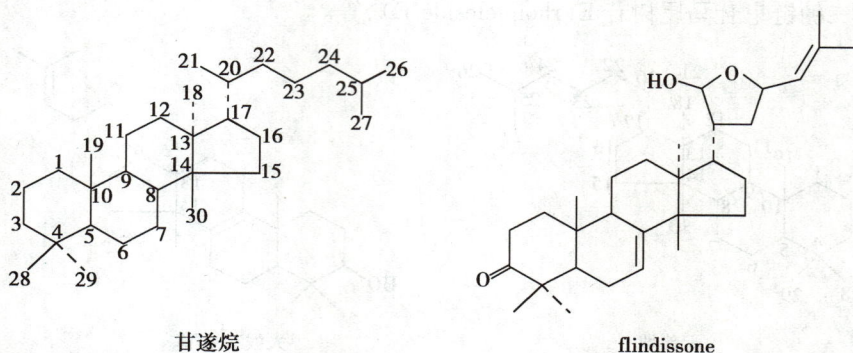

甘遂烷   flindissone

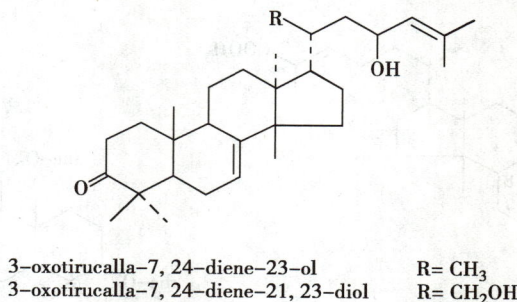

3-oxotirucalla-7,24-diene-23-ol　　　　　R= CH$_3$
3-oxotirucalla-7,24-diene-21,23-diol　　　R= CH$_2$OH

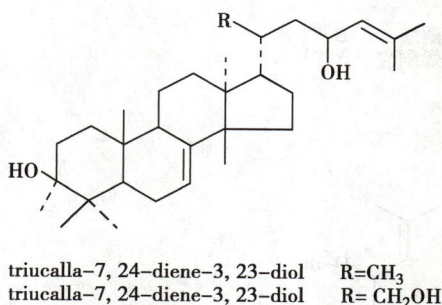

triucalla-7,24-diene-3,23-diol　　　　R=CH$_3$
triucalla-7,24-diene-3,23-diol　　　　R= CH$_2$OH

（六）楝烷（meliacane）型

楝烷型的基本母核结构中共有 26 个碳，是一类特殊的四环三萜。与甘遂烷型基本母核结构相似，但楝烷型 14 位没有甲基取代，在 8 位有甲基取代，17 位有四个碳原子的侧链取代，而且是 *S* 型。从母核结构上判断，甘遂烷型（17 位为 *S* 型）比大戟烷型（17 位为 *R* 型）更接近楝烷型，但对印度楝叶中的楝烷型化合物研究发现，大戟烷型比甘遂烷型更能有效地转变成楝烷型。

楝科楝属植物苦楝果实及树皮中含有多种楝烷型化合物，称为楝苦素类成分。如从川楝的果实中分离到川楝素(toosendanin)；从印度楝分离得到六个化合物,分别是：1α-methoxy-1,2-dihydroepoxyazadiradione,1β,2β-diepoxyazadiradione,7-acetylneotrichilenone,7-desacetyl-7-bezoylazadiradiradione,7-desacetyl-7-bezoyl-epoxyazadiradione,7-desacetyl-7-benzoyl-gedunin。这些化合物具有共同结构特点是 17 位碳上连接四氢呋喃环,3 位和 16 位多为酮基,14,15 位多有三元氧环,7 位有乙酰基或苯甲酰基。

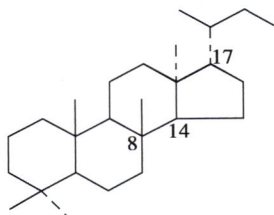

棟烷

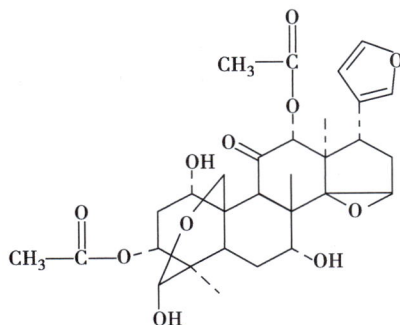

川棟素

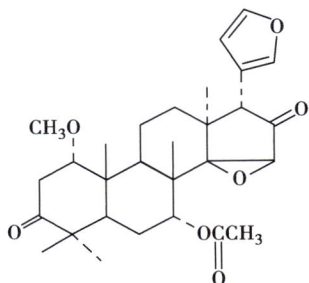

1β,2β-diepoxyazadiradione
1β-methoxy-1,2-dihydroepoxyazadiradione

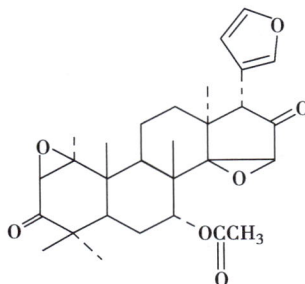

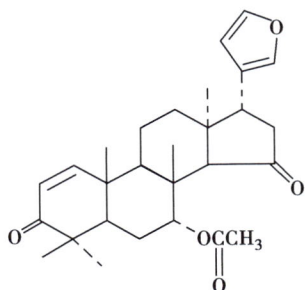

7-acetylneotri-chilenone

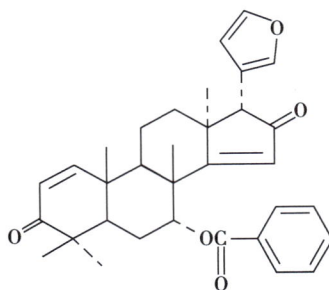

7-desacetyl-7-bezoylazadiradiradione

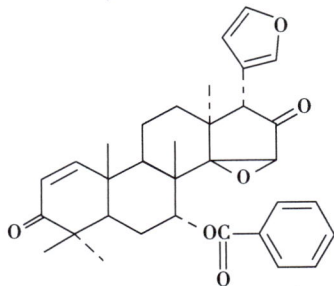

7-desacetyl-7-bezoyl-epoxyazadiradione

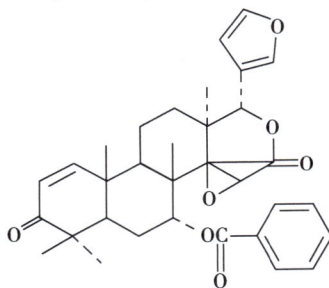

7-desacetyl-7-benzoyl-gedunin

（七）达玛烷（dammarane）型

达玛烷型的基本母核结构特点是 8 位和 10 位分别有 β 甲基,17 位的侧链为 β 构型,20 位碳为 R 或 S 构型,而羊毛脂甾烷基本母核结构 8 位没有甲基取代,但在 13 位有 β-CH_3,而且 20 位碳为 R 构型。

达玛烷型四环三萜化合物在自然界分布较为广泛,如五加科人参属人参、西洋参、三七等植物的根、茎、叶、花、果实中含有的多种人参皂苷,其苷元主要属于该结构类型,如从具有大补元气,复脉固脱,补脾益肺,生津,安神等功效的中药人参中分离得到的人参皂苷 Rb_1 的苷元是人参皂苷元 20(S)-原人参二醇、人参皂苷 Re 和 Rg_1 的苷元是 20(S)-原人参三醇,两者苷元均属于达玛烷型。人参中除了三萜皂苷类成分外,还含有有机酸、甾醇、维生素、黄酮等成分。除了人参皂苷外,葫芦科植物棒锤瓜茎皮中棒锤三萜 A(neoalsamitin A);鼠李科植物酸枣的种仁中分离得到的作为酸枣仁药材鉴别对照品的酸枣仁皂苷 A 和 B(jujuboside A 和 B)等也都属于该结构类型。另外从无患子科具有清热解毒、化痰散瘀功效的无患子根中分离到多个达玛烷型三萜皂苷,如 sapinmusaponin O 和 sapinmusaponin P,等。

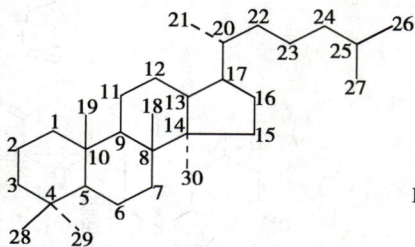

达玛烷

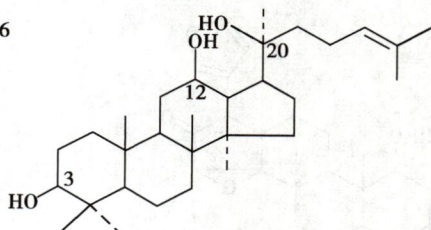

20(S)-原人参二醇

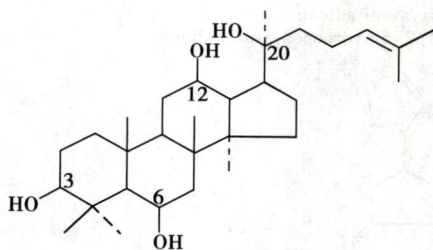

20(S)-原人参三醇

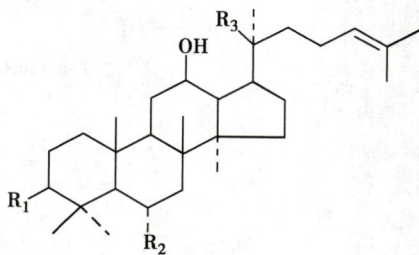

	R_1	R_2	R_3
人参皂苷Rb_1	O-glc (2→1)glc	H	O-glc(6→1) glc
人参皂苷Re	OH	O-glc(2→1) rha	O-glc
人参皂苷Rg_1	OH	O-glc	O-glc

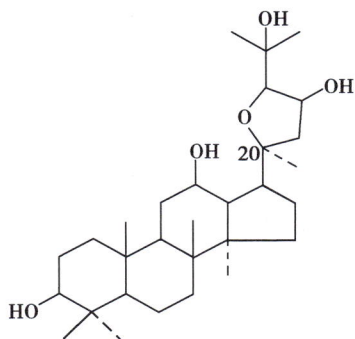

棒锤三萜 A

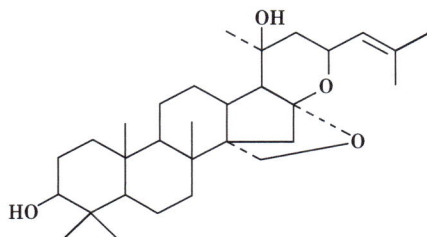

酸枣仁皂苷元

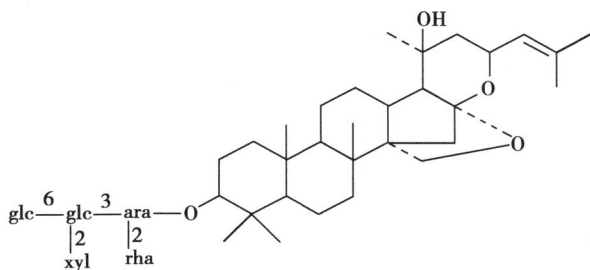

酸枣仁皂苷 A

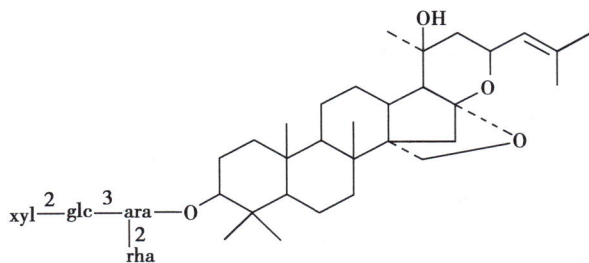

酸枣仁皂苷 B

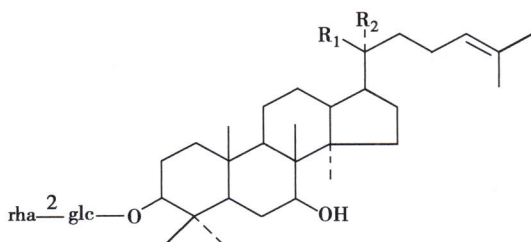

Sapinmusaponin O R$_1$=OH R$_2$=CH$_3$
Sapinmusaponin P R$_1$=CH$_3$ R$_2$=OH

（八）原萜烷（protostane）型

原萜烷型的基本母核结构特点与达玛烷型相似，差别只是在 8 位和 14 位取代的甲基构型不同，原萜烷型分别为 α 和 β 构型，而达玛烷型分别为 β 和 α 构型，原萜烷型第 20 位碳为 S 构型。

中药泽泻的块茎具有利小便，清湿热的功效。其主要成分 23-乙酰泽泻醇 B（23-O-acetylalisol B）、泽泻萜醇 A（alisol A）和泽泻萜醇 B（alisol B）等化合物的基本母核结构属于该结构类型,其中 23-乙酰泽泻醇 B 为泽泻药材鉴别的对照品。

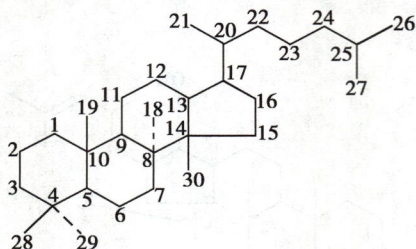

原萜烷

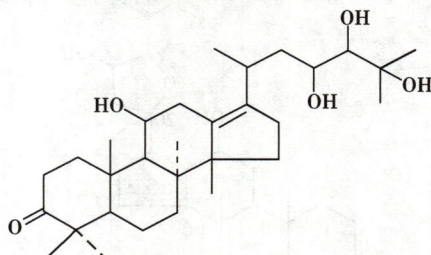

泽泻萜醇 A

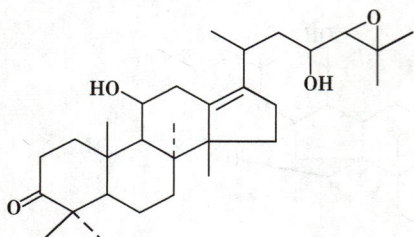

泽泻萜醇 B

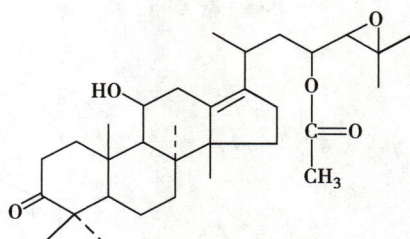

23-乙酰泽泻萜醇 B

六、五环三萜

五环三萜在自然界分布也比较广泛,也是一类重要的中药化学成分,常在植物体内以游离型或与糖结合形成皂苷的形式存在。从生源看,五环三萜化合物被认为是由四环三萜化合物 17 位侧链环合的衍生物,常与四环三萜化合物共同存在于同植物体内。其结构特征也保留四环三萜基本母核结构特征,如多数五环三萜化合物在 4 位连接偕二甲基,8 位、10 位和 17 位有 β 基团取代,A/B、B/C、C/D 均为反式。但其基本母核有五个环,D/E 为顺式,28 位和 30 位或 24 位可能为羧基取代,双键多在 C-12 或 C-11位等。

五环三萜又根据 E 环和 C 环大小、母核上取代基位置及构型,分为 E 环为六元环(如齐墩果烷型、熊果烷型和木栓烷型)、E 环为五元环(如羽扇豆烷型、羊齿烷型、异羊齿烷型、何帕烷型和异何帕烷型)、C 环为七元环,见表 7-2。

表 7-2　五环三萜类化合物不同母核结构的主要特征

五环三萜类型	CH₃ 取代	C4 取代	C20 取代	其他特征
齐墩果烷型	$10\beta,8\beta,14\alpha,17\beta$	偕二甲基	偕二甲基	
熊果烷型	$10\beta,8\beta,14\alpha,17\beta$	偕二甲基	20α 甲基	19β 甲基
木栓烷型	$9\beta,14\beta,13\alpha,17\beta$	$4\beta,5\beta$ 甲基	偕二甲基	
羽扇豆烷型	$10\beta,8\beta,14\alpha,17\beta$	偕二甲基		19α 异丙基
羊齿烷型	$10\beta,13\alpha,14\beta,17\alpha$	偕二甲基		2221α 异丙基
异羊齿烷型	$10\beta,13\beta,14\alpha,17\beta$	偕二甲基		2221β 异丙基
何帕烷型	$10\beta,8\beta,14\alpha,18\alpha$	偕二甲基		2221α 异丙烯基
异何帕烷型	$10\beta,8\beta,14\alpha,18\alpha$	偕二甲基		2221β 异丙基
其他类型	C 环为七元环,E 环为六元环。			

（一）齐墩果烷（oleanane）型

齐墩果烷又称 β-香树脂烷。基本碳架为多氢蒎的五环母核，连接两个偕二甲基，共八个甲基取代，形成六个季碳。一般 3 位有羟基取代，多为 β 型，少数为 α 型，如 α-乳香酸（α-boswellic acid）。母核上常有羧基取代，显酸性，也是酸性皂苷的主要结构类型。

该类化合物在植物界广泛分布，主要分布在豆科、五加科、桔梗科等一些植物中。

齐墩果酸（oleanolic acid）在植物体内多与糖结合成皂苷形式存在，如甘草、柴胡、人参等，也有以游离形式存在，如女贞子、白花蛇舌草、连翘等。

中药甘草具有补脾益气，清热解毒，祛痰止咳，缓急止痛，调和诸药的功效。其中主要含有甘草皂苷，也称为甘草酸，因味甜也称甘草甜素，是由苷元（甘草次酸）和二分子葡萄糖醛酸结合成苷。苷元基本母核结构为齐墩果烷型，20 位有羧基取代，因此甘草皂苷有三个羧基，其衍生物甘草酸单铵盐为甘草药材鉴别的对照品。甘草次酸 D/E 环为顺式，表现在 18 位氢与 17 位甲基为同侧，均为 β 构型，而异构体乌拉尔甘草次酸的 D/E 环为反式，表现在 18 位氢与 17 位甲基为异侧，18 位氢为 α 构型。药理研究表明，只有甘草次酸才具有促肾上腺皮质激素（ACTH）样作用。

中药柴胡是具有和解表里、疏肝、升阳的中药，含有 100 多个三萜皂苷，其苷元基本母核属于齐墩果烷型。根据皂苷元结构不同，将柴胡皂苷分为 7 类不同类型：环氧醚（Ⅰ）、异环双烯（Ⅱ）、12-烯（Ⅲ）、同环双烯（Ⅳ）、12-烯-28-羧酸（Ⅴ）、异环双烯-30-羧酸（Ⅵ）、18-烯型（Ⅶ）。其中Ⅰ型皂苷的苷元的主要结构特征是 13、28β-环氧醚键，是柴胡皂苷的真正皂苷元，有皂苷元 e、f、g（saikogenin E、F、G），即 Δ^{11}-13,28-环氧-齐墩果烯型，对应的皂苷分别是柴胡皂苷 a、c、d、e，其中柴胡皂苷 a 和柴胡皂苷 d 为柴胡药材鉴别的对照品。其他型皂苷元为Ⅰ型皂苷元的衍生物，包括：Ⅱ型皂苷元基本母核为异环双烯，即 $\Delta^{11,(13,18)}$-齐墩果二烯型，如柴胡皂苷 b_1 和 b_2；Ⅲ型皂苷元为环内单烯，即 Δ^{12}-齐墩果烯型，如柴胡皂苷 b_3 和 b_4，柴胡皂苷 f 及其苷元为长刺皂苷元；Ⅳ型皂苷元为同环双烯，即 $\Delta^{9(11),12}$-齐墩果二烯型，如柴胡皂苷 g；Ⅱ型、Ⅲ型和Ⅳ型皂苷元 17 位为羟甲基取代，而Ⅴ型皂苷元是 17 位为羧基取代，也属于环内单烯，如从圆叶柴胡叶中分离的圆叶柴胡皂苷 a、b 和 c（rotundioside A、B and C）等；Ⅵ型苷元基本母核为异环双烯，但在 30 位有羧基取代，即 30 羧基-$\Delta^{11(13,18)}$-齐墩果二烯型，如柴胡皂苷 u 和 v；Ⅶ型苷元基本母核的 18 位具有双键，如从南柴胡分离的 bupleuroside ⅩⅢ。

中药商陆具有逐水消肿，通利二便，解毒散结的功效。其中含有大量皂苷，如商陆皂苷甲、乙、丙、丁（esculentoside A、B、C、D），其苷元均为商陆酸（esculentic acid），基本母核属于齐墩果烷型，其中商陆皂苷甲为商陆药材鉴别的对照品。

葫芦科植物土贝母的根茎具有散结，消肿，解毒的功效。从中分离得到的土贝母苷甲（tubeimoside A）的苷元的基本母核也属于齐墩果烷型，糖链是一环状结构连接而形成的皂苷，是土贝母药材鉴别的对照品。

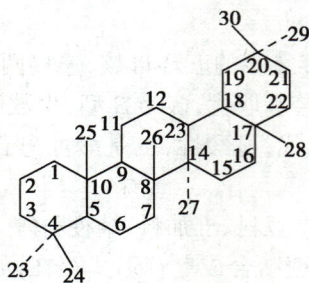

齐墩果烷

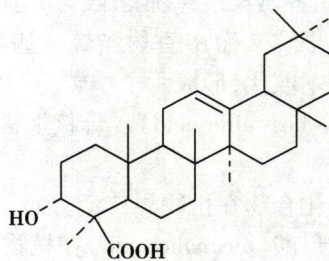

α-乳香酸

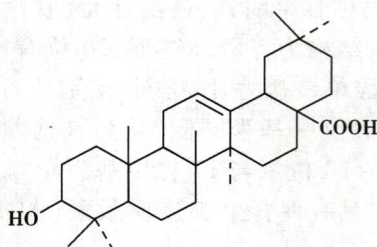

齐墩果酸

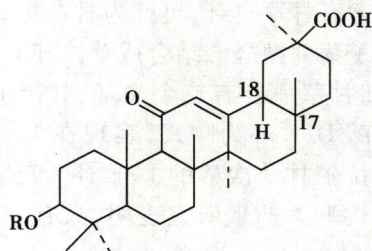

甘草次酸 R=H
甘草次酸 R=β-D-gluA（1→2）-α-D-gluA

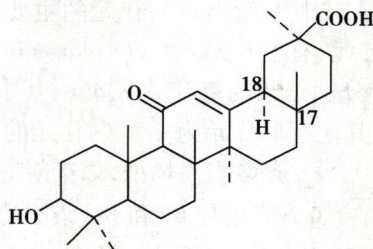

乌拉尔甘草次酸

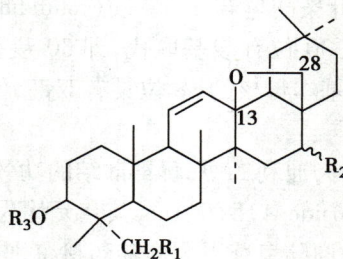

	R_1	R_2	R_3
柴胡皂苷a	OH	β-OH	glc(1→3)fuc-
柴胡皂苷元f	OH	β-OH	H
柴胡皂苷d	OH	α-OH	glc(1→3)fuc-
柴胡皂苷元g	OH	β-OH	H
柴胡皂苷c	H	β-OH	rha(1→4)glc(1→3)fuc-
柴胡皂苷e	H	β-OH	glc(1→3)fuc-
柴胡皂苷元e	H	β-OH	H

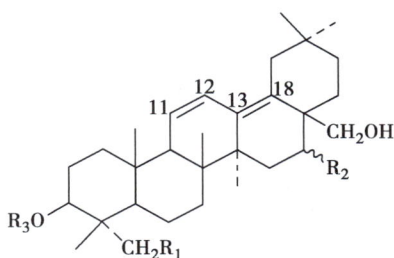

	R_1	R_2	R_3
柴胡皂苷元a	OH	β –OH	H
柴胡皂苷b$_1$	OH	β –OH	glc(1→3)fuc–
柴胡皂苷元d	OH	α –OH	H
柴胡皂苷b$_2$	OH	α –OH	glc(1→3)fuc–
柴胡皂苷元c	H	β –OH	H

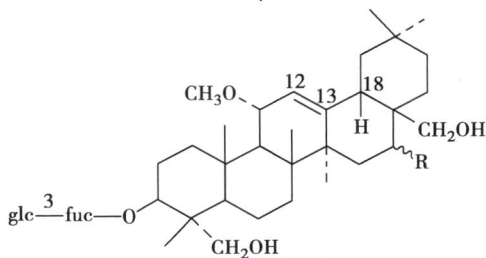

柴胡皂苷b$_3$　R=β –OH
柴胡皂苷b$_4$　R=α –OH

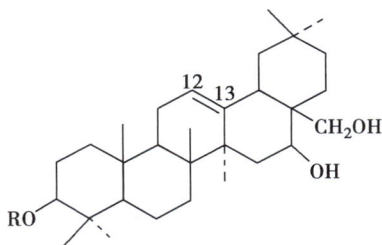

长刺皂苷元　R=H
柴胡皂苷f　　R=rha(1→4)glc(6→1)glc

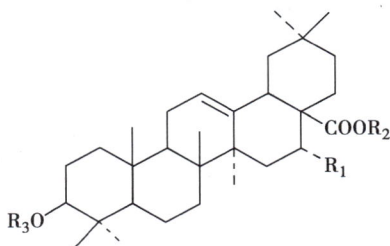

圆叶柴胡皂苷a　R_1= α –OH
　　R_2=β –D–glc(1→6)– β –D–glc(1→2)– β –D–glc(1→6)– β –D–glc–
　　R_3=SO$_3$H
圆叶柴胡皂苷b　R_1=H
　　R_2=β –D–glc(1→6)– β –D–glc(1→2)– β –D–glc(1→6)– β –D–glc–
　　R_3=SO$_3$H
圆叶柴胡皂苷c　R_1=H
　　R_2=β –D–glc(1→6)– β –D–glc(1→2)– β –D–glc(1→2)– β –D–glc–
　　R_3=SO$_3$H

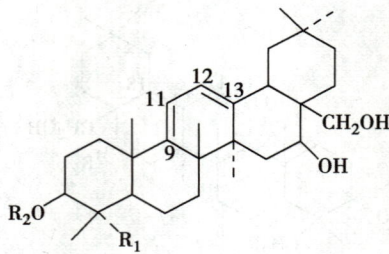

	R_1	R_2
柴胡皂苷元b	CH_3	H
柴胡皂苷g	CH_2OH	glc(1→3)fuc–

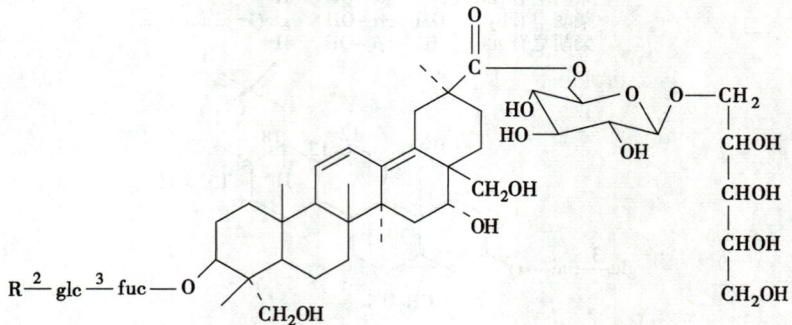

柴胡皂苷u　R=glc
柴胡皂苷v　R=H

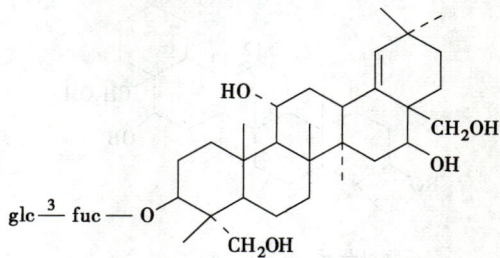

bupleuroside XIII

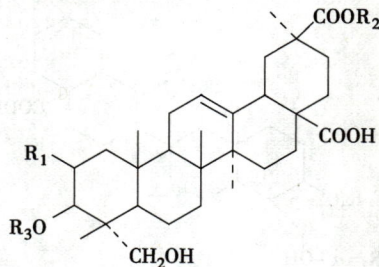

	R_1	R_2	R_3
商陆酸	H	H	H
商陆皂苷甲	OH	CH_3	glc(1→4)xly –
商陆皂苷乙	OH	CH_3	xly
商陆皂苷丙	H	CH_3	glc(1→4)xly –
商陆皂苷丁	OH	CH_3	glc

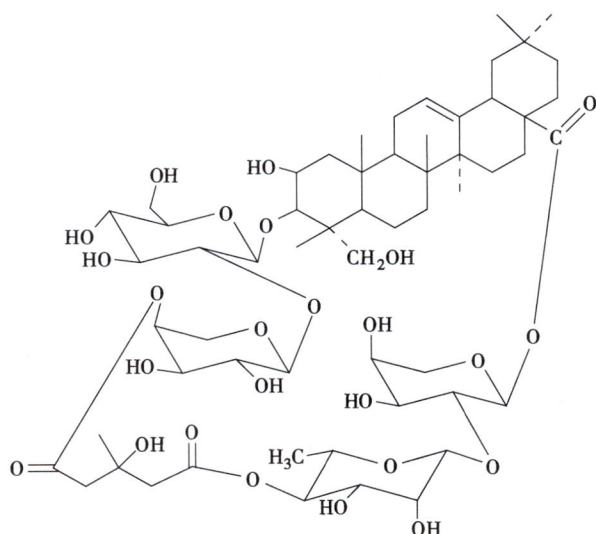

土贝母苷甲

（二）熊果烷型

熊果烷又称 α-香树脂烷,也称为乌苏(索)烷。基本碳架为多氢蒎的五环母核,也有八个甲基取代,甲基取代位置与齐墩果烷唯一不同的是 19 和 20 分别有一个甲基取代,因此熊果烷型只有一个偕二甲基,形成五个季碳。

该类化合物在植物界分布也比较广泛,以游离或与糖结合形成皂苷的形式存在植物体内,如中药地榆、枇杷叶、女贞子等。

中药地榆具有凉血止血,解毒敛疮的功效。从中分离出地榆皂苷 B 和 E(sanguisorbin B、E)、地榆皂苷 I 和 II(ziyu-glucoside Ⅰ、Ⅱ)等。

蒲公英和旋覆花中的蒲公英醇(taraxasterol),款冬花中的款冬二醇(faradiol)、阿里二醇(arnidiol)等都属于熊果烷型的异构体蒲公英烷型的三萜类化合物。

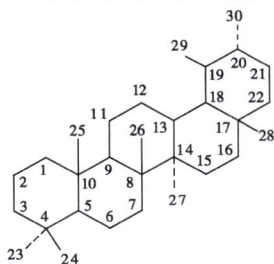

熊果烷

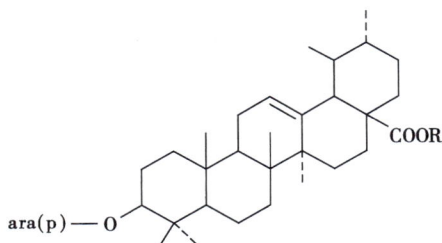

| | 地榆皂苷 B | R=H |
| | 地榆皂苷 E | R=3－Ac－glc |

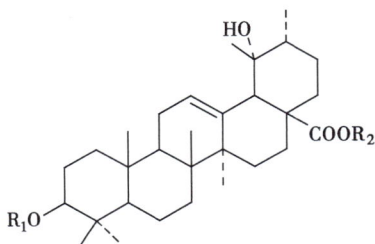

	R_1	R_2
地榆皂苷 Ⅰ	ara(p)	H
地榆皂苷 Ⅱ	ara(p)	glc

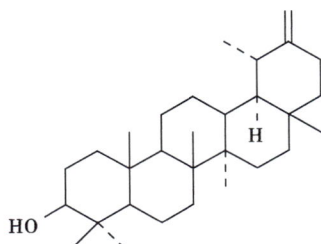

蒲公英醇

143

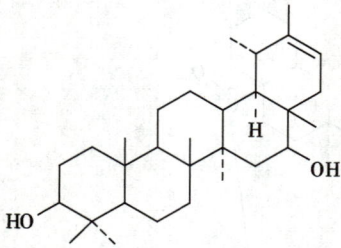

款冬二醇

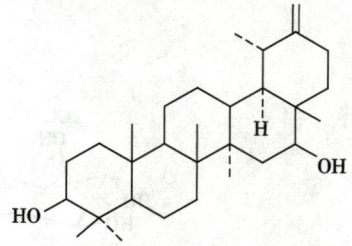

阿里二醇

（三）木栓烷（friedelane）型

木栓烷型从生源上可以看成是由齐墩果烯甲基移位而成，即齐墩果烯 4 位偕二甲的一个甲基移位至 5 位、10 位甲基移位至 9 位、8 位甲基移位至 14 位、14 位甲基移位至 13 位。木栓烷型基本母核只有 20 位一个偕二甲基，共八个甲基取代，形成六个季碳。

卫矛科植物雷公藤具有祛风，解毒，杀虫的作用。从其去皮根中分离出雷公藤酮（triptergone），其基本母核结构为失去 25 位甲基的木栓烷型衍生物；卫矛科植物独子藤的茎中也含有多种木栓烷型衍生物，如 29-羟基木栓酮（29-hydroxy friedelan-3-one）、12β-羟基木烯酮（12β-hydroxy friedelane-1-ene-3-one）、12β-羟基木栓酮（12β-hydroxy friedelan-3-one）、海棠果醛（canophyllal）、木栓酮（friedelin）和海棠果酸（canophyllalic acid）等。

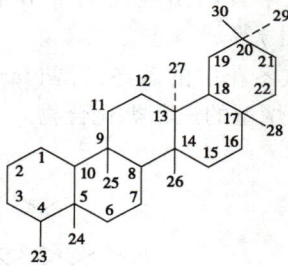

木栓烷

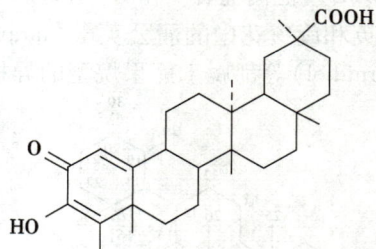

雷公藤酮

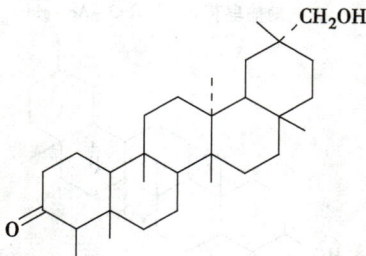

29-羟基木栓酮

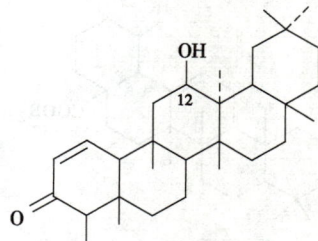

12β-羟基木烯酮

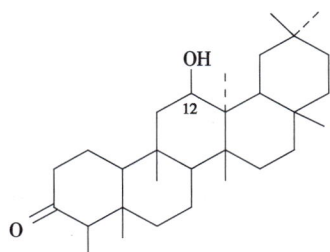

12β-羟基木栓酮

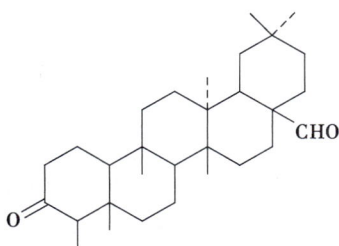

海棠果醛

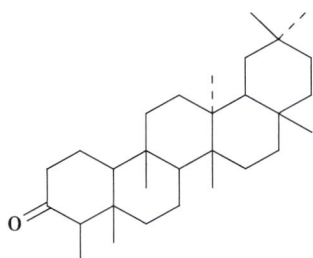

木栓酮

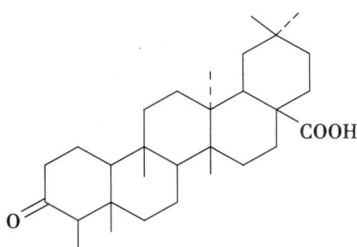

海棠果酸

（四）羽扇豆烷（lupane）型

羽扇豆烷从生源上可以看成是由齐墩果烷的 E 环 20 位和 21 位碳碳键断裂,且 21 位碳与 19 位碳连接成五元环,形成的结构类型,因此 19 位连接 α 构型的异丙基, 并有 $\Delta^{20(29)}$ 双键。母核上其他甲基取代位置和构型与齐墩果烷相同。

具有羽扇豆烷型结构的化合物存在于中药羽扇豆种皮、酸枣仁、桦树皮、槐花等 中。如羽扇豆醇（lupeol）、白桦脂醇（betulin）、白桦脂酸（betulinic acid）、白桦脂醛 （betulinaldehyde）等游离型;白头翁皂苷 A_3 和 B_4（pulsatiloside A_3 and B_4）等羽扇豆烷 型皂苷,其中白头翁皂苷 B_4 为白头翁药材鉴别的对照品,其苷元为 23-羟基白桦脂酸 （23-hydroxybetulinic acid）。

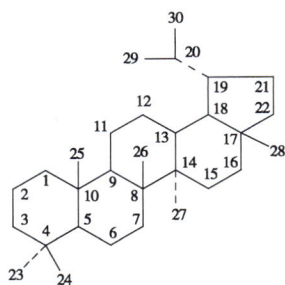

羽扇豆烷

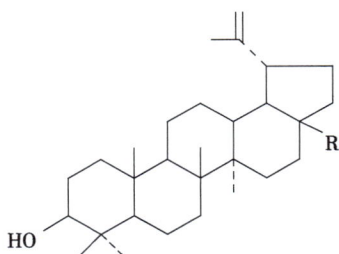

羽扇豆醇	R=CH₃
白桦脂醇	R=CH₂OH
白桦脂酸	R=COOH
白桦脂醛	R=CHO

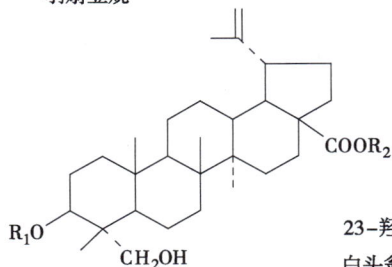

	R_1	R_2
23-羟基白桦脂酸	H	H
白头翁皂苷 A_3	rha(1→2)ara-	H
白头翁皂苷 B_4	rha(1→2)ara-	rha(1→4)glc(1→6)glc-

145

（五）羊齿烷（fernane）型和异羊齿烷（isofernane）型

可以认为是羽扇豆烷的异构体，但取代基位置和构型有差异，异丙基取代位置为 E 环的 21 位，而不是 19 位，13 位有甲基取代，8 位上没有甲基取代。羊齿烷型和异羊齿烷型两者除了 10 位和 4 位的取代基种类和构型一样外，其他位置（如 13、14、17 和 21 位）取代基相同，但构型不同。如芦竹素（arundoin）和羊齿烯醇（fernenol）的基本母核结构属于羊齿烷型；白茅素（cylindrin）的基本母核结构属于异羊齿烷型。

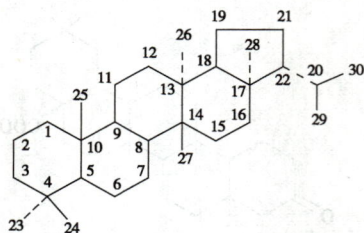

羊齿烷

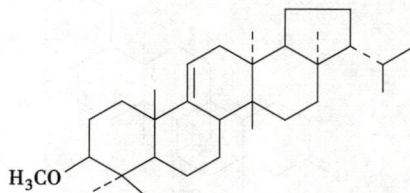

芦竹素

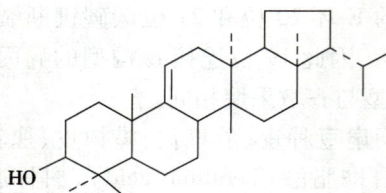

羊齿烯醇

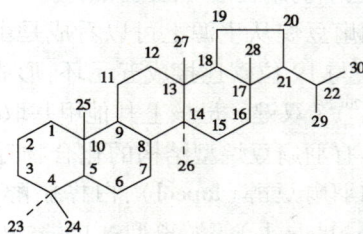

异羊齿烷

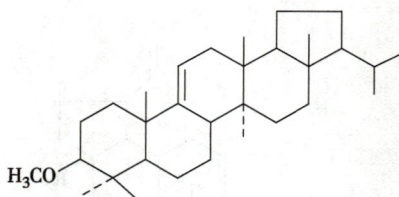

白茅素

（六）何帕烷（hopane）型和异何帕烷（isohopane）型

这两种类型的三萜类化合物可以认为是羽扇豆烷型的异构体，但取代基位置和构型有差异，异丙基（或异丙烯基）取代位置为 E 环的 21 位，而不是 19 位，18 位有甲基取代，17 位上没有甲基取代。何帕烷型和异何帕烷型除了 21 位上的异丙基的构型不同外，其他取代基的类型和构型都一样，其中何帕烷型 21 位异丙基为 α 型，异何帕烷型 21 位异丙基为 β 型。如的里白烯（diploptene）和羟基何帕酮（hydroxyhopanone）均为何帕烷型三萜化合物。

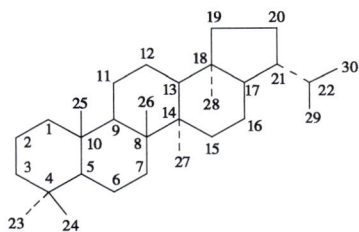

何帕烷

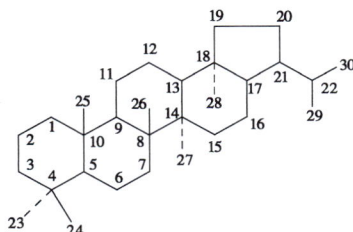

异何帕烷

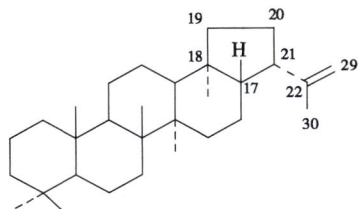

的里白烯

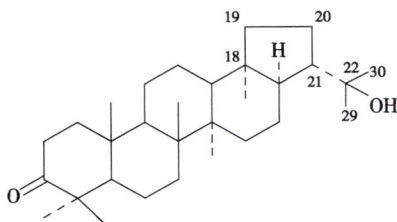

羟基何帕酮

（七）其他类型

目前从自然界中分离出的五环三萜基本母核结构不同于上述几种类型的都归属于其他类型，已发现的有 C 环为七元环的三萜类化合物。如从石松中分离的石松素（lycoclavanin）和石松醇（lycoclavanol）。

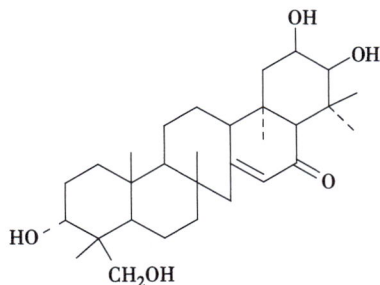

石松素

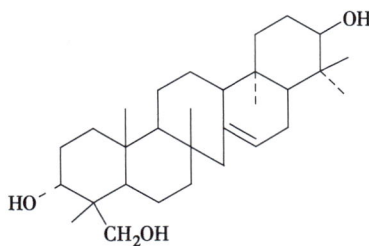

石松醇

第三节 三萜类化合物的理化性质和溶血作用

一、物理性质

（一）性状

大多数游离三萜类化合物有完好结晶，但三萜皂苷常为无定形粉末，仅少数为结晶，如常春藤皂苷为针状结晶。糖数目较多的皂苷极性较大，具有吸湿性。多数皂苷味苦、辛辣，且对人体黏膜有强烈刺激性；少数味甜，且对黏膜刺激性较小，如甘草皂苷。

游离三萜类化合物有固定的熔点，而且随极性取代基团的增加而升高。皂苷因在到达熔点之前已发生分解，因此常无明显的熔点，多数测得是分解点，一般在 200 ~

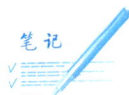

300℃之间。

（二）溶解度

游离三萜类化合物极性弱，能溶于弱极性有机溶剂，如石油醚、乙醚、三氯甲烷等，不溶于水，但可溶于甲醇、乙醇等溶剂。三萜皂苷由于糖分子引入，极性增大，可溶于水，易溶于热水、甲醇、乙醇等强极性溶剂，但几乎不溶于丙酮、乙醚、石油醚等弱极性溶剂。随着皂苷水解为次生苷，极性降低，在水中溶解度降低，而在弱极性溶剂中的溶解度随之增加，如加工红参时，生成的次生苷人参皂苷 Rh_2，可溶于乙醚。皂苷在含水丁醇或戊醇中溶解度较好，尤其是在水饱和正丁醇溶剂中有较好的溶解度，因此正丁醇是实验研究中提取分离皂苷时常采用的有机溶剂。

皂苷有助溶性，促进其他成分在水中的溶解。因此含有皂苷的中药水提取物可能存在某些亲脂性成分，增加了对皂苷分离纯化的难度。

（三）发泡性

皂苷水溶液经强烈振摇产生持久性泡沫，且不因加热而消失，这是与蛋白质水溶液产生泡沫的明显区别。皂苷发泡性基于其降低水溶液表面张力而具有表面活性作用，这种表面活性与皂苷分子内部亲水性和亲脂性结构比例有关，只有当两者比例适当，才有较好的表面活性。某些皂苷由于亲水性强于亲脂性或亲脂性强于亲水性，其表面活性作用低，或只有微弱泡沫反应，如甘草皂苷泡沫反应就很弱。基于皂苷的泡沫反应，常将其制作成清洁剂、乳化剂等。

二、化学性质

（一）颜色反应

在无水条件下，三萜类化合物经强酸（磷酸、硫酸、高氯酸等）、中等强度酸（三氯乙酸）或 Lewis 酸（五氯化锑、氯化锌等）作用，产生各种颜色变化或荧光。可能是由于三萜母核在酸的作用下产生脱水，增加双键结构，并形成共轭系统等而呈色。母核具有共轭系统的三萜类化合物颜色反应快。

1. Liebermann-Burchard 反应　也称乙酸酐-浓硫酸反应，反应在试管中进行。将样品溶解在乙酸酐中，加浓硫酸-乙酸酐（1:20）数滴，可产生黄→红→紫→蓝等颜色变化，最后褪色。反应过程中，适当水浴加热，促进颜色反应速度。

2. Rosen-Heimer 反应　也称三氯乙酸反应，反应在滤纸上进行。将样品的三氯甲烷溶液或醇溶液滴在滤纸上，喷 25% 三氯乙酸的乙醇溶液，加热至 100℃，呈红色，逐渐变为紫色，反应过程必须注意观察颜色的变化，温度过高，斑点发黑。

除了上述两种显色反应外，三萜类化合物可发生的显色反应有 Salkowski 反应（三氯甲烷-浓硫酸反应）、Kahlenberg 反应（五氯化锑反应）、Tschugaeff 反应（冰乙酸-乙酰氯反应）等。

（二）皂苷水解

皂苷水解可以用于皂苷结构研究及活性改造等，主要包括酶水解、酸水解等。

1. 酶水解　植物体内有某种皂苷存在，往往有水解该皂苷的酶存在，因此，为了避免皂苷受酶水解，提取皂苷时，要抑制酶的活性。有时为了获得皂苷元或次生皂苷，可以选择适当的酶水解皂苷。由于酶水解条件温和，往往可以获得完整的苷元，也有被用于皂苷的结构研究。

2. 酸水解 皂苷的苷键常是氧苷中的醇苷或酯苷,其中醇苷容易被酸水解,但酸的浓度往往会影响苷元结构,反应产物中得不到原皂苷元,如皂苷元为 A 型的人参皂苷酸水解获得人参二醇,而不是人参皂苷元 20(S)-原人参二醇,B 型的人参皂苷酸水解获得人参三醇,而不是人参皂苷元 20(S)-原人参三醇。

因此,为了获得原始皂苷元,需要采用温和水解法,除了酶水解外,还可以用 Smith 降解法、光分解法、土壤微生物分解法等。

3. 碱水解 含有酯键的皂苷易被碱水解。酯苷键一般可在 NaOH/H_2O 中回流加热一定时间,使其水解。但在此条件下,水解生成的糖常会分解。故一般较容易水解的酯苷键用 5mol/L 的氨水水解。

三、溶血作用

皂苷水溶液大多数能破坏红细胞,因而具有溶血作用,这是由于多数皂苷与红细胞膜上的胆甾醇结合产生难溶性的分子复合物,破坏了红细胞的正常渗透性,使细胞内渗透压增加而发生崩解,从而导致溶血现象。皂苷的溶血作用反映皂苷具有一定毒性。皂苷溶血作用强弱可用溶血指数表示。溶血指数是指在一定条件(等渗、缓冲及恒温)下,能使同一动物来源的血液中红细胞完全溶血的最低皂苷浓度,浓度越低,毒性越强。如甘草皂苷的溶血指数为 1:4000,薯蓣皂苷的溶血指数为 1:400000,说明薯蓣皂苷的毒性比甘草皂苷强。

临床上应用皂苷应注意皂苷的溶血性。一般皂苷水溶液静脉注射毒性极大,低浓度也能产生溶血作用,肌内注射易引起组织坏死,但口服无溶血作用。

皂苷的溶血作用与其结构有关。一般是否有溶血作用与皂苷的苷元有关,而溶血的强弱与皂苷连接的糖有关,溶血指的是皂苷,而不是皂苷元。一般皂苷溶血强弱为单糖链皂苷>酸性皂苷>双糖链皂苷,但不是所有的皂苷都具有溶血作用,如皂苷元为 A 型的人参皂苷具有抗溶血作用,B 型的人参皂苷和 C 型的人参皂苷有溶血作用,而人参总皂苷(包括 A、B、C 型的人参皂苷混合物)无溶血作用。

应当指出,中药的其他成分也具有溶血作用,如某些植物的树脂、脂肪酸、挥发油等也能产生溶血,而鞣质通过凝集红细胞而抑制溶血。因此判断是否是由皂苷引起的溶血,除进一步纯化后再检查外,可以结合胆甾醇沉淀法,若沉淀后的滤液无溶血现象,而沉淀物经乙醚溶解,过滤,残渣溶于水,该水溶液若有溶血作用,表示溶血是由皂苷引起。

第四节 三萜类化合物的检识

一、理化检识

(一)泡沫反应

皂苷水溶液经强烈振摇能产生持久性泡沫(持续 15 分钟以上),而且这种泡沫不因加热而消失,这是与蛋白质的区别。利用泡沫试验,可以初步判断样品是否含有皂苷。其方法是:取中药粉末少许,加 10 倍水,煮沸 10 分钟后过滤,滤液置试管,经振摇后产生持久性泡沫,则为阳性。

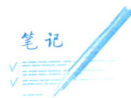

应当注意,不是所有的皂苷的水溶液都有阳性的泡沫试验,同时也要注意蛋白质产生的假阳性。

(二)显色反应

Liebermann- Burchard 等颜色反应和 Molish 反应可以初步判断三萜或三萜皂苷,虽然反应比较灵敏,但专属性较差。还可以利用 Liebermann- Burchard 反应和 Rosen-Heimer 反应鉴别三萜皂苷和甾体皂苷(参见第八章)。

(三)溶血试验

取供试液 1ml,于水浴上加热蒸干,残留物加 0.9% 生理盐水溶解,再加几滴 2% 的红细胞悬浮液,若溶液由浑浊变为澄清,示有皂苷类成分存在,即产生溶血现象。可以用于皂苷的检识,还可以用于皂苷的含量的粗略推算。如某中药的水提取液测得的溶血指数为 1:1M,所用的对照标准皂苷的溶血指数为 1:100M,则有该中药中皂苷含量约为 1%。

二、色谱检识

三萜类化合物色谱检识常用硅胶为吸附剂,展开剂的选择依游离三萜类化合物和三萜皂苷的极性不同而不同。游离三萜类化合物亲脂性强,常选用亲脂性溶剂为展开剂,如环己烷-乙酸乙酯(1:1)、三氯甲烷-乙酸乙酯(1:1)、苯-丙酮(1:1)、三氯甲烷-丙酮(95:5)。三萜皂苷极性强,常用极性强的溶剂为展开剂,如三氯甲烷-甲醇-水(13:7:2,下层)、正丁醇-乙酸-水(4:1:5,上层)、乙酸乙酯-吡啶-水(3:1:3)、乙酸乙酯-乙酸-水(8:2:1)等。反相薄层色谱也用于三萜类化合物的检识,固定相为反相 C_{18}(RP-18)或反相 C_8(RP-8),展开剂为甲醇-水或乙腈-水,分离效果一般比较好。

分离酸性皂苷时,流动相中加入少量甲酸或乙酸,可以抑制样品解离,克服拖尾现象。薄层色谱常用显色剂有 10% 硫酸溶液、三氯乙酸试剂、香草醛-硫酸试剂等,若显色不明显,可以适当加热,但要注意温度不宜过高,避免炭化影响显色。

三、三萜类化合物的波谱特征

同单萜和二萜等类型化合物相比,三萜类化合物的骨架结构相对较为固定,尤其是其中较为常见的五环三萜和四环三萜类型。由于生源关系,同属植物常含有结构类似的化学成分,所以查阅同属植物的化学成分研究报道,对确定所研究植物中的三萜及皂苷的结构会有很大帮助。对于一些母核新颖较复杂的三萜类化合物的结构可采用 2D- NMR 和单晶 X- 射线衍射分析等方法进行确定。

(一)UV 谱

大多数三萜类化合物没有共轭体系,不产生紫外吸收。但如结构中有一个孤立双键,仅在 205～250nm 处有微弱吸收,当分子中有共轭体系时,则在紫外区 210m～300nm 之间有较强吸收。如有 α,β- 不饱和羰基,最大吸收在 242～250nm;如有异环共轭双烯,最大吸收在 240～260nm;同环共轭双烯最大吸收则在 285nm。此外,11-oxo、Δ^{12}- 齐墩果烷型化合物,可用紫外光谱判断 18- H 的构型,当 18- H 为 β 构型,最大吸收为 248～249nm,18- H 为 α 构型,最大吸收为 242～243nm。

（二）^{1}H- NMR 谱

在氢谱中可获得三萜类化合物中的甲基质子、连氧碳质子、烯氢质子等重要信息。一般三萜类化合物中甲基质子信号在 δ 0.63 ~ 1.50。在 ^{1}H- NMR 谱的高场中出现多个甲基峰是三萜类化合物的最主要特征，从甲基的数目还可推测三萜类化合物的类型。羽扇豆烷型的 30 位甲基因与双键相连，具有烯丙偶合，所以 δ 值在 1.63 ~ 1.80 之间，呈宽单峰。26 位甲基受 C-27 和 C-28 位取代基影响，当 C-28 为—COOCH$_3$ 时，使 26 位甲基质子信号向高场位移约 0.12，C-27 为—COOCH$_3$ 时，则使其向低场位移 0.08。在多数五环三萜中 27 位甲基质子信号处于最低场，通常 δ 在 1.00 以下。此外，场区 δ 0.63 ~ 1.50 区域内，常出现堆积成山形的 CH$_2$、CH 信号。

连氧碳质子的化学位移随着位置、环境和构型的不同有较明显的变化。比较有规律的有乙酰基质子、甲酯质子和 3 位质子（绝大多数三萜的 C-3 位连有氧原子）。乙酰基中甲基质子的信号在 δ 1.82 ~ 2.07，甲酯中甲基质子信号在 δ 3.60 左右。大多数三萜化合物 C-3 上有羟基或其他含氧基团，与其他亚甲基信号重叠较少，易于辨认。此时，3 位质子信号在 δ 3.20 ~ 4.00，受 2 位亚甲基质子的偶合，多为 *dd* 峰。此点是区别甾体化合物的重要特征。（甾体类化合物往往由于 2 位和 4 位均为亚甲基，与 3 位质子发生偶合，而使 3 位质子呈现多重峰。）

烯氢信号的化学位移值一般约为 δ 4.30 ~ 6.00。环内双键质子的 δ 值一般大于 5.00，如齐墩果酸类和乌苏酸类 C-12 烯氢在 δ 4.93 ~ 5.50 处出现宽单峰、三重峰或分辨不好的多重峰。环外烯氢的 δ 值一般小于 5.00，如羽扇豆烯和何帕烯型的 C-29 位两个同碳氢信号多出现在 δ 4.30 ~ 5.00 之间。由于羽扇豆烯型三萜 E 环上的异丙烯基受 C-12 位质子空间位阻的影响不能自由旋转，双键末端的两个质子不等价，表现为双峰，而何帕烯型的两个末端烯氢接近等价，合并为一单峰，利用这一特点可区别这两种母核。

三萜皂苷糖部分的 ^{1}H- NMR 特征与糖和苷的章节中介绍的相同，最主要的是糖的端基质子信号，从端基质子信号的数目可推测糖的个数，偶合常数可用于确定苷键构型。

（三）^{13}C- NMR 谱

^{13}C- NMR 谱在确定三萜皂苷元类型、糖与苷元、糖与糖之间连接位置、糖环大小和糖的数目等方面有重要作用。由于分辨率高，三萜或其皂苷的 ^{13}C- NMR 谱几乎可给出每一个碳的信号。在 ^{13}C- NMR 谱中，角甲基一般出现在 δ 8.9 ~ 33.7，其中 23、29 位甲基出现在低场，化学位移依次为 δ 28.0 和 33.0 左右。苷元中与氧连接的碳在 δ 60.0 ~ 90.0，烯碳在 δ 109.0 ~ 160.0，羰基碳在 δ 170.0 ~ 220.0，其他碳一般在 δ 60.0 以下。

1. 双键位置及母核类型的确定 当双键位于不同类型母核或同一母核的不同位置时，其碳原子化学位移有明显差别。表 7-3 列出一些常见类型三萜化合物 ^{13}C- NMR 谱的烯碳化学位移。

2. 苷化位置的确定 糖与苷元及糖与糖之间连接后，会产生苷化位移，醇苷一般使苷元化学位移向低场移动，而酯苷则向高场移动。如三萜的 C-3 成苷后，一般 C-3 向低场位移 3 ~ 8 化学位移单位，C-4 则向高场移动，糖的端基碳向低场位移 3 ~ 8。当糖与三萜的 C-28 成酯苷后，28 位的羰基碳则向高场位移约 2 ~ 5 化学位移单位，而糖的端基碳化学位移值在 δ 95.0 ~ 96.0。

表7-3　齐墩果烷、乌苏烷、羽扇豆烷类三萜主要烯碳的化学位移

三萜及双键的位置	烯碳 δ 值	其他特征碳
Δ^{12}-齐墩果烯	C_{12}:122.0-124.0, C_{13}:143.0-144.0	
11-oxo-Δ^{12}-齐墩果烯	C_{12}:128.0-129.0, C_{13}:155.0-167.0	11-C=O:199.0-200.0
Δ^{11-13},28-epoxy-齐墩果烯	C_{11}:132.0-133.0, C_{12}:131.0-132.0	
$\Delta^{11,13(18)}$-齐墩果烯	C_{11}:126.0-127.0, C_{12}:125.0-126.0	13-C:84.0-85.5
（异环双烯）	C_{13}:136.0-137.0, C_{18}:133.0-135.0	
$\Delta^{9(11),12}$-齐墩果烯	C_9:154.0-155.0, C_{11}:116.0-117.0	
（同环双烯）	C_{12}:121.0-122.0, C_{13}:143.0-147.0	
Δ^{12}-乌苏烯	C_{12}:124.0-125.0, C_{13}:139.0-140.0	
$\Delta^{20(29)}$-羽扇豆烯	C_{29}:109.0, C_{20}:150.0	

3. 糖的数目的确定　多数糖的 C-1 化学位移在 δ 91.0~105.0, C-6 在 δ 60.0~65.0, 可根据 δ 91.0~105.0 范围内的出现的信号数目确定糖的数目。

（四）其他 NMR 谱

DEPT 可用于确定碳的类型, 如伯、仲、叔、季碳的确定。^{1}H-^{1}HCOSY 通过分析相邻质子的偶合关系, 用于苷元及糖上质子信号的归属。HSQC 或 HMQC 谱是通过 ^{1}H 核检测的异核单量子相关谱或异核多量子相关谱, 用于确定分子内碳原子与质子的连接关系。HMBC 谱是通过 ^{1}H 检测的异核多键相关谱, 可把 ^{1}H 核与其远程偶合的 ^{13}C 相关联, 常用于确定苷中糖的连接位置, 在 HMBC 谱中糖的端基质子与连接位置的碳有远程相关, 可看到明显的相关点。全相关谱 TOCSY 用于糖环的连续相互偶合氢的归属, 当糖上氢的信号重叠时, 可选择一个分辨良好, 不与其他信号重叠的信号作为起点, 得到该偶合体系中其他氢的信号。NOESY 谱广泛用于提供空间的连接和立体化学的信息, 对于确定三萜类化合物的立体结构十分重要。

（五）MS 谱

EI-MS 等主要用于游离三萜化合物的分子离子峰及裂解碎片峰的研究, 可提供该类化合物的分子量、可能的结构骨架或取代基种类及位置的信息。虽然三萜化合物的结构较为复杂, 但其分子裂解有一定规律, 如五环三萜裂解的规律为: 当 C 环内有双键时, 一般都有较特征的 RDA 裂解, 出现含 A、B 环和 C、D 环的碎片离子峰。根据裂解产生的质量数, 可初步推断取代基所在位置。

由于三萜皂苷的难挥发性, 所以电子轰击质谱(EI-MS)和化学电离质谱(CI-MS)技术在三萜皂苷的应用中受到限制。目前广泛使用的质谱技术为快原子轰击质谱(FAB-MS)和电喷雾电离质谱(ESI-MS)。这两种质谱的应用可以得到皂苷的分子离子峰和准分子离子峰用于推出分子量的信息。根据高分辨 FAB-MS 或 ESI-MS 等, 可直接获得皂苷分子式的信息, 有助于新皂苷的结构确定。

学习小结

1. 学习内容

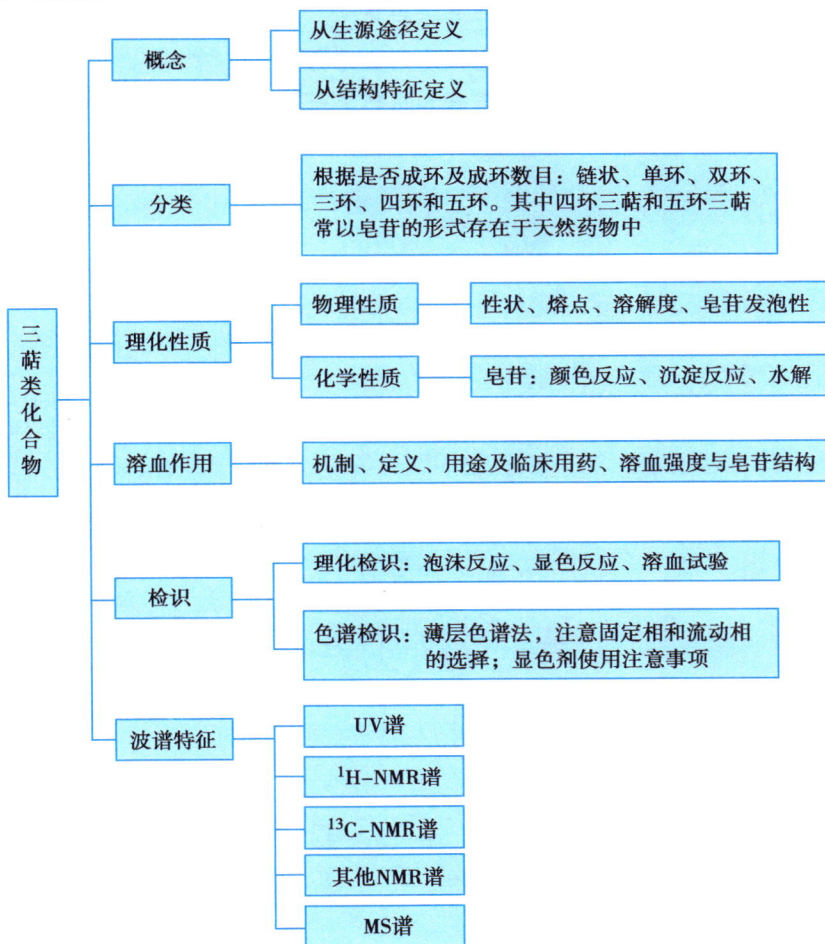

2. 学习方法

（1）三萜类化合物概述：概念包含两层含义，一是生源异戊二烯法则；一是经验异戊二烯法则。皂苷结构中糖连接的特点。

（2）学习皂苷结构特点、理化性质、检识、代表的天然药物及其主要化学成分结构。皂苷的主要性质：溶解性、发泡性、吸湿性、溶血性、刺激性、酸性、稳定性等。皂苷元的结构特点，主要是在于取代基的位置变化及其构型的差异。皂苷与蛋白质泡沫反应现象区别、三萜皂苷与甾体皂苷颜色反应条件及现象区别，如 Liebermann-Burchard 反应和 Rosen-Heimer 反应。

（3）三萜类化合物分类根据化学结构特点，即是否成环及成环数目，掌握四环三萜和五环三萜的结构特点及代表化合物。

（毛晓霞）

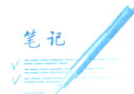

复习思考题

1. 什么是三萜化合物？其分类的主要依据是什么？
2. 如何利用发泡性鉴别三萜皂苷与蛋白质？
3. 皂苷溶血机制是什么？其溶血强度的表示方法？
4. 如何利用化学反应鉴别三萜皂苷和甾体皂苷？

第八章

甾体类化合物

学习目的

通过学习强心苷类、甾体皂苷类、C21甾体、植物甾醇类、胆汁酸类和醉茄甾内酯类化合物的结构与分类、理化性质、检识方法及波谱特征,为学习甾体类化合物的制备方法及结构研究奠定基础。

学习要点

甾体类成分的结构与分类,理化性质:性状,溶解性,显色反应,检识方法,波谱特征。

第一节　概　　述

甾体类化合物(steroidal compounds)是广泛存在于自然界中的一类结构中具有环戊烷骈多氢菲甾体母核的天然化学成分,这类化合物具有广泛的生物活性和药理作用,在抗肿瘤、强心、镇痛、抗炎、抗抑郁、抑菌、抗凝血和抗生育等方面有确切的作用,同时也是合成甾体类激素的重要原料。常见的有强心苷、甾体皂苷、C_{21}甾体、植物甾醇、胆汁酸、昆虫变态激素、醉茄内酯、甾体生物碱和蟾毒配基等。

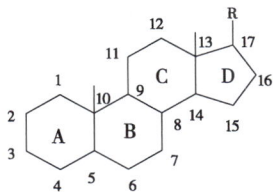

甾体母核

20世纪90年代以来,甾体类化合物的研究发展很快,从植物、海洋生物中发现了许多新的甾体皂苷、双甾体、多胺甾体和甾体多羟基硫酸酯等化合物,且多具有独特的生理活性,特别是具有较强的抗癌活性等,已引起药物学家的广泛关注。

一、甾体化合物的结构与分类

各类甾体成分在C_{17}位均有侧链。根据侧链结构的不同,又分为不同的种类,见表8-1。

表 8-1　天然甾体化合物的种类及结构特点

名称	A/B	B/C	C/D	C_{17}-取代基
强心苷	顺、反	反	顺	不饱和内酯环
甾体皂苷	顺、反	反	反	含氧螺杂环
C_{21}甾体	反	反	顺	C_2H_5
植物甾醇	顺、反	反	反	8~10 个碳的脂肪烃
胆汁酸	顺	反	反	戊酸
昆虫变态激素	顺	反	反	8~10 个碳的脂肪烃
醉茄内酯	顺、反	反	反	内酯环
蟾毒配基	顺、反	反	反	六元不饱和内酯环
甾体生物碱	顺、反	反	反	5~10 个碳的含 N 杂环

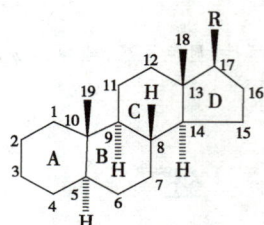

A/B 反式稠合（别系 allo）　　　　　A/B 顺式稠合（正系）

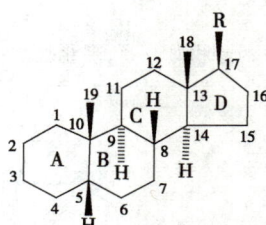

天然甾体化合物的 B/C 环都是反式,C/D 环多为反式,A/B 环有顺、反两种稠合方式。因此,甾体化合物可分为两种类型:A/B 环顺式稠合的称正系,即 C_5 上的氢原子和 C_{10} 上的角甲基都伸向环平面的前方,处于同一边,为 β 构型,以实线表示;A/B 环反式稠合的称别系(allo),即 C_5 上的氢原子和 C_{10} 上的角甲基不在同一边,而是伸向环平面的后方,为 α 构型,以虚线表示。通常这类化合物的 C_{10}、C_{13}、C_{17} 侧链大都是 β 构型,C_3 上有羟基,且多为 β 构型。甾体母核的其他位置上也可以有羟基、羰基、双键等功能团。

二、甾体类化合物的颜色反应

甾体类化合物在无水条件下与浓酸或某些 Lewis 酸作用,能产生各种颜色反应。这类颜色反应的机制较复杂。甾类化合物与酸作用,经脱水后生成双键、双键位移、双分子缩合等反应生成共轭体系,并在酸作用下生成多烯阳碳离子而呈色。而放置后分子间相互缩合颜色可逐渐退去。

(一)乙酸酐-浓硫酸反应（Liebermann-Burchard 反应）

将样品溶于乙酸酐,加硫酸-乙酸酐(1∶20),产生红→紫→蓝→绿→污绿等颜色变化,最后褪色。

(二)三氯乙酸反应（Rosen-Heimer 反应）

反应在滤纸上进行。将样品的三氯甲烷溶液或醇溶液滴在滤纸上,喷 25% 三氯乙酸的乙醇溶液,加热至100℃,呈红色,逐渐变为紫色,反应过程必须注意观察颜色的变化,温度过高,斑点发黑。

甾体类化合物还可发生 Salkowski 反应(三氯甲烷-浓硫酸反应)、Kahlenberg 反应(五氯化锑反应)、Tschugaev 反应(冰乙酸-乙酰氯反应)等显色反应。

第二节　强心苷类化合物

一、概述

强心苷(cardiac glycosides)是生物界中存在的一类对心脏有显著生理活性的甾体苷类,是由强心苷元(cardiac aglycones)与糖缩合的一类苷,是一类选择性地作用于心脏、增强心肌收缩力、减慢心率,主要用于治疗心力衰竭与节律障碍等疾病的药物。

自19世纪初发现洋地黄类强心成分以来,已从自然界得到千余种强心苷类化合物。强心苷主要存在于一些有毒植物中,其中以夹竹桃科、玄参科、百合科、萝藦科、十字花科、毛茛科、桑科、卫矛科等植物中最为普遍。常见的有毛花洋地黄、紫花洋地黄、黄花夹竹桃、毒毛旋花子、铃兰、海葱、羊角拗等。

强心苷可以存在于植物体的叶、花、种子、鳞茎、树皮和木质部等不同部位。在同一植物体中往往含有几个或几十个结构类似、理化性质近似的苷,同时还有相应的水解酶存在。所以,强心苷结构复杂,性质不够稳定,易被水解生成次生苷,给提取分离工作带来一定的困难。

目前临床上应用的强心苷类药物,都是从植物中提取分离得到的,如去乙酰毛花洋地黄苷丙(西地兰,cedilanid)、异羟基洋地黄毒苷(狄戈辛,digoxin)两者均从玄参科植物毛花洋地黄叶中提取获得;黄夹苷(强心灵)是从夹竹桃科植物黄花夹竹桃果仁中提取得到;铃兰毒苷是从百合科植物铃兰全草中提取获得。

二、强心苷的结构与分类

强心苷由强心苷元(cardiac aglycones)与糖两部分构成。

(一)苷元部分的结构分类

天然存在的强心苷元是 C_{17} 侧链为不饱和内酯环,根据不饱和内酯环的不同,可分为两类:

1. 甲型强心苷元　C_{17} 侧链为五元不饱和内酯环($\Delta^{\alpha\beta}$-γ-内酯),称强心甾烯类。即甲型强心苷元。天然存在的强心苷类大多属于此种类型,如夹竹桃苷元(oleander aglycone)。

2. 乙型强心苷元　C_{17} 侧链为六元不饱和内酯环($\Delta^{\alpha\beta,\gamma\delta}$-$\delta$-内酯),称海葱甾二烯类或蟾蜍甾二烯类,即乙型强心苷元。属于这类苷元的强心苷较少,如海葱苷元(scillarenin)。

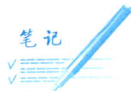

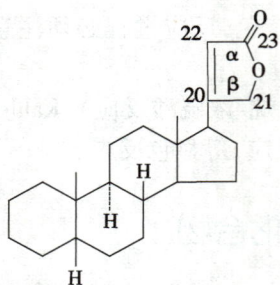

强心甾烯（甲型强心苷元）

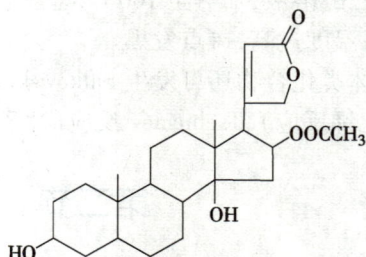

夹竹桃苷元

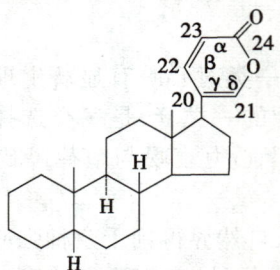

海葱甾二烯或蟾蜍甾二烯（乙型强心苷元）

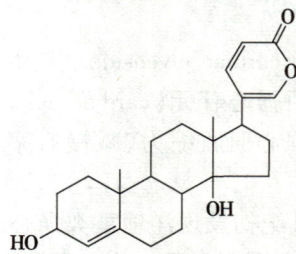

海葱苷元

（二）苷元部分的结构特点

1. 甾体母核　由 A、B、C、D 四个环构成,四个环的稠合方式是 A/B 环为顺、反两种形式,但多为顺式;如洋地黄毒苷元(digitoxigenin)。反式稠合的较少,如乌沙苷元(uzarigenin)。B/C 环均为反式;C/D 环多为顺式。

2. 取代基　在强心苷元母核上 C_3 和 C_{14} 位都有羟基取代,C_3-OH 大多是 β 构型,少数为 α 构型,命名时冠以表(epi)字,如洋地黄毒苷元的 C_3- 异构体称为 3-表洋地黄毒苷元(3-epidigitoxigenin)。由于 C/D 环是顺式稠合,所以 C_{14}-OH 均为 β 构型。C_3-OH 常与糖缩合成苷键的形式存在。

3. 取代基位置　母核上除 C_3、C_{14} 位上有羟基外,在其他位置上亦可有羟基存在,如 C_1、C_5、C_{11}、C_{12}、C_{15}、C_{16} 有 β 羟基,C_2、C_{11}、C_{12} 有 α 羟基。有的甾核 C_{16}-β-OH 还可与一些小分子脂肪酸如甲酸、乙酸或异戊酸等结合形成酯。

4. 双键位置　母核上如有双键,一般位于 C_4、C_5 位或 C_5、C_6 位。

5. 甾核上侧链　甾核的 C_{10}、C_{13}、C_{17} 位上各有一个侧链,C_{10} 上大都为甲基,也可能是羟甲基、醛基或羧基;C_{13} 位为甲基;C_{17} 位为不饱和内酯环,多为 β 构型。

天然存在的一些强心苷元,如洋地黄毒苷元(digitoxigenin)、3-表洋地黄毒苷元(3-epidigitoxigenin)、乌沙苷元(uzarigenin)、夹竹桃苷元(oleandrigenin)、绿海葱苷元(scilliglauco-sidin)、蟾毒素(bufotalin)的结构。

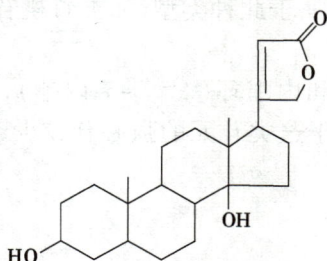

洋地黄毒苷元

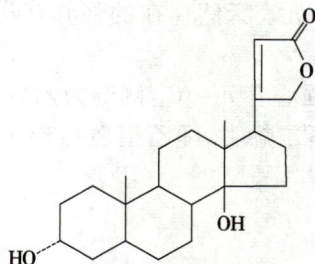

3-表洋地黄毒苷元

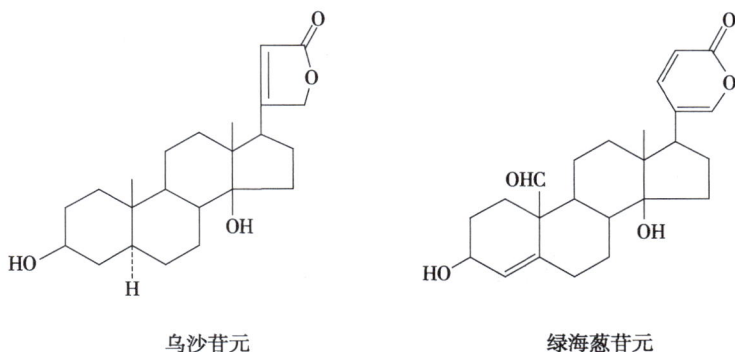

乌沙苷元　　　　　　　绿海葱苷元

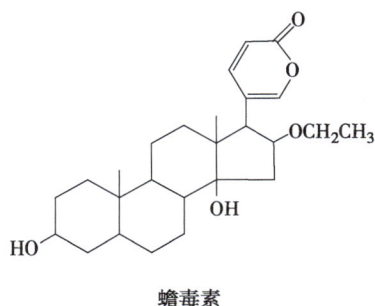

蟾毒素

按甾类化合物的命名,甲型强心苷是以强心甾烯(cardenolide)为母核命名,如洋地黄毒苷元的化学名为 3β,14β-二羟基-5β-强心甾-20(22)-烯(3β,14β-dihy-droxy-5β-card-20(22)-enolide);乙型强心苷元则以海葱甾(scillanolide)或蟾酥甾(bufanolide)为母核,例如海葱苷元(scillarenin)化学名为 3β,14β-二羟基-海葱甾 4,20,22-三烯(3β,14β-dihydroxy-acilla-4,20,22-trienolide)。

(三)糖部分的结构

构成强心苷的糖有 20 多种。根据它们 C_2 上有无羟基可以分为 α-羟基糖(2-羟基糖)和 α-去氧糖(2-去氧糖)两类。α-去氧糖只存在于强心苷中,故可作为区别于其他苷类成分的重要特征之一。

1. α-羟基糖　除 D-葡萄糖外,还有 6-去氧糖如 L-鼠李糖、L-夫糖、D-鸡纳糖、D-弩箭子糖(D-antiarose)、D-6-去氧阿洛糖(D-6-deoxyallose);6-去氧糖甲醚如 L-黄花夹竹桃糖(L-thevetose)、D-洋地黄糖(D-digitalose)等。

2. α-去氧糖　除 2,6-二去氧糖如 D-洋地黄毒糖(D-digitoxose)外,还有 2,6-二去氧糖甲醚如 L-夹竹桃糖(L-oleandrose)、D-加拿大麻糖(D-cymarose)、D-迪吉糖(D-diginose)和 D-沙门糖(D-sarmentose)等。

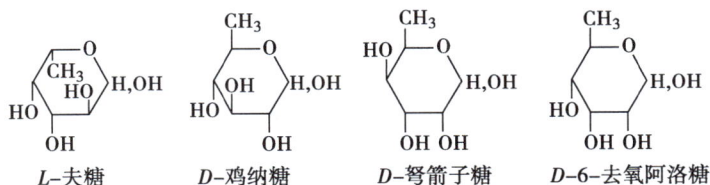

L-夫糖　　　D-鸡纳糖　　　D-弩箭子糖　　　D-6-去氧阿洛糖

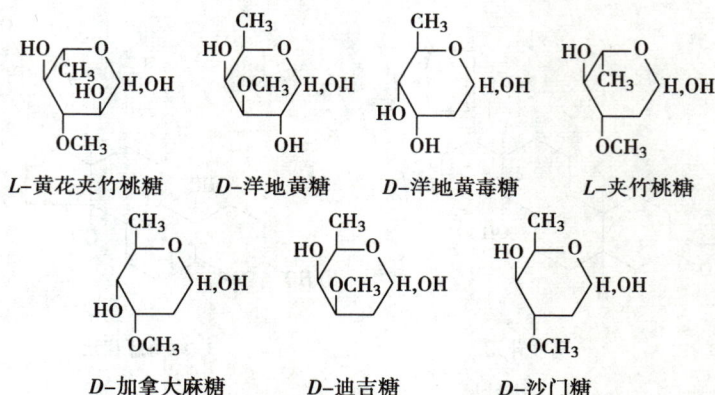

L-黄花夹竹桃糖　　D-洋地黄糖　　D-洋地黄毒糖　　L-夹竹桃糖

D-加拿大麻糖　　　D-迪吉糖　　　D-沙门糖

（四）苷元和糖的连接方式

强心苷大多是低聚糖苷，少数是单糖苷或双糖苷。通常按糖的种类以及和苷元的连接方式，可分为以下三种类型：

Ⅰ型　苷元-(2,6-去氧糖)$_x$-(α-羟基糖)$_y$

Ⅱ型　苷元-(6-去氧糖)$_x$-(α-羟基糖)$_y$

Ⅲ型　苷元-(α-羟基糖)$_y$

如紫花洋地黄苷 A（purpurea glycoside A）属于Ⅰ型强心苷；真地吉他林（digitalin）、乌本苷（ouabain）属于Ⅱ型强心苷；绿海葱苷（scilliglaucoside）属于Ⅲ型强心苷。植物界存在的强心苷，以Ⅰ、Ⅱ型较多，Ⅲ型较少。

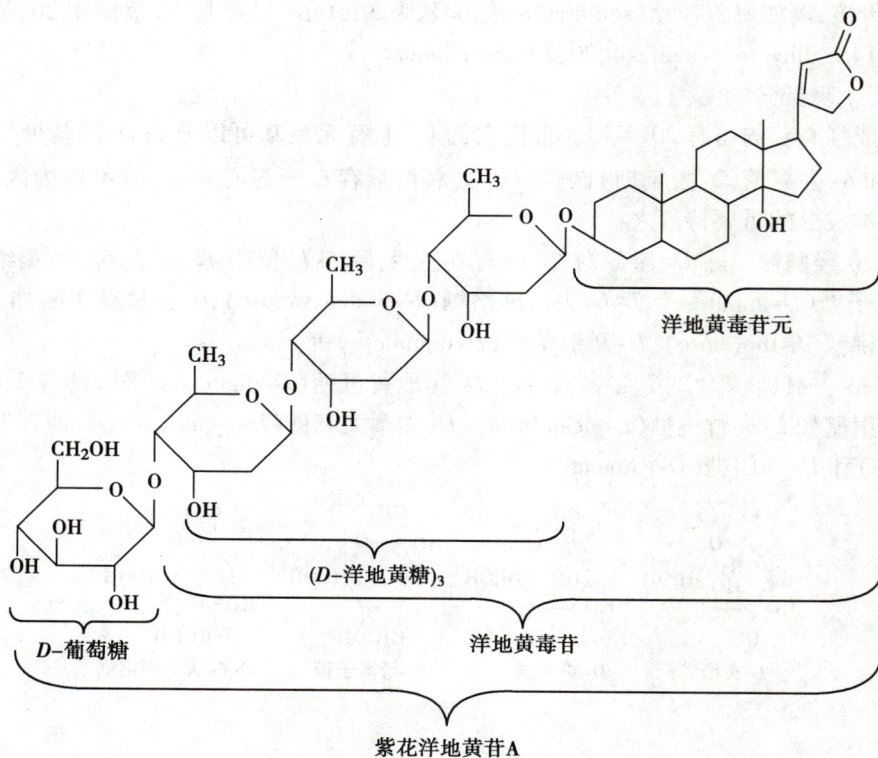

洋地黄毒苷元

(D-洋地黄糖)$_3$

D-葡萄糖

洋地黄毒苷

紫花洋地黄苷A

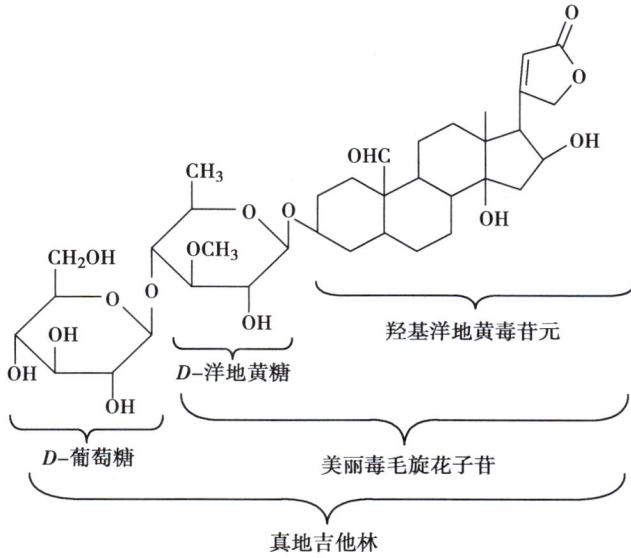

羟基洋地黄毒苷元

D-洋地黄糖

D-葡萄糖

美丽毒毛旋花子苷

真地吉他林

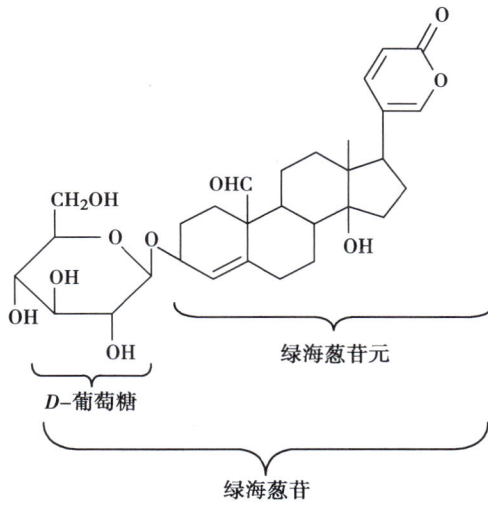

绿海葱苷元

D-葡萄糖

绿海葱苷

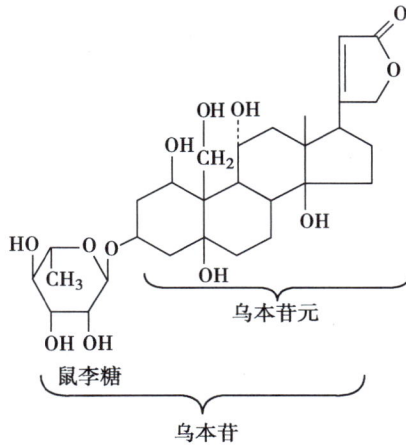

乌本苷元

鼠李糖

乌本苷

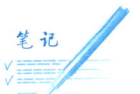

三、强心苷的结构与活性的关系

强心苷为心脏心兴奋剂,主要作用是延长传导时间,兴奋心肌。大量的研究证明,强心苷的化学结构对其生理活性有较大影响。强心苷的强心作用取决于苷元部分,主要是甾体母核的立体结构、不饱和内酯环的种类及一些取代基的种类及其构型。糖部分本身不具有强心作用,但可影响强心苷的强心作用强度。强心苷的强心作用强弱常以对动物的毒性(致死量)来表示。

(一)甾体母核

A/B 环可以是顺式或反式稠合,但 C/D 环必须顺式稠合。一旦这种稠合被破坏,将失去强心作用。若 C_{14} 羟基为 β 构型时即表明 C/D 环顺式稠合,若为 α 构型或脱水形成脱水苷元,则强心作用消失。A/B 环为顺式稠合的甲型强心苷元,必须具 C_3-β 羟基,否则无活性。A/B 环为反式稠合的甲型强心苷元,无论 C_3 是 β-羟基还是 α-羟基均有活性。

(二)不饱和内酯环

C_{17} 侧链上 α、β 不饱和内酯环为 β 构型时,有活性;为 α 构型时,活性减弱;若 α、β 不饱和键转化为饱和键,活性大为减弱,但毒性也减弱;若内酯环开裂,活性降低或消失。

(三)取代基

强心苷元甾核中一些基团的改变亦将对生理活性产生影响。如 C_{10} 位的角甲基转化为醛基或羟甲基时,其生理活性增强;C_{10} 位的角甲基转为羧基或无角甲基,则生理活性明显减弱。此外,母核上引入 5β、11α、12β 羟基,可增强活性,引入 1β、6β、16β 羟基,可降低活性;引入双键 $\triangle^{4(5)}$,活性增强,引入双键 $\triangle^{16(17)}$ 则活性消失或显著降低。

(四)糖部分

强心苷中的糖本身不具有强心作用,但它们的种类、数目对强心苷的毒性会产生一定的影响。一般来说,苷元连接糖形成单糖苷后,毒性增加。随着糖数的增多,分子量增大,苷元相对比例减少,又使毒性减弱。如毒毛旋花子苷元组成的三种苷的毒性比较,结果见表 8-2。

表 8-2　毒毛旋花子苷元组成的三种苷的毒性比较

化合物名称	LD_{50}(猫,mg/kg)
毒毛旋花子苷元	0.325
加拿大麻苷(毒毛旋花子苷元-D-加拿大麻糖)	0.110
k-毒毛旋花子次苷-β(毒毛旋花子苷元-D-加拿大麻糖-D-葡萄糖)	0.128
k-毒毛旋花子苷[毒毛旋花子苷元-D-加拿大麻糖-D-(葡萄糖)$_2$]	0.186

从表 8-2 可见,一般甲型强心苷及苷元的毒性规律为:三糖苷 < 二糖苷 < 单糖苷 > 苷元。

在甲型强心苷中,同一苷元的单糖苷,其毒性的强弱取决于糖的种类。如洋地黄毒苷元与不同单糖结合的苷的毒性比较,结果见表8-3。

表8-3 洋地黄毒苷元与不同单糖结合的苷的毒性比较

化合物名称	LD_{50}(猫,mg/kg)
洋地黄毒苷元	0.459
洋地黄毒苷元-D-葡萄糖	0.125
洋地黄毒苷元-D-洋地黄糖	0.200
洋地黄毒苷元-L-鼠李糖	0.278
洋地黄毒苷元-加拿大麻糖	0.288

由表8-3可见,单糖苷的毒性次序为:葡萄糖苷>甲氧基糖苷>6-去氧糖苷>2,6-去氧糖苷。

在乙型强心苷及苷元中,苷元的作用大于苷,其毒性规律为:苷元>单糖苷>二糖苷。

比较甲、乙两型强心苷元时发现,通常乙型强心苷元的毒性大于甲型强心苷元。

四、强心苷的理化性质

(一)性状

强心苷多为无定形粉末或无色结晶,具有旋光性,C_{17}位侧链为β构型者味苦,为α构型者味不苦。对黏膜具有刺激性。

(二)溶解性

强心苷一般可溶于水、醇、丙酮等极性溶剂,几乎不溶于乙醚、苯、石油醚等极性小的溶剂。

强心苷的溶解性与分子所含糖的数目、种类、苷元所含的羟基数及位置有关。原生苷由于分子中含糖基数目多,而比其次生苷和苷元的亲水性强,可溶于水等极性大的溶剂,难溶于极性小的溶剂。弱亲脂性苷略溶于三氯甲烷-乙醇(2:1),亲脂性苷略溶于乙酸乙酯、含水三氯甲烷、三氯甲烷-乙醇(3:1)。例如,乌本苷虽是单糖苷,但整个分子却有八个羟基,易溶于水(1:75),难溶于三氯甲烷;洋地黄毒苷虽为三糖苷,但整个分子只有五个羟基,故在水中溶解度小(1:100000),易溶于三氯甲烷(1:40)。此外,分子中羟基是否形成分子内氢键,也可影响强心苷溶解性。如毛花洋地黄苷乙和苷丙,糖链相同,苷元上羟基位置不同,前者是C_{14}、C_{16}-二羟基,其中C_{16}-羟基能和C_{17}-β内酯环的羰基形成分子内氢键,而后者是C_{14}、C_{12}-二羟基,不能形成氢键,所以毛花洋地黄苷丙在水中溶解度(1:18500)比苷乙大(几乎不溶),而在三氯甲烷中的溶解度则相反。毛花洋地黄苷丙(1:17500)小于苷乙(1:500)。此外,分子中的双键、羰基、甲氧基、酯键等也能影响强心苷的溶解度。

(三)脱水反应

强心苷用混合强酸(例如3%~5% HCl)进行酸水解时,苷元往往发生脱水反应。C_{14}、C_5位上的β羟基最易发生脱水(图8-1)。

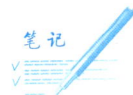

+3D–洋地黄毒糖+葡萄糖

（D–洋地黄毒糖)₃
羟基洋地黄毒苷

脱水羟基洋地黄毒苷元

L–鼠李糖+D–葡萄糖

鼠李糖–O–葡萄糖
海葱苷A

脱水海葱苷元

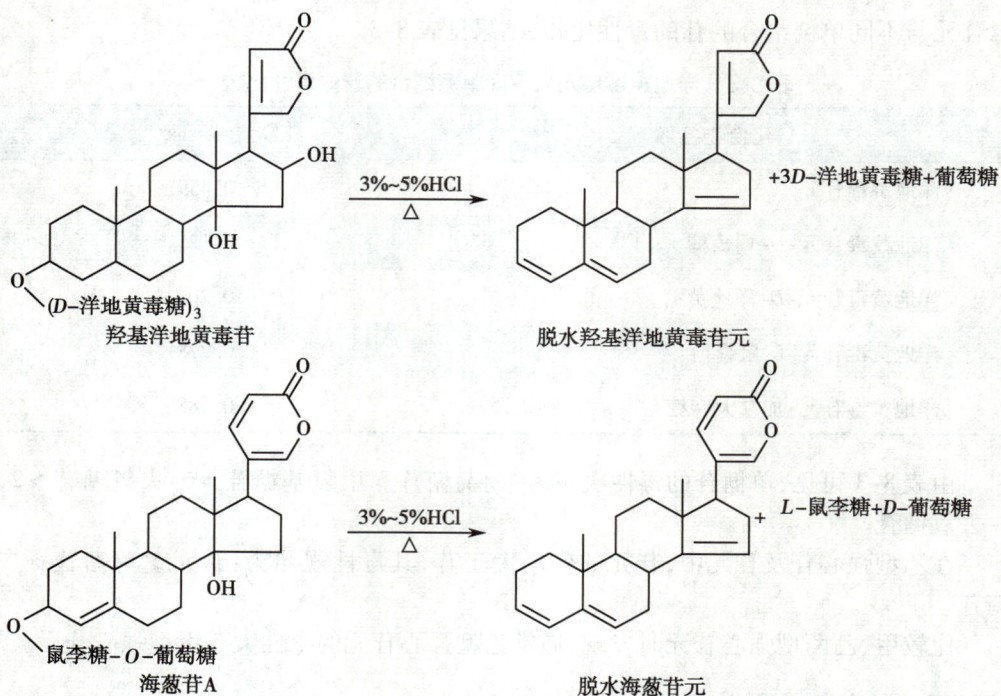

图 8-1　脱水反应

（四）水解反应

强心苷的苷键可被酸或酶催化水解,分子中的内酯环和其他酯键能被碱水解。水解反应是研究和测定强心苷的组成、改造强心苷结构的重要方法,可分为化学方法和生物方法。化学方法主要有酸水解、碱水解;生物方法有酶水解。强心苷的苷键水解和水解产物因组成糖的不同而有所差异。

1. 酸水解

（1）温和酸水解:用稀酸(0.02～0.05mol/L 的盐酸或硫酸)在含水醇中经短时间(半小时至数小时)加热回流,可使Ⅰ型强心苷水解为苷元和糖。因为苷元和 α- 去氧糖之间、α- 去氧糖与 α- 去氧糖之间的糖苷键极易被酸水解,在此条件下即可断裂。而 α- 去氧糖与 α- 羟基糖、α- 羟基糖与 α- 羟基糖之间的苷键在此条件下不易断裂,常常得到二糖或三糖。由于此水解条件温和,对苷元的影响较小,不致引起脱水反应,对不稳定的 α- 去氧糖亦不致分解。

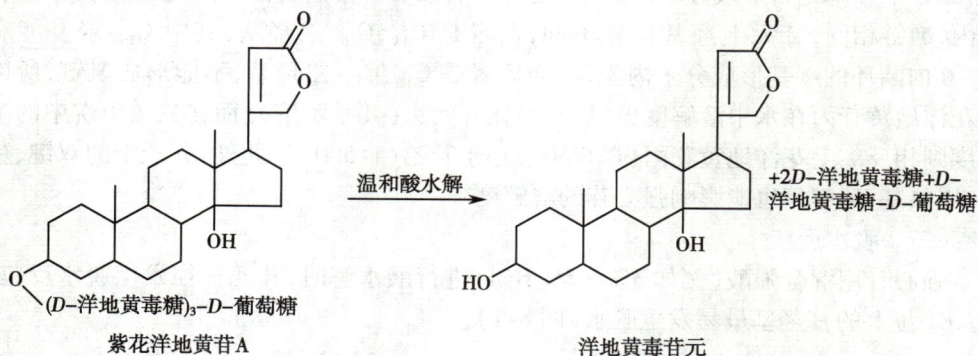

+2D–洋地黄毒糖+D–
洋地黄毒糖–D–葡萄糖

（D–洋地黄毒糖)₃–D–葡萄糖
紫花洋地黄苷A

洋地黄毒苷元

164

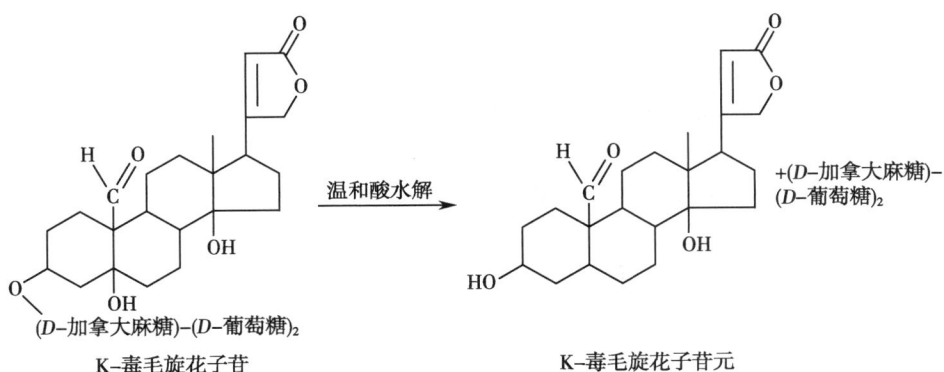

K-毒毛旋花子苷 → 温和酸水解 → K-毒毛旋花子苷元 +(D-加拿大麻糖)-(D-葡萄糖)₂

本法不宜用于 16 位有甲酰基的洋地黄强心苷类的水解,因 16 位甲酰基即使在这种温和的条件下也能被水解。

(2)强烈酸水解:Ⅱ型和Ⅲ型强心苷与苷元直接相连的均为 α-羟基糖,由于糖的 2-羟基阻碍了苷键原子的质子化,使水解较为困难,用温和酸水解无法使其水解,必须增高酸的浓度(3%~5%),延长作用时间或同时加压,才能使 α-羟基糖定量地水解下来,但由于此条件下反应较为剧烈,常可引起苷元的结构变化,C_{14}-羟基、C_{16}-羟基易与邻位氢失水形成脱水苷元。如黄夹苷乙用盐酸水解时,不能得到洋地黄毒苷元而得到它的双脱水苷元。

(3)氯化氢-丙酮法(Mannich 法):将强心苷置于含 1% 氯化氢的丙酮溶液中,20℃放置两周。因糖分子中 C_2 羟基和 C_3 羟基与丙酮反应,生成丙酮化物,进而水解,可得到原生苷元和糖衍生物。例如以此法水解乌本苷。

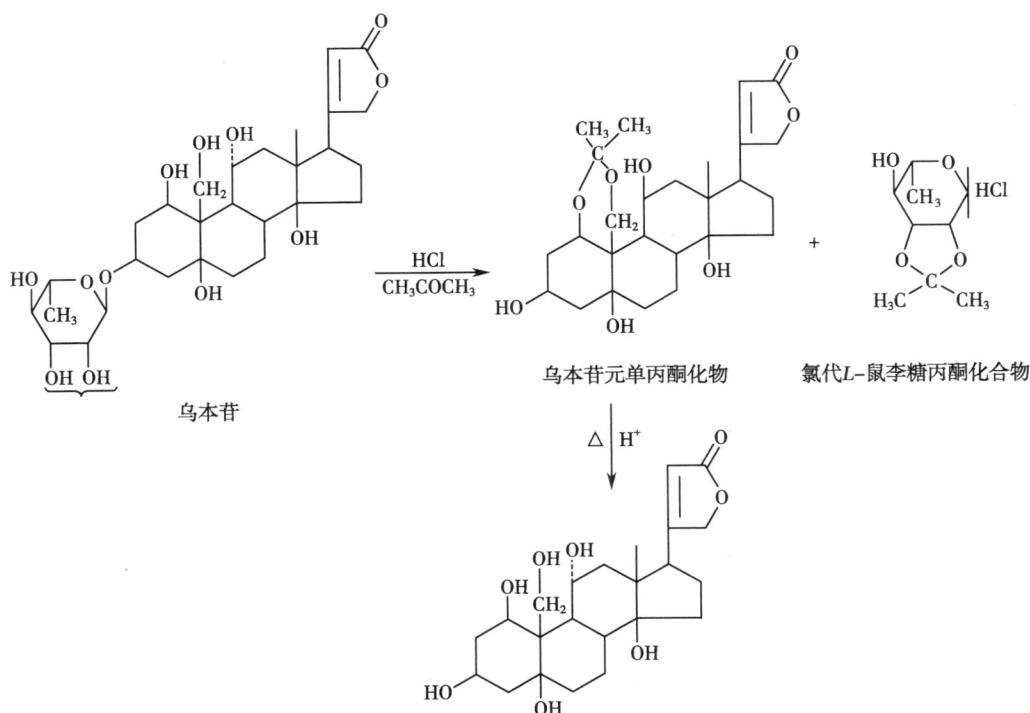

乌本苷 → HCl/CH₃COCH₃ → 乌本苷元单丙酮化物 + 氯代L-鼠李糖丙酮化合物

△ | H⁺

本法适合于多数Ⅱ型强心苷的水解。但是,多糖苷因极性太大,难溶于丙酮中,水解反应不易进行或不能进行。可用丁酮、环己酮、丙酮-二氧六环混合液代替丙酮。本法并不适用于所有的Ⅱ型苷,例如黄夹次苷乙用此法水解只能得到缩水苷元。

2. 酶水解　酶水解有一定的专属性。不同性质的酶,作用于不同性质的苷键。在含强心苷的植物中,有水解葡萄糖的酶,但无水解 α-去氧糖的酶,所以能水解除去分子中的葡萄糖,保留 α-去氧糖而生成次级苷。

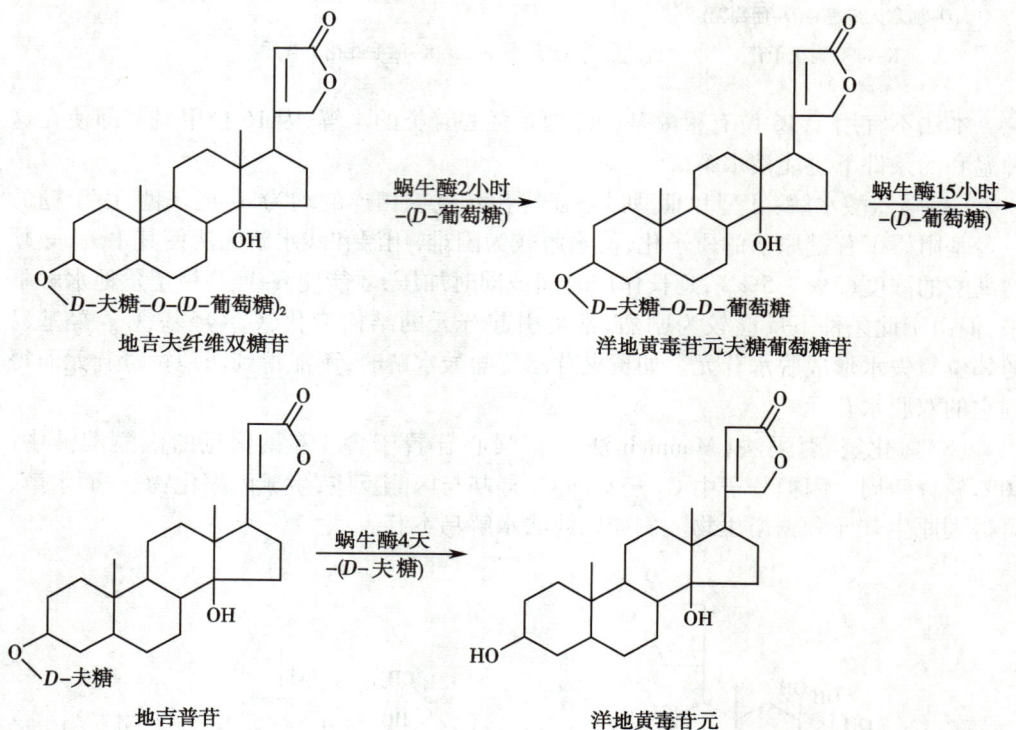

此外,其他生物中的水解酶亦能使某些强心苷水解。如来源于动物脏器(家畜的心肌、肝等)、蜗牛的消化液、紫苜蓿和一些霉菌中的水解酶,尤其是蜗牛消化酶,它是一种混合酶,几乎能水解所有苷键,能将强心苷分子中糖链逐步水解,直至获得苷元,常用来研究强心苷的结构。

苷元类型不同,被酶解难易程度也不同。毛花洋地黄苷和紫花洋地黄毒苷用紫花苷酶酶解,前者糖基上有乙酰基,对酶作用阻力大,故水解慢,后者水解快。一般来说,乙型强心苷较甲型强心苷易被酶水解。

3. 碱水解　强心苷的苷键不被碱水解。但碱试剂可使强心苷分子中的酰基水解、内酯环裂开、$\triangle^{20(22)}$移位及苷元异构化。

(1)酰基的水解:强心苷的苷元或糖上常有酰基存在,它们遇碱可水解脱去酰基。一般用碳酸氢钠、碳酸氢钾、氢氧化钙、氢氧化钡等。α-去氧糖上的酰基最易脱去,用碳酸氢钠、碳酸氢钾处理即可,而羟基糖或苷元上的酰基须用氢氧化钙、氢氧化钡处理才可。甲酰基较乙酰基易水解,提取分离时,用氢氧化钙处理,即可水解。

上述四种碱只水解酰基,不影响内酯环。氢氧化钠、氢氧化钾由于碱性太强,不仅使所有酰基水解,而且还会使内酯环开裂。

（2）内酯环的水解:在水溶液中,氢氧化钠、氢氧化钾溶液可使内酯环开裂,加酸后可再环合;在醇溶液中,氢氧化钠、氢氧化钾溶液使内酯环开环后生成异构化苷,酸化亦不能再环合成原来的内酯环,为不可逆反应。

甲型强心苷在氢氧化钾的醇溶液中,通过内酯环的质子转移、双键转移,以及 C_{14} 位羟基质子对 C_{20} 位的亲电加成作用而生成内酯型异构化苷,再经皂化作用开环形成开链型异构化苷。

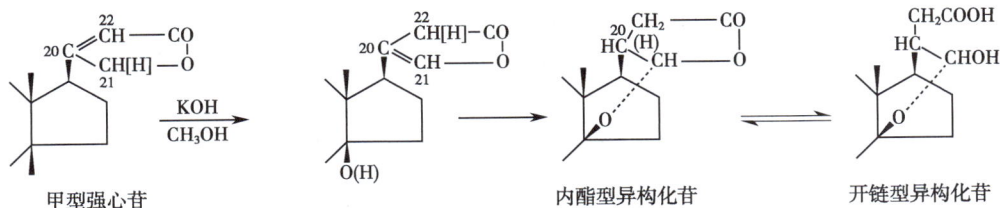

甲型强心苷在氢氧化钾醇溶液中,内酯环上双键 20（22）转移到 20（21）,生成 C_{22} 活性亚甲基。C_{22} 活性亚甲基与很多试剂可以产生颜色反应。

乙型强心苷在氢氧化钾醇溶液中,不发生双键转移,但内酯环开裂生成甲酯异构化苷。

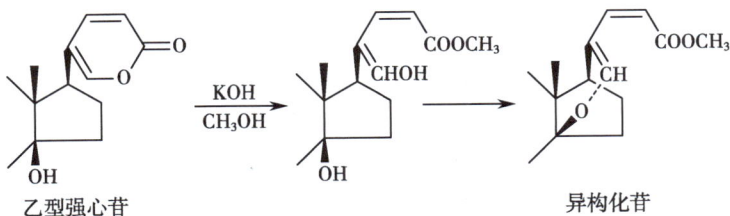

（五）强心苷的颜色反应

强心苷的颜色反应可由甾体母核、不饱和内酯环和 α-去氧糖产生。因甾体母核的颜色反应在本章第一节已经述及,故以下仅介绍另两个结构部分产生的颜色反应。

1. C_{17} 位上不饱和内酯环的颜色反应　甲型强心苷在碱性醇溶液中,由于五元不饱和内酯环上的双键移位产生 C_{22} 活性亚甲基,能与活性亚甲基试剂作用而显色。这些有色化合物在可见光区常有最大吸收,故亦可用于定量。乙型强心苷在碱性醇溶液中,不能产生活性亚甲基,无此类反应。所以利用此类反应,可区别甲、乙型强心苷。

（1）亚硝酰铁氰化钠试剂（Legal）反应:取样品 1～2mg,溶于吡啶 2～3 滴中,加 3%亚硝酰铁氰化钠溶液和 2mol/L 氢氧化钠溶液各 1 滴,反应液呈深红色并渐渐褪去。

此反应机制可能是由于活性亚甲基与活性亚硝基缩合生成异亚硝酰衍生物的盐而呈色，凡分子中有活性亚甲基者均有此呈色反应。

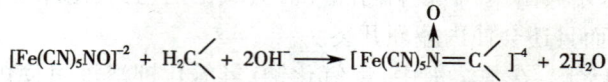

$$[Fe(CN)_5NO]^{-2} + H_2C\!\!<\, + 2OH^- \longrightarrow [Fe(CN)_5N\!=\!C\!\!<\overset{\overset{O}{\uparrow}}{}]^{-4} + 2H_2O$$

（2）间二硝基苯试剂（Raymond）反应：取样品约 1mg，以少量 50% 乙醇溶解后加入间二硝基苯乙醇溶液 0.1ml，摇匀后再加入 20% 氢氧化钠 0.2ml，呈紫红色。

本法反应机制是通过间二硝基苯与活性亚甲基缩合，再经过量的间二硝基苯的氧化生成醌式结构而呈色，部分间二硝基苯自身还原为间硝基苯胺。其他间二硝基化合物如 3,5-二硝基甲酸反应、苦味酸反应等也具有相同的反应机制。

（3）3,5-二硝基苯甲酸试剂（Kedde）反应　取样品的甲醇或乙醇溶液于试管中，加入 3,5-二硝基苯甲酸试剂（A 液：2% 3,5-二硝基苯甲酸甲醇或乙醇溶液；B 液：2mol/L 氢氧化钾溶液，用前等量混合）3~4 滴，产生红色或紫红色。

本试剂可作为强心苷薄层色谱显色剂，喷雾后显紫红色，几分钟后褪色。

（4）碱性苦味酸试剂（Baljet）反应：取样品的甲醇或乙醇溶液于试管中，加入碱性苦味酸试剂（A 液：1% 苦味酸乙醇溶液；B 液：5% 氢氧化钠水溶液，用前等量混合）数滴，呈现橙色或橙红色。此反应有时发生较慢，放置 15 分钟以后才能显色。

2. α-去氧糖颜色反应

（1）Keller-Kiliani（K-K）反应：取样品 1mg，用冰乙酸 5ml 溶解，加 20% 的三氯化铁水溶液 1 滴，混匀后倾斜试管，沿管壁缓慢加入浓硫酸 5ml，观察界面和乙酸层的颜色变化。如有 α-去氧糖，乙酸层显蓝色。界面的呈色，由于是浓硫酸对苷元所起的作用逐渐向下层扩散，其显色随苷元羟基、双键的位置和数目不同而异，可显红色、绿色、黄色等，但久置后因炭化作用，均转为暗色。

此反应只对游离的 α-去氧糖或在此条件下能解离出 α-去氧糖的强心苷呈阳性，对 α-去氧糖和葡萄糖或其他羟基糖连接的二糖、三糖及乙酰化的 α-去氧糖不显色。因它们在此条件下不能水解出 α-去氧糖。故此反应阳性可肯定 α-去氧糖的存在，但对此反应不显色的有时未必具有完全的否定意义。

K-K 反应呈阳性有 α-去氧糖组成的强心苷模式为：

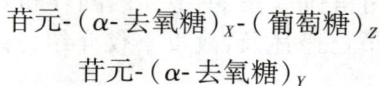

$$\text{苷元-}(\alpha\text{-去氧糖})_X\text{-}(\text{葡萄糖})_Z$$

$$\text{苷元-}(\alpha\text{-去氧糖})_Y$$

K-K 反应呈阴性的强心苷模式为：

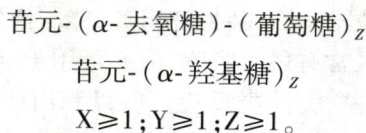

$$\text{苷元-}(\alpha\text{-去氧糖})\text{-}(\text{葡萄糖})_Z$$

$$\text{苷元-}(\alpha\text{-羟基糖})_Z$$

$$X \geq 1\,;\, Y \geq 1\,;\, Z \geq 1\,。$$

（2）咕吨氢醇（Xanthydrol）反应：取样品少许，加咕吨氢醇试剂（咕吨氢醇 10mg 溶于冰乙酸 100ml 中，加入浓硫酸 1ml），置水浴上加热 3 分钟，只要分子中有 α-去氧糖即显红色。此反应极为灵敏，分子中的 α-去氧糖可定量地发生反应，故还可用于定量分析。

（3）对-二甲氨基苯甲醛反应：将样品的醇溶液点于滤纸上，喷对-二甲氨基苯甲醛试剂（1%对二甲氨基苯甲醛的乙醇溶液4ml，加浓盐酸1ml），于90℃加热30s，分子中若有α-去氧糖可显灰红色斑点，此反应可能由于α-去氧糖经盐酸的催化影响，产生分子重排，再与对-二甲氨基苯甲醛缩合所致。

（4）过碘酸-对硝基苯胺反应：将样品的醇溶液点于滤纸或薄层板上，先喷过碘酸钠水溶液（过碘酸钠的饱和水溶液5ml，加蒸馏水10ml稀释），于室温放置10min，再喷对硝基苯胺试液（1%对硝基苯胺的乙醇溶液4ml，加浓盐酸1ml混匀），则迅速在灰黄色背底上出现深黄色斑点，置紫外灯下观察则为棕色背底上出现黄色荧光斑点。再喷以5%氢氧化钠甲醇溶液，则斑点转为绿色。

五、强心苷的检识

（一）理化检识

强心苷的理化鉴别主要是利用强心苷分子结构中甾体母核、不饱和内酯环、α-去氧糖的颜色反应。常用的反应有Liebermann-Burchard反应、Keller-Killiani反应、呫吨氢醇反应、Legal反应和Kedde反应等。

如果样品有显色反应表明有甾体母核和α-去氧糖，则基本可判定样品含强心苷类成分。若进一步试验，其Legal反应或Kedde反应等亦呈阳性，则表明样品所含成分可能属于甲型强心苷类，反之，则可能是乙型强心苷类。

（二）色谱检识

色谱法是检识强心苷的一种重要手段，常用方法为薄层色谱。

强心苷的薄层色谱检识常用吸附薄层色谱。由于强心苷分子中含有较多的极性基团，尤其是多糖苷，对氧化铝产生较强的吸附作用，分离效果较差。因此常用硅胶作吸附剂，以三氯甲烷-甲醇-冰乙酸（85:13:2）、二氯甲烷-甲醇-甲酰胺（80:19:1）、乙酸乙酯-甲醇-水（8:5:5）等溶剂系统作展开剂。也可用反相硅胶薄层色谱分离强心苷类化合物，常用的溶剂展开系统有甲醇-水、三氯甲烷-甲醇-水等。对于极性较弱的苷元及一些单糖苷，亦可采用氧化铝、氧化镁、硅酸镁作吸附剂，以乙醚或三氯甲烷-甲醇（99:1）等作展开剂。

强心苷色谱检识常用显色剂有以下几种。

1. 2% 3,5-二硝基苯甲酸乙醇溶液与2mol/L氢氧化钾溶液等体积混合，喷后强心苷显红色，几分钟后褪色。

2. 1%苦味酸水溶液与10%氢氧化钠水溶液（95:5）混合，喷后于90~100℃烘4~5min，强心苷呈橙红色。

3. 2%三氯化锑的三氯甲烷溶液，喷后于100℃烘5min，各种强心苷及苷元显不同的颜色。

六、强心苷类化合物的波谱特征

波谱特征在区别甲型强心苷和乙型强心苷中具有重要作用。

（一）UV谱

强心苷类化合物由于具有共轭双键，在UV谱中都有相应吸收。具有$\triangle^{\alpha\beta}$-γ-内酯环的甲型强心苷，在217~220nm（$\log\varepsilon$4.20~4.24）处呈最大吸收；具有$\triangle^{\alpha\beta,\gamma\delta}$-$\delta$-内

酯环的乙型强心苷在 295～300nm（$\log \varepsilon 3.93$）处有特征吸收。借此可区别两类强心苷。甲型强心苷若引入 $\triangle^{16(17)}$ 与 $\triangle^{\alpha\beta}$-γ-内酯环共轭，则在约 270nm 处产生强的共轭吸收；若有 $\triangle^{14(15),16(17)}$ 双烯和不饱和内酯共轭，在 330nm 附近产生强吸收。

（二）IR 谱

强心苷类化合物的所有功能基在红外光谱中都有相应吸收，其中最特征的吸收来自不饱和内酯环上的羰基。根据羰基吸收峰的强度和峰位，可以区分五元不饱和内酯环和六元不饱和内酯环，即区分甲、乙型强心苷元。

具有 $\triangle^{\alpha\beta}$-γ-内酯环的甲型强心苷元，一般在 1800～1700cm^{-1} 处有两个羰基吸收峰，较低波数的是 α、β 不饱和羰基产生的正常吸收，较高波数的吸收峰为其不正常吸收，随溶剂性质而改变，在极性大的溶剂中，吸收强度减弱或消失，而正常吸收在极性溶剂中，吸收强度不变或略加强。例如，3-乙酰毛花洋地黄毒苷元在二硫化碳溶液中测定时，有 3 个羰基吸收峰，即 1783cm^{-1}、1756cm^{-1} 和 1738cm^{-1}。其中 1738cm^{-1} 为乙酰基上羰基的吸收；1756cm^{-1} 是不饱和内酯环上羰基的正常吸收峰，因有 $\triangle^{\alpha\beta}$ 共轭而向低波数位移 20～30cm^{-1}（α、β 饱和内酯的羰基峰在 1786cm^{-1} 处）；1783cm^{-1} 处的吸收峰则是羰基的不正常吸收峰，可随溶剂极性增大，吸收强度显著减弱，但峰位不变。

具有 $\triangle^{\alpha\beta,\gamma\delta}$-$\delta$-内酯环的乙型强心苷在 1800～1700cm^{-1} 区域内也有两个羰基吸收峰，但因其环内共轭程度高，故两峰均较甲型强心苷元中相应的羰基峰向低波数位移约 40cm^{-1} 左右。例如嚏根草苷元，在三氯甲烷中测定时，出现 1740cm^{-1} 和 1718cm^{-1} 两个吸收峰。前者为正常峰，后者为非正常峰，亦因溶剂极性增大而吸收强度减弱。

（三）^{1}H-NMR 谱

甲型强心苷 $\triangle^{\alpha\beta}$-γ-内酯环 C_{21} 上的两个质子以宽单峰或三重峰或 AB 型四重峰（$J=18Hz$）出现在 δ 4.5～5.0 区域，具体峰型与使用的氘代试剂种类有关。C_{22} 上的烯质子因与 C_{21} 上的 2 个质子产生远程偶合，故以宽单峰出现在 δ 5.6～6.0 区域内。在乙型强心苷中，其 $\triangle^{\alpha\beta,\gamma\delta}$-$\delta$-内酯环上的 H-21 以单峰形式出现在 δ 7.2 左右。H-22 和 H-23 各以二重峰形式分别出现在约 δ 7.8 和 6.3 左右，各出现一个烯氢双峰。

强心苷元的 18-CH$_3$ 和 19-CH$_3$ 在 δ 1.0 左右有特征吸收峰，均以单峰形式出现，易于辨认，且一般 18-CH$_3$ 的信号位于 19-CH$_3$ 的低场。若 C_{10} 位为醛基取代，则 C_{10} 位甲基峰消失，而在 δ 9.5～10.0 内出现一个醛基质子的单峰。

强心苷中除常见的糖外，常连有 2-去氧糖和 6-去氧糖。在 ^{1}H-NMR 谱中，6-去氧糖在高场区 δ 1.0～1.5 之间出现一个 3 氢双峰（$J=6.5Hz$）或多重峰。2-去氧糖的端基质子与 2-羟基糖不同，呈双二重峰（dd 峰），C_2 上的两个质子处于高场区。含有甲氧基的糖，其甲氧基以单峰出现在 δ 3.5 左右。

（四）^{13}C-NMR 谱

甲型强心苷不饱和内酯环上 20、21、22、23 位碳信号出现在 δ 172、75、117 和 176 左右，乙型强心苷不饱和内酯环显示 1 个不饱和双键和一个 α、β 不饱内酯的羰基信号。

（五）MS 谱

强心苷元的开裂方式较多,也较复杂。甲型强心苷元可产生保留 γ- 内酯环或内酯环加 D 环的特征碎片离子为 m/z111、124、163 和 164。乙型强心苷元的裂解可见以下保留 δ- 内酯环的碎片离子峰 m/z109、123、135 和 136,借此可与甲型强心苷元相区别(图 8-2)。

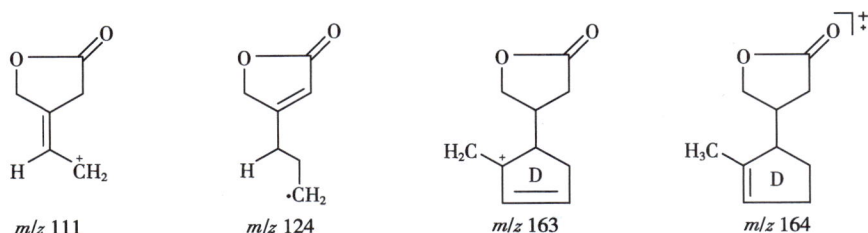

图 8-2 甲型强心苷元的质谱裂解典型碎片离子

乙型强心苷元的裂解,可见以下保留 δ- 内酯环的碎片离子峰,借此可与甲型强心苷元相区别(图 8-3)。

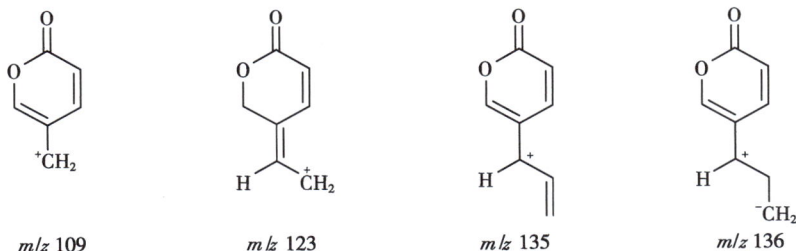

图 8-3 乙型强心苷元的质谱裂解典型碎片离子

第三节 甾 体 皂 苷

一、概述

甾体皂苷(steroidal saponins)是一类由螺甾烷(spirostane)类化合物与糖结合而成的甾体苷类,其水溶液经振摇后多能产生大量肥皂水溶液样的泡沫,故称为甾体皂苷。

甾体皂苷类在植物中分布广泛,但在双子叶植物中较少,主要分布在单子叶植物中,大多存在于百合科、薯蓣科、石蒜科和龙舌兰科,菠萝科、棕榈科、茄科、玄参科、豆科、姜科、延龄草科等植物中也有存在。常见的含有甾体皂苷的中药材有:知母、山草薢、穿山龙、黄独、菝葜、七叶一枝花等。此外,由多种海洋生物和动物体内亦分离到一系列结构特殊的甾体皂苷。

由于甾体皂苷元是合成甾体避孕药和激素类药物的原料,国内外学者于 20 世纪 60 年代在寻找该类药物资源和改进工艺等方面做了大量工作。进入 20 世纪 90 年代,分离技术、结构测定手段有了飞速发展,许多新的生物活性物质逐渐被发现,特别是防治心脑血管疾病、抗肿瘤、降血糖和免疫调节等作用引起了广泛关注，一些新的皂苷药物开始进入临床使用，并取得满意的结果。如从黄山药植物中提取的甾体皂苷制成的地奥心血康胶囊，对心脏病心绞痛发作疗效很好。心脑疏通为从蒺藜果实中提取的甾体总皂苷制剂，对缓解心绞痛、改善心肌缺血有较好疗效。甾体皂苷还具有降血糖、降胆固醇、抗菌、杀灭钉螺及细胞毒等活性。如欧铃兰次皂苷有显著的抗霉菌作用，对细菌也有抑制作用；蜘蛛抱蛋皂苷具有较强的杀螺活性；从云南白药原料重楼中分得两个有细胞毒活性的化合物，称皂苷 I 和皂苷 IV，对 P_{388}、L-1210、KB 细胞均有抑制作用。还有研究表明，大蒜中的甾体皂苷是其降血脂和抗血栓作用的活性成分。甾体皂苷具有的表面活性和溶血作用与三萜皂苷相似，当 F 环开裂的皂苷不具溶血性，也无抗菌活性。

二、甾体皂苷的结构与分类

（一）甾体皂苷的结构特征

甾体皂苷由甾体皂苷元与糖缩合而成。甾体皂苷元由 27 个碳原子组成，其基本碳架是螺甾烷的衍生物。

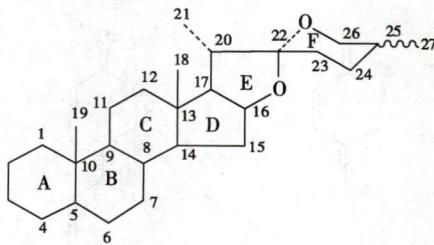

甾体母核

1. **甾体母核结构** 甾体皂苷元结构中含有六个环，除甾体母核 A、B、C 和 D 四个环外，E 环和 F 环以螺缩酮（spiroketal）形式相连接（C_{22} 为螺原子），构成螺旋甾烷结构。

2. **甾体母核稠合方式** 一般 A/B 环有顺、反两种稠合反式，B/C 和 C/D 环均为反式稠合。

3. **甾体母核构型** E 环和 F 环中有 C_{20}、C_{22} 和 C_{25} 三个手性碳原子。其中，20 位上的甲基均处于 E 环的平面后，属于 α 型（20αE 或 20βF），故 C_{20} 的绝对构型为 S 型。22 位上的含氧侧链处于 F 环的后面，亦属 α 型（22αF），所以 C_{22} 的绝对构型为 R 型。C_{25} 的绝对构型依其上的甲基取向的不同可能有两种构型，当 25 位上的甲基位于 F 环平面上处于直立键时，为 β 取向（25βF），其 C_{25} 的绝对构型为 S 型，又称 L 型或 *neo* 型，为螺旋甾烷；当 25 位上的甲基位于 F 环平面下处于平伏键时，为 α 取向（25αF），所以其 C_{25} 的绝对构型为 R 型，又称 D 型或 *iso* 型，为异螺旋甾烷。螺旋甾烷和异螺旋甾烷互为异构体，它们的衍生物常共存于植物体中，由于 25R 型较 25S 型稳定，因此，25S 型易转化成为 25R 型。

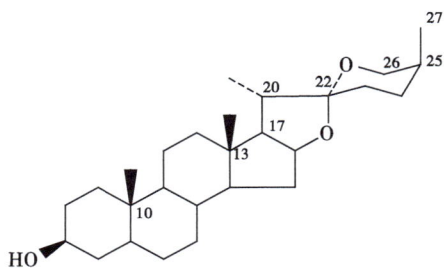

螺旋甾烷（S型，L型或neo型）

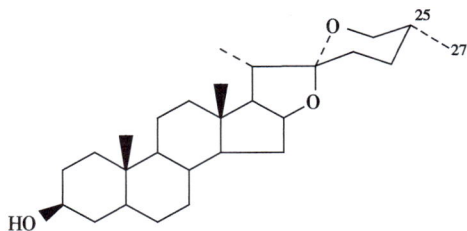

异螺旋甾烷（R型，D型或iso型）

4. 取代基　皂苷元分子中常多含有羟基,大多在 C_3 位上连有羟基,且多为 β 取向。除 C_9 和季碳外,其他位置上也可能有羟基取代,有 β 取向,也有 α 取向。一些甾体皂苷分子中还含有羰基和双键,羰基大多在 C_{12} 位,是合成肾上腺皮质激素所需的结构条件;双键多在 $\triangle^5$ 和 $\triangle^{9(11)}$ 位,少数在 $\triangle^{25(27)}$ 位。

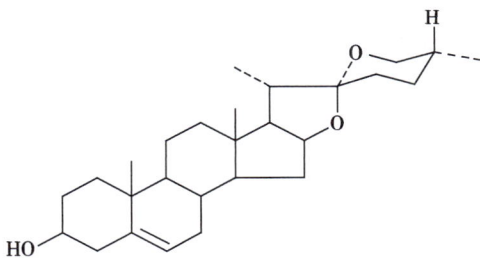

薯蓣皂苷元

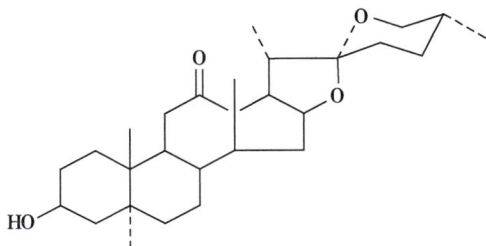

海可皂苷元

5. 组成甾体皂苷的糖　以 D-葡萄糖、D-半乳糖、D-木糖、L-鼠李糖和 L-阿拉伯糖较为常见,此外,也可见到夫糖和加拿大麻糖。在海星皂苷中还可见到6-去氧葡萄糖和6-去氧半乳糖。糖基多与苷元的 C_3-OH 成苷,也有在其他位如 C_1、C_{26} 位置上成苷。寡糖链可能为直链或分支链。皂苷元与糖可能形成单糖链皂苷或双糖链皂苷。

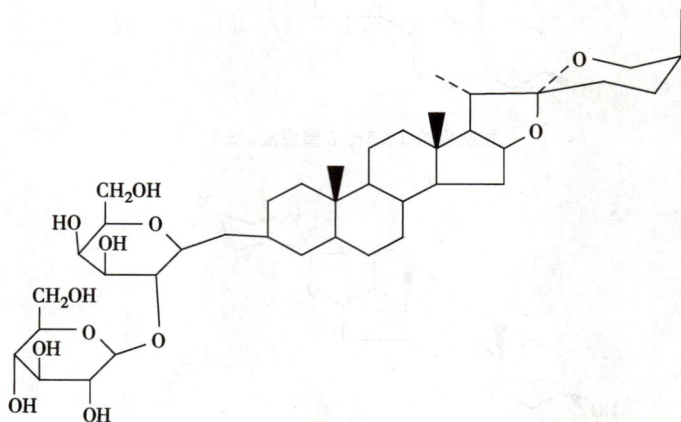

知母皂苷 A-Ⅲ

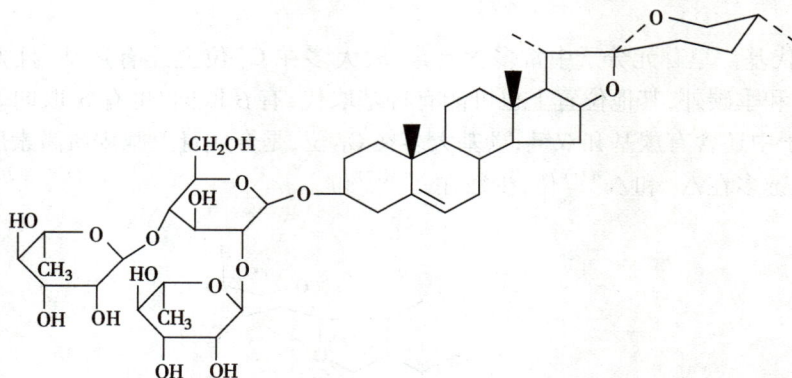

薯蓣皂苷

(二)甾体皂苷的结构类型

按螺甾烷结构中 C_{25} 的构型和 F 环的环合状态,将其分为四种类型。

1. 螺甾烷醇(spirostanol)型　由螺甾烷衍生的皂苷为螺甾烷醇型皂苷。如从中药知母中分得的知母皂苷 A-Ⅲ,其皂苷元是菝葜皂苷元(sarsasapogenin),化学名为 $5\beta,20\beta F,22\alpha F,25\beta F$ 螺旋甾-3β-醇,简称螺旋甾-3β-醇。

2. 异螺甾烷醇(isosprirostanol)型　由异螺甾烷衍生的皂苷为异螺甾烷醇型皂苷。如从薯蓣科薯蓣属植物根茎中分得的薯蓣皂苷(dioscin),其水解产物为薯蓣皂苷元(diosgenin),化学名为 $\triangle^5$-$20\beta F,22\alpha F,25\alpha F$ 螺旋甾烯-3β-醇,简称 $\triangle^5$-异螺旋甾烯-3β-醇,是合成甾体激素类药物和甾体避孕药的重要原料。

3. 呋甾烷醇(furostanol)型　由 F 环裂环而衍生的皂苷称为呋甾烷醇型皂苷。呋甾烷醇型皂苷中除 C_3 位或其他位可以成苷外,C_{26}-OH 上多与葡萄糖成苷,但其苷键易被酶解。在 C_{26} 位上的糖链被水解下来的同时 F 环也随之环合,成为具有相应螺甾烷或异螺甾烷侧链的单糖链皂苷。例如菝葜根中的菝葜皂苷(parillin),属于螺甾烷醇型的单糖链皂苷。与菝葜皂苷伴存的原菝葜皂苷(sarsaparilloside),是 F 环开裂的呋甾烷醇型双糖链皂苷,易被 β-葡萄糖苷酶酶解,失去 C_{26} 位上的葡萄糖,同时 F 环重新环合,转为具有螺甾烷侧链的菝葜皂苷。

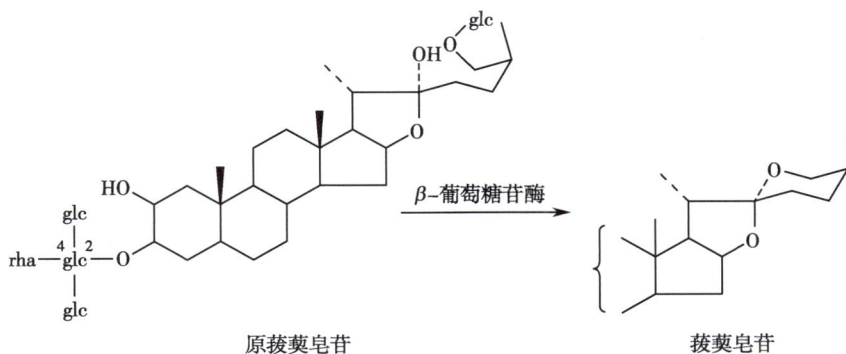

原菝葜皂苷　　　　　菝葜皂苷

4. 变形螺甾烷醇(pseudo-spirostanol)型　由 F 环为呋喃环的螺甾烷衍生的皂苷为变形螺甾烷醇型皂苷。天然产物中这类皂苷较少。其 C_{26}-OH 为伯醇基,均与葡萄糖成苷。在酸水解除去此葡萄糖的同时,F 环迅速重排为六元吡喃环,转为具有相应螺甾烷或异螺甾烷侧链的化合物。如从新鲜茄属植物 *Solanum aculeatissimum* 中分得的 aculeatiside A,是纽替皂苷元的双糖链皂苷,当用酸水解时,可得到纽替皂苷元和异纽替皂苷元。

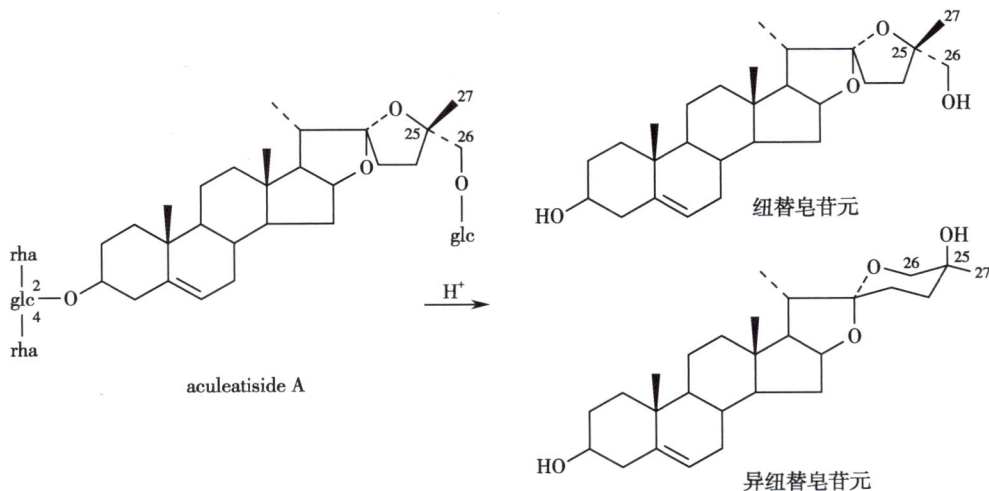

aculeatiside A

纽替皂苷元

异纽替皂苷元

近 10 年来,利用现代分离纯化技术和波谱分析方法从中药中发现了百余种甾体皂苷,分离得到的种类越来越丰富,结构更具新颖性。其苷元的结构骨架也已超出了传统的概念,重要体现在如下几个方面:

甾体皂苷类化合物的成苷位置在苷元的 3,16,24 位等。如星点木中的星点木皂苷 C,成苷位置在 24 位。

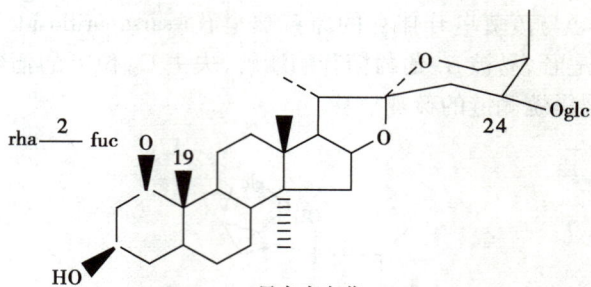

星点木皂苷 C

甾体皂苷化合物的苷元部分或者糖部分含有侧链,如来源于 *Lilium pardarinum* 的百合甾体皂苷 D,其在苷元上连接有不同的取代基团,使得皂苷的结构更加复杂。

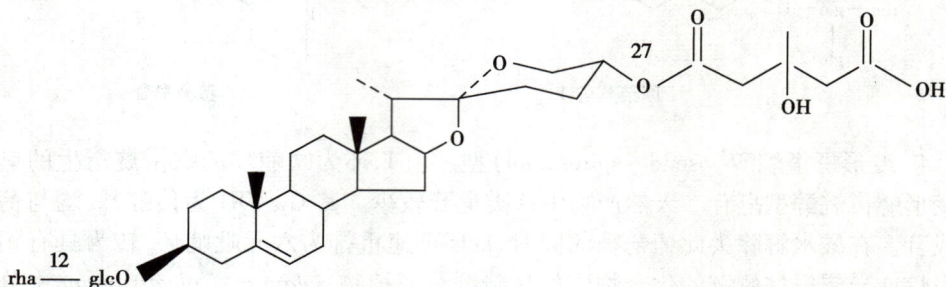

百合甾体皂苷D

甾体皂苷类化合物的苷元部分或者糖部分成盐。如从 *Cerronardoa semiregularis* 中分离得到 certonardoside D 木糖 3 位和磺酸钠成盐。

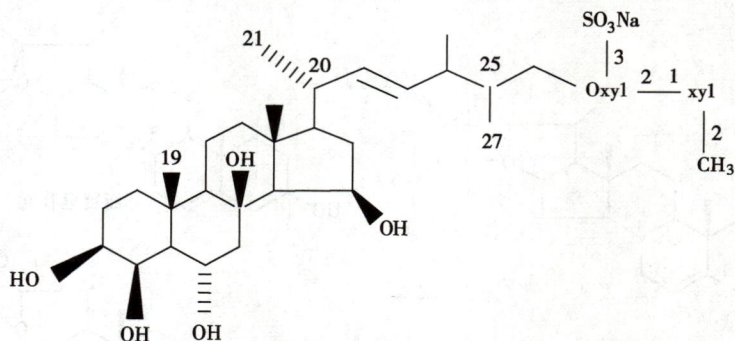

certonardoside D

甾体皂苷的苷元开环或者闭环,形成了特殊的苷元。如从叉蕊薯蓣中分离的叉蕊薯蓣皂苷 G,其苷元开环形成了结构新颖的化合物。

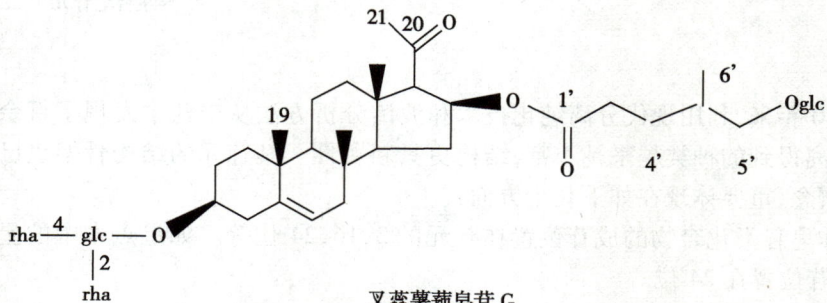

叉蕊薯蓣皂苷 G

某些甾体皂苷中还可见 C_{25} 和 C_{27} 位形成双键的化合物,如非洲龙血树中的非洲龙血树皂苷 B,其 C_{27} 位形成双键。

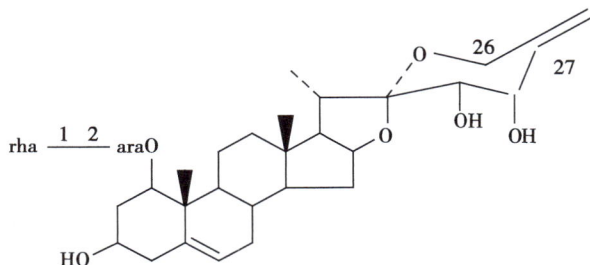

非洲龙血树皂苷 B

三、甾体皂苷的理化性质

(一)性状

甾体皂苷大多为无色或白色无定形粉末,不易结晶,而甾体皂苷元多有较好的结晶形状。它们的熔点都较高,苷元的熔点常随羟基数目增加而升高。甾体皂苷和苷元均具有旋光性,且多为左旋。

(二)溶解性

甾体皂苷一般可溶于水,易溶于热水、稀醇,难溶于丙酮,在含水丁醇或戊醇中溶解度较好。几乎不溶于或难溶于石油醚、苯、乙醚等亲脂性溶剂。甾体皂苷元难溶于或不溶于水,易溶于甲醇、乙醇、三氯甲烷、乙醚等有机溶剂。

(三)表面活性和溶血性

甾体皂苷所具有的表面活性和溶血作用和三萜皂苷相似,但 F 环开裂的甾体皂苷常不具溶血作用,而且表面活性降低。

(四)与甾醇形成分子复合物

甾体皂苷的乙醇溶液可与甾醇(常用胆甾醇,cholesterol)形成难溶性的分子复合物。生成的分子复合物用乙醚回流提取时,胆甾醇可溶于乙醚,而皂苷不溶。故可利用此性质进行皂苷的分离精制和定性检查。除胆甾醇外,皂苷还可与其他含有 C-3 位 β-OH 的甾醇(如 β-谷甾醇、β-sitosterol、豆甾醇、stigmasterol 等)结合生成难溶性分子复合物,而 C_3-OH 为 α 型,或者当 C_3-OH 被酰化或者成苷键的甾醇则不能和皂苷生成难溶性的分子复合物。而且,皂苷与 A/B 环为反式相连或具有 $\triangle^5$ 结构的甾醇形成的分子复合物溶度积最小。因此,此沉淀反应也可用于判断、分离甾醇中的 C_3-OH 差向异构体和 A/B 环顺反异构体。另外,三萜皂苷与甾醇形成的分子复合物不及甾体皂苷与甾醇形成的复合物稳定。

(五)颜色反应

甾体皂苷在无水条件下,遇某些酸类亦可产生与三萜皂苷相似的显色反应。只是甾体皂苷在进行 Liebermann-Burchard 反应时,其颜色变化最后出现绿色,三萜皂苷最后出现红色;在进行 Rosen-Heimer 反应时,三萜皂苷加热到 100℃才能显色,而甾体皂苷加热至60℃即发生颜色变化。由此可区别三萜皂苷和甾体皂苷。

在甾体皂苷中，F环裂解的双糖链皂苷与盐酸二甲氨基苯甲醛试剂（Ehrlich 试剂，简称 E 试剂）能显红色，对茴香醛（Anisaldehyde）试剂（简称 A 试剂）则显黄色；而F环闭环的单糖链皂苷只对 A 试剂显黄色，对 E 试剂不显色。以此可区别两类甾体皂苷。

四、甾体皂苷的检识

（一）理化检识

甾体皂苷的理化检识方法与三萜皂苷相似，主要是利用皂苷的理化性质，如显色反应、泡沫试验、溶血试验等。常用的显色反应有 Liebermann-Burchard 反应、Salkowski 反应、Rosen-Heimer 反应、五氯化锑反应、茴香醛-硫酸和盐酸-对二甲氨基苯甲醛反应。其中 Liebermann-Burchard 反应和 Rosen-Heimer 反应可用于区别三萜皂苷和甾体皂苷；茴香醛-硫酸和盐酸-对二甲氨基苯甲醛反应可用于区别螺甾烷类和 F 环开环的呋甾烷类甾体皂苷。

（二）色谱检识

甾体皂苷的色谱检识可采用吸附薄层色谱和分配薄层色谱。常用硅胶作吸附剂或支持剂，用中性溶剂系统展开。亲水性强的皂苷，用分配色谱效果较好。若采用吸附薄层色谱，常用的展开剂有三氯甲烷-甲醇-水（65:35:10，下层）、正丁醇-乙酸-水（4:1:5，上层）等；亲脂性皂苷和皂苷元，用苯-甲醇、三氯甲烷-甲醇、三氯甲烷-苯等。

薄层色谱常用的显色剂有三氯乙酸、10%浓硫酸乙醇液、磷钼酸和五氯化锑等，喷雾后加热，不同的皂苷和皂苷元显不同的颜色。

五、甾体皂苷类化合物的波谱特征

甾体化合物的母核都含有环戊烷骈多氢菲的结构，相对较为固定。同三萜类化合物相似，由于生源关系，同属植物常含有结构类似的化学成分，所以查阅同属植物的化学成分研究报道，对确定所研究植物中的甾体及皂苷的结构会有很大帮助。对于一些母核新颖、较复杂的甾体化合物的结构可采用 2D-NMR 和单晶 X-射线衍射分析等方法进行确定。甾体化合物由于同三萜化合物有相似的骨架结构，易于混淆，波谱学方法是区别两者的较好手段。

（一）UV 谱

甾体皂苷元多数无共轭系统，因此在 200～400nm 处无明显吸收。如果结构中引入孤立双键、羰基、α,β-不饱和酮基或共轭双键，则可产生吸收。例如含孤立双键苷元一般在 201～225nm 有较弱的末端吸收，含羰基苷元在 285nm 有一弱吸收（$\varepsilon 500$），具 α,β-不饱和酮基在 240nm 左右有较强的特征吸收，共轭二烯系统在 235nm 左右有吸收。

（二）IR 谱

甾体皂苷元分子中含有螺缩酮结构，在红外光谱中能显示出经典的 980cm^{-1}（A），920cm^{-1}（B），900cm^{-1}（C）和 860cm^{-1}（D）附近的 4 个特征吸收谱带，其中 A 带最强。而且 B 带与 C 带的相对强度与 C-25 位的构型有关，若 B 带＞C 带，则 C-

25 为 S 构型（即螺旋甾烷型），若 B 带 < C 带，则 C-25 为 R 构型（即异螺旋甾烷型），利用此特征可以区别 C-25 位二种立体异构体。如果是两种立体异构体的混合物，则 B 带和 C 带强度相近。如果 F 环开裂则没有这种螺缩酮结构的 4 个特征吸收谱带。

（三）^{1}H-NMR 谱

同三萜化合物类似，甾体皂苷元在高场区亦出现因环上亚甲基和次甲基质子信号相互重叠堆积而成的复杂峰图，但甲基峰数目明显少于三萜化合物。其中明显可见的有 4 个归属于 18、19、21 和 27 位甲基的特征峰，其中 18-CH$_3$ 和 19-CH$_3$ 均为单峰，前者处于较高场，后者处于较低场；21-CH$_3$ 和 27-CH$_3$ 因和邻位氢偶合，都是双峰，后者处于较高场；如果 C-25 位有羟基取代，则 27-CH$_3$ 为单峰，并向低场移动。而且根据 27-CH$_3$ 的化学位移值可鉴别甾体皂苷元的两种 C-25 异构体，即 C-25 上的甲基为 α-取向（25R 型）时，其 CH$_3$ 质子信号（δ 约 0.70）要比 β-取向（25S 型）的 CH$_3$ 质子信号（δ 约 1.10）处于较高场。这两种 C-25 异构体在氢谱中的区别还表现在 C-26 上 2 个氢质子的信号，在 25R 异构体中 C-26 上二个氢的化学位移值相近，在 25S 异构体中则差别较大。

大多数甾体化合物 C-3 上有羟基或其他含氧基团，与其他亚甲基信号重叠较少，易于辨认。此时，3 位质子信号在 δ 3.2 ~ 4.0，受 2 位与 4 位亚甲基质子的偶合，为多重峰。此点是区别三萜化合物的重要特征。（三萜类化合物往往由于只有 2 位亚甲基，与 3 位质子发生偶合，而使 3 位质子呈现 dd 峰。）

甾体皂苷糖部分的 ^{1}H-NMR 特征与糖和苷的章节中介绍的相同，最主要的是糖的端基质子信号，从端基质子信号的数目可推测糖的个数，偶合常数可用于确定苷键构型。

（四）^{13}C-NMR 谱

甾体皂苷元往往有 27 个碳信号，结合 DEPT 谱，可判断碳的类型。其中 16 位和 20 位连氧碳信号较为特征，分别在 δ 80 和 δ 109 左右。18、19、21 和 27 位的 4 个甲基的化学位移一般均低于 δ 20。

^{13}C-NMR 谱对于鉴别甾体皂苷元 A/B 环的稠合方式及 C-25 异构体可提供重要的信息。甾体皂苷元 C-5 构型是 5α（A/B 反式）时，C-5、C-9 和 C-19 信号的化学位移值分别为 44.9、54.4 和 12.3 左右；如为 5β（A/B 顺式）时，则 C-5、C-9 和 C-19 信号的化学位移值分别为 36.5、42.2 和 23.9 左右。在螺旋甾烷型甾体皂苷中，27-CH$_3$ 信号的化学位移与 C-25 的构型有关，且因取向不同，还将显著影响 F 环上其他各碳信号的化学位移。在 22α-O、25R- 系列中，27-CH$_3$ 信号位于 17.1 ±0.1 处；在 22α-O、25S- 系列中，27-CH$_3$ 信号位于 16.2 ±0.2 处。

（五）MS 谱

由于甾体皂苷元分子中有螺甾烷结构，在质谱中均出现很强的 m/z139 的基峰，中等强度的 m/z115 的碎片离子峰及一个弱的 m/z126 碎片离子峰。这些峰的裂解途径（图 8-4）：

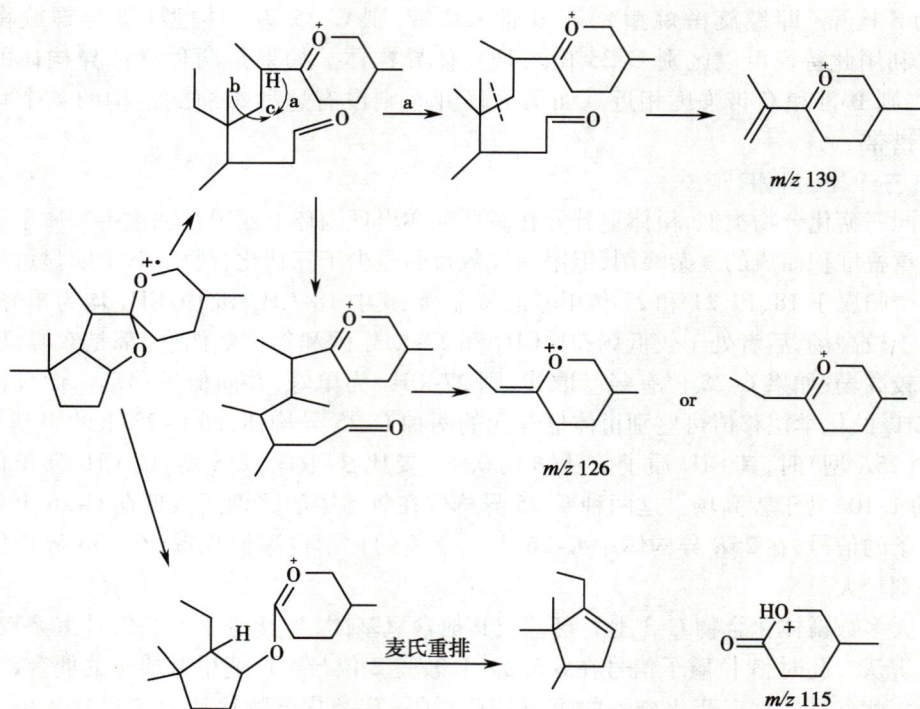

图 8-4　甾体皂苷元的质谱裂解规律

第四节　C21 甾体化合物

一、概述

C21 甾类(C21 steroides)又称孕甾烷类,是一类含有 21 个碳原子的甾体衍生物。此类化合物多具有抗炎、抗肿瘤、抗生育等生物活性,是广泛应用于临床的一类重要药物,如黄体酮(progesterone)。

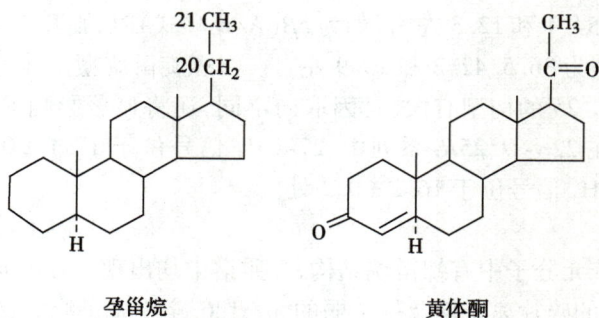

孕甾烷　　　　　　　黄体酮

C21 甾体类成分除存在于玄参科、夹竹桃科、毛茛科等植物中外,在萝藦科植物中分布较集中,例如中药白首乌为萝藦科鹅绒藤属植物耳叶牛皮消的块根,从中分离得到的细胞毒活性成分白首乌新苷 A、B(cynanauriculoside A,B);从具有抗癫痫作用的萝藦科南山藤属植物苦绳中分离得到苦绳苷Ⅰ(dresioside Ⅰ)。

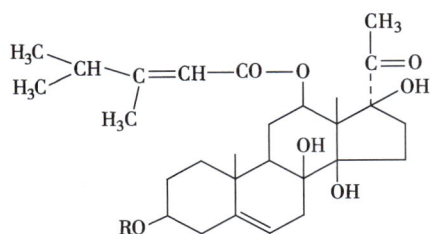

白首乌新苷 A　　　R =

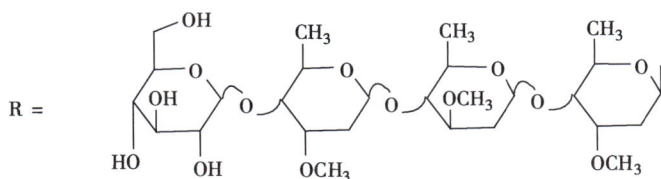

白首乌新苷 B　　　R =

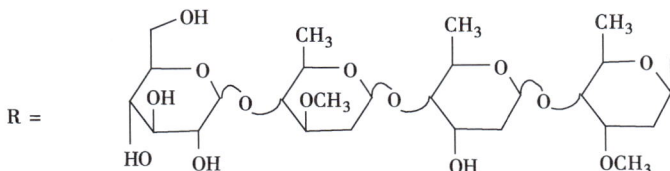

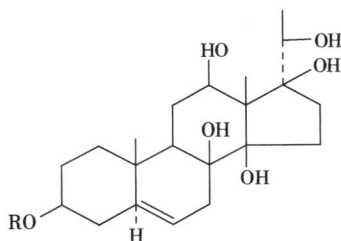

R =

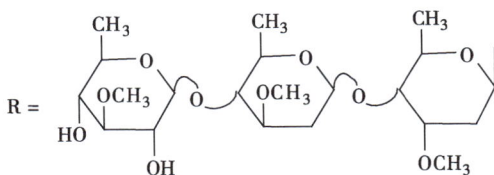

苦绳苷 I

　　在植物体中,C21 甾体类成分多数以苷的形式存在,且大多与强心苷共存于同种植物中。例如洋地黄叶和种子中,既含有强心苷,也含有 C21 甾苷,一般称为洋地黄醇苷类,它们没有强心作用,如与强心苷共存在于紫花洋地黄叶中的地莘普苷、地莘帕尔普苷等。但也有一些植物,含 C21 甾苷,而不含强心苷,以在萝藦科植物中比较常见。

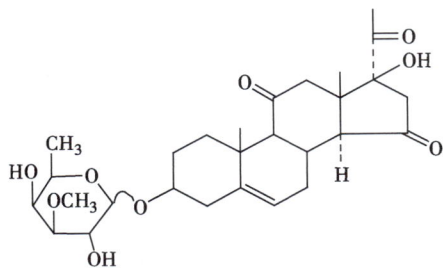

地莘普苷

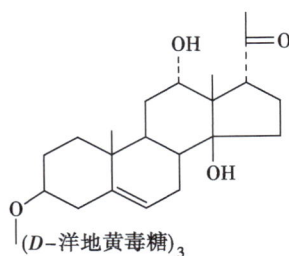

地莘帕尔普苷

181

　　近年来还发现一些变形 C21 甾体化合物,例如由华北白前根中分离得到的脱水何拉得苷元,系 14,15- 开裂孕甾烷(14,15- secopregnane)的衍生物;由蔓生白薇的根中得到的白薇新苷,系 13,14;14,15- 双开裂孕甾烷(13,14;14,15- disecopregnane)的衍生物。此外,还发现一些含氮的 C21 甾体化合物,如百部科金刚大(*Croomia japonica*)中发现的金刚大啶(croominidine),是一种新的 C21 甾体生物碱。

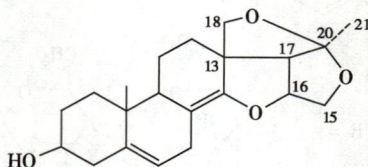

脱水何拉得苷元

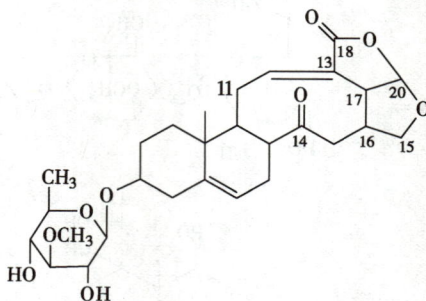

白薇新苷

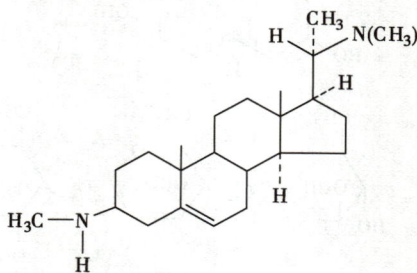

金刚大啶

二、C$_{21}$甾体化合物的结构特点和主要性质

　　C$_{21}$甾类成分都是以孕甾烷(pergnane)或其异构体为基本骨架的羟基衍生物。一般 A/B 环为反式稠合,B/C 环多为反式,少数为顺式,C/D 环为顺式稠合。甾体母核上多有羟基、羰基(多在 C$_{20}$ 位)、酯基及双键(多在 C$_5$、C$_6$ 位)。C$_{17}$ 位侧链多为 α- 构型,但也有 β- 构型。

　　C21 甾苷中除含有一般的羟基糖外,尚有 2- 去氧糖。糖链多与苷元的 C$_3$-OH 相连,少数与 C$_{20}$-OH 相连。有单糖苷和低聚糖苷。C$_{20}$位苷键易被酸水解成次生苷。

　　C21 甾类化合能发生甾核的显色反应,由于分子中具有 α- 脱氧糖,还能发生 Keller- Kiliani 反应。

第五节　植物甾醇

一、概述

植物甾醇(phytosterols)为甾体母核 C_{17} 位侧链是 $8 \sim 10$ 个碳原子链状侧链的甾体衍生物。在植物界分布广泛,几乎所有植物中均存在,是植物细胞的重要组分。在植物体中多以游离状态存在,且常与油脂共存于植物种子或花粉中,也有与糖形成苷的形式或高级脂肪酸酯的形式存在。

中药中常见的植物甾醇有 β-谷甾醇(β-sitosterol)及其葡萄糖苷又称胡萝卜苷(daucosterol)、豆甾醇(stigmasterol)、α-菠甾醇(bessisterol)、菜油甾醇(campesterol)等。此外,在低等植物中存在的如麦角甾醇(ergosterol),是维生素 D 的前体,经紫外光照射能转化为维生素 D_2。

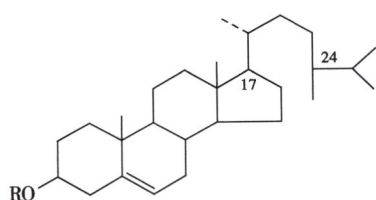

β-谷甾醇　R = H
萝卜苷　　R = glc

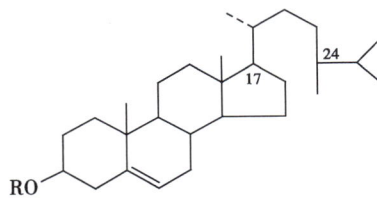

豆甾醇

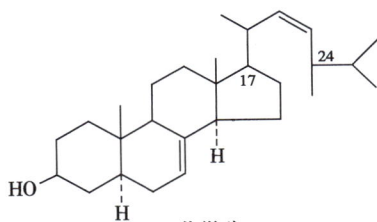

α-菠甾醇

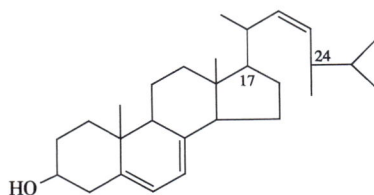

麦角甾醇

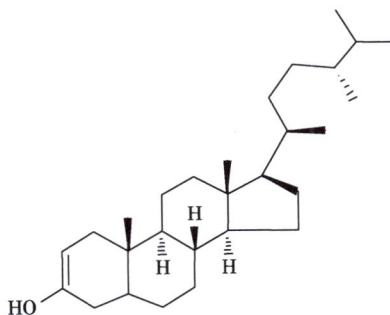

菜油甾醇

研究表明,植物甾醇具有十分重要的生理活性,具有控制糖原和矿物质代谢、保持生物内环境稳定、调节应激反应、降低血液胆固醇、抗肿瘤、防止前列腺肥大等多种生理功能并在拮抗胆固醇、预防心血管疾病等方面表现出的效果,使其在医学、化工、食品等领域逐渐被关注。

二、植物甾醇的结构特点和主要性质

甾体母核 A/B 环有顺式和反式两种稠合方式,B/C 环和 C/D 环均为反式稠合。甾体母核或侧链上多有双键。C_3-OH 可与糖成苷或形成脂肪酸酯。

游离的的植物甾醇都有较好的结晶形状和熔点,易溶于三氯甲烷、乙醚等有机溶剂,难溶于水,其苷能溶于醇中。具有甾体母核的颜色反应。

由于植物甾醇常与油脂共存,在提取分离时可用皂化法使油脂皂化为可溶于水的钠皂或钾皂,而与不溶于水的不皂化物分离,不皂化物中即含有甾醇。

第六节　胆汁酸类化合物

一、概述

胆汁酸(bile acid)是胆烷酸(cholanic acid)的衍生物,存在于动物胆汁中,如动物药熊胆粉、牛黄等均含有胆汁酸,并是其主要有效成分。

二、胆汁酸的结构特点和主要性质

(一)结构特点

胆汁酸甾核四个环的稠合方式与植物甾醇相同。在甾核的 3、6、7、12 等位都可以有羟基或羰基取代,各种动物胆汁中胆汁酸的区别,主要在于羟基数目、位置及构型的区别。胆汁酸在动物胆汁中通常以侧链的羧基与甘氨酸或牛磺酸结合成甘氨胆汁酸或牛磺胆汁酸,并以钠盐的形式存在,如牛磺胆酸(taurocholic acid)等。

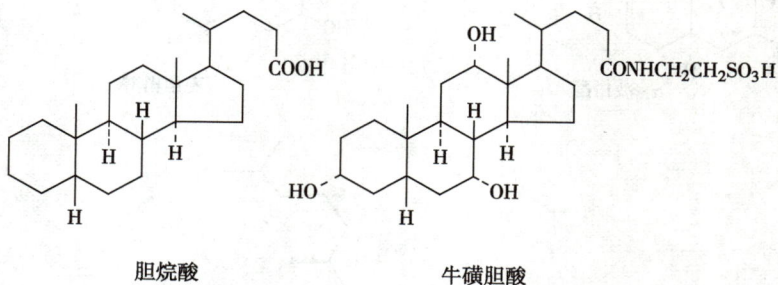

胆烷酸　　　　　　　　　牛磺胆酸

在高等动物的胆汁中,通常发现的胆汁酸为 24 个碳原子的胆烷酸的衍生物,其主要胆汁酸类成分及其在动物胆汁中的分布见表8-4。

(二)主要性质

1. 酸性　游离或结合型胆汁酸均呈酸性,难溶于水,易溶于有机溶剂,与碱成盐后则可溶于水。利用此性质可以精制各种胆汁酸。

表 8-4　主要胆汁酸类成分及其在动物胆汁中的分布

名称	取代基位置	熔点(℃)	$[\alpha]_D$	分布
石胆酸	3α-OH	186	+35	牛、家兔、猪、胆结石
胆酸	$3\alpha,7\alpha,12\alpha$-OH	198	+37	牛、羊、狗、蛇、熊、鸟
去氧胆酸	$3\alpha,12\alpha$-OH	177	+53	牛、兔、羊、猪
α-猪胆酸	$3\alpha,6\alpha,7\alpha$-OH	189	+5	猪
α-猪去氧胆酸	$3\alpha,6\alpha$-OH	197	+5	猪
β-猪去氧胆酸	$3\beta,6\alpha$-OH	190	+5	猪,特别在结石
β-hydroxycholic acid	$3\alpha,6\beta$-OH	210	+37	猪
鹅去氧胆酸	$3\alpha,7\alpha$-OH	140	+11	鹅、牛、熊、鸡、猪
熊去氧胆酸	$3\alpha,7\beta$-OH	203	+57	熊

2. 酯化反应　将胆汁酸的末端羧基酯化后,易得到胆汁酸酯结晶,胆汁酸酯类在酸水中回流数小时,即可得到游离的胆汁酸。此性质也可用于精制各种胆汁酸。

3. 羟基与羰基的反应　甾核上的羟基可以乙酰化,其乙酰化物容易结晶,有利于胆汁酸的纯化和精制。甾核上的羟基还可氧化成酮基,再用还原法除去酮基。利用此反应,以来源丰富的胆汁酸为原料,选择适宜的氧化剂和还原剂,可制备某些去氧胆酸。

4. 颜色反应　胆汁酸类除具有甾体母核的颜色反应外,尚具有以下颜色反应:

(1)Pettenkofer 反应:取胆汁 1 滴,加蒸馏水 4 滴及 10% 蔗糖溶液 1 滴,摇匀,倾斜试管,沿管壁加入浓硫酸 5 滴,置冷水中冷却,则在两液分界处出现紫色环。其原理是蔗糖经浓硫酸作用生成羟甲基糠醛,后者可与胆汁酸结合成紫色物质。

(2)Gregory Pascoe 反应:取胆汁 1ml,加 45% 硫酸 6ml 及 0.3% 糠醛 1ml,塞紧振摇后,在 65℃ 水浴中放置 30 分钟,胆酸存在的溶液显蓝色。本反应可用于胆酸的定量分析。

(3)Hammarsten 反应:取少量样品,用 20% 铬酸溶液(20g CrO_3 在少量水中,用乙酸加至 100ml 溶解,温热,胆酸为紫色,鹅去氧胆酸不显色。

第七节　昆虫变态激素

一、概述

昆虫变态激素(insect moulting hormones)可认为是甾醇的衍生物或甾醇类的代谢产物。该类化合物最初在昆虫体内发现,是昆虫蜕皮时必要的激素。如蚕蛹中含的蜕皮甾酮(ecdystrone),是一类具有强蜕皮活性的物质,有促进细胞生长的作用,能刺激真皮细胞分裂,产生新的表皮并使昆虫蜕皮。20 世纪 60 年代后从植物界也逐渐分离得到蜕皮类化合物,发现许多羊齿类植物和不少高等植物的根、叶等提取物具有此活性并自其中分离出结晶形激素。于是将这类植物成分称为植物蜕皮素(phytoecdys-ones)。如从牛膝中分离得的蜕皮甾酮、牛膝甾酮(inokosterone);桑树叶也含有川牛膝

笔记

甾酮和蜕皮甾酮。这类成分能促进人体蛋白质合成,排除体内胆甾醇,降低血脂以及抑制血糖上升等生物活性。霉菌和海藻类没有此种活性。因此,植源性昆虫变态激素是一类很有开发价值的资源,有着广泛的应用前景。

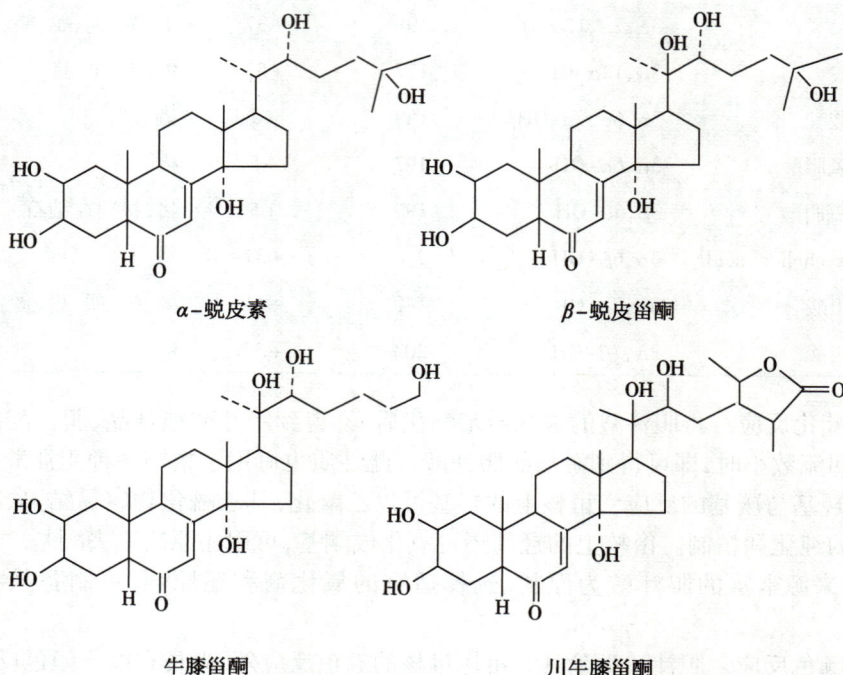

α-蜕皮素

β-蜕皮甾酮

牛膝甾酮

川牛膝甾酮

二、昆虫变态激素的结构特点和主要性质

昆虫变态激素的甾体母核 A/B 环大多为顺式稠合,个别为反式稠合,且反式稠合无蜕皮活性或活性减弱。甾核上带有 7 位双键($\triangle^7$)和 6-酮基,含有多个羟基,C_{17} 侧链为 8~10 个碳原子的多元醇。

由于昆虫变态激素类化合物分子中含有多个羟基,故在水中的溶解性比较大,易溶于甲醇、乙醇、丙酮,难溶于正己烷、石油醚等溶剂,具有甾核的颜色反应。

第八节　醉茄内酯

一、概述

醉茄内酯(withanolides)是一类高度氧化的,基本骨架为 28 个碳原子的麦角甾烷的 C-26 羧酸内酯类甾体化合物。1962 年,Lavie 和 Yarden 报道从以色列产茄科植物醉茄的叶中首次分离出一个结晶状化合物,后经鉴定为含有 28 个碳原子的甾体化合物,命名为 Withafefin A。因该类化合物是首次从醉茄中分离得到,故称此类化合物为醉茄内酯。

醉茄内酯类化合物基本存在于茄科植物中,主要分布在醉茄属、酸浆属、曼陀罗属等。近十几年来,随着各种分离技术和波谱分析技术(尤其是核磁共振波谱技术)的快速发展和应用,大大加快了醉茄内酯类化合物的研究速度,其化学结构研究工作取得了巨大的进展,到目前为止全世界分离出的醉茄内酯类化合物已达 400 余种。早在上世纪 60 至 70 年代就已发现醉茄内酯类化合物具有较明显的生物活性,特别是在抗菌、抗炎、细胞毒、细胞免疫和抗肿瘤等方面有较强的药理作用。如 *Dunalia brachyacantha* 叶中存在的抗寄生虫、抗微生物及抗疟疾活性的 18-乙酰氧醉茄内酯 D 和 18-乙酰氧-5,6-去氧-5-醉茄烯内酯 D。又如变形的醉茄内酯类化合物,又如具扩环六元芳香 D 环结构的 salpichrolide A 和 salpichrolide G,这两种化合物是植物 *Salpichroa origanifolia* 地上部分的家蝇拒食成分,前者拒食作用较强,后者毒力较强。近年研究发现,醉茄内酯类化合物还具有抑制细胞生长、保肝、镇静、抗风湿,临床还可以将其用来治疗利什曼病。以色列还将醉茄提取物做为农药,进行植物杀虫使用。迄今的研究表明,醉茄内酯类化合物具有广阔的新药开发前景。

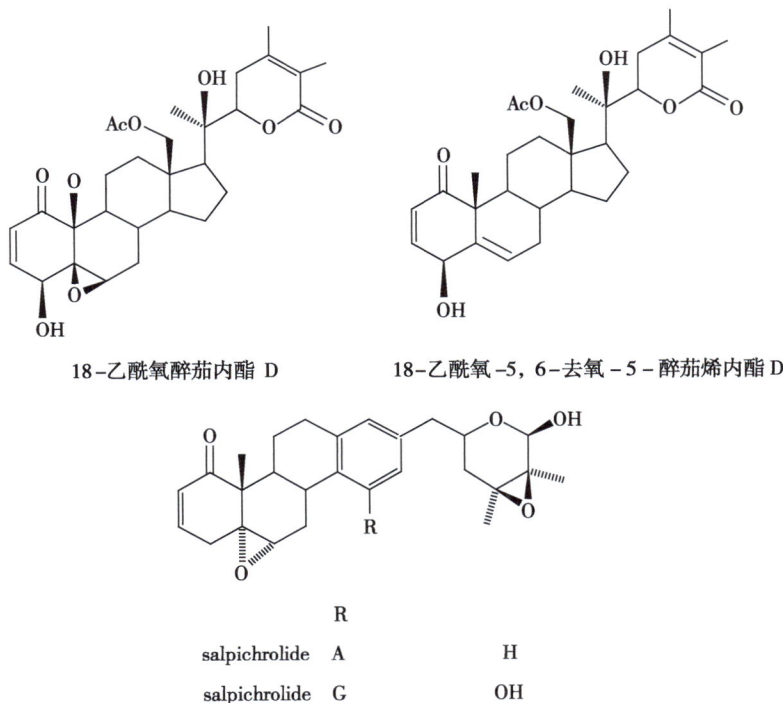

18-乙酰氧醉茄内酯 D　　　　18-乙酰氧-5,6-去氧-5-醉茄烯内酯 D

	R
salpichrolide A	H
salpichrolide G	OH

二、醉茄内酯的结构特点和主要性质

1. 醉茄内酯类化合物共由 28 个碳原子组成,具有麦角甾烷的基本骨架,分子中含 A、B、C 和 D 四个环,侧链上的 C-26 羧基与 C-22 位的羟基形成 δ-内酯环,少数为 C-26 羧基与 C-23 位的羟基形成 γ-内酯环,其内酯环常具有 α、β-不饱和内酯结构。

2. 甾体母核的 A/B 环有顺式和反式两种稠合方式,B/C 和 C/D 环均为反式稠合。分子中最多具有 5 个甲基(18、19、21、27、28 位),其中 21 和 27 位甲基常变化为羟甲基;亦见有 C-21 和 C-24 形成醚状结构。羰基多位于 1 和 26 位;羟基多位于 1,3,5,6,7,12,21,27 位等,少见于 14,15,16,17,20,28 位等;在 2,5,6,24,25 位上多有双健存在。醉茄内酯类化合物多以苷元的形式存在,少数通过 C-3 羟基或 C-27 羟基与葡萄糖形成单糖苷。

　　3. 游离的醉茄内酯多具有较好的结晶形状和熔点,易溶于三氯甲烷、乙醚和甲醇等有机溶剂;醉茄内酯苷类化合物多为白色无定形粉末,难溶于三氯甲烷,可溶于甲醇等有机溶剂。

学习小结

1. 学习内容

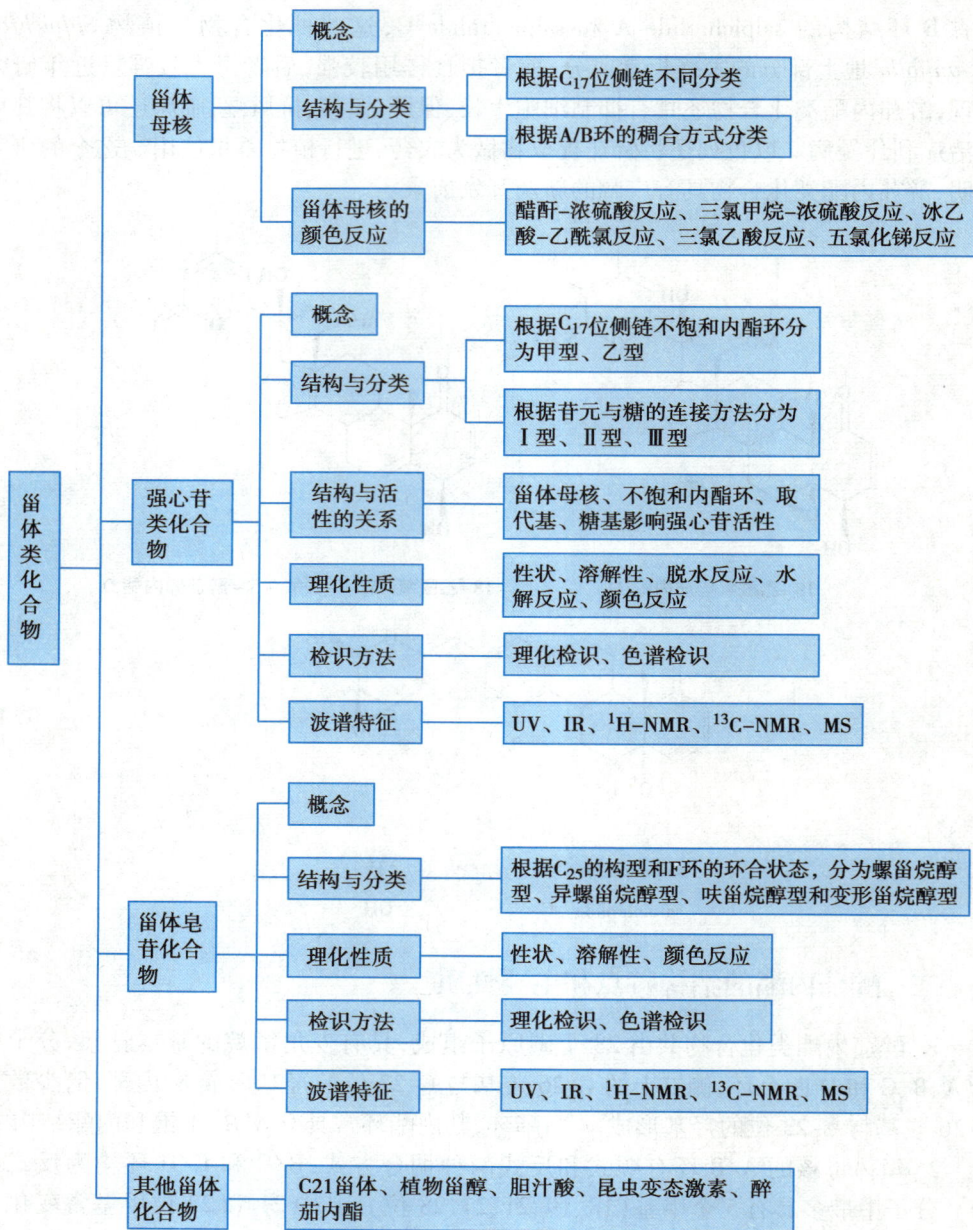

	概念	
甾体母核	结构与分类	根据C$_{17}$位侧链不同分类
		根据A/B环的稠合方式分类
	甾体母核的颜色反应	醋酐-浓硫酸反应、三氯甲烷-浓硫酸反应、冰乙酸-乙酰氯反应、三氯乙酸反应、五氯化锑反应

甾体类化合物

强心苷类化合物
- 概念
- 结构与分类：根据C$_{17}$位侧链不饱和内酯环分为甲型、乙型；根据苷元与糖的连接方法分为Ⅰ型、Ⅱ型、Ⅲ型
- 结构与活性的关系：甾体母核、不饱和内酯环、取代基、糖基影响强心苷活性
- 理化性质：性状、溶解性、脱水反应、水解反应、颜色反应
- 检识方法：理化检识、色谱检识
- 波谱特征：UV、IR、^{1}H-NMR、^{13}C-NMR、MS

甾体皂苷化合物
- 概念
- 结构与分类：根据C$_{25}$的构型和F环的环合状态,分为螺甾烷醇型、异螺甾烷醇型、呋甾烷醇型和变形甾烷醇型
- 理化性质：性状、溶解性、颜色反应
- 检识方法：理化检识、色谱检识
- 波谱特征：UV、IR、^{1}H-NMR、^{13}C-NMR、MS

其他甾体化合物：C21甾体、植物甾醇、胆汁酸、昆虫变态激素、醉茄内酯

2. 学习方法

(1)掌握强心苷、甾体皂苷的结构特点、理化性质和检识。

(2)熟悉强心苷和甾体皂苷类化合物的中药实例。

笔记

（3）熟悉 C21 甾体、植物甾醇、胆汁酸类和醉茄内酯类化合物结构特点、理化性质和检识。

（4）了解 C21 甾体、植物甾醇、胆汁酸类和醉茄内酯类化合物中药实例。

（林　於）

复习思考题

1. 甾体化合物按侧链结构的不同分为几种类型？
2. 强心苷按苷元、苷结构特点各分为几种类型？
3. 甾体皂苷分为哪几类？
4. 甾体皂苷可以用哪些方法进行检识？

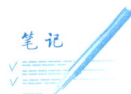

笔记

生 物 碱

第一节　概　　述

一、生物碱的含义

生物碱(alkaloids)指主要来源于自然界的一类含氮有机化合物,因多呈碱性,故称为生物碱。生物碱大多有较复杂的环状结构,氮原子常结合在环内。一般来说,生物界除生物体必需的含氮有机化合物(如氨基酸、蛋白质、肽类、核酸、核苷酸、氨基糖、含氮维生素等)外,其他含氮有机化合物均被视为生物碱。

二、生物碱的分布

生物碱主要分布于植物界,绝大多数存在于高等植物的双子叶植物中,如毛茛科黄连、乌头、附子,罂粟科罂粟、延胡索,茄科洋金花、颠茄、莨菪,防己科粉防己、北豆根,小檗科三棵针,豆科苦参、苦豆子等。单子叶植物也有少数科属含生物碱,如石蒜科、百合科、兰科等。百合科中重要的中药有川贝母、浙贝母等。少数裸子植物如麻黄科、红豆杉科、三尖杉科的一些植物中也存在生物碱。

生物碱在植物体内的分布,对某种植物来说,也可能分布于全株,但多数集中在某一器官。如金鸡纳生物碱主要分布在金鸡纳树皮中,麻黄生物碱在麻黄髓部含量高。生物碱在植物中含量差别也很大,如黄连根茎中含生物碱7%以上,而卫矛科植物美登木中的抗癌成分美登素(maytansine)收率仅为千万分之二。

含生物碱的植物中常是多种生物碱共存。由于同一植物中的生物碱生物合成途径基本往往相似,因此化学结构也往往类似。同科同属的植物往往含有同一母核或结构相同的化合物。

三、生物碱的存在形式

在植物体内,有一定碱性的生物碱多以有机酸盐形式存在,如柠檬酸盐、草酸盐、酒石酸盐以及琥珀酸盐等。少数碱性极弱的生物碱以游离态存在,如酰胺类生物碱。其他存在形式尚有 N-氧化物、生物碱苷等。

四、生物碱的主要生物活性

生物碱多具有显著而特殊的生物活性。如吗啡、延胡索乙素具有镇痛作用;阿托品具有解痉作用;小檗碱、苦参碱、蝙蝠葛碱有抗菌消炎作用;苦参素、苦豆碱、石蒜碱等有抗病毒的活性;利血平、延胡索甲素、小檗胺、东莨菪碱、钩藤碱、川芎嗪等有降血压的作用;麻黄碱有止咳平喘作用;奎宁有抗疟作用;苦参碱、氧化苦参碱等还有抗心律失常作用;喜树碱、秋水仙碱、三尖杉碱、紫杉醇等有不同程度的抗肿瘤作用。此外,雷公藤甲素、苦参碱有一定的生殖毒性。

第二节　生物碱的结构与分类

生物碱的分类方式较多,有按植物来源分类,如黄连生物碱、苦参生物碱等;有按化学结构类型进行分类,如吡啶类生物碱、异喹啉类生物碱等;有按生源途径分类,如鸟氨酸系生物碱、赖氨酸系生物碱等。本章按照生源途径结合化学结构类型分类的方法来介绍生物碱。

一、鸟氨酸系生物碱

该系列生物碱是由鸟氨酸生物合成而来,主要包括吡咯类、莨菪烷类和吡咯里西啶类生物碱。

(一)吡咯烷类生物碱

此类生物碱结构较简单,数量较少。常见的如益母草中的水苏碱(stachydrine)、古柯中的红古豆碱(cuscohygrine)等。

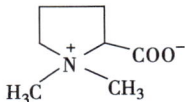

四氢吡咯　　　　　水苏碱

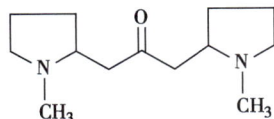

红古豆碱

(二)莨菪烷类生物碱

此类生物碱多由莨菪烷的 C_3-醇羟基和有机酸缩合成酯。主要存在于茄科的颠茄属(*Atropa*)、曼陀罗属(*Datura*)、莨菪属(*Scopolia*)和天仙子属(*Hyoscyamus*)的植物中。如山莨菪碱(anisodamine)、樟柳碱(anisodine)等。

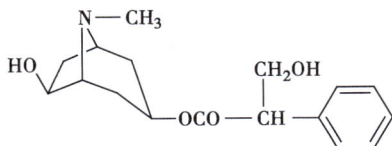

山莨菪碱

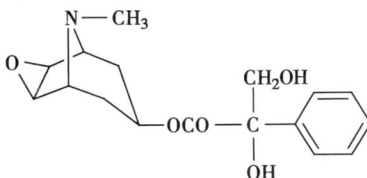

樟柳碱

（三）吡咯里西啶类生物碱

由两个吡咯烷共用一个氮原子稠合而成。主要分布于菊科千里光属（Senecio）植物中。如大叶千里光碱（macrophylline）。

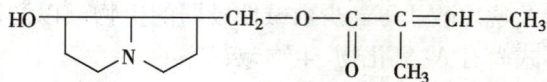

吡咯里西啶　　　　　　　　　　　　大叶千里光碱

二、赖氨酸系生物碱

赖氨酸系生物碱有包括哌啶类、吲哚里西啶类和喹诺里西啶类生物碱。

（一）哌啶类生物碱

哌啶类生物碱结构较简单，分布广泛。代表性生物碱如胡椒中的胡椒碱（piperine）、槟榔中的槟榔碱（arecoline）、槟榔次碱（arecaidine）等。

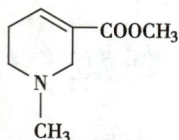 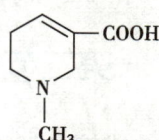

哌啶　　　　　　　　　槟榔碱　　　　　　　　　槟榔次碱

（二）吲哚里西啶类生物碱

为哌啶和吡咯共用一个氮原子稠合而成，数目较少，主要分布于大戟科一叶萩属（Securinega）植物中。如一叶萩中的一叶萩碱（securinine）等。

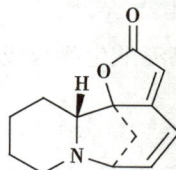

吲哚里西啶　　　　　　　　　　　一叶萩碱

（三）喹诺里西啶类生物碱

为两个哌啶共用一个氮原子稠合而成。主要分布于豆科、石松科等，代表化合物如野决明中的金雀花碱（cytisine）和苦参中的苦参碱（matrine）等。

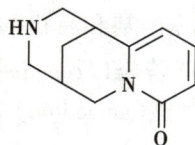 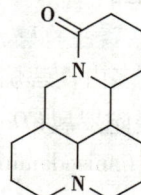

喹诺里西啶　　　　　　　　金雀花碱　　　　　　　苦参碱

三、苯丙氨酸和酪氨酸系生物碱

以苯丙氨酸和酪氨酸衍生的生物碱数量多（约1000多种），分布广，结构类型复

笔记

192

杂,药用价值大。

（一）苯丙胺类生物碱

该类生物碱数目较少,其氮原子处于环外。代表化合物如麻黄中的麻黄碱（ephedrine）、伪麻黄碱（pseudoephedrine）、甲基麻黄碱（methylephedrine）、甲基伪麻黄碱（pseudomethylephedrine）、去甲基麻黄碱（norephedrine）和去甲基伪麻黄碱（norpseudoephedrine）等。

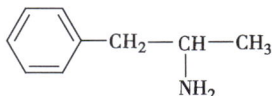

苯丙胺

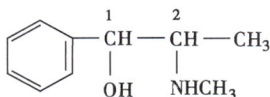

L-麻黄碱（1R，2S）

D-伪麻黄碱（1S，2S）

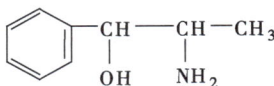

L-去甲基麻黄碱（1R，2S）

D-去甲基伪麻黄碱（1S，2S）

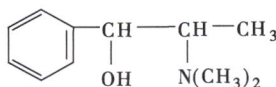

L-甲基麻黄碱（1R，2S）

D-甲基伪麻黄碱（1S，2S）

（二）异喹啉类生物碱

此类生物碱在药用植物中分布较广泛,结构类型较多。主要结构类型如下:

1. 小檗碱类和原小檗碱类　此类生物碱可以看作由两个异喹啉环稠合而成,依据母核结构中 C 环氧化程度的不同,分为小檗碱类和原小檗碱类,前者多为季铵碱,如小檗碱（berberine）;后者多为叔胺碱,如延胡索中的延胡索乙素。

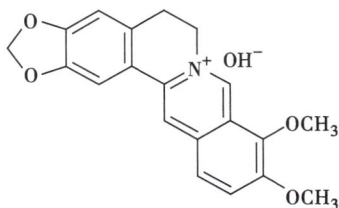

小檗碱

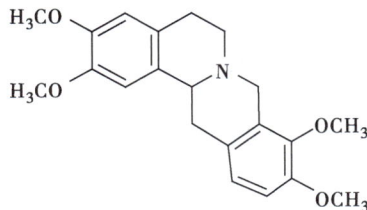

延胡索乙素

2. 苄基异喹啉类　为异喹啉母核 1 位连有苄基的一类生物碱,代表化合物如罂粟中的罂粟碱（papaverine）和厚朴中的厚朴碱（magnocurarine）等。

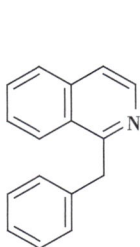

苄基异喹啉

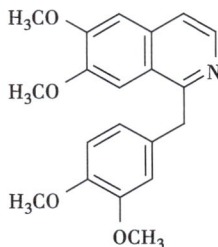

罂粟碱

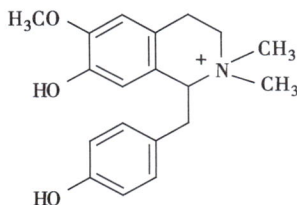

厚朴碱

3. 双苄基异喹啉类　为两个苄基异喹啉通过 1～3 个醚键相连接的一类生物碱。如存在于防己科粉防己中的汉防己甲素(tetrandrine)和汉防己乙素(fangchinoline);蝙蝠葛中的主要酚性生物碱蝙蝠葛碱(dauricine)。

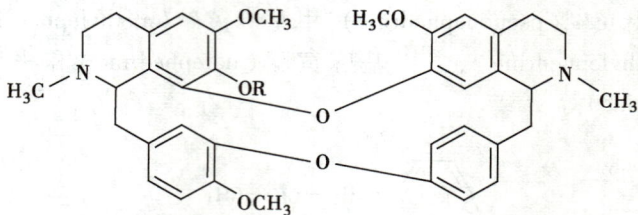

汉防己甲素 R = CH₃

汉防己乙素 R = H

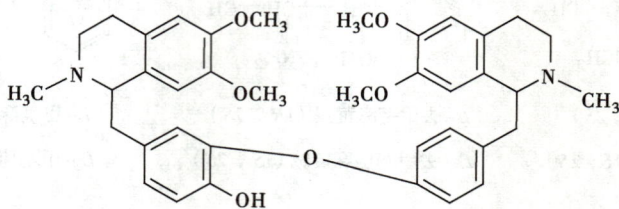

蝙蝠葛碱

4. 吗啡烷类　代表性生物碱如吗啡(morphine)、可待因(codeine)、蒂巴因(thebaine);青藤中的青藤碱(sinomenine)等。

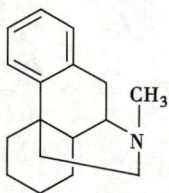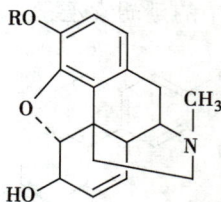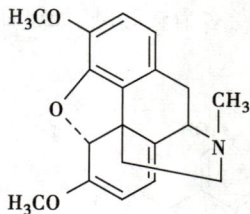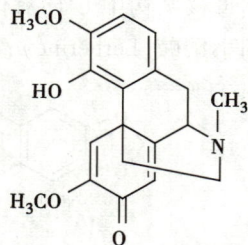

吗啡烷	吗啡　R=H	蒂巴因	青藤碱
	可待因　R=CH₃		

（三）苄基苯乙胺类生物碱

该类生物碱主要分布于石蒜科的石蒜属(*Lycoris*)、水仙属(*Narcissus*)等植物中。代表生物碱如石蒜碱(lycorine)、雪花莲胺碱(galanthamine)等。

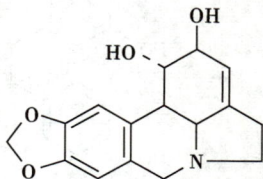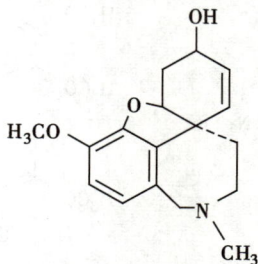

石蒜碱　　　　　　　　　　雪花莲胺碱

194

四、色氨酸系生物碱

此类生物碱是类型较多、结构较复杂、化合物数目最多的一类生物碱。主要结构类型如下：

（一）简单吲哚类生物碱

该类生物碱结构简单,结构中只有吲哚母核,而无其他杂环。代表生物碱如存在于蓼蓝中的靛苷（indican）。

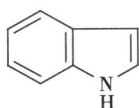
吲哚

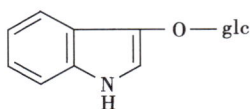
靛苷

（二）色胺吲哚类生物碱

此类生物碱中含有色胺部分,结构较简单。如吴茱萸中的吴茱萸碱（evodiamine）等。

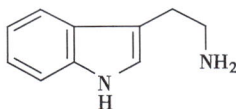
色胺

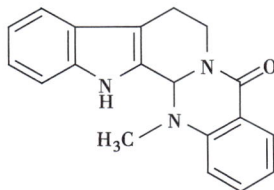
吴茱萸碱

（三）半萜吲哚类生物碱

此类生物碱又称麦角碱类生物碱,分子中含有一个四环的麦角碱结构。由色胺构成的吲哚衍生物上连有一个异戊二烯单位形成,主要分布于麦角菌类中,如麦角新碱（ergometrine）。

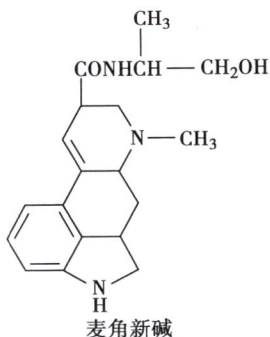
麦角新碱

（四）单萜吲哚类生物碱

分子中具有吲哚母核和一个 C_9 或 C_{10} 的裂环番木鳖萜及其衍生物的结构单元。为来源于色胺酸的重要生物碱,该类生物碱已知的种类约 1100 多个。萝芙木中的利血平,分子结构中单萜部分来源于裂环番木鳖萜类及其重排衍生物;从长春花中分得的长春碱、长春新碱等,具有很强的抗癌活性,由不同单萜吲哚类生物碱经分子间缩合而成;还有一些重要的生物碱如喜树中的喜树碱、10-羟基喜树碱和金鸡纳属植物中的金鸡宁、奎宁等,从生源结构上也属于单萜吲哚类。

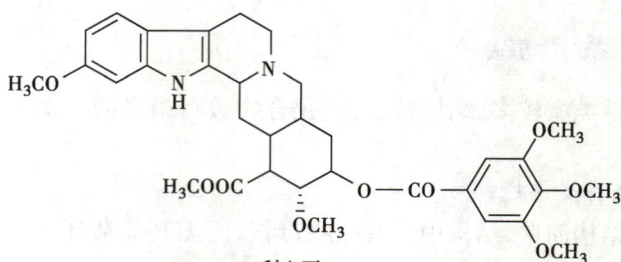

利血平

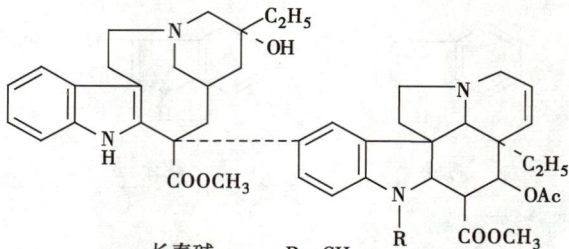

长春碱　　R = CH₃
长春新碱　R = CHO

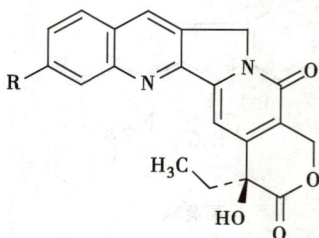

喜树碱　　　R = H
羟基喜树碱　R = OH

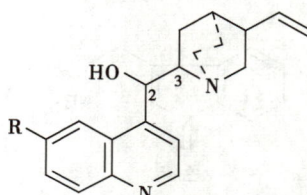

金鸡宁　R = H（3R, 2S）
奎宁　　R = OCH₃（3S, 2R）

五、邻氨基苯甲酸系生物碱

包括喹啉类和吖啶酮类生物碱，主要分布于芸香科植物中。如白鲜皮中具有抗菌活性的白鲜碱（dictamnine）；鲍氏山油柑树皮中具有显著抗肿瘤活性的山油柑碱（acronycine）。

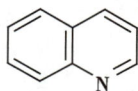

喹啉

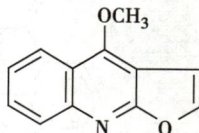

白鲜碱

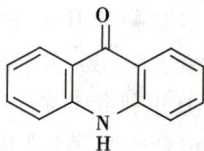

吖啶酮

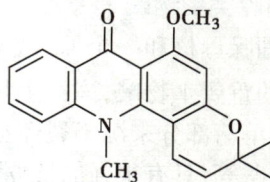

山油柑碱

六、组氨酸系生物碱

主要为咪唑类生物碱,数目较少。代表性生物碱如毛果芸香中的毛果芸香碱(pilocarpine)。

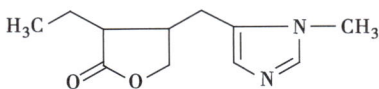

咪唑　　　　　　　　　毛果芸香碱

七、萜类生物碱

(一)单萜类生物碱

主要包括环烯醚萜衍生的生物碱。代表化合物如猕猴桃碱(actinidine)、龙胆碱(gentianine)等,多分布于龙胆科植物中,且常与单萜吲哚类生物碱共存。

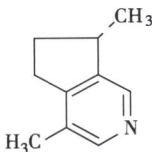
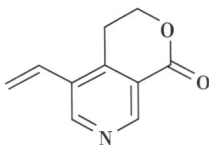

猕猴桃碱　　　　　　　　　　龙胆碱

(二)倍半萜类生物碱

主要分布于兰科石斛属(Dendrobium)和睡莲科萍蓬草属(Nuphar)植物中。代表化合物如石斛碱(dendrobine)、萍蓬定(nupharidine)等。

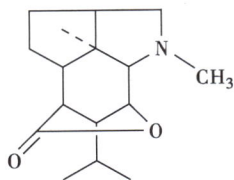
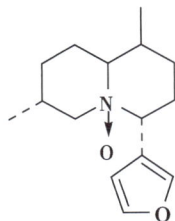

石斛碱　　　　　　　　　　　萍蓬定

(三)二萜类生物碱

该类生物碱基本母核为四环二萜或五环二萜,代表性生物碱如乌头碱(aconitine)、3-乙酰乌头碱(3-acetylaconitine)、高乌甲素碱甲(lappaconitine A)、牛扁碱(lycoctonine)等。主要存在于毛茛科乌头属(Aconitum)、翠雀属(Delphinium)和飞燕草属(Consolida)植物中。

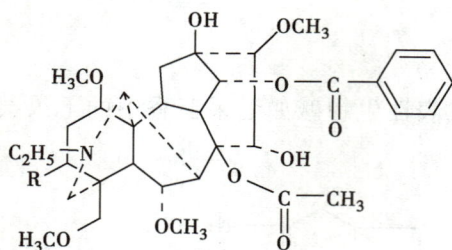

乌头碱　　R=OH
3-乙酰乌头碱　　R=OAc

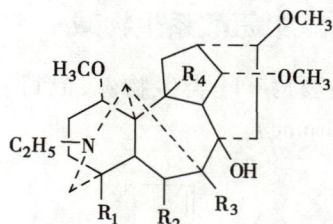

高乌碱　　R_1=OOCC_6H_4NHCOCH_3
R_2=R_3=H　R_4=OH
牛扁碱　　R_1=CH_2OH　R_2=OCH_3
R_3=OH　R_4=H

（四）三萜类生物碱

这类生物碱较少,主要分布于交让木科(Daphniphyllaceae)交让木属(*Daphniphyllum*)植物中。代表生物碱如交让木碱(daphniphylline)等。

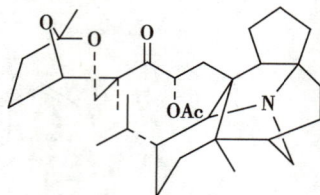

交让木碱

八、甾体类生物碱

此类生物碱被认为是天然甾体的含氮的衍生物,结构中都有甾体母核,但氮原子均不在甾体母核内,根据甾核的骨架可分为孕甾烷(C_{21})生物碱、环孕甾烷(C_{24})生物碱和胆甾烷(C_{27})生物碱,胆甾烷生物碱再分为胆甾烷碱类及异胆甾烷碱类。

（一）孕甾烷生物碱

此类生物碱主要分布于夹竹桃科(Apocynaceae)植物中,少数在黄杨科(Buxaceae)植物中。代表生物碱如康斯生(conssine)等。

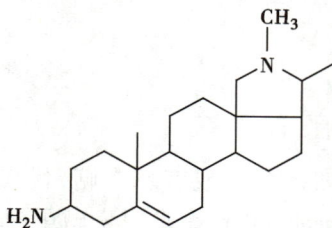

康斯生

（二）环孕甾烷生物碱

此类生物碱仅分布于黄杨木科植物中。如黄杨科黄杨属植物中的环维黄杨星 D(cyclovirobuxine D)。

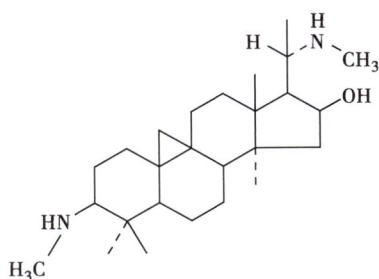

环维黄杨星D

（三）胆甾烷生物碱

1. 胆甾烷碱类：代表生物碱如白藜芦胺（veralkamine）、辣茄碱（solanocapsine）、澳洲茄胺（solasodine）、龙葵次碱（solanidine）、圆锥茄次碱（jurubidine）等。

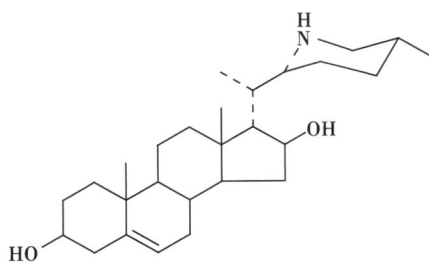

白藜芦胺

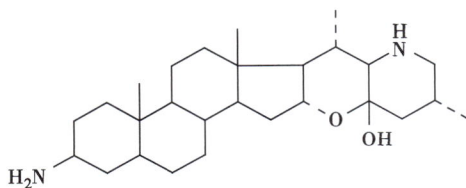

辣茄碱

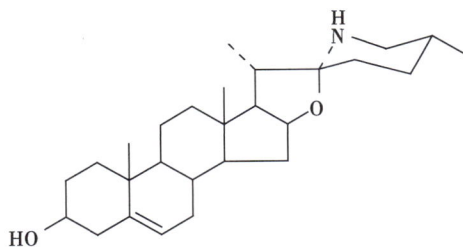

澳洲茄胺

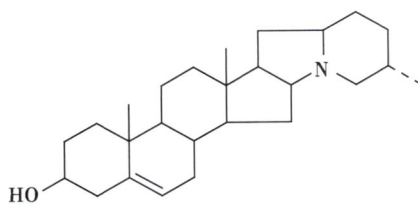

龙葵次碱

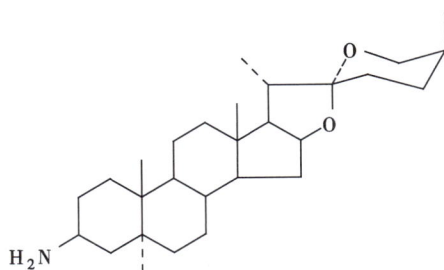

圆锥茄次碱

2. 异胆甾烷碱类：代表生物碱如浙贝甲素（verticine）、藜芦胺（veratramine）、介藜芦碱（jervine）等。

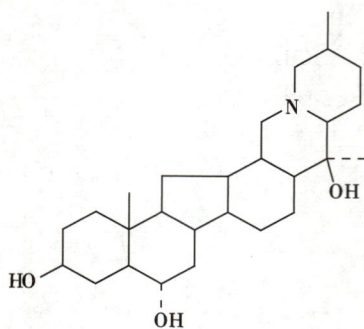

浙贝甲素

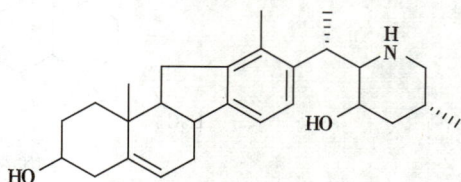

藜芦胺

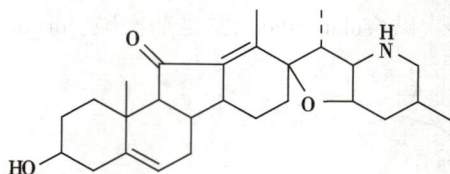

介藜芦碱

第三节 生物碱的理化性质

一、物理性质

（一）性状

生物碱多数为结晶形固体，少数为非晶形粉末；个别为液体，如烟碱、毒芹碱、槟榔碱等。少数液体生物碱及小分子固体生物碱如麻黄碱、烟碱等具挥发性，咖啡因等个别生物碱具有升华性。

生物碱一般呈无色或白色，少数具有高度共轭体系结构的生物碱显颜色，如一叶萩碱为淡黄色，小檗碱、蛇根碱、利血平（serpentine）呈黄色，小檗红碱（berberubine）呈红色等。

生物碱多具苦味，少数呈辛辣味，成盐后苦味增强。

（二）溶解性

生物碱的溶解性是生物碱提取分离的主要依据，与生物碱的存在状态有关。

1. 游离生物碱

（1）亲脂性生物碱：大多数叔胺碱和仲胺碱为亲脂性，一般能溶于有机溶剂，尤其易溶于亲脂性有机溶剂，如苯、乙醚、卤代烷类，特别易溶于三氯甲烷。亲脂性生物碱可溶于酸水，在甲醇、乙醇、丙酮等亲水性有机溶剂中也有较好的溶解度，但不溶或难溶于水和碱水。

（2）亲水性生物碱：主要指季铵碱和少数小分子叔胺碱。这些生物碱可溶于水、甲醇、乙醇，难溶于亲脂性有机溶剂。某些生物碱既有一定程度的亲水性，可溶于水、醇类溶剂，也可溶于亲脂性有机溶剂，如麻黄碱、苦参碱、氧化苦参碱、东莨菪碱、烟碱等。这些生物碱的结构特点往往是分子较小,或具有醚键、配位键,或为液体等。某些含氮-氧化物的生物碱,由于分子结构中的 N-O 配位键为半极性键,其极性增大,水溶性增强,在亲脂性有机溶剂中的溶解度降低。如氧化苦参碱的水溶性大于苦参碱。

（3）具特殊官能团的生物碱:具酚羟基或羧基的生物碱既可溶于酸水,也可溶于碱水,但在 pH 8~9 时溶解性最差,易产生沉淀,这样的生物碱称为两性生物碱,如吗啡、小檗胺(berbamine)、槟榔次碱等,其中具酚羟基者常称为酚性生物碱。还有一些具内酯或内酰胺结构的生物碱,在碱水溶液中,其内酯或内酰胺结构可开环形成羧酸盐而溶于水中,继之加酸又可环合析出。

有些生物碱的溶解性不符合上述规律,如石蒜碱难溶于有机溶剂而溶于水,喜树碱不溶于一般有机溶剂但易溶于酸性三氯甲烷等。

2. 生物碱盐　生物碱盐一般易溶于水,可溶于醇类,难溶于亲脂性有机溶剂。其一般规律是生物碱的无机酸盐水溶性大于有机酸盐;在无机酸盐中,含氧酸盐的水溶性大于卤代酸盐;在卤代酸盐中,生物碱盐酸盐水溶性最大,而氢碘酸盐的水溶度最小;在有机酸盐中,小分子有机酸盐水溶性大于大分子有机酸盐;多元酸盐的水溶性大于一元酸盐的水溶性。但有些生物碱盐的溶解性比较特殊,如小檗碱盐酸盐、麻黄碱草酸盐等难溶于水,高石蒜碱(homolycorine)的盐酸盐难溶于水而易溶于三氯甲烷等。

二、化学性质

（一）碱性

生物碱的碱性是生物碱最重要的化学性质,也是生物碱提取、分离和结构鉴定的主要依据。

1. 生物碱碱性表示方法　根据 Lewis 酸碱电子理论,凡是能给出电子的电子授体即为碱,能接受电子的电子受体即为酸。生物碱分子中氮原子上的孤电子对,能给出电子而使生物碱显碱性。生物碱碱性大小可用生物碱的碱式离解常数 pK_b 表示,也可用生物碱共轭酸的酸式离解常数 pK_a 表示。目前,生物碱碱性大小统一用 pK_a 表示,pK_a 与生物碱的碱性大小成正比,即 pK_a 越大,生物碱的碱性越强。

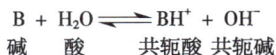

$$B + H_2O \rightleftharpoons BH^+ + OH^-$$
碱　　酸　　共轭酸 共轭碱

通常情况下,pK_a 值小于 2 为极弱碱,pK_a 值在 2~7 为弱碱,pK_a 值在 7~11 为中强碱,pK_a 值在 11 以上为强碱。生物碱分子中碱性基团的 pK_a 值大小顺序一般为胍基 > 季铵碱 > N-烷杂环 > 脂肪胺 > 芳香胺 ≈ N-芳杂环 > 酰胺 ≈ 吡咯。

2. 影响生物碱碱性大小的因素　生物碱的碱性大小与氮原子的杂化方式、电子云密度、空间效应及分子内氢键形成等因素有关。

（1）氮原子的杂化方式:生物碱分子中氮原子的孤电子对在有机胺分子中为不等性杂化,其碱性强弱随杂化程度的升高而增强,即 $sp^3 > sp^2 > sp$。如四氢异喹啉为 sp^3 杂化,pK_a 9.5;吡啶和异喹啉均为 sp^2 杂化,pK_a 值分别为 5.17 和 5.4;氰基为 sp 杂化,碱性极弱,几近中性。季铵碱的碱性强是因羟基以负离子形式存在,碱性类似无机碱,pK_a 值在 11 以上。

（2）诱导效应:生物碱分子中氮原子上的电子云密度受到氮原子附近供电基(如

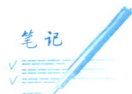

烷基)和吸电基(如含氧基团、芳环、双键)诱导效应的影响,导致碱性发生改变。其一般规律为供电诱导使氮原子核外电子云密度增加,接受质子的能力增强,因而碱性增强,而吸电诱导一般使氮原子核外电子云密度减小,接受质子的能力减弱,而碱性降低。如麻黄碱的碱性($pK_a = 9.58$)强于去甲麻黄碱($pK_a = 9.00$),即是由于麻黄碱氮原子上的甲基供电诱导的结果;两者的碱性弱于苯异丙胺($pK_a = 9.80$),则因两者1-羟基吸电诱导所致。

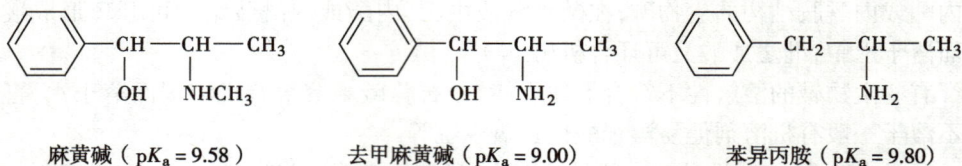

麻黄碱($pK_a = 9.58$)　　　去甲麻黄碱($pK_a = 9.00$)　　　苯异丙胺($pK_a = 9.80$)

具有氮杂缩醛结构的生物碱常易于质子化而呈强碱性,氮原子邻位碳原子上具α、β双键或α-羟基者可异构化形成季铵碱,使碱性增强。如醇胺型小檗碱即具有氮杂缩醛结构(图9-1),其氮原子上的孤电子对与α-羟基的C-O单键的σ电子发生转位,形成季铵型小檗碱(图9-2)。

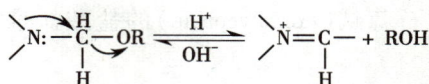

图9-1　氮杂缩醛

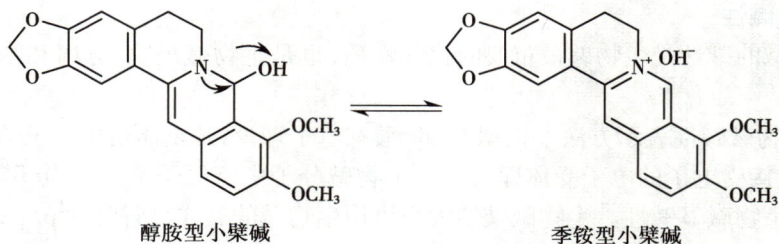

图9-2　诱导效应

醇胺型小檗碱　　　　　　　季铵型小檗碱

但在稠环中,若氮杂缩醛体系中氮原子处于桥头,则因其本身所具有的刚性结构而不能发生质子化异构,相反由于羟基的吸电效应使碱性减小。如阿马林(ajmaline)的N_4虽然有α-羟基,但其为桥头氮,氮原子上的孤电子对不能转位,故碱性中等($pK_a = 8.15$)。伪士的宁(pseudostrychnine)的碱性($pK_a = 5.60$)小于士的宁($pK_a = 8.29$)的原因亦是如此。

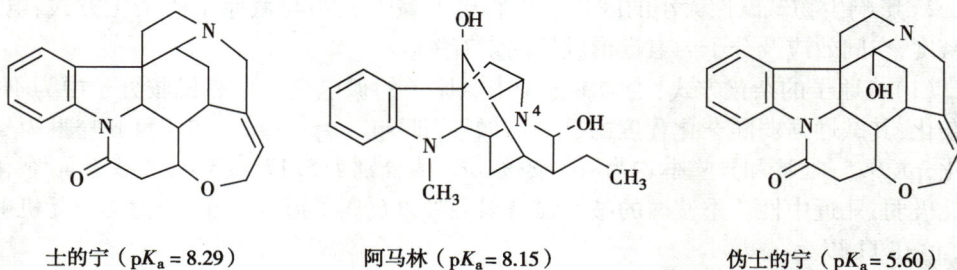

士的宁($pK_a = 8.29$)　　　阿马林($pK_a = 8.15$)　　　伪士的宁($pK_a = 5.60$)

笔记

202

（3）诱导-场效应：生物碱分子中如有一个以上氮原子时，当其中一个氮原子质子化后，就产生一个强的吸电基团-N^+HR_2，它对另外的氮原子产生两种碱性降低的效应，即诱导效应和静电场效应。如鹰爪豆碱（sparteine）中两个氮原子的碱性相差很大（$\Delta pK_a = 8.1$），主要原因为两个氮原子空间上接近，存在着显著的诱导-场效应。

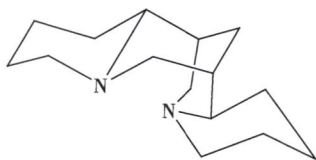

鹰爪豆碱（$\Delta pK_a = 8.1$）

（4）共轭效应：生物碱分子中氮原子的孤电子对与 π-电子基团共轭时一般使生物碱的碱性减弱。常见的有苯胺和酰胺两种类型。

①苯胺型：氮原子上的孤电子对与苯环 π-电子形成 p-π 共轭体系后碱性减弱。如毒扁豆碱（physostigmine）的两个氮原子，其 N_1 的 pK_a 为 1.76，N_3 的 pK_a 为 7.88，两个氮原子碱性的差别系由共轭效应引起。环己胺的 pK_a 为 10.64，而苯胺 pK_a 为 4.58，后者显然为共轭效应所致。

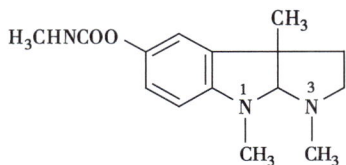

毒扁豆碱（$N_1 : pK_a = 1.76$, $N_3 : pK_a = 7.88$）

环己胺（$pK_a = 10.64$）　　　　　苯胺（$pK_a = 4.58$）

②酰胺型：酰胺中的氮原子与羰基的 p-π 共轭效应，使其碱性极弱。如胡椒碱 $pK_a = 1.42$，秋水仙碱（colchicine）$pK_a = 1.84$，咖啡因（caffeine）$pK_a = 1.22$。

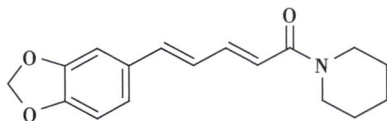

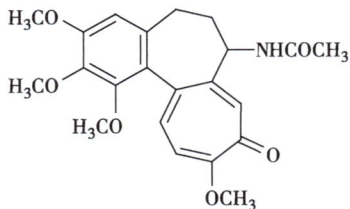

胡椒碱（$pK_a = 1.42$）　　　秋水仙碱（$pK_a = 1.84$）　　　咖啡因（$pK_a = 1.22$）

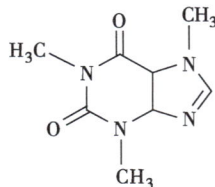

但并非所有的 p-π 共轭效应均使碱性减弱。如胍接受质子后形成季铵离

子,由于 p-π 共轭效应使体系具有高度共振稳定性,因而显强碱性,$pK_a = 13.6$(图 9-3)。

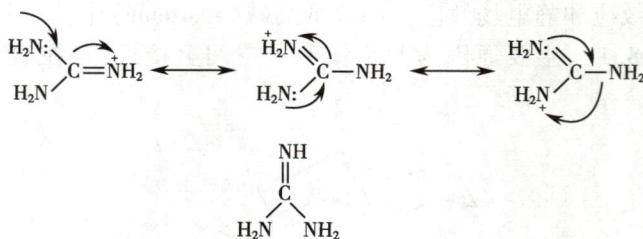

图 9-3　胍

值得注意的是,氮原子的孤电子对 p 电子的轴与共轭体系的 π 电子轴共平面是产生 p-π 共轭效应的必要条件。如邻甲基 N,N-二甲苯胺($pK_a = 5.15$)中邻甲基所产生的空间位阻,使 p-π 共轭效应减弱,碱性强于 N,N-二甲基苯胺($pK_a = 4.39$)。

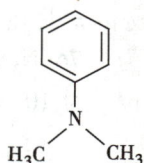

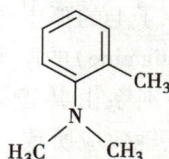

N,N-二甲基苯胺($pK_a = 4.39$)　　　邻甲基 N,N-二甲苯胺($pK_a = 5.15$)

(5)空间效应:氮原子由于附近取代基的空间立体障碍或分子构象因素,使质子难于靠近氮原子,碱性减弱。如东莨菪碱($pK_a = 7.50$)、莨菪碱($pK_a = 9.65$)等。

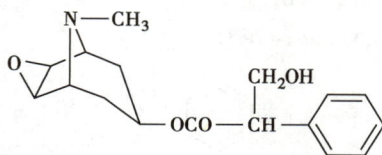

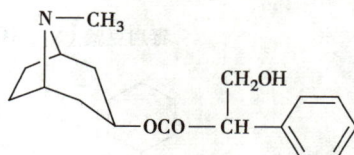

东莨菪碱($pK_a = 7.50$)　　　　　莨菪碱（$pK_a = 9.65$）

(6)氢键效应:当生物碱成盐后,氮原子附近若有羟基、羰基,并处于有利于形成稳定的分子内氢键时,氮原子上的质子不易解离,则碱性增强。如麻黄碱的碱性($pK_a = 9.58$)小于伪麻黄碱($pK_a = 9.74$),即源于麻黄碱共轭酸在形成分子内氢键时,分子中的甲基和苯基处于重叠位置,而成为不稳定构象,而伪麻黄碱分子中的甲基和苯基为不重叠的稳定构象。

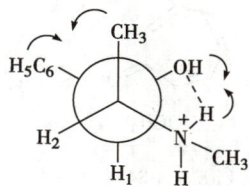

麻黄碱共轭酸($pK_a = 9.58$)　　　伪麻黄碱共轭酸($pK_a = 9.74$)

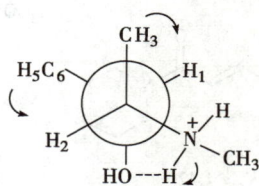

再如钩藤碱(rhynchophylline)共轭酸能形成稳定的分子内氢键使碱性增强,而异钩藤碱(isorhynchophylline)则不然。

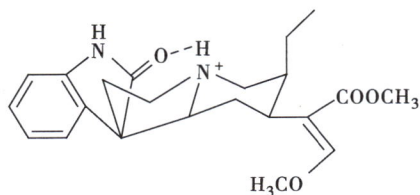

钩藤碱（$pK_a = 6.32$）　　　　　异钩藤碱（$pK_a = 5.20$）

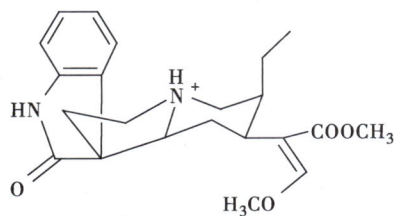

对于具体生物碱来讲,应该综合考虑各种不同因素对其碱性大小的影响。一般来说,空间效应与诱导效应并存时,空间效应居主导地位;共轭效应与诱导效应并存时,共轭效应居主导地位。

(二)沉淀反应

生物碱在酸水溶液或稀醇溶液中与某些试剂生成难溶于水的复盐或络合物的反应称为生物碱沉淀反应。这些试剂称为生物碱沉淀试剂。生物碱的沉淀反应通常在酸性条件下进行,但苦味酸试剂可在中性条件下进行。常用的生物碱沉淀试剂见表9-1。

表9-1　生物碱沉淀试剂主要类型

试剂名称	化学组成	沉淀颜色
碘化铋钾(Dragendorff)试剂	$KBiI_4$	橘红色至黄色
碘化汞钾(Mayer)试剂	K_2HgI_4	类白色
硅钨酸(Bertrand)试剂	$SiO_2 \cdot 12WO_3 \cdot nH_2O$	类白色或淡黄色
碘-碘化钾(Wagner)试剂	$KI-I_2$	红棕色
苦味酸(Hager)试剂	2,4,6-三硝基苯酚	黄色
雷氏铵盐(Ammonium reineckate)试剂	$NH_4[Cr((NH_3)_2SCN)_4]$	红色

利用沉淀反应鉴别生物碱时,应注意假阴性和假阳性反应的干扰。如仲胺类麻黄生物碱与生物碱沉淀试剂反应产生假阴性结果;而中药水提取液中存在的蛋白质、多肽、鞣质等成分可与生物碱沉淀试剂产生假阳性结果。因此,在进行生物碱预试验时,应设法除去干扰成分,以保证实验结果的准确可靠。一般除去干扰成分的方法是将中药酸水提取液碱化,同时用三氯甲烷萃取,分取三氯甲烷层,再用酸水进行萃取,此酸水液再与沉淀试剂进行反应,以判断生物碱的有无。此外,进行生物碱鉴别时,应采用三种以上试剂同时进行。

生物碱沉淀反应作为生物碱重要性质之一,在生物碱的提取、分离、鉴别及含量测定方面都具有非常重要的意义。如预试中药中生物碱成分的存在与否,可通过试管反应或作为平面色谱的显色剂;在生物碱的提取分离过程中可用于指示终点,雷氏铵盐沉淀法可用于季铵碱的分离等。

(三)显色反应

某些试剂能与个别生物碱反应生成不同颜色溶液,这些试剂称为生物碱显色剂。此类反应可用于生物碱的检识和个别生物碱的鉴别。例如,Mandelin 试剂(1%钒酸铵的浓硫酸溶液)与莨菪碱及阿托品显红色,奎宁显淡橙色,吗啡显蓝紫色,可待因显蓝色,士的宁显蓝紫色;Frobde 试剂(1%钼酸铵的浓硫酸溶液)与乌头碱显黄棕色,吗啡显紫色转棕色,小檗碱显棕绿色,利血平显黄色转蓝色;Marquis 试剂(30%甲醛的浓硫酸溶液)与吗啡显橙色至紫色,可待因显洋红色至黄棕色。

第四节　生物碱的检识

一、化学检识

生物碱化学检识主要采用生物碱沉淀反应,如碘化铋钾试剂、碘化汞钾试剂、碘-碘化钾试剂、硅钨酸试剂、磷钼酸试剂等。但应注意假阳性及假阴性反应的影响,必要时也可选用显色反应进行检识。

二、色谱检识

色谱法在生物碱的鉴别中应用非常广泛,薄层色谱、纸色谱、高效液相色谱和气相色谱等均有应用。这里主要介绍薄层色谱法的应用。

1. 吸附薄层色谱　可用于大多数生物碱的分离鉴别,常用吸附剂有硅胶和氧化铝。由于硅胶显弱酸性,可与碱性强的生物碱形成盐而使斑点的 R_f 值很小,或出现拖尾,或形成复斑,影响检识效果。通常在涂铺硅胶薄层时用稀碱溶液制成碱性硅胶薄层,或使用碱性展开剂,或在碱性环境中进行,以改善色谱效果。

氧化铝显弱碱性,不经处理即可用于生物碱的分离鉴别。但氧化铝的吸附力较强,适合于极性较弱生物碱的色谱鉴别。

薄层色谱所用的展开剂多以亲脂性溶剂为主,一般以三氯甲烷为基本溶剂,根据生物碱极性大小调整展开系统的组成,若 R_f 值太小,可在三氯甲烷中加入适量甲醇、丙酮等极性大的溶剂;若 R_f 值太大,则在三氯甲烷中加入适量甲苯、环己烷等极性小的溶剂。在展开剂中加入适量的碱性试剂,如二乙胺、氨水等,可以改善色谱效果。

色谱鉴别常用的显色剂为改良碘化铋钾试剂,与大多数生物碱呈橘红色斑点。少数生物碱利用荧光特性进行检识,如小檗碱可产生黄绿色荧光。

2. 分配薄层色谱　对于某些结构相近的生物碱的检识,分配薄层色谱法可获得满意的效果,支持剂通常选用硅胶或纤维素粉,极性小的生物碱多选用甲酰胺作为固定相,展开剂一般选用亲脂性有机溶剂,并用固定相饱和;分离水溶性生物碱,则用亲水性展开剂,如 BAW 系统。显色方法同吸附薄层色谱法。

与吸附薄层色谱比较,分配薄层色谱一般用于极性较大生物碱的分离检识。

第五节　生物碱类化合物的波谱特征

生物碱类化合物种类繁多且结构复杂,碳骨架类型变化很大,其谱学特征共性较少,但部分类型的生物碱类化合物具有较特征的波谱规律,而且近缘植物内往往含有相同或相似的化学成分,因此,查阅相关文献对于结构解析会有很大帮助。对于未知生物碱类化合物的结构解析,往往需要借助多种 2D-NMR 来完成,由于生物碱类化合物多具有手性碳原子,对其立体结构的解析尤为重要。

一、UV 光谱

生物碱的 UV 反映了结构中共轭系统的信息。对于含共轭系统的生物碱,如吡啶、喹啉、吲哚、氧化阿朴菲类、莨菪烷类、苄基异喹啉类、四氢原小檗碱类等,其 UV 谱可辅助推断结构。

二、IR 光谱

IR 光谱主要用于分子中功能基种类的判断和与已知结构的生物碱进行对照鉴定。

三、^{1}H-NMR 谱

^{1}H-NMR 谱是解析生物碱类化合物最常用的波谱之一。但对大多数生物碱来说,解析规律同其他类型化合物区别不大。同其他类型化合物相比,生物碱中往往含有氮原子,现将受氮原子影响的质子化学位移范围及 ^{1}H-NMR 谱在生物碱结构解析中的某些应用作一介绍。

1. 不同类型 N 上质子的 δ 值范围 脂肪胺:δ 0.30 ~ 2.20;芳香胺:δ 2.60 ~ 5.00;酰胺:δ 5.20 ~ 10.0。

2. 生物碱不同类型氮原子上甲基的 δ 值范围 叔胺:δ 1.97 ~ 2.56;仲胺:δ 2.30 ~ 2.50;芳叔胺和芳仲胺:δ 2.60 ~ 3.10;杂芳环:δ 2.70 ~ 4.00;酰胺:δ 2.60 ~ 3.10;季铵:δ 2.70 ~ 3.50。由于氢谱中甲基较易辨认,故根据甲基的位置有利于判断氮原子的取代类型。

四、^{13}C-NMR 谱

^{13}C-NMR 谱同 ^{1}H-NMR 谱一样,是确定生物碱结构重要的手段之一。在其他类型化合物中我们已经基本掌握了碳谱的规律和在确定化合物结构中的应用,这些规律和应用同样适用于生物碱,故不再重复。与上述 ^{1}H-NMR 谱原理相同,氮原子的电负性使与氮原子相连的甲基的化学位移较普通甲基向低场位移。N-甲基中碳的化学位移一般在 30 ~ 47。

五、其他 NMR 谱

多数生物碱分子较大,结构复杂,可利用 DEPT 谱确定伯、仲、叔、季碳的碳原子类型。另外,2D-HSQC 或 HMQC 谱也是目前归属碳最重要的方法。HMBC 谱则可以高灵敏度地检测出 ^{13}C-^{1}H 远程偶合的相关信号,同时提供有关季碳的信息和与杂原子相连的 ^{1}H 的信息。NOESY 谱广泛用于提供空间的连接和立体化学的信息。

六、MS 谱

在生物碱结构鉴定中,MS 的作用不仅可确定分子量、分子式,还可利用生物碱碎

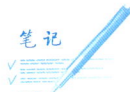

笔记

片裂解规律推定结构。在判断生物碱的分子离子峰时,要注意该离子峰是否符合氮律。以下介绍生物碱 MS 的一般裂解规律。

1. α-裂解　裂解主要发生在和氮原子相连的 α-碳和 β-碳之间的键即 α-键上。其特征是基峰或强峰是含氮的基团或部分。另外,当氮原子的 α-碳连接的基团不同时,则所连接的大基团易于发生 α-裂解。具有这种裂解的生物碱及类型很多,如辛可宁(cinchonine)、莨菪烷、甾体生物碱等。

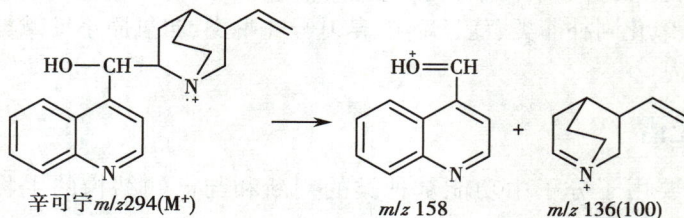

辛可宁 *m/z* 294(M⁺)　　　*m/z* 158　　*m/z* 136(100)

2. RDA 裂解　当生物碱存在相当于环己烯部分时,常发生此种裂解,产生一对强的互补离子,由此可确定环上取代基的性质和数目。属于这种裂解的生物碱主要有四氢 β-卡波林结构的吲哚类、四氢原小檗碱类、普罗托品类以及无 N-烷基取代的阿朴菲类生物碱等。现以右旋异形蔓长春花胺(vincadifformine)为例说明其裂解过程。

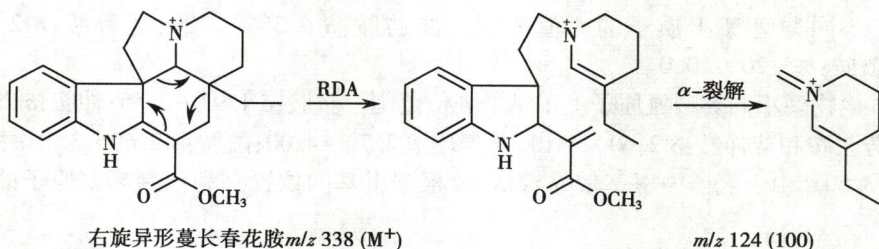

右旋异形蔓长春花胺 *m/z* 338 (M⁺)　　　*m/z* 124 (100)

3. 其他裂解

(1)难于裂解或由取代基及侧链裂解产生的离子:当生物碱主要为芳香体系组成,或以芳香体系为主,或环系多、分子结构紧密者,环裂解较为困难,一般看不到由骨架裂解产生的特征离子,裂解主要发生在取代基或侧链上。此种裂解的 M⁺ 或[M-1]⁺ 峰多为基峰或强峰。如喹啉类、去氢阿朴菲类、苦参碱类、吗啡碱类、萜类及某些甾体生物碱类等可产生此类裂解。

(2)主要由苄基裂解产生的离子:此种裂解发生在苄基上,是苄基四氢异喹啉和双苄基四氢异喹啉的主要裂解类型。裂解产生的二氢异喹啉离子碎片多数为基峰。

学习小结

1. 学习内容

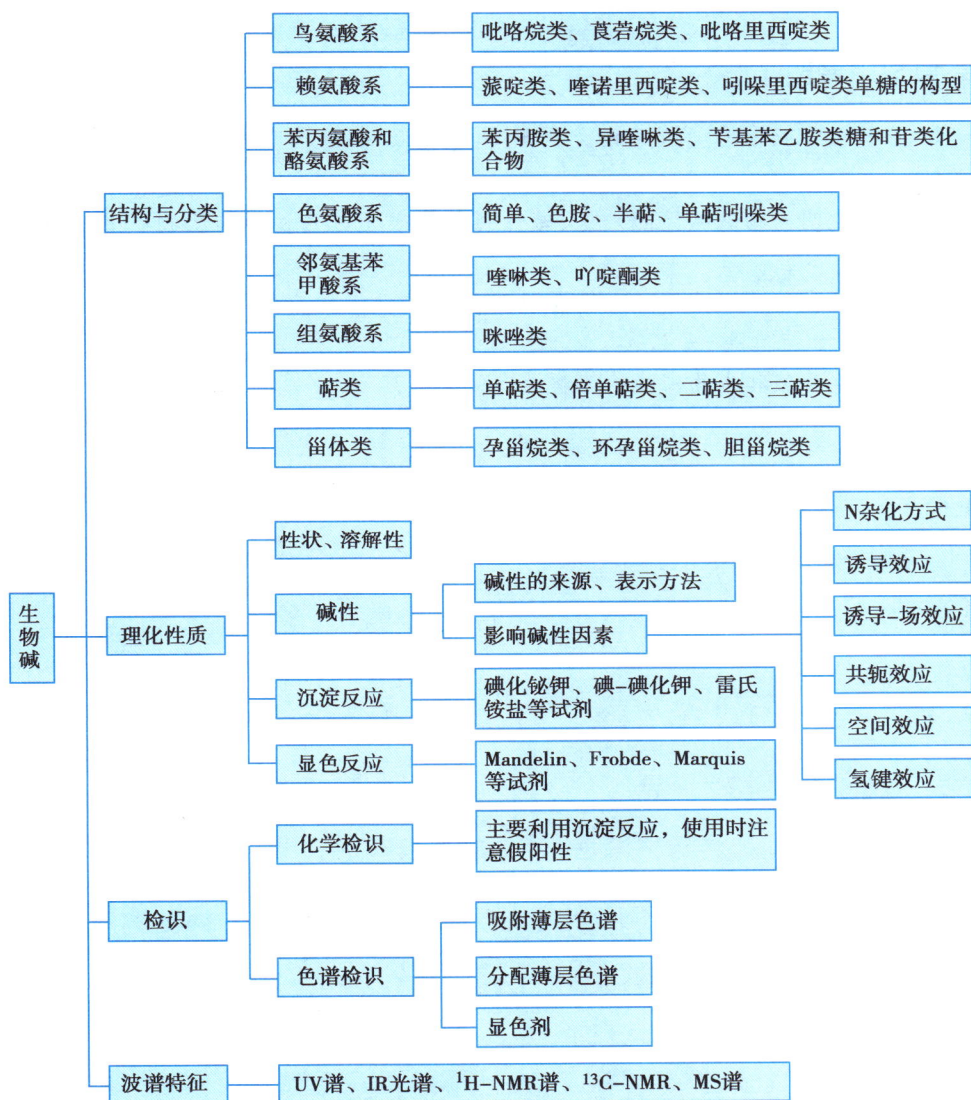

	鸟氨酸系	吡咯烷类、莨菪烷类、吡咯里西啶类
	赖氨酸系	蒎啶类、喹诺里西啶类、吲哚里西啶类单糖的构型
	苯丙氨酸和酪氨酸系	苯丙胺类、异喹啉类、苄基苯乙胺类糖和苷类化合物
结构与分类	色氨酸系	简单、色胺、半萜、单萜吲哚类
	邻氨基苯甲酸系	喹啉类、吖啶酮类
	组氨酸系	咪唑类
	萜类	单萜类、倍单萜类、二萜类、三萜类
	甾体类	孕甾烷类、环孕甾烷类、胆甾烷类

理化性质
- 性状、溶解性
- 碱性
  - 碱性的来源、表示方法
  - 影响碱性因素
    - N杂化方式
    - 诱导效应
    - 诱导–场效应
    - 共轭效应
    - 空间效应
    - 氢键效应
- 沉淀反应：碘化铋钾、碘–碘化钾、雷氏铵盐等试剂
- 显色反应：Mandelin、Frobde、Marquis等试剂

检识
- 化学检识：主要利用沉淀反应，使用时注意假阳性
- 色谱检识
  - 吸附薄层色谱
  - 分配薄层色谱
  - 显色剂

波谱特征：UV谱、IR光谱、^{1}H–NMR谱、^{13}C–NMR、MS谱

2. 学习方法

（1）学习生物碱应首先了解生物碱的分类方式,尤其按化学结构进行分类,注意氮杂环的结构类型。

（2）溶解性是生物碱最重要的物理性质,学习时应注意游离生物碱和生物碱盐在溶解性方面的异同点,并注意季铵类生物碱在结构、溶解性方面的特点。

（3）碱性是生物碱最重要的化学性质之一,应理解氮原子在生物碱碱性中所起的关键作用,pK_a的含义及与碱性的关系,并能结合实例分析说明影响碱性强弱的因素。

（4）沉淀反应在生物碱的提取分离鉴别及含量测定等方面具有重要的用途,应熟悉生物碱沉淀反应的条件、生物碱沉淀试剂的种类,重点掌握碘化铋钾试剂在生物碱

笔记

鉴别中的应用特点。

（5）色谱检识作为生物碱重要的检识方法。常用的硅胶色谱在用于生物碱检识时，可能产生复斑或拖尾，应理解其产生的原因，并掌握解决措施。

（王　薇）

复习思考题

1. 分析生物碱采用硅胶色谱分离时 R_f 值很小或拖尾或形成复斑的原因，如何改善？

2. 简要说明生物碱碱性的来源、碱性强弱的表示方法。影响生物碱碱性强弱的因素有哪些？

3. 什么是生物碱沉淀反应？简要说明生物碱沉淀反应的用途，沉淀反应出现假阳性的原因？如何排除？

4. 游离生物碱和生物碱盐的溶解性有何不同？

笔记

第十章

鞣　质

📘 **学习目的**

通过学习鞣质的结构类型、分类、理化性质和检识方法及波谱特征,为进一步学习鞣质化合物的制备方法及结构研究奠定基础。

学习要点

鞣质的分类,可水解鞣质和缩合鞣质的结构特点;鞣质的溶解性、还原性、沉淀试剂的种类;鞣质的检识方法及波谱特征。

第一节　概　　述

鞣质又叫单宁(tannins),原是指具有鞣制皮革作用的物质,是植物中含有的多元酚类成分,能够与蛋白质结合形成不溶于水的沉淀,故可以把兽皮鞣制成为不易腐败、透气性好、坚韧致密的皮革,因此叫做鞣质。随着现代研究的不断进展,目前人们认为,鞣质是由没食子酸(或其聚合物)的葡萄糖(及其他多元醇)酯、黄烷醇及其衍生物的聚合物以及两者混合共同组成的植物多元酚。鞣质广泛分布于中草药中,特别在种子植物中分布更为广泛,如蔷薇科、大戟科、蓼科、茜草科植物中最为多见,例如五倍子、地榆、大黄、虎杖、仙鹤草、老鹳草、四季青、麻黄等均含有大量的鞣质。鞣质具有多方面生物活性,如抗肿瘤作用,抗脂质过氧化,清除自由基作用,抗病毒作用;抗过敏、疱疹作用以及止血、止泻、治烧伤等作用。

鞣质的研究是从 20 世纪 80 年代开始的。由于鞣质属于复杂的多元酚类,有较大的分子量和强极性,而且又常是由许多化学结构和理化性质十分接近的化合物组成的复杂混合物,难于分开;此外,鞣质的化学性质比较活泼,在分离时可能发生氧化、缩合等反应因而结构发生改变等,因此与其他类型中药化学成分相比,鞣质的研究进展较为缓慢。近年来,随着各种新型的色谱填料及制备型 HPLC 等先进分离方法的应用,中药中水溶性化学成分的分离变得比较容易,鞣质的研究有了迅速的发展。至 2008 年,已分离鉴定的鞣质类化合物有 500 多种,新发现的化合物数量之多,类型之广,都超过了以往的总和。

第二节　鞣质的结构与分类

根据鞣质的化学结构特征,将鞣质分为可水解鞣质(hydrolysable tannins)、缩合鞣

笔记

质(condensed tannins)和复合鞣质(complex tannins)三大类。

一、可水解鞣质类

可水解鞣质由于分子中具有酯键和苷键,在酸、碱、酶特别是鞣质酶(tannase)或苦杏仁酶的作用下,可水解成小分子酚酸类化合物、糖或多元醇。根据水解的主要产物(酚酸及其多元醇)不同,进一步又可分为没食子鞣质、逆没食子鞣质(鞣花鞣质)及其低聚体(oligomers)、C-苷鞣质和咖啡鞣质等。

(一)没食子鞣质(gallotannins)

水解后能生成没食子酸、糖或多元醇。此类鞣质的糖或多元醇部分的羟基全部或部分地被酚酸或缩酚酸(depside)所酯化,结构中具有酯键或酯苷键。其中最常见的糖及多元醇部分为葡萄糖,此外还有 D-金缕梅糖(D-hamamelose)、原栎醇(protoquercitol)、奎宁酸(quinic acid)等。

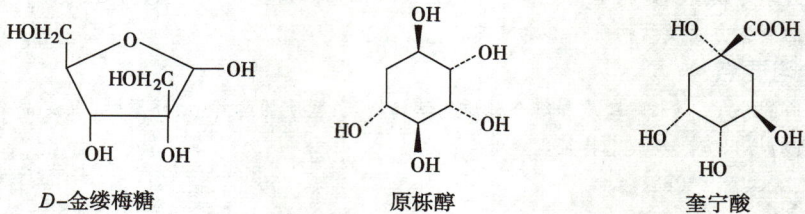

D-金缕梅糖　　　　　原栎醇　　　　　奎宁酸

从龙芽草中分得的金缕梅鞣质(5,6,-di-galloyhamamelose1)、诃子酸(chebulinic acid)等均属于没食子鞣质。

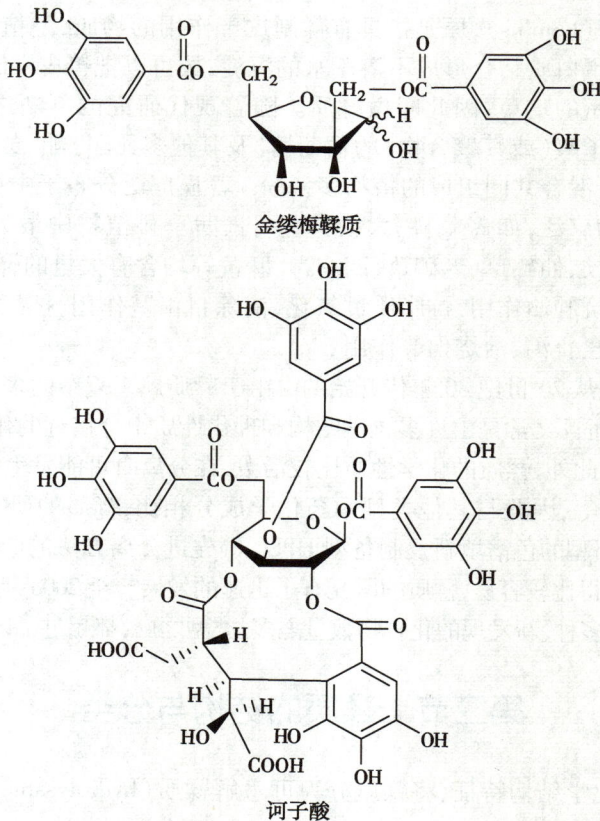

金缕梅鞣质

诃子酸

近年来,发现一些没食子鞣质的葡萄糖端基碳上连接 C_6-C_4-C_6 或黄酮等结构单元。例从海桐生蛇菰中得到的 3 个鞣质:3- Hydroxyphloretin $4'$- O-(6″- O- galloyl)-β- D- glucoside(A),3- Hydroxyphloretin $4'$- O-(3″,4″- di- O- galloyl)-β- D- glucoside (B),3- Hydroxyphloretin $4'$- O-(4′,6″- di- O- galloyl)-β- D- glucoside(C),是糖端基碳上连接 C_6-C_4-C_6 结构单元的可水解鞣质。从大戟属植物泽漆中得到 2 个没食子鞣质,槲皮素-3- O-β- D- 葡萄糖糖苷-2″-没食子酸酯(D)和杨梅素-3- O-(2″- O-没食子酰基)-β- D- 葡萄糖苷(E),结构中含有黄酮部分。

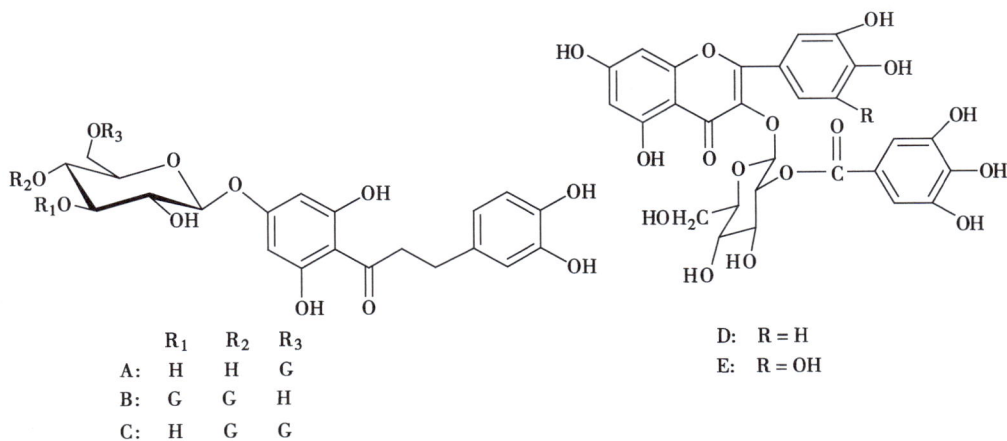

	R_1	R_2	R_3
A:	H	H	G
B:	G	G	H
C:	H	G	G

D: R = H
E: R = OH

(二)逆没食子鞣质(ellagitannins)

又称鞣花鞣质,是六羟基联苯二甲酸或与其有生源关系的酚羧酸与多元醇(多数是葡萄糖)形成的酯,水解后可产生逆没食子酸(又称鞣花酸 ellagic acid)。与六羟基联苯二甲酰基(hexahydroxydiphenoyl,HHDP)有生源关系的酚羧酸酰基主要有:脱氢二没食子酰基(dehydrodigalloyl,DHDG),橡腕酰基(valoneoyl,Val),地榆酰基(sanguisorboyl,Sang),脱氢六羟基联苯二酰基(dehydrohexahydroxydiphenoyl,DHHDP),诃子酰基(chebuloyl,Che)等。这些酰基态的酚羧酸在植物体内均来源于没食子酰基,是相邻的两个、三个或四个没食子酰基之间发生脱氢、偶合、重排、环裂等变化形成的。

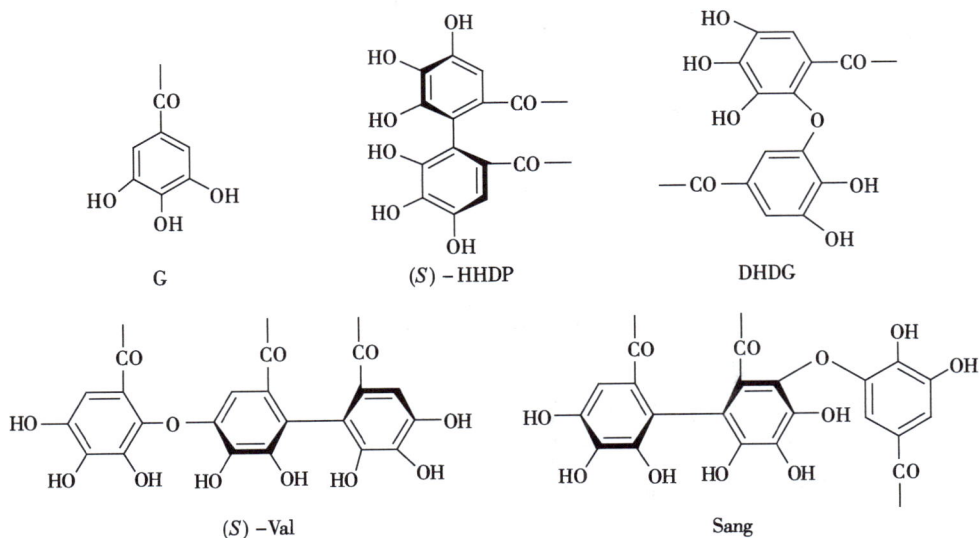

G　　(S)－HHDP　　DHDG

(S)－Val　　Sang

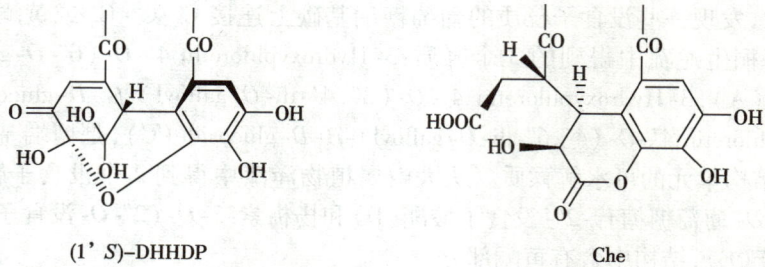

(1′S)–DHHDP   Che

　　逆没食子鞣质是植物中分布最广泛、种类最多的一类可水解鞣质。例如特里马素Ⅰ、Ⅱ（tellimagrandin Ⅰ、Ⅱ），木麻黄亭（casuarictin），英国栎鞣花素（pedunculagin）等是最初分得具 HHDP 基的逆没食子鞣质。

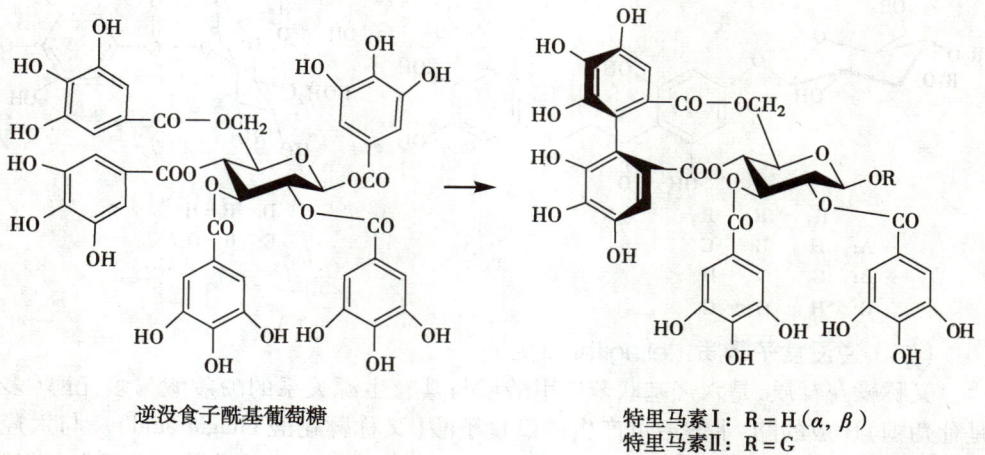

逆没食子酰基葡萄糖

特里马素Ⅰ：R=H（α，β）
特里马素Ⅱ：R=G

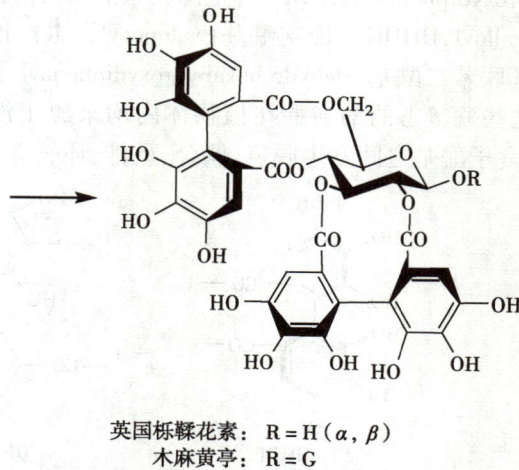

英国栎鞣花素：R=H（α，β）
木麻黄亭：R=G

　　逆没食子鞣质因 HHDP 基及没食子酰基的数目、结合位置等不同，可组合成各种各样的结构。具有 DHDG 基的逆没食子鞣质如仙鹤草中的仙鹤草鞣酸（agrimoniin）。具有 DHHDP 基的如老鹳草中的老鹳草素（geraniin），具有 Val 基的如月见草中的月见草素 B（oenothein B）。具有 Sang 基的如地榆中的地榆素 H-2（sanguiin H-2），具有 Che 基的如诃子次酸（chebulinic acid）。

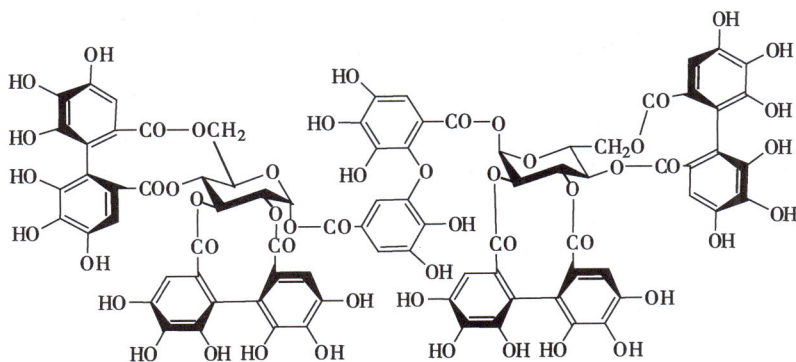

仙鹤草鞣酸

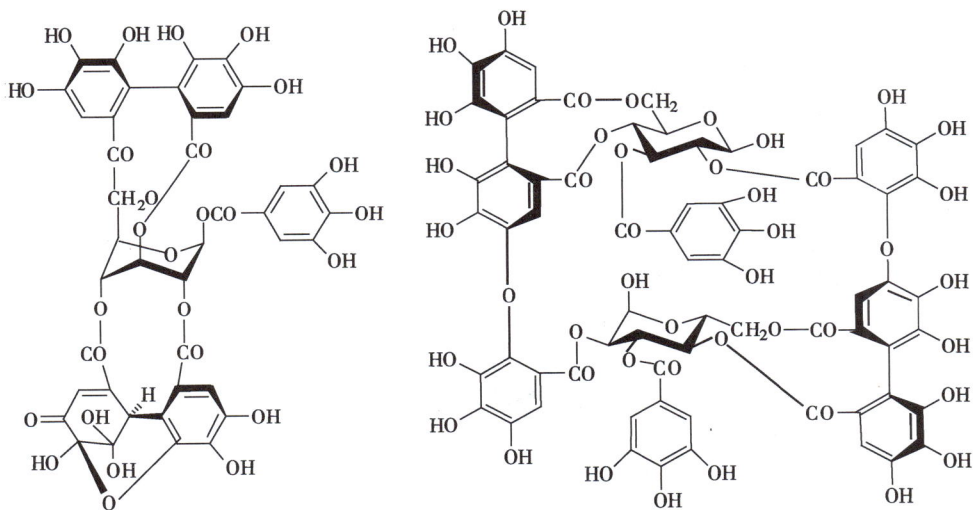

老鹳草素

月见草素B

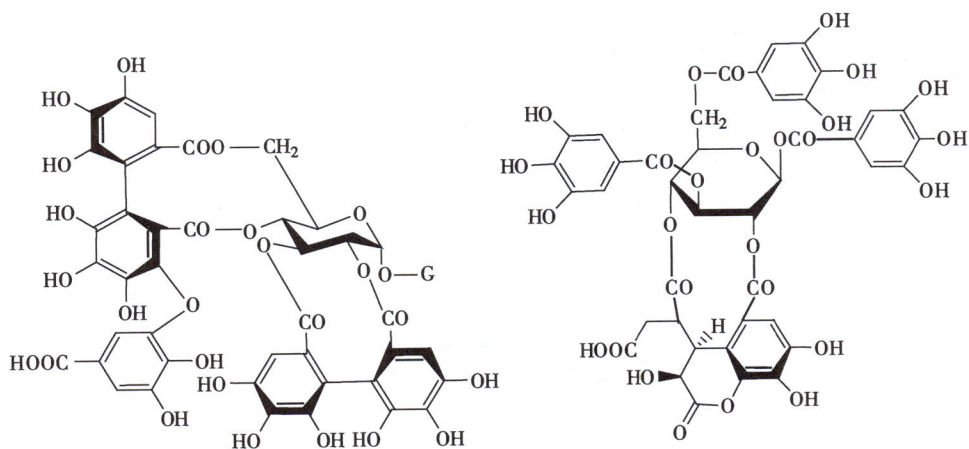

地榆素H-2

诃子次酸

　　近年来,同样发现了一些葡萄糖端基碳上连接 C_6-C_3 或 C_6-C_4-C_6 等结构单元的逆没食子鞣质。例如从蛇菰中分离到的 balanophotannins B 和 balanophotannins C 含有咖啡酰基。从海桐生蛇菰(*Balanophora tobiracola*)中的 3-Hydroxyphloretin 4′-*O*-[3″-*O*-galloyl-4′,6″-*O*-(S)-HHDP]-*β*-*D*-glucoside(F)和 3-Hydroxyphloretin 4′-*O*-[3″-*O*-caffeoyl-4′,6″-*O*-(S)-HHDP]-*β*-*D*-glucoside(G),在葡萄糖端基碳上连接 C_6-C_4-C_6 片段,其中化合物(G)的葡萄糖上还连接咖啡酰基。

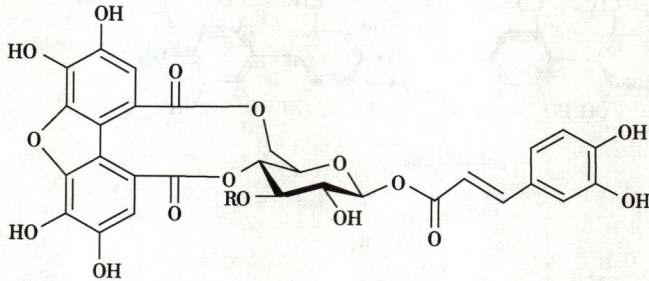

balanophotannins B　　R = H
balanophotannins C　　R = G

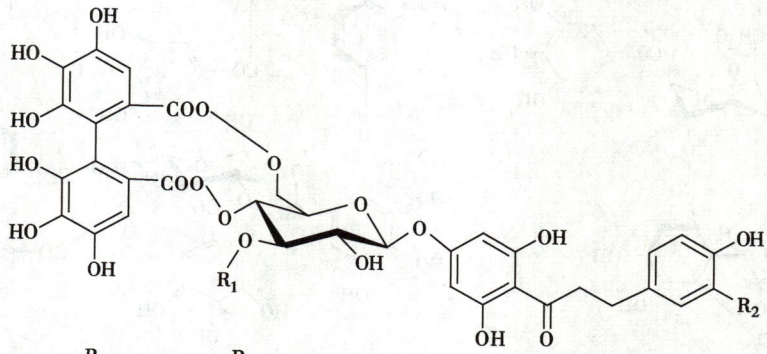

	R₁	R₂
F	G	OH
G	caffeoyl	OH

　　目前已从中草药中分得的逆没食子鞣质,根据葡萄糖核的数目可分为单聚体、二聚体、三聚体及四聚体,通称为可水解鞣质低聚体(hydrolysable tannin oligomers),其中单聚体和二聚体最多。例如从中国甜茶 Chinese Sweet Tea 的丙酮提取物中分到了六个新的逆没食子鞣质 rubusuaviins A-F,其中 rubusuaviins A 为逆没食子鞣质单聚体,rubusuaviins B 为二聚体,rubusuaviins C、D 为三聚体,rubusuaviins E、F 为四聚体。

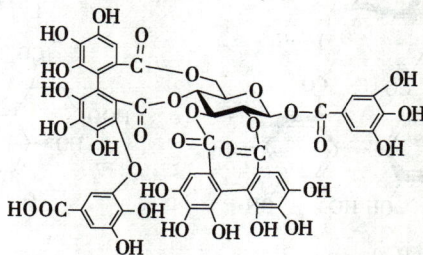

rubusuaviins A

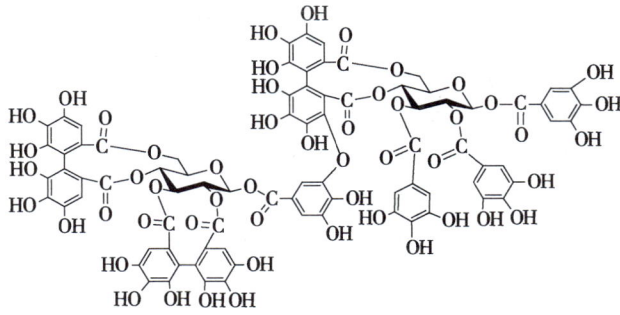

rubusuaviins B

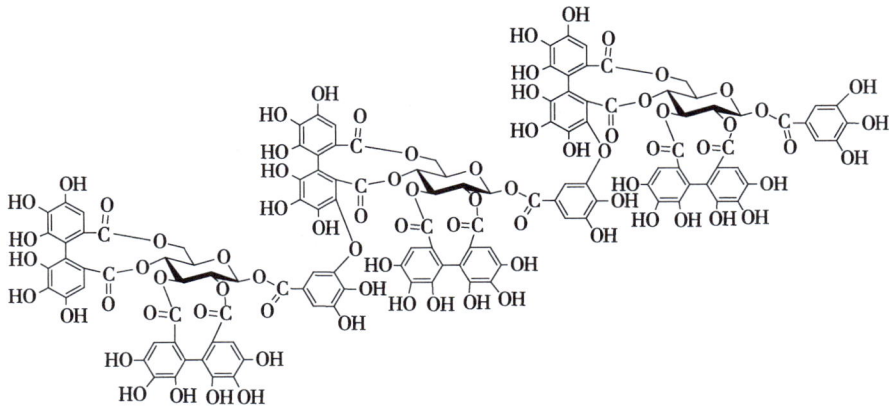

rubusuaviins C

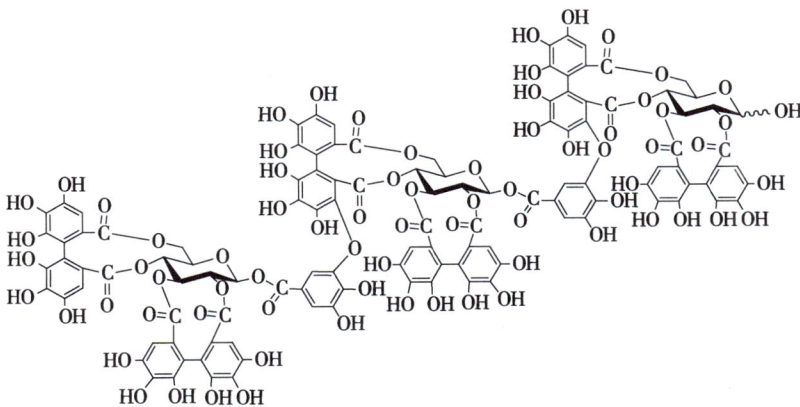

rubusuaviins D

rubusuaviins E　　　R=β　galloyl
rubusuaviins F　　　R=α, β　H

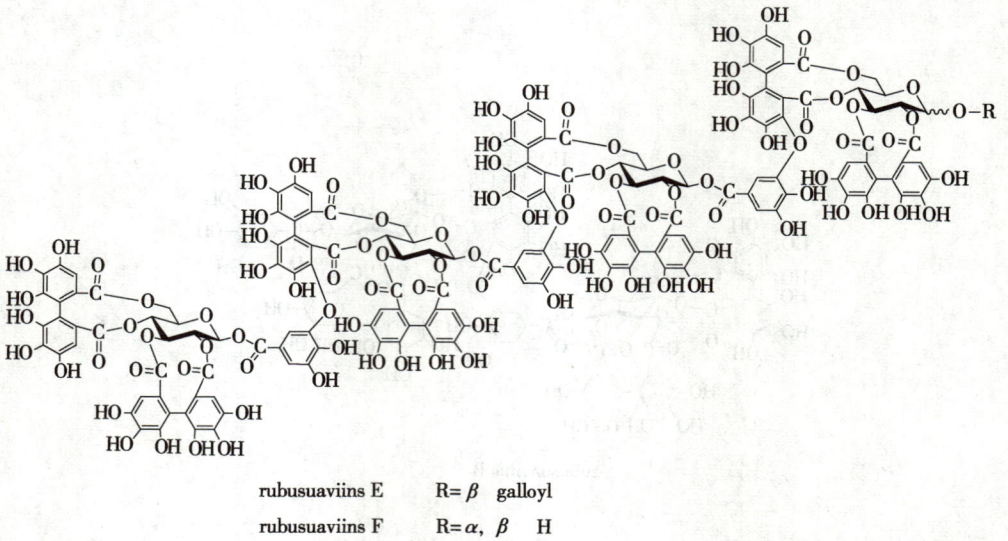

（三）C-苷鞣质（C-glycosidic tannins）

C-苷鞣质是可水解鞣质中的糖开环后，糖端基碳和 HHDP 等基团以 C-C 相连形成的。木麻黄宁（casuarinin）是最初从麻黄科植物中分得的 C-苷鞣质，后来又分得很多 C-苷鞣质，如旌节花素（stachyurin）和榛叶素 B 等。从 Melaleuca squarrosa Donn ex Sm. Myrtaceae 的叶子中分到 1 个新的 C 苷鞣质 melasquanins D，该化合物为 C-苷鞣质三聚体。

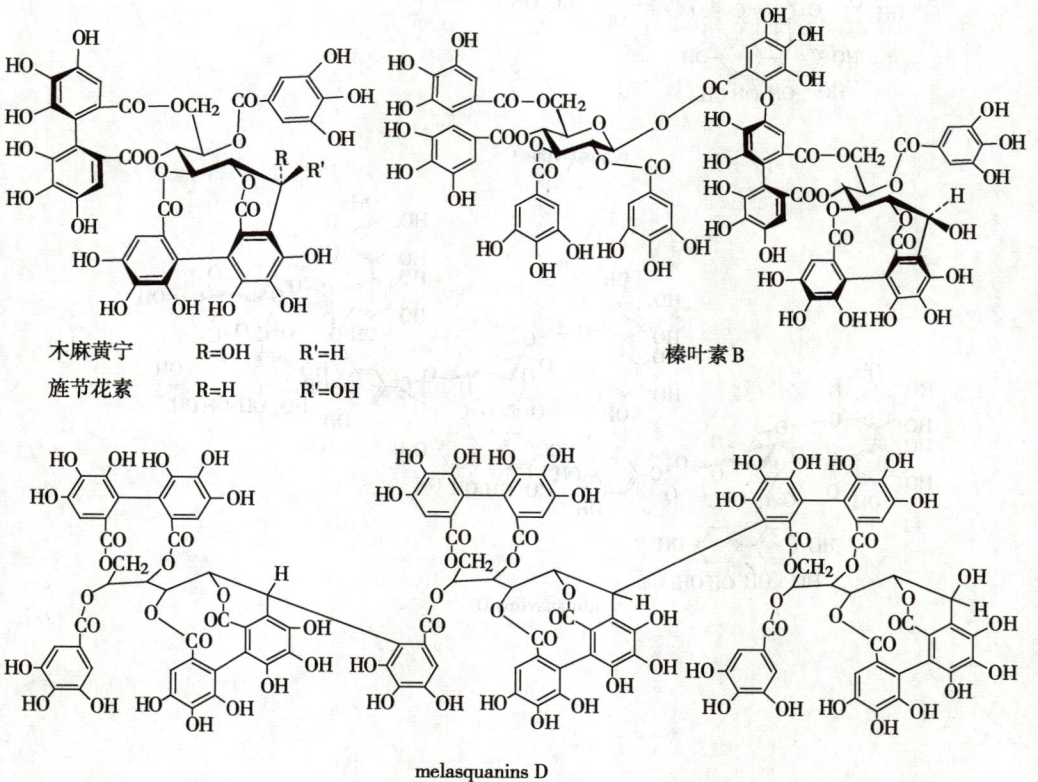

木麻黄宁　　　R=OH　　　R'=H
旌节花素　　　R=H　　　R'=OH

榛叶素B

melasquanins D

（四）咖啡鞣质（caffeetannins）

咖啡鞣质是由奎宁酸（quinic acid）和若干个咖啡酸通过酯化反应缩合而成的一类缩酚酸类化合物，属于咖啡酰奎宁酸类（caffeoylquinic acid），咖啡酰奎宁酸根据分子中咖啡酸数目的不同可分单咖啡酰奎宁酸类、双咖啡酰奎宁酸类、三咖啡酰奎宁酸类和多咖啡酰奎宁酸类等。当分子中只含较少数个咖啡酸时，如单咖啡酰奎宁酸类，并不表现鞣质活性。如咖啡豆所含的多元酚类成分主要是绿原酸（chlorogenic acid），其无鞣质活性，但少量含有3,4-、3,5-、4,5-二咖啡酰奎宁酸类的化合物则具鞣质活性。此类双咖啡酰奎宁酸类化合物多见于菊科植物。常见的咖啡酰奎宁酸类化合物见表10-1。

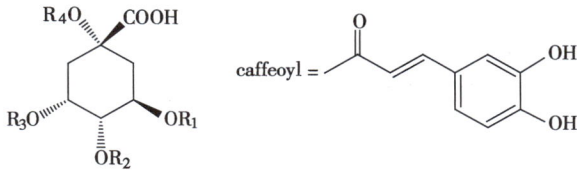

表 10-1　常见的咖啡酰奎宁酸类化合物

化合物	R_1	R_2	R_3	R_4
chlorogenic acid	caffeoyl	H	H	H
4-O-caffeoylquinic acid	H	caffeoyl	H	H
3,4-di-O-caffeoylquinic acid	caffeoyl	caffeoyl	H	H
3,5-di-O-caffeoylquinic acid	caffeoyl	H	caffeoyl	H
4,5-di-O-caffeoylquinic acid	H	caffeoyl	caffeoyl	H
1,3-di-O-caffeoylquinic acid	caffeoyl	H	H	caffeoyl
1,3,5-di-O-caffeoylquinic acid	caffeoyl	H	caffeoyl	caffeoyl
3,4,5-di-O-caffeoylquinic acid	caffeoyl	caffeoyl	caffeoyl	H

二、缩合鞣质类

缩合鞣质类基本结构由（+）儿茶素（catechin）、（−）表儿茶素（epicatechin）等黄烷-3-醇（flavan-3-ol）或黄烷-3,4-二醇类（flavan-3,4-diol）通过4,8-或4,6位以C-C缩合而成的。缩合鞣质中黄烷醇的B环有两个羟基（3′,4′）的称为原花青定型，B环有一个4′-羟基的称为原花葵素型，代表水解后产生的黄烷醇单元的不同。由于缩合鞣质是由黄烷醇缩合形成的，因此也称为黄烷类鞣质（flavonoid tannin）。此类鞣质用酸、碱、酶处理或久置均不能水解，但可缩合为高分子不溶于水的产物"鞣红"（亦称鞣酐，tannin reds，phlobaphenies）。缩合鞣质在植物界的分布比可水解鞣质广泛，天然鞣质大多属于此类。它们主要存在于植物的果实、种子及树皮等中，例如柿子、槟榔、钩藤、山茶、麻黄、翻白草、茶叶、大黄、肉桂等都含有缩合鞣质。缩合鞣质与空气接触，特别是在酶的影响下，很易氧化、脱水缩合形成暗棕色或红棕色的鞣红沉淀。

绝大多数缩合鞣质的结构中，黄烷醇相互之间以碳-碳键相连接；个别以C-O醚键或双醚键连接；有的除C-C键外兼有醚键而成双倍的连结，或另具有酯键。C-C键连结的位置多为4,8位或4,6位。根据缩合鞣质中黄烷醇之间的连接方式,将其分为A型原花青素和B型原花青素两种类型。A型为黄烷醇单元的C-2和C-4两个位置连接在另一个黄烷醇单元的C-7和C-6或C-8,B型在自然界广泛分布,主要为C-4位的单连接,通过C-3位连接的很少,通常C-3位被没食子酰基取代,这是茶多酚中的一类主要化合物。

缩合鞣质由于缩合度大,结构内不同单量体间4,8-及4,6-位结合可能同时存在,且C_3-OH部分又多数与没食子酰基结合,同时类似化合物往往同时存在于一种植物中,多数情况形成复杂的混合体,使得缩合鞣质的分离、精制和结构测定变得非常困难。目前从中草药中分得的缩合鞣质主要有二聚体、三聚体及四聚体,例如原花青定(procyanidin)B-1为二聚体,原花青定B-5、A-2为三聚体,原花青定C-1为三聚体,从长节珠(*Parameria laevigata*)树皮中的parameritannin A-1和parameritannin A-2,均属于原花青定四聚体。此外,也有五聚体及六聚体等。

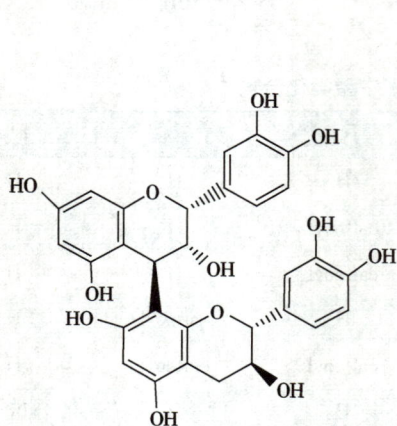

原花青定B-1

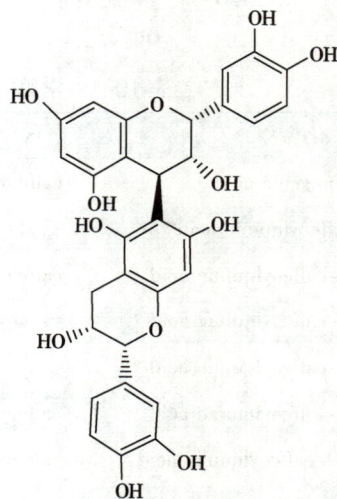

原花青定B-5

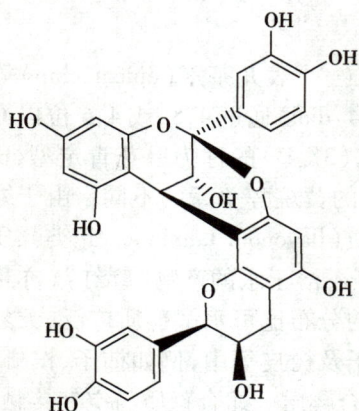

原花青定A-2

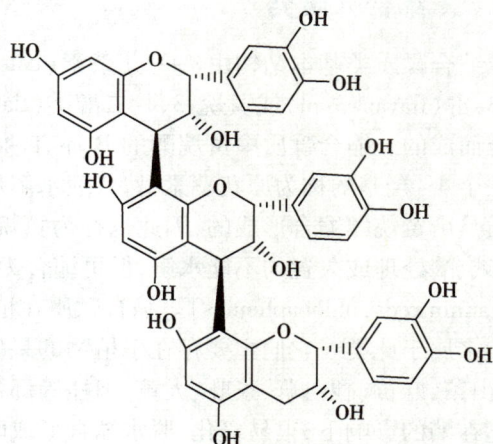

原花青定C-1

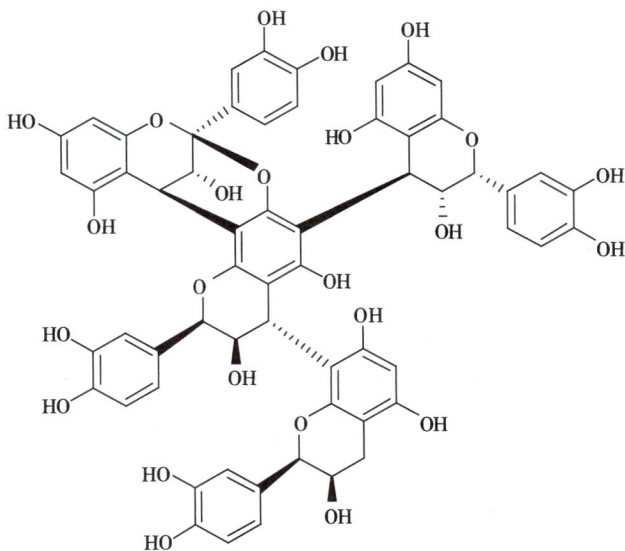

parameritannin A-1

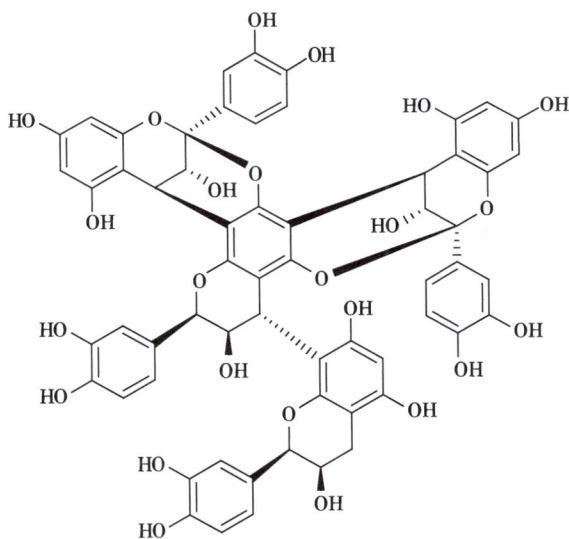

parameritannin A-2

　　近年来,还发现缩合鞣质和糖结合形成苷类化合物。例如,从可可的极性部位中得到4个含糖基的缩合鞣质类新化合物:epicatechin 8-*C*-β-*D*-galactopyranoside(H)结构中含有半乳糖,3T-*O*-arabinopyranosyl-ent-epicatechin-(2α→7,4α→8)-catechin(I)中含有阿拉伯糖,3T-*O*-α-L-arabinopyranosylcinnamtanninB₁(J)含有阿拉伯糖,3T-*O*-β-*D*-galactopyranosyl-cinnamtannin B₁(K)中含有半乳糖。

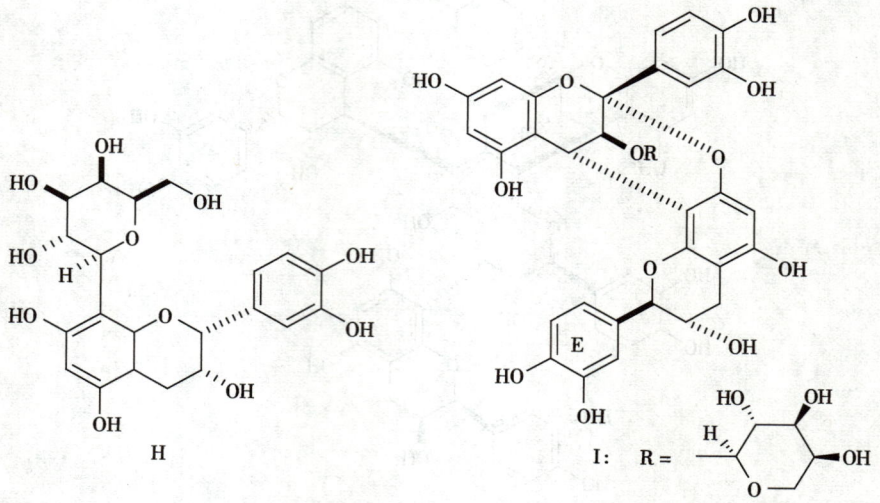

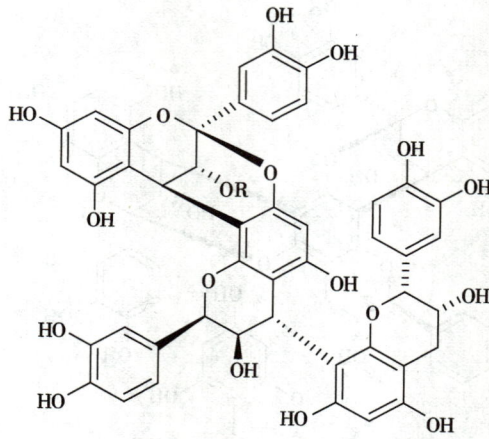

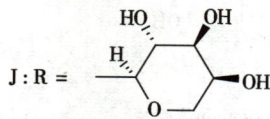

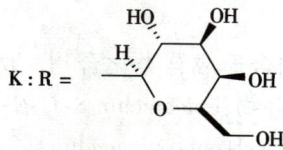

三、复合鞣质类

复合鞣质(complex tannins)是由可水解鞣质部分与黄烷醇缩合而成的一类鞣质。它们的分子结构由逆没食子鞣质部分与黄烷醇部分结合组成,具有可水解鞣质与缩合鞣质的一切特征。例如,近年来陆续从山茶及番石榴属中分离出的山茶素 B(camelia-tannin B)及番石榴素 A、C(guavin A、C)等。从 *Cowania mexicana* 的枝和叶中得到一个新的复合鞣质 cowaniin,该化合物是逆没食子鞣质二聚体与黄烷醇以碳苷形式相连形成的复合体。

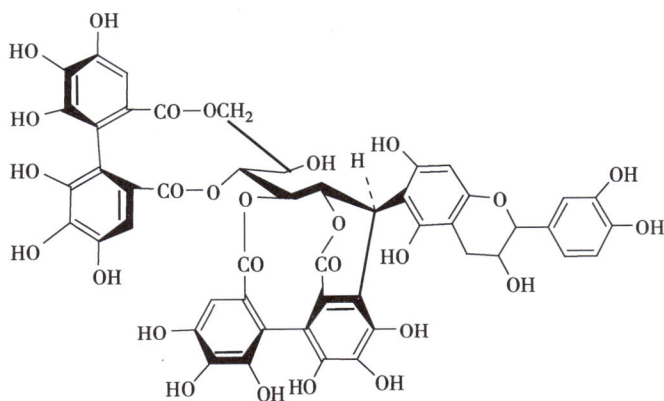

山茶素B

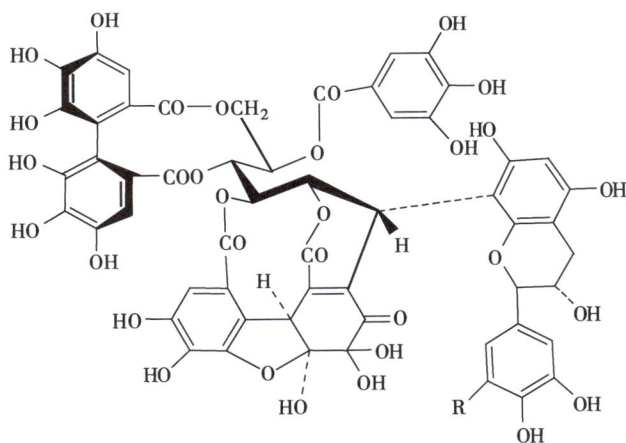

番石榴素 A　R = H
番石榴素 C　R = OH

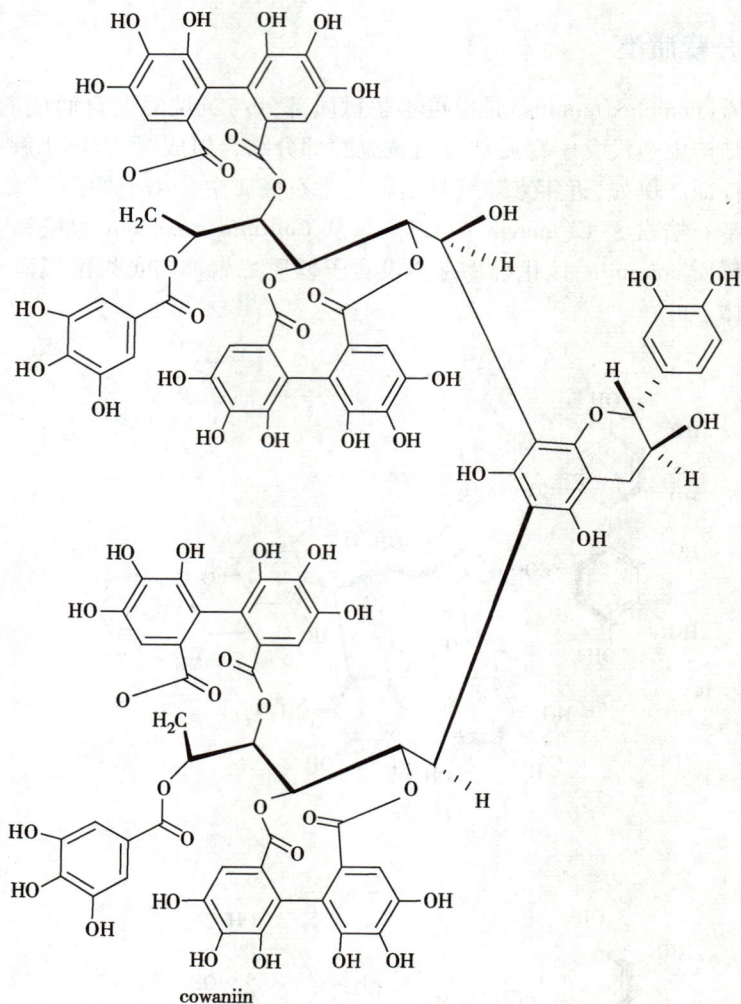

cowaniin

第三节　鞣质的理化性质

一、物理性质

鞣质除少数为结晶状(如老鹳草素)外,大多为灰白色无定形粉末,并多具有吸湿性。

鞣质极性较强,溶于水、甲醇、乙醇、丙酮,可溶于乙酸乙酯、丙酮和乙醇的混合液,难溶或不溶于乙醚、苯、三氯甲烷、石油醚及二硫化碳等。少量水存在能够增加鞣质在有机溶剂中的溶解度。

二、化学性质

(一)还原性

鞣质含有很多酚羟基,为强还原剂,很易被氧化,能还原斐林试剂。

（二）与蛋白质沉淀

鞣质能与蛋白质结合产生不溶于水的沉淀，能使明胶从水溶液中沉淀出来，能使生皮成革，这种性质可作为提纯、鉴别鞣质的一种方法。

（三）与重金属盐沉淀

鞣质的水溶液能与重金属盐，如乙酸铅、乙酸铜、氯化亚锡或碱土金属的氢氧化物溶液等作用，生成沉淀。在提取分离及除去鞣质时均可利用这一性质。

（四）与生物碱沉淀

鞣质的水溶液可与生物碱生成难溶或不溶的沉淀，故可用作生物碱沉淀试剂。在提取分离及除去鞣质时亦常利用这一性质。

（五）与三氯化铁的作用

鞣质的水溶液与 $FeCl_3$ 作用，产生蓝黑色或绿黑色反应或产生沉淀。蓝黑墨水的制造就以鞣质为原料。

（六）与铁氰化钾氨溶液的作用

鞣质与铁氰化钾氨溶液反应呈深红色，并很快变成棕色。

第四节　鞣质的检识

鞣质的定性检识反应很多，最基本的检识反应是使明胶溶液变混浊或生成沉淀。此外，鞣质的简易定性检识法见图 10-1 所示。以丙酮-水（8∶2）浸提植物原料（0.1～0.5g），将提取物在薄层色谱上（硅胶 G 板上，多用三氯甲烷-丙酮-水-甲酸不同比例作展开剂）展开后，分别依次喷以三氯化铁及茴香醛-硫酸或三氯化铁-铁氰化钾（1∶1）溶液，根据薄层上的斑点颜色可初步判断化合物的类型。

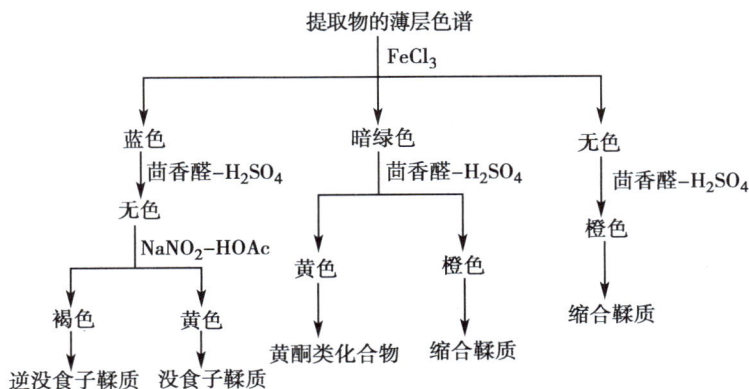

图 10-1　鞣质定性检识法

鞣质由于分子量大，含酚羟基多，故薄层鉴定时一般需在展开剂中加入微量的酸，以抑制酚羟基的解离。在硅胶色谱中，常用的展开系统为苯-甲酸乙酯-甲酸（2∶7∶1）。

第五节　鞣质的波谱特征

对鞣质的结构解析，以往工作主要集中在可水解鞣质方面，可以用酸使可水解鞣质完全水解或用水或酶使之部分水解,或用硫酸降解法等使之转化为较为简单的结构进行。随着现代波谱技术的发展,多种波谱方法特别是 NMR 谱法成为鞣质类化合物解析的最有效方法。

一、^{1}H- NMR 谱

1. 可水解鞣质　通过制备甲基化衍生物后再测定^{1}H- NMR 谱中甲氧基的数目,可测定出酚羟基的数目;根据^{1}H- NMR 中糖上 C_1-H 的数目可以判断糖的个数;根据偶合关系可以找出各组糖上氢;根据芳香氢数目及化学位移,可以判断其芳核的取代情况。此外根据^{1}H-^{1}H COSY 谱的测定,可以确定各氢间的关系。

鞣质中的糖部分主要为葡萄糖。它以$^4C_1$ 型或$^1C_4$ 型两种形式存在。其中$^4C_1$ 型最为多见。$^1C_4$ 型因羟基均为直立键,不稳定,若被酰化后,羟基被固定可存在于中药中,如老鹳草素等。上述两种构型的葡萄糖中,其 C_1-OH 有 α、β 两种构型存在,一般以 β 型多见。对完全未取代的葡萄糖来讲,其糖基上的各个氢较难区分。但对鞣质类来讲,因糖上各个羟基被酰化,所以各个氢都分开,并显著向低场位移。

2. 缩合鞣质　^{1}H- NMR 谱在原花色素类的缩合鞣质中应用的也越来越广泛,可用于判断原花色素类的缩合鞣质类型。如用于区分 A- 型或者 B- 型原花色素类的缩合鞣质。B- 型的原花色素类(二聚体以上)由于结构中存在对映结构会导致^{1}H- NMR 峰裂分不明显,多数质子峰以宽单峰(brs)出现,低场的芳香质子信号会重叠在一起,较难辨认。但是,A- 型的原花色素类(二聚体以上)的^{1}H- NMR 裂分较为明显,在 δ 3.10 ~ 4.20 会出现来源于 H-3,H-4 的两个双峰信号,偶合常数一般是 3.5Hz,另外在低场 δ 5.80 ~ 6.20 会出现 H-6,H-8 的质子信号,根据峰偶合情况和峰个数可以确定原花色素的聚合个数。

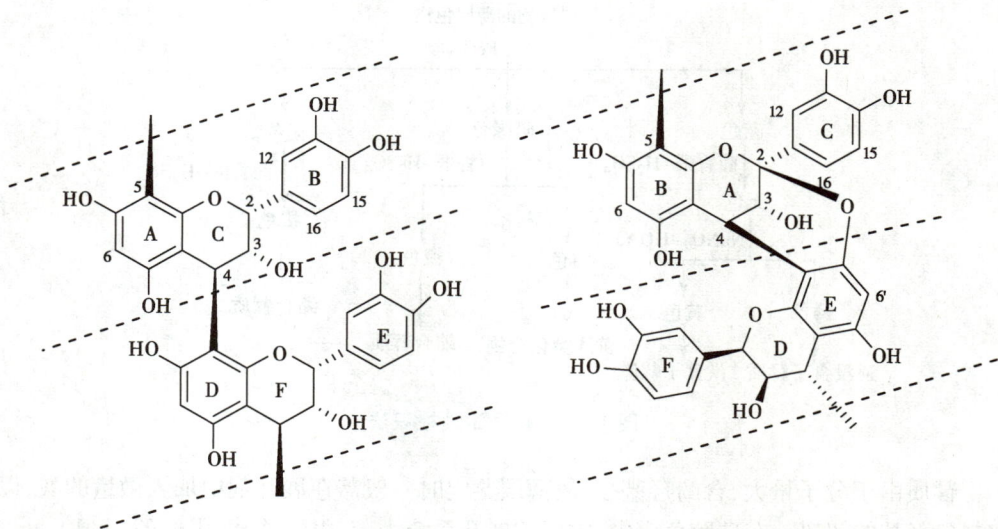

A–型和B–型原花色素类的缩合鞣质结构

二、^{13}C- NMR 谱

1. 可水解鞣质　^{13}C- NMR 谱能判断可水解鞣质中没食酰基(G)、六羟基联苯二

甲酰基(HHDP)的数目、酰化位置及糖基的构型。一般说来,对于 $^4C_1$ 的葡萄糖基,某二个碳原子上的羟基被酰化时,该二个碳原子的 δ 增加 0.2 ~ 1.2,而相邻碳原子的 δ 降低 1.4 ~ 2.8。例如:4、6 位被酰化时,C-4、C-6 的 δ 值增加,C-3、C-5 的 δ 值降低。

2. 缩合鞣质　对于原花色素类的缩合鞣质,一般来说 ^{13}C-NMR 谱中高场区 δ 25 ~ 40 碳的个数可以直接判断缩合鞣质的聚合个数;高场 C-2、C-3、C-4 的 δ 值可以判断原花色素的连接方式(A-型或 B-型)和 2,3 位的相对构型,B-型连接时 2,3 位为顺式结构时,C-2 的化学位移一般在 δ 76.5 ~ 80.5 之间,2,3 位为反式结构时,C-2 的化学位移向低场移动至 δ 82.0 ~ 83.5;A-型连接时 C-2 的化学位移向低场移动至 δ 100.0 左右。

三、其他 NMR 谱

近年来 HSQC 及 HMBC 的应用,使得鞣质化学结构的判断更为方便、准确。通过前者测定,可以知道结构中 C 与 H 的关系,测定后者可以了解相距两个或三个键以上的 C 与 H 间的偶合,从而确定它们之间的相对位置。目前已经有了大量的关于鞣质及其有关化合物 ^{1}H 及 ^{13}C-NMR 的图谱可以利用,使鞣质化合物结构的解析变得大为方便。

学习小结

1. 学习内容

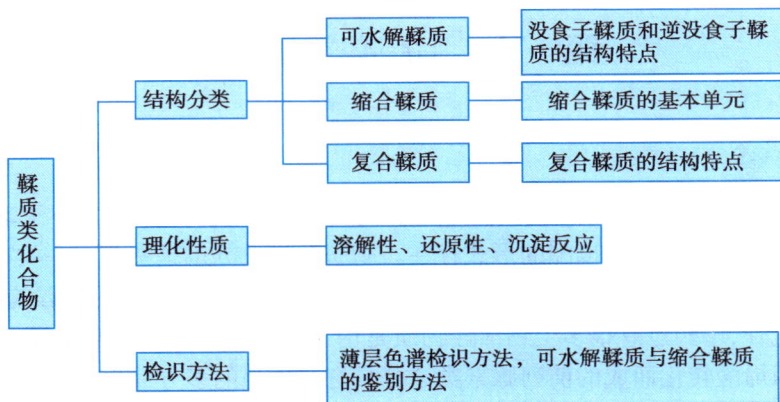

2. 学习方法

(1)学习鞣质类化合物的分类,首先应掌握鞣质的结构特点和分类依据。

(2)鞣质类化合物的检识均是依据其理化性质而开展的,因此掌握鞣质的理化性质是学习的前提。

(王彦志)

复习思考题

1. 组成可水解鞣质的结构单元主要有哪些? 组成缩合鞣质的结构单元主要有哪些?

2. 设计一种方法初步判断某中药中是否含有鞣质类化合物。

第十一章

其他成分

📋 **学习目的**

　　学习脂肪酸类化合物、有机含硫化合物、脑苷类化合物、氨基酸、环肽、蛋白质和酶的概念、理化性质、检识方法和代表中药，以及矿物药概况，进一步了解中药中复杂的化学成分。为学习中药中有效成分的制备方法奠定基础。

学习要点

　　脂肪酸类化合物、有机含硫化合物、脑苷类化合物、氨基酸、环肽、蛋白质和酶的概念、理化性质、检识方法及代表性成分，矿物药概况。

第一节　脂肪酸类化合物

一、概述

　　脂肪酸是脂肪族中含有羧基的一类化合物。此类化合物广泛分布于动植物中。脂肪酸在生物体内几乎均以酯的形式存在。脂肪酸类成分也是中药中一类有效成分，具有很多重要的用途。但是，人们在相当长的时间里对脂肪酸类成分却没有给予足够的重视。此外，中药也有很多生物活性物质是由各种脂肪酸通过生物合成而得到的，例如花生四烯酸转化而成的前列腺素类成分具有非常强的多方面生物活性，使其与其他花生四烯酸类代谢产物一起成为新药开发的重要目标。

二、脂肪酸的结构与分类

（一）饱和脂肪酸

　　特点为分子中没有双键。如分子中含 16 个碳的棕榈酸和含 18 个碳的硬脂酸广泛分布于动植物中。饱和脂肪酸能促进人体对胆固醇的吸收，使血中胆固醇含量升高，两者易结合并沉积于血管壁，是血管硬化的主要原因。

　　棕榈酸（16：0）：$CH_3 - (CH_2)_{14} - COOH$

　　硬脂酸（18：0）：$CH_3 - (CH_2)_{16} - COOH$

（二）不饱和脂肪酸

　　根据不饱和脂肪酸分子中双键数目的不同，不饱和脂肪酸可分为单不饱和脂肪酸和多不饱和脂肪酸。

1. 单不饱和脂肪酸分子中有一个双键。如 16 个碳的棕榈油酸和 18 个碳的油酸。陆地动物细胞不能合成更多的脂肪酸双键,故脂肪中含有单不饱和脂肪酸。单不饱和脂肪酸对人体胆固醇代谢影响不大。

棕榈油酸(16:1):$CH_3-(CH_2)_5-CH=CH-(CH_2)_7-COOH$

油酸(18:1):$CH_3-(CH_2)_7-CH=CH-(CH_2)_7-COOH$

2. 多不饱和脂肪酸分子中有两个以上双键,双键的数目多为 2~7 个,含 2 个或 3 个双键的脂肪酸多分布于植物油脂中;4 个以上双键的多不饱和脂肪酸主要存在于海洋动物的脂肪中。多不饱和脂肪酸主要包括亚油酸、α-亚麻酸、γ-亚麻酸、花生四烯酸、二十二碳六烯酸(DHA)和二十碳五烯酸(EPA)等。多不饱和脂肪酸在人体中易于乳化、输送和代谢,不易在动脉壁上沉淀,有良好的降血脂作用。人脑细胞脂质中有 10% 是 DHA,DHA 很容易通过大脑屏障进入脑细胞,因此 DHA 对脑细胞的形成和生长起着重要的作用,对提高记忆力、延缓大脑衰老有积极的作用。DHA 和 EPA 主要存在于鱼油中,尤其是深海冷水鱼油中含量较高。由于人体能利用糖和蛋白质合成饱和脂肪酸及单不饱和脂肪酸,但人体不能合成亚油酸和 α-亚麻酸,因此这两种脂肪酸必须从食物或药物中摄取。亚油酸在人体内可转化为花生四烯酸和 γ-亚麻酸,花生四烯酸是前列腺素的前体物质,前列腺素具有较广泛的调节机体代谢的重要作用。α-亚麻酸通过脱氢酶和碳链延长酶的催化作用,最后合成 EPA 和 DHA,所以亚油酸和 α-亚麻酸被称为人体必需脂肪酸。紫苏子油是从唇形科药用植物紫苏的种子中获得,是一种高不饱和度的天然油脂,所含主要成分为 α-亚麻酸,含量高达 50%~70%,是目前所发现的所有天然植物油中 α-亚麻酸含量最高的。

亚油酸(18:2):$CH_3-(CH_2)_4-(CH=CH-CH_2)_2-(CH_2)_6-COOH$

α-亚麻酸(18:3):$CH_3-CH_2-(CH=CH-CH_2)_3-(CH_2)_6-COOH$

γ-亚麻酸(18:3):$CH_3-(CH_2)_4-(CH=CH-CH_2)_3-(CH_2)_3-COOH$

花生四烯酸(20:4):$CH_3-(CH_2)_4-(CH=CH-CH_2)_4-(CH_2)_2-COOH$

二十碳五烯酸(20:5):$CH_3-CH_2-(CH=CH-CH_2)_5-(CH_2)_2-COOH$

二十二碳六烯酸(22:6):$CH_3-CH_2-(CH=CH-CH_2)_6-CH_2-COOH$

三、脂肪酸的理化性质

(一)溶解性

脂肪酸不溶于水,溶于乙醚、己烷、苯、三氯甲烷、热乙醇等有机溶剂,可溶于冷氢氧化钠溶液。脂肪酸的钠、钾、铵盐可溶于水,难溶于有机溶剂。

(二)酸性

脂肪酸含羧基,其酸性较盐酸和硫酸等无机酸弱,但比碳酸强,可与碱结合生成羧酸盐。

(三)羟基的置换反应

羧基中的羟基可被卤素、烷氧基、酰氧基、氨基等置换,分别生成酰卤、酯、酸酐和酰胺等羧酸衍生物。

(四)酸败

脂肪酸在空气中置久,会产生难闻的气味,这种变化称为酸败,酸败由空气中氧、

笔记

水分或霉菌引起的。

（五）显色反应

脂肪酸特别是一些不饱和脂肪酸,可与某些试剂产生颜色反应。常见的显色反应主要有：

1. 碘酸钾-碘化钾试验　取 5mg 样品（或样品的饱和溶液 2 滴）加 2% 碘化钾溶液及 4% 碘酸钾溶液各 2 滴,加塞,沸水浴加热 1min。冷却,加 0.1% 淀粉溶液 1～4 滴,呈蓝色。

2. 溴的四氯化碳试验　样品的四氯化碳溶液 2% 溴的四氯化碳溶液 2 滴,振摇,溶液褪色。

3. 高锰酸钾试验　样品的丙酮溶液加 1% 高锰酸钾溶液 2 滴,振摇,溶液褪色。

4. 溴-麝香草酚蓝试验　样品溶液加溴-麝香草酚蓝试液,呈蓝色。

第二节　有机含硫化合物

硫是所有生物必需的元素,在机体内具有诸多重要的作用。如从氨基酸、维生素、辅酶 A,到由含硫氨基酸组成的多肽及蛋白质等一次代谢产物中,硫都扮演着重要的角色。但是,本节主要介绍一些中药中含硫的二次代谢产物。这些产物在中药中分布虽不甚多,但却具有一定的生物活性。

1. 芥子苷类　芥子苷是一类主要分布于十字花科植物中的以硫原子为苷键原子的葡萄糖苷类化合物,也是存在于天然界中 S-苷的典型代表,已发现的芥子苷类化合物达 70 余种。芥子苷具有较强的抗菌作用、抗霉菌作用及杀虫等作用。芥子苷类的化学结构可用以下通式表示。芥子苷类化合物在植物体内通常以钾盐的形式,但有时也以钠盐、铵盐的形式存在。黑芥子中的黑芥子苷是钾盐,白芥子中的白芥子苷除钾盐外,还曾得到过由芥子碱组成的季铵盐。

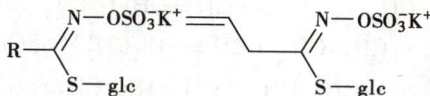

芥子苷通式黑芥子苷

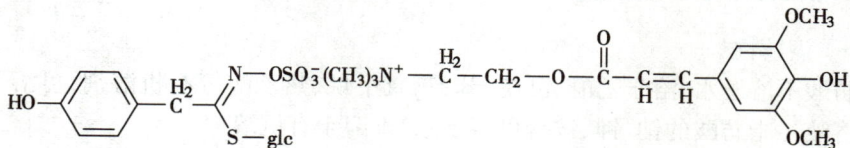

白芥子苷

芥子苷类化合物在中性条件下,以芥子苷酶进行水解,先生成葡萄糖和硫代羟肟酸,后者经转位最后产生异硫氰酸酯。白芥子或黑芥子的粉末加温水闷润一定时间后,会发出强烈的辛辣味,此系白芥子或黑芥子中的芥子苷受其共存的芥子苷酶的作用而产生成异硫氰酸酯之故。

2. 大蒜辣素和大蒜新素　大蒜为百合科植物蒜的地下鳞茎,作为药用已有悠久历史。大蒜具有行滞气、暖脾胃、消癥积、解毒、杀虫的功效。大蒜中分得的大蒜辣素为二烯丙基硫代亚磺酸酯,系由大蒜中蒜氨酸在蒜氨酸酶的作用下生成的,虽稀释至 1:85 000~125 000,仍可抑制葡萄糖球菌、链球菌、伤寒杆菌、副伤寒杆菌、霍乱弧菌、大肠杆菌、白喉杆菌、肺炎球菌、炭疽杆菌等革兰阳性及阴性细菌,但其性质不稳定,易分解失去活性。

　　大蒜新素是从大蒜挥发油中得到一种性质稳定的新抗菌成分,为淡黄色油状液体,相对密度1.085,折光率1.580(20℃)。药理实验证明,大蒜新素具有抗病原微生物、抗肿瘤、降血脂、清除自由基及保护肝、胃等作用,为大蒜的有效成分,现已人工合成并用于临床。

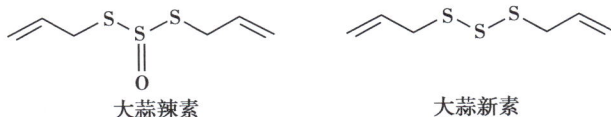

大蒜辣素　　　　　　　　　大蒜新素

第三节　脑苷类化合物

　　脑苷类化合物(cerebrosides)是神经鞘脂类的一种,是由神经酰胺和糖苷键连接而成的化合物总称。糖基可以是一个至若干个。脑苷类化合物广泛分布于动物界,植物中也有分布,特别是中枢神经系统、肝脏、脾脏和血细胞中,是动、植物组织细胞膜的结构成分之一,脑中含量最多,约占脑中脂类15%,肺、肾次之,肝、脾及血清中也含有。作为膜抗原和病毒、细菌及其毒素的受体,脑苷在细胞识别、细胞黏合、调节细胞免疫、决定血型等方面起着非常重要的作用。脑苷具有抗肿瘤、抗病毒、抗肝毒、免疫调节等作用。脑苷类化合物最早发现于20世纪70年代初,但直到70年代中期才有人报道这类化合物的结构,随着现代分离纯化技术和光谱技术的发展,以及其重要的生理活性,脑苷类化合物越来越受到国内外学者的重视。

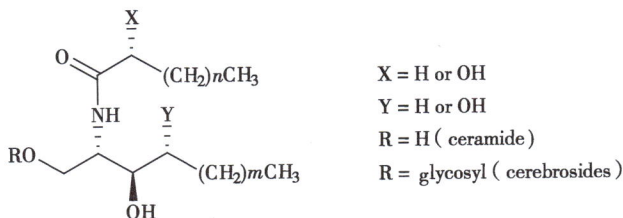

X = H or OH
Y = H or OH
R = H (ceramide)
R = glycosyl (cerebrosides)

　　脑苷类化合物(cerebrosides)由神经酰胺和糖苷键组成。神经酰胺是由长链脂肪酸中的羧基与神经鞘氨醇(又称长链碱)的氨基经脱水以酰氨键相连形成的一类酰胺类化合物。神经鞘氨醇为长链多羟基脂肪胺(简称长链碱),其极性末端为1,3-二羟基-2-氨基或1,3,4-三羟基-2-氨基取代;天然存在的长链碱部分链长为12~22个碳,以18个碳居多。天然鞘氨醇已发现有60种。长链脂肪酸部分(简称长链酸)有的α位有羟基取代。2条长链上可能有双键存在。

　　神经鞘苷的糖链连在神经酰胺的1位羟基上,糖的种类有半乳糖、葡萄糖、甘露糖、果糖、乳糖、葡萄糖胺、葡萄糖醛酸等。糖上的羟基有的形成亚硫酸酯、乙酸酯、磷酸酯、胆碱磷酸酯、氨基乙基磷酸酯等,或被甲氧基、长链脂肪半缩醛基取代。天然的神经鞘苷和神经酰胺多以同系物的混合物存在。

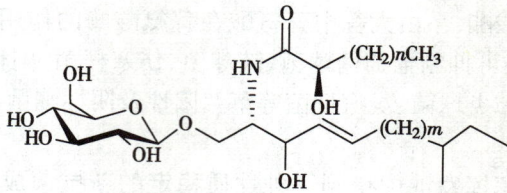

葡萄糖脑苷

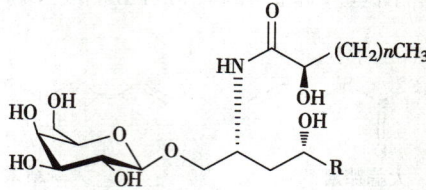

半乳糖脑苷

坡扣为天南星科千年健属植物大千年健的根茎。别名大黑麻芋、大黑附子。主要分布于云南省西双版纳傣族自治州等地区。坡扣根茎采用95%乙醇提取,提取物依次用石油醚、乙酸乙酯和正丁醇萃取,其乙酸乙酯萃取物经过硅胶柱、HPLC 等分离纯化,得到 5 个脑苷类化合物。

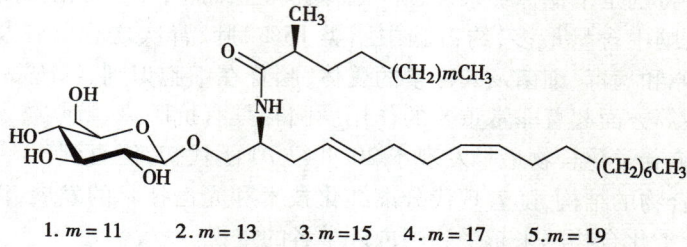

1. $m = 11$　　2. $m = 13$　　3. $m = 15$　　4. $m = 17$　　5. $m = 19$

第四节　氨基酸、环肽、蛋白质和酶

一、氨基酸

(一)概述

氨基酸(amino acid)是一类既含氨基又含羧基的化合物。有些氨基酸是组成蛋白质分子的单位,是人体必不可少而又不能自身合成的物质,故这些氨基酸被称为必需氨基酸。必需氨基酸有 20 种,均为 α- 氨基酸,存在于蛋白质水解物中,此类氨基酸大部分已被应用于医药等方面。如精氨酸、谷氨酸作肝昏迷抢救药;组氨酸用于治疗胃及十二指肠溃疡和肝炎等。

中药中含有的氨基酸,有些虽不是必需氨基酸,却有一些特殊的生物活性,这些非蛋白氨基酸称为天然游离氨基酸。如中药使君子中的使君子氨酸(quisqualic acid)和鹧鸪茶中海人草氨酸(kainic acid),都是驱蛔虫的有效成分;南瓜子中的南瓜子氨酸(cucurbitine)具有抑制血吸虫幼虫生长发育的作用;天冬、玄参和棉根中均含有天门冬酸(asparagine),具有止咳和平喘作用;三七中的三七素(dencichine)具有止血作用;

半夏、天南星和蔓荆中的 γ-氨基丁酸则有暂时降压的作用。因此,氨基酸的研究是中药有效成分研究不可忽视的内容之一。

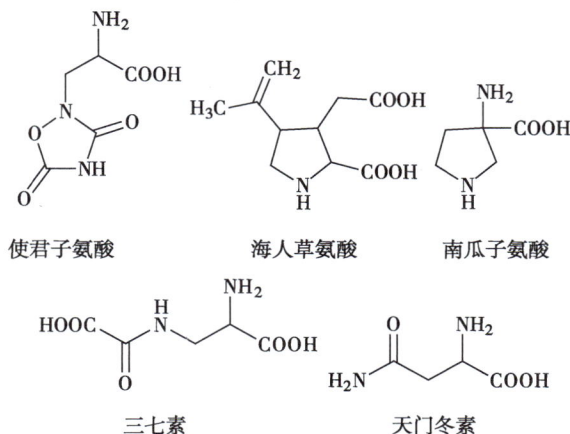

使君子氨酸　　海人草氨酸　　南瓜子氨酸

三七素　　　　天门冬素

（二）氨基酸的结构与分类

从结构上看,氨基酸是羧酸分子中羟基上的氢被氨基所取代的衍生物。根据氨基和羧基相对位置,即氨基处于羧基的邻位(α 位)、间位(β 位)和间隔二位(γ 位)等,将氨基酸分为 α-氨基酸、β-氨基酸、γ-氨基酸等,其中以 α-氨基酸占多数。

此外还可根据氨基酸分子中所含氨基和羧基的数目,分为中性氨基酸、酸性氨基酸和碱性氨基酸三类。中性氨基酸分子中的羧基和氨基数目相等;酸性氨基酸分子中羧基多于氨基;碱性氨基酸则碱基多于羧基。

（三）氨基酸的理化性质

1. **性状**　氨基酸为无色结晶,具较高熔点。

2. **溶解性**　多数氨基酸易溶于水,难溶于有机溶剂,如丙酮、乙醚、三氯甲烷等。

3. **成盐**　氨基酸与强酸、强碱均能成盐,因而氨基酸既有碱性又有酸性,是一种两性化合物。同时,分子内氨基和羧基可相互作用生成内盐。

4. **等电点**　在水溶液中,分子中的羧基和氨基可以分别像酸、碱一样离子化。当将氨基酸溶液调至某一特定 pH 值时,氨基酸分子中羧基电离和氨基电离的趋势恰好相等,这时溶液的 pH 值称为该氨基酸的等电点。不同的氨基酸具有不同的等电点。在氨基酸的等电点时,分子以内盐的形式存在,因而其溶解度最小,可以沉淀析出。

（四）氨基酸的检识

供试液制备:取中药粗粉 1～2g,加水 10～20ml 温浸 1 小时,滤过,滤液供下述试验用。

1. 理化检识

（1）茚三酮(Ninhydrin)反应　取供试液1ml,加0.2% 茚三酮溶液 2～3 滴,摇匀,在沸水浴中加热 5 分钟,冷却后,如显蓝色或蓝紫色,表明含有氨基酸、多肽或蛋白质,此反应亦可作色谱检识,但有的氨基酸产生黄色斑点,并受氨气、麻黄碱、伯胺、仲胺等杂质的干扰而产生假阳性。

（2）Isatin 反应　取供试液滴于滤纸上,晾干,喷洒吲哚醌试液,加热 5 分钟,不同的氨基酸类型显示不同的颜色。

（3）与 Folin 试剂反应　取 1,2-萘醌-4-磺酸钠 0.02g 溶于 5% 碳酸钠溶液 100ml 中,临用时现配。不同氨基酸显不同颜色。

（4）与亚硝酸反应　除亚氨基酸(脯氨酸、羟脯氨酸)外,α-氨基酸中的氨基能与亚硝酸作用,放出氮气,生成 α-羟基酸。

2. 色谱检识

常用硅胶薄层色谱检识。

展开剂:①正丁醇-乙酸-水(4:1:5,上层);②三氯甲烷-甲醇-17% 氨水(2:2:1);③96% 乙醇-26% 氨水(77:23);④酚-水(3:1)。在检识氨基酸的色谱中,可用单向色谱法或双向色谱法,较好的双向展开系统是正丁醇-乙酸-水(3:1:1)与酚-水(3:1)溶剂。

显色剂:①茚三酮试剂:喷后于 110℃ 加热,显紫色。如为脯氨酸、海人草氨酸则显黄色,氨也有反应,因此要注意氨气的干扰。②吲哚醌试剂:灵敏度不如茚三酮试剂。③1,2-萘醌-4-磺酸试剂:喷后于室温干燥,不同的氨基酸显不同的颜色。

二、环肽

（一）概述

环肽化合物(cyclopeptides)是指由酰胺键或肽键形成的一类环状肽类化合物。主要来源于植物、海洋生物和微生物等。已发现鼠李科、梧桐科、露兜树科、茜草科、荨麻科、卫矛科、菊科、唇形科、马鞭草科、紫金牛科、茄科、石竹科、蕃荔枝科等植物含有环肽类成分。具有多方面生物活性,如从海洋被囊动物得到的 didem B 肽类化合物具有抗肿瘤、抗病毒和免疫调节作用;从酸枣仁中分离得到具有安眠作用的 ziayphine 为环肽类化合物;从茜草中得到一系列 14 元环的茜草环肽具有抗肿瘤作用;从人工虫草菌丝体中分离得到具有抗癌(KB 细胞)作用和增强免疫活性的环肽。植物环肽的研究起步晚,其显著的生物活性以及结构的新颖性和多样性,已成为中药化学新的研究热点。

（二）环肽的结构分类

目前得到的环肽类化合物根据其骨架可分为两大类六个类型,见下图。

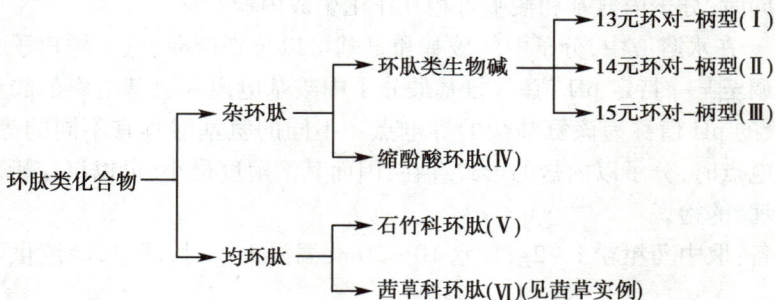

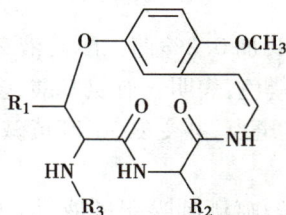

Ⅰ 型

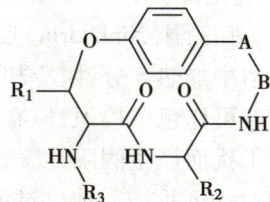

Ⅱ 型

Ⅲ型　　　　　　　　　　　　Ⅳ和Ⅴ型

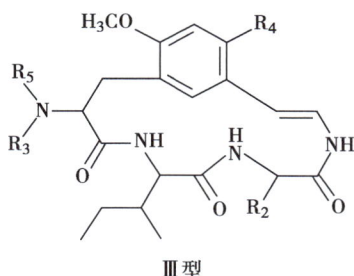

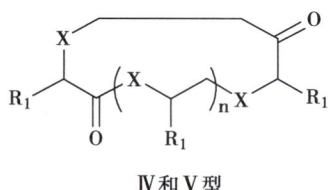

A-B=-CH=CH-，CH(CO)CH$_2$-，-COCH$_2$-
R$_1$，R$_2$=芳基，烷基　R$_3$=氨基酸残基部分
R$_4$=-H，-OCH$_3$　R$_5$=-H，-CH$_3$
Ⅳ　X=N，NH，O
Ⅴ　X=N，NH

　　茜草为茜草科植物茜草的干燥根及根茎。具有凉血、止血、祛痰、治疗痛经的功效。现代药理学研究发现,茜草水煎液有明显的止咳、祛痰、抑菌、抗乙酰胆碱以及升高外周血白细胞等作用。从茜草中分离得到的环己肽类由 6 个氨基酸组成,具有抗癌活性。

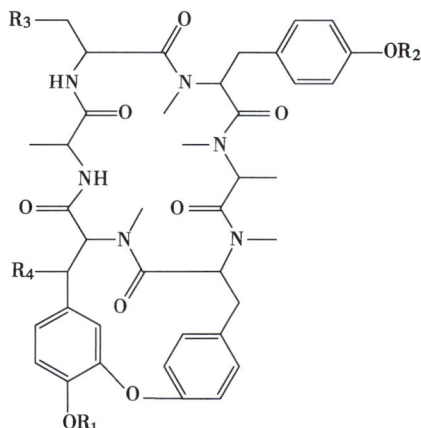

	R$_1$	R$_2$	R$_3$	R$_4$
RA-Ⅰ	H	CH$_3$	OH	H
RA-Ⅱ	CH$_3$	H	H	H
RA-Ⅲ	CH$_3$	CH$_3$	OH	H
RA-Ⅳ	CH$_3$	CH$_3$	H	OH
RA-Ⅴ	H	CH$_3$	H	H
RA-Ⅵ	CH$_3$	CH$_3$	H	H

（三）环肽的理化性质

1. 性状　环肽化合物一般易于结晶,熔点多高于 260℃ ,有旋光性。
2. 溶解性　环肽化合物易溶于水,可溶于甲醇、三氯甲烷等有机溶剂。

（四）环肽的检识

常用薄层色谱检识。吸附剂:硅胶 G 或硅胶 H;展开剂:三氯甲烷-甲醇(9:1),显色剂:0.2% 茚三酮溶液。

三、蛋白质和酶

（一）概述

　　蛋白质(protein)和酶(enzyme)是生物体最基本的生命物质,凡是有生命的地方就有蛋白质和酶,蛋白质分子中的氨基酸残基由肽键连接,形成含多达几百个氨基酸残基的多肽链。酶是活性蛋白中最重要的一类。

　　近年陆续开发了与人体健康密切相关的不同活性的蛋白质,特别是酶类已在临床发挥了很大的作用,并蕴藏着巨大的潜力。例如天花粉蛋白(trichosanthin)具有引产

235

作用和抗病毒作用,对艾滋病病毒也具有抑制作用;番木瓜中的蛋白水解酶,称为木瓜酶(papain),可驱除肠内寄生虫;超氧化歧化酶(superoxide superoxide dismutasedismutase,SOD)可阻止脂质过氧化物生成,降低自由基对人体伤害,延缓机体衰老;地龙中提取的蚯蚓纤溶酶,不仅对血栓和纤维蛋白有显著溶解作用,而且可激活纤维溶酶原为纤溶酶(plasmin);麦芽中含有的淀粉酶(amylase)常用于食积不消;苦杏仁中的苦杏仁酶(emulsin),具有止咳平喘作用。

(二)蛋白质和酶的理化性质

1. 溶解性　多数蛋白质和酶溶于水,不溶于有机溶剂。蛋白质的溶解度受 pH 影响。

2. 分子量　蛋白质和酶的溶解具有亲水胶体特性,分子量多在一万以上,高的可达一千万左右,为高分子物质,不能透过半透膜,此性质可用于提纯蛋白质。

3. 两性和等电点　蛋白质分子两端有氨基和羧基,同氨基酸一样具有两性和等电点。

4. 盐析和变性　蛋白质和酶在水溶液中可被高浓度的硫酸铵或氯化钠溶液盐析而沉淀,此性质是可逆的。当蛋白质和酶被加热,或与酸、碱等作用时,则变性而失去活性,此反应不可逆。

5. 水解　蛋白质在酸、碱、酶等作用下可逐步水解,最终产物为 α- 氨基酸。

6. 酶解　酶具有很高的催化活性及专属性。如麦芽酶(maltase)只能水解 α- 苷键,而对 β- 苷键无作用。

7. 沉淀反应

(1)与酸作用:蛋白质与鞣质、三氯乙酸、苦味酸、硅钨酸等反应产生不溶解物质。

(2)与金属盐作用:蛋白质与多种金属盐如氯化高汞、硫酸铜等反应产生沉淀。

8. 颜色反应

(1)Biuret 反应:蛋白质在碱性溶液中与硫酸铜溶液反应,产生红色或紫红色。

(2)Dansyl 反应:分子中末端氨基在碳酸氢钠溶液中与 1- 二甲氨基萘 5- 磺酰氯反应生成相应的磺酰胺衍生物,显黄色荧光,浓度在 $0.1 \sim 0.001\mu mol/L$ 时也能被检出。

(三)蛋白质和酶的检识

1. 理化检识

(1)加热沉淀试验:取供试液 1ml,加热煮沸,如产生混浊或沉淀,可能含有蛋白质。或直接加入 5% 硫酸铵溶液 1ml,若产生沉淀,亦表明可能含有蛋白质。

(2)Solway purple 反应:将供试液点在纸片上,滴加酸性蒽醌紫试剂,如呈紫色,表示含蛋白质,氨基酸、多肽皆不显色。

(3)Biuret 反应:取供试液 1ml,加 40% 氢氧化钠溶液 2 滴,摇匀,滴加 1% 硫酸铜溶液 1~2 滴,摇匀,如显紫色,表示含多肽或蛋白质。

2. 色谱检识薄层吸附剂:硅胶 G;展开剂:三氯甲烷- 甲醇(或丙酮)(9:1);显色剂:2% 茚三酮溶液。

第五节　矿　物　质

一、概述

矿物质是以无机成分为主的一类天然化合物,是中药化学研究的另一个主要方面。长期以来,对中药有效成分的研究,偏重于有机物,忽视了无机物。而无机物的研究包括矿物药及植物药中的无机元素。

二、矿物药

(一)矿物药主要成分

利用矿物、岩石治疗疾病,在我国有悠久历史。明代李时珍《本草纲目》中记载的矿物药已有 355 种,如朱砂、铅丹、赭石、铜青、砒石、石膏、滑石、卤碱等,分别以汞、铅、铁、铜、砷、钙、硅、镁等为主要成分。常见矿物药的主成分和功效见表 11-1。

表 11-1　矿物药的主成分及功效简介

品名	主成分	功效
石膏	$CaSO_4 \cdot 2H_2O$	清热泻火,除烦止渴
白矾	$KAl(SO_4)_2 \cdot 12H_2O$	解毒杀虫,燥湿止痒,祛除风痰,止血止泻
雄黄	As_2S_2	解毒杀虫,燥湿祛瘀,截疟
赭石	$Fe_2O_3 \cdot 3H_2O$	平肝潜阳,降逆止血
朱砂	HgS	清心镇惊,安神解毒
紫石英	CaF_2	镇心安神,温肺,暖宫
磁石	Fe_3O_4	平肝潜阳,聪耳明目,镇惊安神,纳气平喘
炉甘石	$ZnCO_3$	解毒明目退翳,收湿止痒敛疮
滑石	$Mg_3(Si_4O_{10})(OH)_2$	利尿通淋,清热解暑,祛湿敛疮
自然铜	FeS_2	散瘀,接骨,止痛
芒硝	$Na_2SO_4 \cdot 10H_2O$	泻热通便,润燥软坚,清火消肿
玄明粉	Na_2SO_4	泻热通便,润燥软坚,清火消肿
硫黄	矿物硫族自然硫	外用解毒杀虫疗疮,内服补火助阳通便
赤石脂	$Al_4(Si_4O_{10})(OH)_8 \cdot 4H_2O$	涩肠,止血,生肌敛疮
钟乳石	$CaCO_3$	温肺,助阳,平喘,制酸,通乳
花蕊石	Ca 和 Mg 的碳酸盐	涩肠止泻,收敛止血
禹余粮	$Fe_2O_3 \cdot 3H_2O$	涩肠止泻,收敛止血
金礞石	K、Mg、Al 和硅酸	坠痰下气,平肝镇惊
青礞石	Mg、Al、Fe 和硅酸	坠痰下气,平肝镇惊

笔记

（二）矿物药的检测

某些常用的矿物药按国际惯例严禁入药，如朱砂、雄黄为含汞、含砷的毒物，密陀僧为含铅化合物，砒石为剧毒的三氧化二砷。如何解决这一矛盾，除临床慎用外，《中国药典》规定了相应的定性鉴别和含量测定方法，如铁盐检查法、重金属盐检查法、砷盐检查法等。此外，对矿物药中所含微量元素可用原子吸收光谱法等进行监测。

石膏系硫酸盐矿物硬石膏族石膏，主成分为含水硫酸钙（$CaSO_4 \cdot 2H_2O$），生用清热泻火，除烦止渴。用于外感热病，高热烦渴等。煅石膏收湿，生肌，敛疮，止血。外治溃疡不敛，湿疹瘙痒。药理实验证明，单味石膏即可退热，但有研究认为这与硫酸钙无关，而与所含微量元素有关。近年研究发现，在感染高热时，应用铁、铜含量较高的石膏等清热降火药，将通过内源性白细胞递质（LEM）的作用，加速铁、锌流入肝细胞内和导致铜蓝蛋白复合物及急性期反应蛋白合成的加速，从而增强机体防御能力和杀伤微生物的能力。按《中国药典》规定，石膏中含水硫酸钙的含量不得少于95%，重金属含量小于百万分之十，砷盐含量小于百万分之二。烧之，火焰为淡红黄色，能熔成白色磁状小球。烧至120℃时失去部分结晶水即成白色粉末状或块状的煅石膏。

三、无机元素

中药中的无机元素的研究起始于20世纪80年代。30多年来的实验研究和临床试验证明，无机元素尤其是微量元素是中药的基本成分之一，也是中药有效成分的重要组成部分。微量元素对生命体比维生素更为重要，因为生命体不能制造必需的微量元素，只能从外界摄取。因此，缺乏微量元素，会导致机体平衡破坏，甚至引起疾病。目前认为生命活动所必需的微量元素有15种：铁、铜、锌、锰、钼、钴、铬、硒、钒、镍、锶、锡、硅、碘和氟等。人体失去铁，血液就会丧失输氧功能，生命就不能维持；恶性贫血症与钴缺乏有关；钼、锰、铬、硒元素的不足，是导致癌瘤或心血管病的因素之一。氟和锶的缺乏是造成龋齿和骨质疏松症的重要原因。随着研究的不断深入，微量元素将会越来越显示出其重要性。不仅如此，研究还表明中药的药性，如四气、五味、归经及中药的功效与无机元素的含量也有着特定的相关性，因此中药治疗疾病的物质基础与中药中的无机元素有着紧密的联系。主要无机元素及其功能，见表11-2。

表11-2　主要无机元素及其功能

元素	符合	功能
钠	Na	细胞外的阳离子 Na^+
镁	Mg	酶的激活，叶绿素构成，骨骼的成分
硅*	Si	在骨骼、软骨形成的初期阶段所必需
磷	P	含在ATP等之中，为生物合成与能量代谢的所必需
硫	S	蛋白质的组分，组成Fe-S蛋白质
氯	Cl	细胞外的阴离子 Cl^-
钾	K	细胞外阳离子 K^+
钙	Ca	骨骼、牙齿的主要组分，神经传递和肌肉收缩所必需

续表

元素	符合	功能
钒*	V	促进牙齿的矿化
铬*	Cr	促进葡萄糖的利用,与胰岛素的作用机制有关
锰*	Mn	酶的激活、光合作用中,光解所必需
铁*	Fe	最主要的过度金属,组成血红蛋白、细胞色素、Fe-S 蛋白等
钴*	Co	红细胞形成所必需的维生素 B_{12} 的组分
镍*	Ni	酶的激活及蛋白组分,膜构造与功能
铜*	Cu	铜蛋白的组分,铁的吸收和利用
锌*	Zn	许多酶的活性中心,胰岛素组分
硒*	Se	与肝功能、肌肉代谢有关
钼*	Mo	黄素氧化酶、醛氧化酶、固氮酶等所必需
碘*	I	甲状腺素的成分

注:有 * 号的为微量元素。

学习小结

1. 学习内容

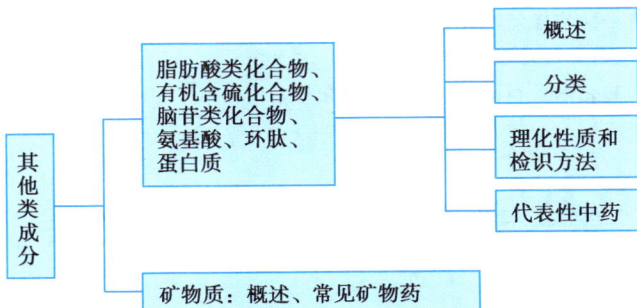

2. 学习方法

学习其他类化合物,重点掌握脂肪酸类化合物、有机含硫化合物、脑苷类化合物、氨基酸、环肽、蛋白质和酶的概念、理化性质、检识方法,了解矿物药的概况。

(王 炜)

复习思考题

1. 为什么亚油酸和 α- 亚麻酸被称为人体必需脂肪酸?
2. 简述总蛋白质的一般提取方法及注意事项。
3. 氨基酸常用的检识反应有哪些?

第十二章

中药化学成分制备方法与技术

学习目的

通过学习中药化学成分提取、分离、结构修饰及生物转化等方法的目的、原理、一般方法、特点以及应用范围等，学会选择合适的方法与技术制备中药中的有效成分。

学习要点

中药有效成分的常用提取方法包括溶剂法、水蒸气蒸馏法、升华法等经典提取方法及超声波提取法、超临界提取法、微波提取法、仿生提取法、生物提取法等现代提取方法。

中药有效成分的经典分离方法包括溶剂萃取法、沉淀法、结晶法、经典色谱法、分馏法、盐析法、透析法等。现代分离方法有高效液相色谱法、超滤法、液滴逆流色谱法等。中药化学成分的分离方法在代表性中药中的应用。

中药有效成分结构修饰涉及基团变换、生物电子等排体、环结构改造、立体因素影响、前体药物、孪药和软药与硬药等结构修饰方法。

微生物生物转化体系和植物细胞生物转化体系的应用方法和特点。

第一节 中药化学成分的提取方法

一、概述

中药中化学成分比较复杂，有些成分是一般高等植物普遍共有的，如糖类、油脂、蛋白质、色素、树脂、无机盐等；另一些成分则是存在于某些植物的某种器官中的特殊成分，如生物碱类、黄酮类、皂苷类、强心苷、蒽醌类、挥发油、有机酸、香豆素、木脂素类等，这些特殊成分大都具有显著的生理活性。虽然每种中药都含有多种化学成分，但并不是每种化学成分都能起到防治疾病的效果。有效成分的含量往往较低，需要在中药的提取过程中选择最佳的方法将药材中的有效成分提取出来。

我国的中药资源十分丰富，为了阐明中药的化学物质组成及其有效物质基础，发现新的活性成分，寻找新的药物，以及中药药物的制备，必须首先对中药化学成分进行提取，进而才能更好地加以研究和利用，因此，提取是研究中药化学成分的一个重要步骤。不同的中药，成分不同，提取的方法也有所不同。如果提取方法设计合理，操作正确，不但能将有效成分提出，而且有利于下一步的分离纯化。

中药化学成分的经典提取方法有溶剂法、水蒸气蒸馏法、升华法等。

二、经典提取方法

（一）溶剂法

1. 原理　溶剂法是根据中药中各种化学成分在不同溶剂中的溶解度不同,选用对有效成分溶解度大、对杂质成分溶解度小的溶剂,将有效成分从药材组织内溶解出来的方法。具体操作是:根据所要提取的成分的性质,选择合适的溶剂,加到适当粉碎过的中药原料中;溶剂由于扩散、渗透作用会逐渐通过细胞壁透入到细胞内,溶解可溶性物质,而造成细胞内外的浓度差,于是细胞内的浓溶液不断向外扩散,细胞外的溶剂则不断进入药材组织细胞中;如此往返多次,直至细胞内外溶液浓度达到动态平衡时,将溶液滤出,浓缩;继续往过滤后的药渣中加入新溶剂,重复以上过程,反复多次就可以把所需要的成分几乎完全溶出或基本溶出,合并所有的浓缩液,即为含有所需有效成分或化学成分的混合液。

中药化学成分在溶剂中的溶解度与溶剂性质有关。常用溶剂可分为水、亲水性有机溶剂及亲脂性有机溶剂,被溶解的成分也有亲水性成分及亲脂性成分的不同。化合物亲水性、亲脂性及其程度的大小,与分子结构直接相关。有机化合物分子结构中,如果亲水性基团多,则其极性大而疏于油;如果亲水性基团少,则其极性小而疏于水。中药化学成分复杂,同一类有效成分的分子结构还有差异,难以做到用偶极矩和介电常数来比较每一个分子的极性,更多的情况下是从分子的结构出发去判断和比较有效成分的极性,一般来说,有以下几种情况:

（1）如两种成分基本母核相同,其分子中极性基团的极性越大或数目越多,则整个分子的极性越大,亲水性越强,亲脂性越弱;反之,分子中非极性部分越大或碳链越长,则极性越小,亲脂性越强而亲水性越弱。如苷与苷元相比,苷分子由于含有糖基,极性基团多,因而亲水性较强,多用醇或水提取。

（2）如两种化学成分的结构类似,分子的平面性越强,亲脂性越强。如黄酮类成分由于分子中存在共轭体系,平面性强,亲脂性强,多用亲脂性溶剂提取;二氢黄酮类成分由于黄酮基本母核的 2、3 位双键被氢化,平面性被破坏,其亲水性明显增强。

（3）如分子中含有酸性或碱性基团,常可与碱或酸反应生成盐而增大水溶性。如生物碱可溶于酸水,羟基蒽醌可溶于碱水,一些含有内酯环的化合物也可与热碱水共煮开环而溶解。溶剂的性质同样也与其分子结构有关。例如甲醇、乙醇的分子比较小,有羟基存在,与水的结构很近似,能够与水以任意比例混合,是亲水性比较强的溶剂;而丁醇和戊醇等分子中虽都有羟基,随分子逐渐加大,碳链增长,与水的性质也就逐渐疏远,虽能与水彼此部分相溶,但达到饱和状态之后,丁醇、戊醇都能与水分层。三氯甲烷、苯和石油醚是烃类或氯烃衍生物,分子中没有氧,属于亲脂性强的溶剂。实验室常用溶剂的极性强弱顺序如下:

水＞甲醇＞乙醇＞丙酮＞正丁醇＞乙酸乙酯＞乙醚＞三氯甲烷＞二氯甲烷＞苯＞四氯化碳＞环己烷＞石油醚。

中药化学成分不同,分子极性则不同。要做到最大限度地将有效成分从药材中提取出来,须遵循"相似相溶"的原理。植物中的亲水性成分有:蛋白质、单糖及低聚糖、黏液质、氨基酸、水溶性有机酸、鞣质、苷及水溶性色素、生物碱盐等。植物中的亲脂性成分有:游离生物碱、苷元、非水溶性有机酸、树脂、挥发油、脂溶性色素、油脂和蜡等。见表12-1。

表12-1　中药化学成分及其较适用的提取溶剂

中药成分极性	中药成分的类型	适用的提取溶剂
强亲脂性(非极性)	挥发油、脂肪油、蜡、脂溶性色素、甾醇、个别苷元	石油醚、己烷
亲脂性	苷元、脂溶性生物碱、树脂、醌、有机酸、某些苷类	乙醚、三氯甲烷
中等极性	某些苷类(如强心苷等)	三氯甲烷-乙醇(2:1)
	某些苷类(如黄酮苷等)	乙酸乙酯
	某些苷类(如皂苷、蒽醌苷等)、水溶性生物碱	正丁醇、异戊醇
亲水性	极性很大的苷类、糖类、氨基酸、某些生物碱盐	丙酮、乙醇、甲醇
强亲水性	蛋白质、多糖(黏液质、树胶、果胶)、糖、氨基酸、无机盐	水

2. 溶剂的选择　运用溶剂法的关键是选择适当的溶剂。溶剂选择适当,就可以有效的将目标成分提取出来。选择溶剂要注意以下三点:①溶剂对有效成分溶解度大,对杂质溶解度小;②溶剂不能与中药的活性成分起化学反应;③溶剂要经济、易得、使用安全、易于回收等。

常见的提取溶剂可分为以下三类:

(1)水:水是一种强极性溶剂。中药中的亲水性成分,如无机盐、糖类、多糖、鞣质、氨基酸、蛋白质、有机酸盐、生物碱盐及苷类等都能被水溶出。例如,葡萄糖、蔗糖等分子量比较小的多羟基化合物,具有强亲水性,极易溶于水。而淀粉虽然羟基数目多,但分子量太大,所以难溶解于水;蛋白质和氨基酸都是两性化合物,有一定程度的极性,所以能溶于水,不溶或难溶于有机溶剂;苷类都比其苷元的亲水性强,特别是皂苷由于分子中连接多个糖分子,羟基数目多,能表现出较强的亲水性,而皂苷元则属于亲脂性强的化合物;鞣质是多羟基的化合物,为亲水性的物质。

有时为了增加某些成分的溶解度,也常采用酸水或碱水作为提取溶剂。例如多数游离的生物碱是亲脂性化合物,不溶或难溶于水,但与酸结合成盐后,能够离子化,加强了极性,就变为亲水的物质,不溶或难溶于有机溶剂,所以,通常用酸水提取生物碱。对于有机酸、黄酮、蒽醌、内酯、香豆素以及酚类成分,则常用碱水提取,可使成分易于溶出。但用水提取存在的问题也不少:①易酶解苷类成分,且易霉坏变质;②对于含果胶、黏液质类成分较多的中药,其水提取液常常呈胶状,很难过滤;③含淀粉量多的中药,沸水煎煮时,中药中的淀粉可被糊化,过滤困难,所以不宜磨成细粉水煎;④含有皂苷成分较多的中药,水提液在减压浓缩时,常会产生大量泡沫,浓缩困难。

(2)亲水性有机溶剂:亲水性有机溶剂是指与水能混溶的有机溶剂,如乙醇(酒精)、甲醇(木精)、丙酮等,以乙醇最常用。乙醇的溶解性能比较好,对中药细胞的穿透能力较强。中药中的亲水性成分除蛋白质、黏液质、果胶、淀粉及部分多糖、油脂和蜡等外,其余成分在乙醇中皆有一定程度的溶解度;一些难溶于水的亲脂性成分,在乙醇中的溶解度也较大。而且还可以根据被提取物质的性质采用不同浓度的乙醇进行提取。用乙醇提取时,乙醇的用量、提取时间皆比用水提取节省,溶解出来的水溶性杂质也少。乙醇为有机溶剂,虽易燃,但毒性小,价格便宜,来源方便,有一定设备即可回收反复使用,而且乙醇的提取液不易发霉变质。因此,乙醇是实验室和工业生产中应用范围最广的一种溶剂,是提取工艺最常用的一种溶剂。甲醇的性质虽和乙醇相似,沸点也较低(64℃),但因为有毒性,所以提取时少用,使用时应注意安全。

(3)亲脂性有机溶剂:亲脂性有机溶剂也就是一般所说的与水不互溶的有机溶剂,如石油醚、苯、三氯甲烷、乙醚、乙酸乙酯等。这些溶剂的选择性强,不能或不容易提取亲水性杂质,易提取亲脂性物质,如油脂、挥发油、蜡、脂溶性色素等强亲脂性的成分。这类溶剂容易挥发,多易燃,一般有毒,价格较贵,设备要求也比较高,操作需要有通风设备。另外,这类试剂透入植物组织的能力较弱,往往需要长时间反复提取才能提取完全。药材中水分的存在,会降低这类溶剂的穿透力,很难浸出其有效成分,影响提取率,所以对原料的干燥度要求较高。鉴于以上原因,在大量提取中药原料或工业生产时,直接应用这类溶剂有一定的局限性。

3. 提取方法　用溶剂提取中药化学成分,常用浸渍法、渗漉法、煎煮法、回流提取法及连续回流提取法等。

(1)浸渍法:浸渍法适用于有效成分遇热易挥发和易破坏的中药的提取。按溶剂的温度分为热浸、温浸和冷浸等数种。浸渍法的操作是先将中药粉末或碎片装入适当的容器中,然后加入适宜的溶剂(如乙醇、稀醇或水等)浸渍药材,以溶出其有效成分的一种方法。本法比较简单易行,但提取率较低,需要特别注意的是当水为溶剂时,其提取液易发霉变质,须注意加入适当的防腐剂。此外,最好采用二次或三次浸渍,以减少由于药渣吸附导致的损失,提高提取率。

(2)渗漉法:具体操作是将中药粉末先加少量溶剂润湿使膨胀,然后装在渗漉器(图12-1)中加溶剂使药材浸渍24~28小时后,不断添加新溶剂,使其自上而下渗透过药材,从渗漉器下部流出、收集浸出液的一种浸出方法。当溶剂渗透进药粉细胞内溶出成分后,由于密度增大而向下移动时,上层新加入的溶液便置换其位置,造成良好的浓度差,使扩散能较好地进行。提取的过程是一种动态过程,故浸出的效果优于浸渍法,但流速应该加以控制。在渗漉过程中应该随时从药面上补充加入新的溶剂,使药材中有效成分充分浸出为止。当渗漉流出液的颜色极浅或渗漉液体积的数值相当于原药材质量数值的10倍时,一般可认为基本上已提取完全。

(3)煎煮法:煎煮法是我国最早使用的传统的提取方法。此法简便易行,能煎出大部分有效成分,但煎出液中杂质较多,且容易发生霉变,一些不耐热挥发性成分易损失。一般药材宜煎2次。所用容器一般为陶器、砂罐或铜制、搪瓷器皿,不宜用铁锅,以免药液变色。加热时应时常搅拌,以免局部药材受热太高,容易焦糊。

(4)回流提取法:应用有机溶剂加热提取时,必须采用回流加热装置,以免溶剂挥发损失,减少有毒溶剂对实验者的毒害。此法提取效率较冷浸法高,但由于操作的局限性,大量生产中也少被采用,而多采用连续提取法。

(5)连续提取法:连续提取法是实验室进行中药有

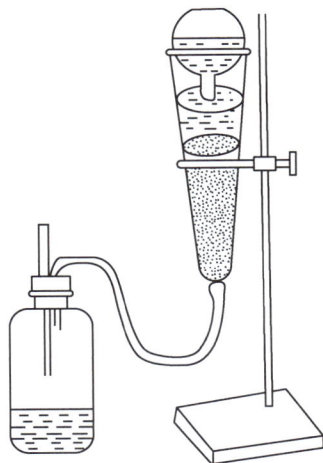

图12-1　连续渗漏装置

笔记

效成分分析时,有机溶剂提取中常用的方法,通常用脂肪提取器或索氏提取器(图12-2)来完成。这种提取法,需用溶剂量较少,提取成分也比较完全,但一般需数小时(一般为6~8小时)才能完成,所以遇热不稳定、易变化的中药成分不宜采用此法。尽管如此,在应用挥发性有机溶剂提取中药有效成分时,不论小型实验还是大型生产,均以连续提取法为好。

4. 影响提取效率的因素　溶剂提取法的关键在于选择合适的溶剂及提取方法,但是在操作过程中,原料的粒度、提取时间、提取温度、设备条件等因素也都能影响提取效率,必须加以考虑。

(1)原料的粒度:粉碎是中药前处理过程中的必要环节,通过粉碎可增加药物的表面积,促进药物的溶解与吸收,加速药材中有效成分的浸出。但粉碎过细,药粉比表面积太大,吸附作用增强,反而影响扩散速度,尤其是含蛋白、多糖类成分较多的中药,粉碎过细,用水提取时容易产生黏稠现象,影响提取效率。原料的粉碎度应该考虑选用的提取溶剂和药用部位,如果用水提取,最好采用粗粉,用有机溶剂提取可略细;原料为根茎类,最好采用粗粉,全草类、叶类、花类等可用细粉。

(2)提取的温度:温度增高使得分子运动速度加快,渗透、扩散、溶解的速度也加快,所以热提比冷提的提取效率高,但杂质的提出也相应有所增加。另外,温度也不可以无限制增高,过高的温度会使某些有效成分遭到破坏,氧化分解。一般加热到60℃左右为宜,最高不宜超过100℃。

(3)提取的时间:在药材细胞内外有效成分的浓度达到平衡以前,随着提取时间的延长,提取出的量也随着增加。提取的时间没必要无限延长,只要合适,提取完全就行。一般来说,加热提取3次,每次1小时为宜。

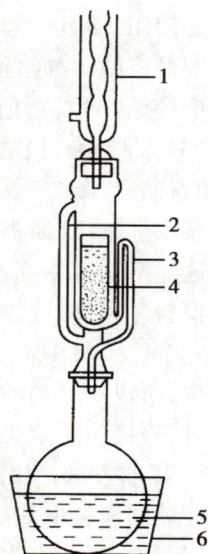

图12-2　索氏提取器

1. 冷凝管　2. 溶剂蒸气上升管　3. 虹吸管　4. 装有药粉的滤纸筒　5. 溶剂
6. 水浴

(二)水蒸气蒸馏法

水蒸气蒸馏法,只适用于难溶或不溶于水、与水不会发生反应、能随水蒸气蒸馏而不被破坏的中药成分的提取。这类成分的沸点多在100℃以上,当温度接近100℃时存在一定的蒸气压,与水在一起加热时,当其蒸气压和水的蒸气压总和为1atm时,液体就开始沸腾,水蒸气将挥发性物质一并带出。例如中药中的挥发油多采用此法提取,白头翁素、丹皮酚、杜鹃酮、丁香酚、桂皮醛等单体成分也常用此法提取。实验室常用的简单蒸馏装置见图12-3,工业用蒸馏装置见图12-4。

(三)升华法

有些固体物质受热后会直接气化,遇冷后又凝固为原来的固体化合物,此现象称为升华。中药中有一些化学成分就具有升华的性质,故可采用升华法直接提取。例如从樟木中提取樟脑,是世界上最早应用升华法从中药材中提取的有效成分,这在《本草纲目》中有详细的记载。茶叶中的咖啡碱在温度达到178℃以上也能升华而不被分解,所以,提取咖啡碱时也常用升华法。另外,有些生物碱类、香豆素类、有机酸类成

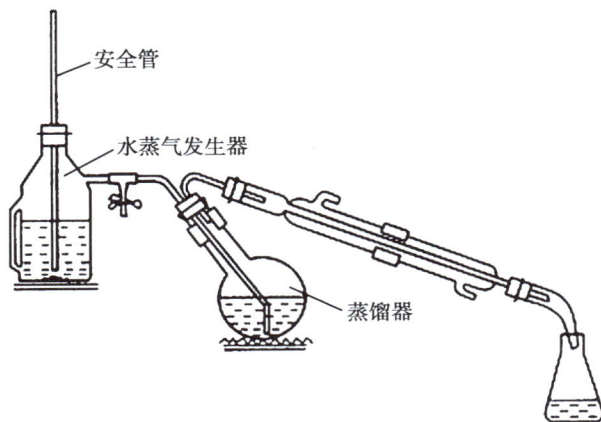

图 12-3　水蒸气蒸馏装置

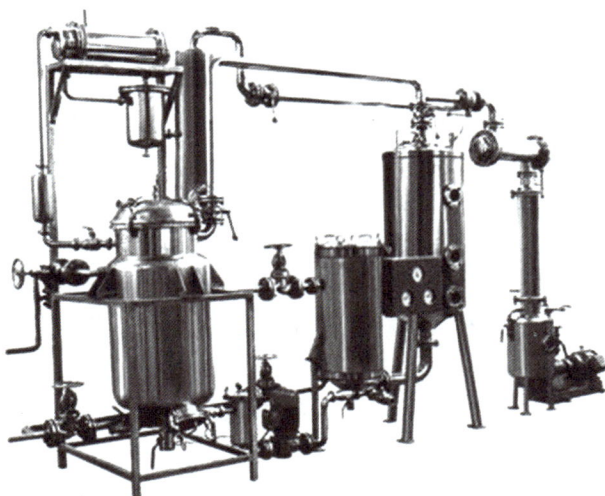

图 12-4　工业用蒸馏装置

分,也具有升华的性质,例如苦马豆素、七叶内酯及苯甲酸等。

升华法虽然简单易行,但在实际提取时很少采用,因为升华所需要的温度较高,中药容易炭化,炭化后产生的挥发性焦油状物容易黏附在升华物上,不易精制除去;其次,升华不完全,产率低,有时还伴随有分解现象。

三、现代提取方法

(一)超声波提取法

超声波是一种高频率的机械波,超声场主要通过超声空化向体系提供能量,频率范围在 15~60kHz 的超声波,常被用于过程强化和引发化学反应。超声波在中药有效成分提取等方面已有了一定的应用。其原理主要是利用超声的空化作用对细胞膜的破坏,有助于有效成分的溶出与释放,超声波使提取液不断震荡,有助于溶质扩散,同时超声波的热效应使水温升高,对原料有加热作用。超声波提取与传统的回流提取、索氏提取法等比较,具有提取速度快、时间短、收率高、无需加热等优点,已被许多中药分析过程选为供试样处理的手段。超声提取的频率和时间都会影响有效成分的收率。

（二）超临界流体萃取法

超临界流体萃取（supercritical fluid extraction，SFE）技术是 20 世纪 60 年代兴起的一种新型分离技术。国外已广泛用于香料、食品、石油、化工等领域，如应用于食品中，可以去除咖啡、茶叶中的咖啡因，提取大蒜油、胚芽油、沙棘油、植物油等。80 年代中期以来，由于其选择分离效果好、提取率高、产物没有有机溶剂残留、有利于热敏性物质和易氧化物质的萃取等特点，SFE 技术逐渐被应用到中药有效成分的提取分离上，并且与 GC、IR、GC-MS、HPLC 等联用形成有效的分析技术。传统的提取中药有效成分的方法，如水蒸气蒸馏法、减压蒸馏法、溶剂萃取法等，其工艺复杂、产品纯度不高，而且易残留有毒有害的有机溶剂。而超临界流体萃取是利用流体在超临界状态时具有密度大、黏度小、扩散系数大等优良的传质特性而成功开发的，它具有提取率高、产品纯度好、流程简单、能耗低等优点，并且其操作温度低，系统密闭，尤其适合不稳定、易氧化的挥发性成分和脂溶性、分子量小的物质的提取分离，为此类成分的提取分离较先进的方法。对于极性较强、分子量较大的物质，采用在超临界 CO_2 中加入适宜的夹带剂或改良剂（如甲醇、乙醇、丙酮、乙酸乙酯、水等），增加压力，改善流体溶解性质，使得超临界流体萃取对生物碱、黄酮类、皂苷类等非挥发性有效成分的应用也日趋普遍。如以乙醇为夹带剂，高压下可从短叶红豆杉中提出紫杉醇；以氨水为改良剂，可以提出洋金花中的东莨菪碱，也可以分离得到银杏、丹参、大黄、人参等药材中的有效成分。可见，这项技术具有广阔的发展前景。

1. 超临界流体定义　任何一种物质都存在三种相态：气相、液相、固相。三相成平衡态共存的点叫三相点。液、气两相成平衡状态的点叫临界点。在临界点时的温度和压力称为临界温度（Tc）和临界压力（Pc）。高于临界温度和临界压力而接近临界点的状态称为超临界状态。不同的物质其临界点所要求的压力和温度各不相同。超临界流体（supercritical fluid，SF）是指在临界温度（Tc）和临界压力（Pc）以上，以流体形式存在的物质，兼有气、液两者的特点，同时具有液体的高密度和气体的低黏度的双重特性。SF 有很大的扩散系数，对许多化学成分有很强的溶解性。被用作超临界流体的溶剂有二氧化碳、乙烷、乙烯、丙烷、丙烯、甲醇、乙醇、水等多种物质。目前研究较多、最常用的超临界流体是二氧化碳。

2. 超临界流体萃取的基本原理　超临界流体萃取分离过程的实现是利用超临界流体的溶解能力与其密度的关系，即利用压力和温度对超临界流体溶解能力的影响而进行的。当气体处于超临界状态时，成为性质介于液体和气体之间的一种特殊的单一相态的超临界流体。SF 具有十分独特的物理化学性质，具有和液体相近的密度，黏度只是气体的几倍，但远低于液体，扩散系数比液体大 100 倍左右，因此更有利于传质，对物料有较好的渗透性和较强的溶解能力，能够将物料中某些成分提取出来。SF 具有选择性溶解物质的能力，并且这种能力随超临界条件（温度、压力）的变化而变化。在超临界状态下，将 SF 与待分离的物质接触，使其可选择性地溶解其中的某些组分。SF 的密度和介电常数随着密闭体系压力的增加而增加，因此利用程序升压可将不同极性的成分进行分步提取。当然，对应各压力范围所得到的萃取物不可能是单一的，但可以通过控制条件得到最佳比例的混合成分。临界点附近，温度压力的微小变化都会引起 CO_2 密度显著变化，从而引起待萃取物的溶解度发生变化，因此可通过控制温度或压力的方法达到萃取目的。然后通过减压、升温或吸附的方法使超临界流体变成普通气体,让被萃取物质分离析出,从而达到分离提纯的目的,这就是超临界流体萃取的基本原理。这种提取分离的手段被称为超临界流体萃取。

3. 超临界流体萃取的影响因素　超临界流体萃取的压力、温度、流体比、CO_2 流量、操作时间、物料粉碎的粒度、夹带剂等条件的变化,皆会影响中药有效成分的提取质量,因此,具体操作时,这些因素都需要考虑。

(1)压力:压力是影响 SFE 中最重要的参数。温度不变,随着压力的增加,流体密度会显著增加,对溶质的溶解能力也就增大,萃取效率提高。但是压力也不可以无限制增加,过高的压力会使生产成本明显提高,而萃取率的增加却有限。

(2)温度:温度也是影响 SFE 中很重要的参数。随着温度的增加,流体的扩散能力加强,对溶质的溶解能力也相应增大,有利于萃取。但温度的增加,使杂质的溶解度也增加,增加精制过程的难度,从而会降低产品的收率。同时,温度增加,使得 CO_2 流体的密度降低,对溶质的溶解力会有所下降,产品收率会降低。

(3)流体比:流体含量的增加,可以提高溶质在溶液中的溶解度,因此,萃取率随着流体比的增加而增加。

(4)粒度:产品的萃取得率随物料的粒度减小而上升。粒度越小,与流体接触的总表面积越大,溶质与流体接触的机会越多,萃取得率越高,萃取操作的时间缩短。但粒度太小,其他的杂质成分也容易溶出,会影响产品的质量。

(5)操作时间:萃取时间的延长,有利于流体与溶质间的溶解平衡,使萃取得率提高。但当萃取时间达到一定后,随着溶质的减少,再增加萃取的时间,萃取得率就增加缓慢,能耗显著增加,使成本增加。同时,时间过长,杂质溶出也增加,影响产品的质量。

(6)夹带剂:CO_2 超临界流体的极性与正己烷相似,适宜萃取脂溶性成分。对于极性较大的成分的萃取,一般需要加入少量极性溶剂,如甲醇、乙醇、氨水等作为夹带剂,可以改善萃取的效果。

4. CO_2 超临界流体萃取的特点及优越性

(1)超临界 CO_2 萃取的规律。超临界 CO_2 对不同溶质的溶解能力差别很大,与溶质的极性、沸点和分子量密切相关,一般来说有以下规律:①亲脂性、低沸点成分容易萃取,可在低压萃取(104Pa),如挥发油、烃、酯等;②化合物的极性基团越多,越难萃取;③化合物的分子量越高,越难萃取。

(2)适宜于热敏性成分。操作温度低,并在密闭系统内进行,可以有效地防止热敏性成分的分解和易氧化物质的氧化,完整保留生物活性,而且能把高沸点、低挥发度、易热解的物质在其沸点温度以下萃取出来。解决用一般的蒸馏方法分离热敏性成分时遇到的分解、结焦、聚合等难题。

(3)耗能低。传统的溶剂法提取工艺必须回收溶剂,为此需大量热能,可只有5%能量得到有效利用。与此相反,CO_2 超临界流体与萃取物分离后,只要重新压缩就可循环利用,因此耗能大大降低,节约成本。

(4)工艺流程简单。压力和温度是调节萃取过程的重要参数。压力固定,改变温度可将物质分离;反之,温度固定,降低压力使萃取物分离。因此,其工艺流程短,耗时少,几乎不产生新的"三废",对环境无污染,真正实现生产过程绿色化。

（5）无溶剂残留。超临界 CO_2 流体常态下是气体，无毒，与萃取成分分离后，完全没有溶剂的残留，有效地避免了传统提取条件下溶剂毒性的残留。同时也防止了提取过程对人体的毒害和对环境的污染，100% 纯天然。

（6）极性选择范围较广。流体的极性可以改变，一定温度条件下，只要改变压力或加入适宜的夹带剂即可提取不同极性的物质，可选择范围广。

（三）微波提取法

微波是一种非电离的电磁辐射。微波提取（microwave assisted extraction，MAE）是利用微波来提高萃取率的新技术。被提取的极性分子在微波电磁场中快速转向及定向排列，从而产生撕裂和相互摩擦，引起发热，可以保证能量的快速传递和充分利用，易于溶出和释放。研究表明，微波辅助提取技术具有选择性高、操作时间短、溶剂耗量少、有效成分收率高的特点，已被成功应用在药材的浸出、中药活性成分的提取方面。它的原理是利用磁控管所产生的每秒 24.5 亿次超高频率的快速振动，使药材内分子间相互碰撞、挤压，这样有利于有效成分的浸出，提取过程中，药材不凝聚，不糊化，克服了热水提取易凝聚、易糊化的缺点。

（四）仿生提取法

仿生提取法从思维上看源于仿生学原理。具体方法是模拟口服药经胃肠道环境转运原理而设计的，目的是尽可能地保留原药中的有效成分（包括在体内有效成分的代谢物、水解物、螯合物或新的化合物）。

1. 原理　仿生提取法是一种综合运用了化学仿生（人工胃、人工肠）与医学仿生（酶的应用）的原理，将整体药物研究（仿生提取法所得提取物更接近药物在体内达到平衡后的有效成分群）与分子药物研究法（以某一单体为指标）相结合的方法。

2. 方法　仿生提取法是以人工胃、人工肠为理论基础，依据正交试验法或均匀设计法、比例分割法，优选最佳条件（例如：pH、温度、时间、酶/底物浓度等），并加以搅拌设备（模拟胃肠道蠕动）。具体应用到生物药和植物药可根据具体情况改换某个因素。例如，对于生物药，由于酸性中胃蛋白酶水解后存在大量 H^+，给以后的工艺带来麻烦；有腥味，制成的药物口感也不好。胃蛋白酶的水解不是一个必要步骤，可将胃蛋白酶改为木瓜酶既可免除胃蛋白酶的腥味，又因木瓜酶为非专一性酶，可水解成更多的氨基酸、小分子肽。对于植物药可以用纤维素酶代替胃蛋白酶，对水解植物纤维更有利。

（五）生物提取法

生物技术提取中药材有效成分的主要方法为中药酶法提取，尤其是在传统的溶剂提取方法的基础上，根据植物药材细胞壁的构成，利用酶反应所具有的高度专一性等特点，选择相应的酶，将细胞壁的组成成分水解或降解，破坏细胞壁结构，使有效成分充分暴露出来，溶解、混悬或胶溶于溶剂中，从而达到提取细胞内有效成分的目的的一种新型提取方法。由于植物提取过程中的屏障——细胞壁被破坏，因而酶法提取有利于提高有效成分的提取率。

常见的可用于植物细胞破壁的酶有纤维素酶、半纤维素酶、果胶酶以及多酶复合体：果胶酶复合体、各类半纤维素酶、葡聚糖内切酶等。

此外，许多中药材含有蛋白质，采用常规提取法，在煎煮过程中，药材中的蛋白质遇热凝固，影响了有效成分的煎出。应用能够分解蛋白质的酶，如食用木瓜蛋白酶等，将药材中的蛋白质分解,可提高有效物质的提取率。

酶在中药材有效成分提取中的应用主要有三个方面:

1. 酶解技术用于植物药材提取过程中,酶作为浸提辅助剂,破坏植物细胞壁结构,提高药材有效成分提取率。

2. 酶解技术用于动物药的提取,酶作为动物药提取过程中的激活剂及脱毛剂。

3. 酶解技术在药渣再利用中的应用,酶作为中药材提取后药渣处理再利用的催化剂。

第二节　中药化学成分分离方法

一、概述

中药是一个复杂的体系,对于中药和中药复方进行有效部分、化学成分的系统分离研究,可以全面系统的阐释中药和中药复方中的化学成分,并能为中药和中药复方的质量控制、新剂型的研究和新药的研究开发奠定物质基础;与药效学、毒理学等研究相结合,还可能阐明中药及中药复方协同配伍的化学物质基础。

中药所含化学成分非常复杂,而且其药效的发挥往往是多种活性成分共同作用的结果。这种复杂性不仅表现在不同的中药含有不同类型的化学成分,如黄酮、皂苷、生物碱、有机酸、糖、肽等多种类别,这些化学成分又以极性和非极性成分并存,小分子和大分子成分同在。也体现在即使是同一种中药也可能含有大量结构类型不相同的化学成分,不仅有常量成分,还有微量成分。面对如此复杂的中药体系如何对其物质组成进行系统的阐释一直是中药研究的难点之一。在中药现代化研究进程中,对于最具特色的中药复方化学成分研究经历了复方或药材、有效部分、化学成分的系统研究思路。有效部分(组分)是指中药复方的药物中具有相似化学性质的一大类化合物(性质相似的化合物群),这样一个复杂的中药复方就可以分为几种或十来种有效部分,与药效学研究相结合就有可能阐明中药复方协同配伍的化学物质基础。对中药物质基础的全面阐述,其前提要对中药提取条件进行优化,可以最大程度得到其活性成分。根据研究目标的不同,可以设计不同的分离方案,采用不同的分离方法。中药系统分离方法是针对中药不同组分(包括强极性组分、中极性组分和弱极性组分),采用不同的色谱方法与联用技术,进行分离与表征,全方位阐述中药的物质基础。中药组分分离研究的总体思路是以阐明中药复杂化学物质基础为研究目标,以分离研究的系统性和整体性为原则,以新型分离材料对中药组分系统表征为基础,完成从中药材到中药组分,再到单体化合物的研究。中药系统分离制备流程包括预处理、粗分离和精分离三个部分,根据不同的分离要求每个部分都涉及不同的分离方法与技术。经典的分离方法包括溶剂萃取法、沉淀法、结晶法、经典色谱法、分馏法、盐析法、透析法等。现代的分离方法有高效液相色谱法、超滤法、液滴逆流色谱法等。

二、经典分离方法

(一)溶剂萃取法

利用中药总提取物中化学成分在不同极性溶剂中的溶解度不同,选用三、四种不

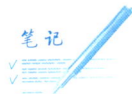

同极性的溶剂,由低极性到高极性分步进行分离是最常用的方法。常用溶剂的极性强弱顺序为:石油醚(低沸点→高沸点)<环己烷<四氯化碳<苯<三氯甲烷<乙醚(含水)<乙酸乙酯<正丁醇<丙酮<乙醇<甲醇<水。

溶剂萃取法最常用的是两相溶剂萃取法,又简称萃取法,是利用混合物中各成分在两种互不相溶的溶剂中分配系数的不同而达到分离的方法。萃取时如果各成分在两相溶剂中分配系数相差越大,则分离效率越高。操作时首先将中药提取物浸膏加少量水分散后,在分液漏斗中用与水不相混溶的有机溶剂进行萃取,一般需要反复萃取数次,才能使化学成分得到较好的分离。如果在中药提取物中的有效成分是亲脂性的,一般多用亲脂性有机溶剂如石油醚、甲苯、二氯甲烷、三氯甲烷或乙醚等进行两相萃取;如果有效成分是偏于亲水性的,在亲脂性溶剂中难溶解,则需要用乙酸乙酯、正丁醇等有机溶剂进行萃取。如分离亲水性强的皂苷类成分时,可先用乙醇提取,对浓缩后的水溶液依次用低极性的溶剂如三氯甲烷、乙酸乙酯从水中萃取除去亲脂性成分,然后选用正丁醇或异戊醇和水作两相萃取,可使皂苷类成分富集于正丁醇或异戊醇部位,达到初步纯化作用。一般有机溶剂亲水性越大,与水作两相萃取的效果就越不好,因为能使较多的亲水性杂质伴随而出,对有效成分进一步精制影响较大。

此外,也可利用某些成分能在酸或碱中溶解,又在加碱或加酸改变溶液的 pH 后,成为不溶物而析出以达到分离的目的。例如生物碱一般不溶于水,遇酸生成生物碱盐而溶于水,再加碱碱化,又重新生成游离生物碱成为不溶物析出。这些化合物可以利用与水不相混溶的有机溶剂进行萃取分离。一般中药总提取物用酸水、碱水先后处理,可以分为三部分:溶于酸水的为碱性成分(如生物碱),溶于碱水的为酸性成分(如有机酸),酸、碱均不溶的为中性成分(如甾醇)。当提取物中含有难溶于水的碱性或酸性成分时,可调节其 pH 进行分离。如果在通过以上分离得到的酸性部分或碱性部分中,分别含有强度不同的酸性成分或碱性成分,可用 pH 梯度萃取法进行进一步分离。

两相溶剂萃取法在操作中还要注意以下几点:

1. 中药中含有的一些成分如蛋白质、皂苷、树脂等,都是表面活性剂,是天然的乳化剂,因此在大量萃取前,先将两相溶剂用小试管猛烈振摇约 1 分钟,观察萃取后二液层分层现象。如果容易产生乳化,大量萃取时要避免猛烈振摇,可延长萃取时间。如产生乳化现象,可将乳化层分出,再用新溶剂萃取;或将乳化层抽滤;或将乳化层稍稍加热;或较长时间放置并不时旋转,令其自然分层。

2. 提取物的水溶液的比重最好在 1.1~1.2 之间,过稀则溶剂用量太大,影响操作。

3. 溶剂与提取物的水溶液应保持一定量的比例,第一次萃取时,溶剂要多一些,一般为水溶液的 1/3,以后的用量可以少一些,一般 1/4~1/6。

萃取法所用设备根据萃取量的不同,可以选择不同的容器。小量萃取可在分液漏斗中进行;中量萃取可在较大的下口瓶中进行。在工业生产中的大量萃取,多在密闭萃取罐内进行,用搅拌机搅拌一定时间,使两相溶剂充分混合,再放置令其分层。在实际工作中为了避免用分液漏斗萃取多次所带来的麻烦和有时会发生的乳化现象,也可采用逆流连续萃取法。这是一种连续的两相溶剂萃取法,其装置可具有一根、数根或更多的萃取管。管内用小瓷圈或小的不锈钢丝圈填充,以增加两相溶剂萃取时的接触面(图12-5)。

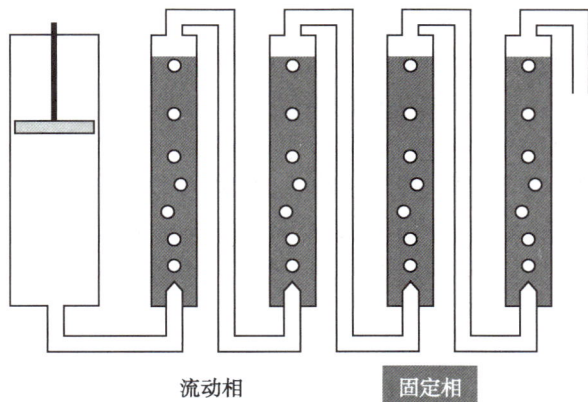

图 12-5　逆流连续萃取器示意图

(二)沉淀法

沉淀法是指在中药提取液中加入某些试剂或溶剂,使某些成分溶解度降低而沉淀,以获得有效成分或除去杂质的初步分离方法。对所分离的成分来讲,这种沉淀反应是可逆的。依据加入试剂或溶剂的不同,可分为下述几种方法。

1. 溶剂沉淀法

(1)水提醇沉法　用水作为提取溶剂对药材进行提取,在水提浓缩液中加入乙醇使含醇量达80%以上,高浓度的醇可使多糖、蛋白质、淀粉、树胶、黏液质等沉淀下来,经过滤除去沉淀,即可达到有效成分与这些杂质相分离的目的。在提取中药多糖成分时常采用此法进行粗多糖的分离。

(2)醇提水沉法　对于在醇中溶解性较好的中药成分,先用一定浓度的乙醇提取,在醇提取浓缩液中加入10倍量以上水,可沉淀亲脂性成分。

2. 酸碱沉淀法

(1)酸提取碱沉淀　利用碱性成分在酸中成盐而溶解,在碱中游离而沉淀的性质,进行中药中碱性成分的分离。如游离生物碱一般难溶于水,在酸中生成生物碱盐而溶于水,过滤除去水不溶性杂质,滤液加碱碱化,重新生成游离的生物碱从水溶液中析出,与其他水溶性成分相分离。

(2)碱提取酸沉淀　利用酸性成分在碱中成盐而溶解,在酸中游离而沉淀的性质,进行中药中酚、酸类成分和内酯类成分的分离。如对于中药中不溶于水的内酯类化合物,可以利用内酯环遇碱开环,生成羟基羧酸盐类而溶于水,过滤除去水不溶性杂质,滤液加酸酸化,内酯环重新环合生成不溶于水的内酯类化合物沉淀,从而与其他成分分离。

3. 专属试剂沉淀法　专属试剂沉淀法是利用某些试剂能选择性地与某类化学成分反应生成可逆的沉淀而与其他成分分离。如雷氏铵盐能与水溶性生物碱类生成沉淀,可用于水溶性生物碱与其他生物碱的分离;胆甾醇能与甾体皂苷生成沉淀,可使其与三萜皂苷分离;明胶能沉淀鞣质,可用于分离或除去鞣质等。可根据中药有效成分和杂质的性质,适当选用沉淀试剂。特别注意所选用的试剂来沉淀分离有效成分时,生成的沉淀应当是可逆的,这样得到的沉淀可以用一定溶剂或试剂将其还原为原化合物。

（三）结晶法

中药中的成分在常温下多数是固体化合物,其中一些化合物可以通过结晶的方法达到分离纯化的目的。由于最初析出的结晶通常会带有一些杂质,需要通过反复结晶,才能得到纯度较高的单一晶体,故该步骤称为重结晶。当某一中药成分在药材中含量很高,找到合适的溶剂提取,提取液放冷或稍微浓缩,便可能得到结晶。有时利用结晶法进行中药中化学成分的分离纯化,不需要用复杂的仪器设备,相对于制备色谱分离方法,成本低,适于大量制备。而对于一些微量成分或难以结晶的成分的分离,结晶法是无法奏效的。鉴定中药化学成分,纯度高的化合物的结晶有一定的熔点和结晶学的特征,有利于鉴定。利用 X 射线衍射方法确定化合物分子结构时,获得好的单晶是很重要的。

中药材经过提取分离所得到的成分,大多仍然含有杂质,或者是混合成分。有时即使有少量或微量杂质存在,也能阻碍或延缓结晶的形成。所以在制备结晶时,应力求尽可能除去杂质的干扰。制备结晶的溶液,往往呈过饱和的溶液。通常是应用适量的溶剂在加温的情况下,将化合物溶解过滤除去不溶解的杂质,浓缩后放冷,析出晶体。结晶法的关键是选择适宜的溶剂,要注意选择合适的溶剂和应用适量的溶剂。适宜的溶剂即最好是在冷时对所需要的成分溶解度较小,而热时溶解度较大;与被结晶的化合物不应产生化学反应;溶剂的沸点适中等。一般常用甲醇、丙酮、三氯甲烷、乙醇、乙酸乙酯等。有些化合物在一般溶剂中不易形成结晶,而在某些溶剂中则易于形成结晶。例如葛根素、逆没食子酸在冰醋酸中易形成结晶,大黄素在吡啶中易于结晶,而穿心莲内酯亚硫酸氢钠加成物在丙酮中容易结晶。

制备结晶溶液,除选用单一溶剂外,也常采用混合溶剂。一般是先将化合物溶于易溶的溶剂中,再在室温下滴加适量的难溶的溶剂,直至溶液微呈浑浊,并将此溶液微微加温,使溶液完全澄清后放置。结晶过程中,一般是溶液浓度高,降温快,析出结晶的速度也快些。但是其结晶的颗粒较小,杂质也可能多些。有时溶液太浓,黏度大反而不易结晶。如果溶液浓度适当,温度慢慢降低,有可能析出纯度较高的结晶。有的化合物其结晶的形成需要较长的时间,有时需放置数天或更长的时间。

在制备结晶时,最好在形成一批结晶后,立即倾出上层溶液,然后溶液再放置以得到第二批结晶。晶态物质可以用溶剂溶解再次结晶精制,这种方法称为重结晶法。结晶经重结晶后所得各部分母液,再经处理又可分别得到第二批、第三批结晶,这种方法则称为分步结晶法或分级结晶法。

结晶的形状很多,常见的为针状、柱状、棱柱状、板状、片状、方晶、粒状、簇状等。结晶的形状随结晶的条件不同而异。每种化合物的结晶都有一定的结晶形状、色泽、熔点和熔距,这是非结晶物质所没有的物理性质。一般单体纯化合物结晶的熔距在 0.5℃左右,但由于晶体结构的原因可允许在 1～2℃内,如果熔距较长则表示化合物不纯。

（四）经典色谱法

色谱法(chromatography)是利用混合样品中各成分在固定相和流动相中不同的平衡分配系数进行分离的方法,是中药化学成分分离中最常应用的分离法。色谱分离所用的固定相与流动相互不相溶。固定相只能是固体或液体,流动相只能是液体或气体。以气体为流动相的称为气相色谱,液体为流动相的称为液相色谱。也可以根据色谱过程的机制进行分类。利用吸附剂表面对不同组分吸附性能的差异来达到分离的目的,称吸附色谱。利用不同组分在固定相和流动相之间的分配系数不同而分离的,称分配色谱。利用分子大小不同而阻滞作用不同进行分离的,称排阻色谱。利用不同组分对离子交换剂亲和力不同进行分离的,称离子交换色谱。根据载体及操作条件的不同,又可分为纸色谱、薄层色谱、柱色谱等。另外,根据固定相和流动相的相对极性大小,又可分为正相色谱和反相色谱。

1. 吸附色谱法　吸附色谱法(absorption chromatography)是使用最为广泛的一种色谱方法,可采用薄层色谱、柱色谱等操作方法进行。吸附剂的吸附作用主要通过氢键、络合作用、静电引力、范德华力等而产生。色谱分离时吸附作用的强弱与吸附剂的吸附能力、被吸附成分的性质和流动相的性质有关。色谱的操作过程中,当流动相流经固定相时,化合物连续不断地发生吸附和解吸附,由于结构不同化合物发生吸附和解析附的强弱不同,从而使混合物中各成分相互分离。

(1)吸附剂

1)硅胶:正相色谱硅胶为一多孔性物质,可用通式 $SiO_2 \cdot xH_2O$ 表示。它具有多孔性的硅氧环(—Si—O—Si—)的交链结构,其骨架表面的硅醇基(—SiOH)能通过氢键与极性或不饱和分子相互作用。硅胶的吸附性能取决于硅胶中硅醇基的数目及含水量。随着水分的增加,吸附能力降低。若吸水量超过 17%,吸附力极弱,不能用做吸附色谱,只可用于分配色谱的载体。当硅胶加热到 100 ~ 110℃ 时,其表面所吸附的水分能可逆地被除去,因此当用硅胶作吸附剂时,一般需加热活化,但活化温度不宜过高,以防止硅胶表面的硅醇基脱水缩合转变为硅氧烷结构而失去吸附能力。通常以活化温度 105℃、活化时间 30 分钟为宜。在大多数制备型液相色谱分离中常采用硅胶,主要在于其价格低廉,可供选择的溶剂种类多,样品损耗少,分离后溶剂易于除去且分离速度快。

硅胶色谱适用范围广,能用于非极性化合物也能用于极性化合物,尤其适用于中性或酸性成分如挥发油、萜类、甾体、生物碱、苷类、蒽醌类、酚性化合物等的分离。

2)氧化铝:氧化铝是一种常用的吸附能力较强的极性吸附剂,是由氢氧化铝直接在高温下(约 600℃)脱水制得,其吸附作用与暴露在表面的铝离子、Al-O 键或者其他阳离子有关。

色谱用氧化铝有碱性、中性和酸性 3 种。碱性氧化铝由于氧化铝的颗粒表面常含有少量的碳酸钠等成分而带有微碱性,适于分离中药中的碱性成分如生物碱,但不宜用于醛、酮、酯和内酯等类型化合物的分离,因为有时碱性氧化铝可与上述成分发生反应,如异构化、氧化和消除反应等。用水洗除去氧化铝中的碱性杂质,再活化即得中性氧化铝,中性氧化铝可用于碱性或中性成分的分离,但不适合酸性成分的分离。用稀硝酸或稀盐酸处理氧化铝,可中和氧化铝中的碱性杂质,并使氧化铝颗粒表面带有 NO_3^- 或 Cl^- 等阴离子,从而具有离子交换剂的性质,这种氧化铝称为酸性氧化铝,适于酸性成分如有机酸、氨基酸的分离。

目前除了分离生物碱等碱性成分外,很少用氧化铝色谱,基本上被硅胶色谱所取代,但氧化铝对树脂、叶绿素及其他杂质的吸附能力较强,常用以提取物的预处理,去除杂质,便于以后的分离与纯化。

3）活性炭：活性炭是一种非极性吸附剂，其吸附能力与硅胶、氧化铝相反，对非极性成分具有较强的亲和力，主要用来分离水溶性成分。对中药中的某些苷类、糖类及氨基酸等成分具有一定的分离效果。由于它容易获得，价格便宜，因此适用于大量制备型分离。

活性炭对芳香族化合物的吸附力大于对脂肪族化合物；对大分子化合物的吸附力大于对小分子化合物，可以利用这些吸附性能的差别，将水溶性芳香族化合物与脂肪族化合物、氨基酸与肽、单糖与多糖分开。活性炭的吸附作用在水溶液中最强，在有机溶剂中较弱。例如，用水-乙醇溶剂系统进行洗脱时，随乙醇浓度的递增而洗脱力增加，即洗脱剂的洗脱能力随着溶剂的极性降低而增强。

4）聚酰胺：聚酰胺是通过酰胺键聚合而成的一类高分子化合物，分子中含有丰富的酰胺基，其分离作用是由于其酰胺键（—CO—NH—）与酚类、酸类、醌类、硝基化合物等形成氢键的数目不同、强度不同，因而对这些化合物产生不同强度的吸附作用，与不能形成氢键的化合物分离。化合物分子中酚羟基数目越多，则吸附力越强。芳香核、共轭双键多的吸附力也较大。易形成分子内氢键的化合物，会使化合物的吸附力减小。主要用于中药中的黄酮、蒽醌、酚类、有机酸、鞣质等成分的分离。从聚酰胺柱上洗脱被吸附的化合物是通过一种溶剂分子取代酚性化合物来完成的，即以一种新的氢键代替原有氢键的脱吸附而完成。通常洗脱剂是在水中递增甲醇或乙醇的含量。如黄酮苷元与苷的分离，当用稀醇作洗脱剂时，黄酮苷比其苷元先洗脱下来，而非极性溶剂洗脱其结果恰恰相反，当用三氯甲烷-甲醇为流动相时，黄酮苷元比苷先洗脱下来，这表明聚酰胺具有"双重色谱"的性能。因为聚酰胺分子中既有非极性的脂肪键，又有极性的酰胺基团，当用含水极性溶剂为流动相时，聚酰胺作为非极性固定相，其色谱行为类似反相色谱，所以黄酮苷比苷元容易洗脱。当用非极性三氯甲烷-甲醇为流动相时，聚酰胺则作为极性固定相，其色谱行为类似正相色谱，所以苷元比其苷容易洗脱，故聚酰胺除了上述化合物外也可用于分离萜类、甾体、生物碱及糖类。

（2）洗脱剂和展开剂：在吸附色谱中，除气相色谱外，流动相均为液体，在柱色谱中，流动相习惯上称为洗脱剂，而在薄层色谱中，流动相通常被称为展开剂。层析过程中溶剂的选择，对组分分离效果影响极大。洗脱剂和展开剂由单一溶剂或混合溶剂组成。洗脱剂的选择，需根据被分离物质的性质与所选用的吸附剂性质这两者结合起来加以考虑。对用极性吸附剂的色谱（正相色谱）而言，通常是被分离的成分极性越大，吸附作用越强；而对洗脱剂而言，极性越大洗脱能力越强。

常用的单一溶剂洗脱能力由小到大排列顺序为：

石油醚＜环己烷＜二氯甲烷＜三氯甲烷＜乙酸乙酯＜正丁醇＜丙酮＜乙醇＜甲醇＜水。以上顺序仅适用于极性吸附剂的正相色谱，如硅胶、氧化铝。对非极性吸附剂，如活性炭，则正好与上述顺序相反。

在用极性吸附剂（如硅胶、氧化铝）进行正相柱色谱时，洗脱剂的选择和化合物的洗脱顺序遵循以下规律：

当被分离成分为弱极性物质时，采用正相色谱，常选用吸附作用强的吸附剂，极性小的溶剂为洗脱剂，在洗脱过程中，极性小的化合物被先洗脱下来，极性大的化合物后被洗脱下来。当被分离的成分为强极性物质时，则采用反相色谱，选用吸附作用弱的吸附剂，极性大的溶剂为洗脱剂，洗脱时极性大的化合物先被洗脱下来，极性小的化合物后被洗脱下来。

聚酰胺色谱作为一种以氢键吸附为主的吸附色谱,其常用的洗脱剂的洗脱能力由小到大的顺序为:

水 < 甲醇或乙醇 < 丙酮 < 稀氢氧化钠水溶液或氨水 < 甲酰胺 < 二甲基甲酰胺 < 尿素水溶液。

在柱色谱分离过程中,以单一溶剂为洗脱剂时,组成简单,分离重现性好,但往往分离效果不佳。所以,在实际工作中常常采用二元、三元或多元溶剂系统作洗脱剂。在多元流动相中不同的溶剂起不同的作用。一般比例大的溶剂往往起到溶解样品和分离的作用,占比例小的溶剂则起到改善 R_f 值的作用,有时在分离酸性或碱性成分时还需加入少量的酸或碱以使被分离的某些极性物质的斑点集中,改善拖尾现象,提高分离程度。也可以在整个洗脱过程中,由小极性溶剂开始,逐渐增大洗脱剂的极性,使吸附在层析柱上的各组分逐个被洗脱。这种极性的增大是一个缓慢的过程,称为梯度洗脱,如果极性增大过快(梯度太大),就不能获得满意的分离效果。

2. 离子交换色谱法　离子交换色谱法(ion exchange chromatography)是利用各种离子性化学成分与离子交换树脂等进行离子交换反应时,因交换平衡的差异或亲和力差异而达到分离的一种分离方法。

该方法以离子交换树脂为固定相,用水或与水混合的溶剂为流动相,在流动相中存在的离子性成分与树脂进行离子交换反应而被吸附。离子交换色谱法主要适合离子性化合物的分离,如生物碱、有机酸、氨基酸、肽类和黄酮类成分。化合物与离子交换树脂进行离子交换反应的能力强弱,主要取决于化合物解离度的大小和带电荷的多少等因素,化合物解离度大(酸性或碱性强),则易交换在树脂上,而较难被洗脱下来。因此,当具不同解离度成分的混合物被交换在树脂上,解离度小的化合物先于解离度大的化合物被洗脱,由此实现分离。

(1)离子交换树脂的类型:离子交换树脂是一种不溶、不熔的高分子化合物,外形为球形颗粒,不溶于水但可在水中膨胀。离子交换树脂由母核部分和离子交换部分组成。母核部分是苯乙烯通过二乙烯苯交联而成的大分子网状结构。网孔大小用交联度表示(即加入交联剂的百分数)。交联度越大,则网孔越小,越紧密,在水中膨胀越小;反之亦然。不同交联度适于分离不同大小的分子。骨架上带有能解离的基团作为交换离子。根据交换离子的不同可将其分为阳离子交换树脂和阴离子交换树脂。

阳离子交换树脂　强酸型—SO_3H
　　　　　　　　弱酸型—$COOH$
阴离子交换树脂　强碱型—$N(CH_3)_3X$
　　　　　　　　　　　—$N(CH_3)_2(C_2H_4OH)X$
　　　　　　　　弱碱型—NR_2
　　　　　　　　　　　—NHR
　　　　　　　　　　　—NH_2

根据上述原理可采用不同型号的离子交换树脂,将中药中在水中具有一定溶解度的酸、碱与两性成分分开。中药中的生物碱,特别是水溶性生物碱可用阳离子交换树脂分离与纯化。

(2)离子交换树脂的选择:离子交换树脂对交换化合物来说,主要取决于化合物

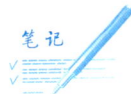

255

的解离离子的电荷、半径及酸碱性的强弱。在离子交换树脂中,强酸型和强碱型的应用范围最广,常可用于中药中氨基酸、肽类、生物碱、有机酸、酚类等的分离纯化。

1)被分离的物质为生物碱阳离子时,选用阳离子交换树脂;为有机酸阴离子时,选用阴离子交换树脂。

2)被分离的离子吸附性强(交换能力强),选用弱酸或弱碱型离子交换树脂,如用强酸或强碱型树脂,则由于吸附力过强而较难洗脱;被分离的离子吸附性弱,应选用强酸或强碱型离子交换树脂,如用弱酸或弱碱型离子交换树脂则不能很好地交换或交换不完全。

3)被分离物质分子量大,选用低交联度的树脂;分子量小,选用高交联度的树脂。如分离生物碱、大分子有机酸、多肽类,采用2%~4%交联度的树脂为宜。分离氨基酸或小分子肽(二肽或三肽),则以8%交联度的树脂为宜。制备无离子水或分离无机成分,需用16%交联度的树脂。只要不影响分离的完成,一般尽量采用高交联度的树脂。

4)作分离色谱用的离子交换树脂颗粒要求较细,一般用200目左右;作提取离子性成分用的树脂,粒度可较粗,可用100目左右;制备无离子水用的树脂可用16~60目。但无论作什么用途,都应选用交换容量大的树脂。

(3)洗脱剂的选择 由于水是优良的溶剂并具有电离性,因此,大多数离子交换树脂色谱都选用水为洗脱剂,有时亦采用水-甲醇混合溶剂。为了获得最佳的洗脱效果,经常需用竞争的溶剂离子,并同时保持恒定的溶剂pH值。为此,经常采用各种不同离子浓度的含水缓冲溶液。如在阳离子交换树脂中,常用醋酸、枸橼酸、磷酸缓冲液;在阴离子交换树脂中,则应用氨水、吡啶等缓冲液;对复杂的多组分则可采用梯度洗脱方法,即有规律地随时间而改变溶剂的性质,如pH、离子强度等。如分离生物碱时,可用强酸型树脂,以氨水或氨性乙醇洗脱。

除了离子交换树脂外,还可用离子交换纤维和离子交换凝胶来进行分离。离子交换纤维和离子交换凝胶是在纤维素或葡聚糖等大分子的羟基上,通过化学反应引入能释放或吸收离子的基团制得的,如二乙氨乙基纤维素(DEAE-Cellu-lose)、羧甲基纤维素(CM-Sellulose)、二乙氨乙基葡聚糖凝胶(DEAE-Sephadex)、羧甲基葡聚糖凝胶(CM-Sephadex)等。这些类型的离子交换剂既有离子交换性质,又有分子筛的作用,对水溶性成分的分离十分有效,主要用于分离纯化蛋白质、多糖等水溶性成分。

3. 大孔树脂吸附法 大孔树脂吸附法是利用化合物与大孔树脂吸附力的不同及化合物分子量大小的不同,在大孔树脂上经溶剂洗脱而达到分离的方法。

大孔树脂(macroreticular resin)是一种不含交换基团的、具有大孔结构的高分子吸附剂,也是一种亲脂性物质。一般为白色球形颗粒状,粒度多为20~60目。大孔树脂色谱是吸附和分子筛原理相结合的色谱方法,其吸附力以分子间范德华力为主,其分子筛作用是由于其多孔性结构所决定。大孔树脂具有各种不同的表面性质,如疏水性的聚苯乙烯,可以有效地吸附具有不同化学性质的各种类型化合物。这种吸附的特点是解吸容易。

大孔吸附树脂在20世纪70年代末开始应用于中药化学成分的提取与分离。大孔树脂根据孔径、比表面积和树脂结构可分为许多型号,如D-101、DA-201、MD-05271、GDX-105、CAD-4、AB-8、NKA-9、NKA-12、X-5型及SIP系列等。以聚苯乙烯为核心的大孔树脂属于非极性大孔树脂,能吸附非极性化合物;以极性物质为核心的大孔树脂属于极性大孔树脂,能吸附极性化合物。在应用中,可根据实际要求和化合物性质选择合适的树脂型号和分离条件。

在操作时须注意以下几方面因素的影响,以取得满意的分离效果。

(1)化合物极性的大小:极性较大的化合物一般适于在极性大的大孔树脂上分离,而极性小的化合物则适于在极性小的大孔树脂上分离。

(2)化合物体积的大小:在一定条件下,化合物体积越大,吸附力越强。通常分子体积较大的化合物选择较大孔径的树脂,在合适的孔径情况下,比表面积越大,分离效果越好。

(3)溶液的 pH 值:一般情况下,酸性化合物在适当的酸性溶液中充分被吸附,碱性化合物在适当碱性溶液中较好地被吸附,中性化合物可在近中性的溶液中被较充分地吸附。根据化合物结构特点改变溶液 pH 值,可使分离工作达到理想效果。

大孔吸附树脂具有选择性好、机械强度高、再生处理方便、吸附速度快等优点,适用于从水溶液中分离低极性或非极性化合物,组分间极性差别越大,分离效果越好。大孔树脂用于中药化学成分的分离时,通常用中药提取物的水溶液通过大孔树脂后,一般依次用水、低浓度含水甲醇、乙醇或丙酮洗脱,最后用浓醇或丙酮洗脱,可获得若干有效部位,是中药新药研究中制备有效部位常用的方法。在分离的开始阶段,先将高极性样品通过聚合物担体可很好地除去其中的亲水性杂质(氨基酸、碳水化合物等)。也可根据吸附力的强弱选用不同的洗脱剂。对非极性大孔树脂来说,洗脱剂极性越小,洗脱能力越强;而对于极性大孔树脂来说,则洗脱剂极性越大,洗脱能力越强。根据实际情况,可采用不同极性梯度的洗脱液分别洗脱不同组分。典型的系统分离单体化合物的过程可先采用大孔树脂色谱,然后再进行硅胶色谱、反相色谱及凝胶过滤色谱等。

大孔树脂的再生处理比较方便,再生时用甲醇或乙醇浸泡洗涤即可,必要时可用 1mol/L 盐酸和 1mol/L 氢氧化钠液依次浸泡,然后用蒸馏水洗至中性,浸泡在甲醇或乙醇中备用,使用前用蒸馏水洗涤除尽醇即可应用。

4. 凝胶色谱法　凝胶色谱法(gel filtration chromatography,GFC)是一种以凝胶为固定相的液相色谱方法。所用的固定相凝胶为具有许多孔隙的立体网状结构的高分子多聚体,有分子筛的性质,而且孔隙大小有一定的范围。它们呈理化惰性,大多具有极性基团,能吸收大量水分或其他极性溶剂。将凝胶颗粒在适宜的溶剂中浸泡,使其充分溶胀,然后装入色谱柱中,将样品溶液上样后,再用洗脱剂洗脱。由于凝胶颗粒膨胀后形成的骨架中有许多一定大小的孔隙,当混合物溶液通过凝胶柱时,比孔隙小的分子可以自由进入凝胶内部,而比孔隙大的分子只能在凝胶颗粒的间隙移动,并随洗脱剂从柱底先行流出,因此在移动速度方面就发生了差异。这样经过一段时间洗脱后,混合物中的各成分就能按分子由大到小顺序先后流出并得到分离。这种方法在蛋白质及多糖等大分子化合物的分离中应用较普遍。

凝胶色谱法是 20 世纪 60 年代发展起来的一种分离分析技术,在中药化学成分的研究中,凝胶色谱主要用于蛋白质、酶、多肽、氨基酸、多糖、苷类、甾体以及某些黄酮、生物碱的分离。

商品凝胶的种类很多,可分为亲水性凝胶和疏水性凝胶。不同种类凝胶的性质和

笔记

应用范围有所不同,常用的有葡聚糖凝胶(Sephadex G)和羟丙基葡聚糖凝胶(Sephadex LH-20)。

(1)葡聚糖凝胶:葡聚糖凝胶(Sephadex G)是由葡聚糖和甘油基通过醚键(-O-CH$_2$-CHOH-CH$_2$-O-)相交联而成的多孔性网状结构物质。由于其分子内含大量羟基而具亲水性,在水中溶胀。凝胶颗粒网孔大小取决于制备时所用交联剂的数量及反应条件。交联结构直接影响凝胶网状结构中孔隙的大小,加入交联剂越多,交联度越高,网状结构越紧密,孔径越小,吸水膨胀也越小;交联度越低,则网状结构越稀疏,孔径就大,吸水膨胀也越大。商品型号即按交联度大小分类,并以吸水量(每克干凝胶吸水量×10)来表示,如 Sephadex G-25,表示该凝胶吸水量为 2.5ml/g,Sephadex G-75 的吸水量为 7.5ml/g。SephadexG 系列的凝胶只适于在水中应用,不同规格的凝胶适于分离不同分子量的物质。

(2)羟丙基葡聚糖凝胶:羟丙基葡聚糖凝胶(Sephadex LH-20)是在 Sephadex G-25 分子中的羟基上引入羟丙基而成醚键(—OH→—OCH$_2$CH$_2$CH$_2$OH)结合而成的多孔性网状结构物质。虽然分子中羟基总数未改变,但非极性烃基部分所占比例相对增加了,因此,这种凝胶既有亲水性又有亲脂性,不仅可在水中应用,也可在多种有机溶剂中膨胀后应用。它所用的洗脱剂范围也较广,可以是含水的醇类,如甲醇、乙醇等,也可使用单一有机溶剂,如甲醇、二甲基甲酰胺、三氯甲烷等,还可使用混合溶剂,如三氯甲烷与甲醇的混合液,在极性与非极性溶剂组成的混合溶剂中常常起到反相分配层析的效果,适于不同类型化合物的分离。还可在洗脱过程中改变溶剂组成,类似梯度洗脱,以达到较好的分离效果。

Sephadex LH-20 凝胶过滤可用于多种中药化学成分的分离,如黄酮类、生物碱、有机酸、香豆素等。不仅可作为一种有效的初步分离手段,还可被用于最后的分离工作,以除去最后微量的固体杂质、盐类或其他外来的物质。当纯化合物的量很少时,可在分离的最后阶段使用 Sephadex LH-20 凝胶过滤法,以减少样品损失。从产业化角度来说,它具有重复性好、纯度高、易于放大、易于自动化等优点。所以在中药现代化进程中起到重要作用。使用过的 Sephadex LH-20 可以反复再生使用,而且柱子的洗脱过程往往就是凝胶的再生过程。短期不用时,可以水洗,然后用不同梯度的醇洗(醇的浓度逐步增加),最后醇洗,放入装有醇的磨口瓶中保存。如长期不用时,可以在上述处理的基础上,减压抽干,再用少量乙醚洗净抽干,室温挥干乙醚后,可以在 60~80℃干燥后保存。

除上述两种凝胶外,在葡聚糖凝胶分子上可引入各种离子交换基团,使凝胶具有离子交换剂的性能,同时仍保持凝胶的一些特点。如羧甲基交联葡聚糖凝胶(CM-Sephadex)、二乙氨基乙基交联葡聚糖凝胶(DEAE-Sephadex)、磺丙基交联葡聚糖凝胶(SP-Sephadex)、苯胺乙基交联葡聚糖凝胶(QAE-Sephadex)等。

此外,商品凝胶还有丙烯酰胺凝胶(Sephacrylose,商品名 Bio-Gel P)、琼脂糖凝胶(Sepharose,商品名 Bio-Gel A)等,都适用于分离水溶性大分子化合物。

5. 分配色谱法　分配色谱法(partition chromatography)是指以液体作为固定相和流动相的液相色谱法。其原理是利用混合物中各成分在固定相和流动相两种不相混溶的液体之间作连续分配,由于各成分在两相间的分配系数不同,从而达到相互分离的目的。色谱分离时,将作为固定相的溶剂吸附于某种惰性固体物质的表面,这些惰性固体物质主要起到支持和固定溶剂的作用,称为支持剂或载体。而被载体吸附着的溶剂称为固定相。

当与固定相不相混溶的流动相流经载体时,因被分离的各成分在两相之间的分配系数不同,随着流动相移动的速率也不一样,易溶于流动相的成分移动快,不易溶于流动相的成分移动慢,从而得以分离。

若固定相的极性大于流动相的极性,称为正相分配色谱;若固定相的极性小于流动相的极性,则称为反相分配色谱。分配色谱法通常可使用柱色谱、薄层色谱、纸色谱等操作方法。

(1)载体:常用的载体有硅胶、硅藻土、纤维素粉等。这些物质能吸收其本身重量50%～100%的水而仍呈粉末状,涂膜或装柱时操作简便,作为分配色谱载体效果较好。如含水量在17%以上硅胶因失去了吸附作用,可作为分配色谱的载体,是使用最多的一种分配色谱载体。纸色谱是以滤纸的纤维素为载体,滤纸上吸着的水分为固定相的一种特殊分配色谱。

(2)固定相与流动相:在分配色谱中,由于固定相和流动相均为液体,选用的溶剂应该是互不相溶的;两者极性应有较大的差异;被分离物质在固定相中的溶解度应适当大于其在流动相中的溶解度。

在实际操作中为了提高固定相的稳定性,一般使用键合固定相材料,如常用的反相硅胶分配色谱填料系将普通硅胶经下列方式化学修饰,键合上长度不同的烃基(R),在载体硅胶上形成一层亲油性表面。硅胶表面的硅羟基能与烃基如乙基($—C_2H_5$)、辛基($—C_8H_{17}$)和十八烷基硅烷($—C_{18}H_{37}$)键合,在键合相硅胶中,以十八烷基硅烷(ODS,octadecane silicane)即 C_{18} 反相硅胶应用最为普遍,适用于极性及非极性化合物的分离。在利用键合相硅胶进行反相色谱时,流动相常用甲醇-水、乙醇-水或乙腈-水。这类吸附剂具有减少样品不可逆吸附等优点。正相分配色谱常用的固定相有氰基与氨基键合相,主要用于分离极性及中等极性的化合物。

(五)分馏法

分馏法是利用液体混合物中各组分沸点的差别,通过反复蒸馏来分离液体成分的方法。分馏法通常分为常压分馏、减压分馏、分子蒸馏等。在中药化学成分研究中,分馏法主要用于挥发油和一些液体生物碱的分离。液体混合物中所含的每种成分都有各自固定的沸点,在一定的温度下,都有一定的饱和蒸气压。沸点越低,则该成分的蒸气压越大,即挥发性越大。当溶液受热气化后,并且呈气－液两相平衡时,沸点低的成分在蒸气中的分压高,因而在气相中的相对含量较液相中的大,即在气相中含较多低沸点成分,而在液相中含有较多的高沸点成分。经过一次理想的蒸馏后(即气液两相达到平衡),馏出液中沸点低的成分含量提高,而沸点高的成分的含量降低。如果把馏出液再进行一次蒸馏,沸点低的成分含量又进一步增加,如此经过多次反复蒸馏,就可将混和物中各成分分开。这种多次反复蒸馏而使混合物分离的过程称为分馏。一般是通过分馏柱进行分离,可以在一支分馏柱中完成这种多次蒸馏的复杂过程。

在分离液体混合物时,如液体混合物各成分沸点相差100℃以上,则可以不用分馏柱,如相差25℃以下,则需采用分馏柱,沸点相差越小,则需要的分馏装置愈精细,分馏柱也越长。若液体混合物能生成恒沸混合物或所含化学成分较复杂,且有些成分

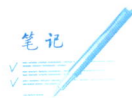

沸点相差很小,用分馏法很难得到单体,须配合其他分离方法如色谱法进一步分离才能得到单体。另外,用分馏法分离挥发油时,由于挥发油中各成分沸点较高(常在150℃以上),并且有些成分在受热下易发生化学变化,因而通常需在减压下进行操作。

分子蒸馏是一种在高真空度条件下进行分离操作的连续蒸馏过程。由于待分离组分在远低于常压沸点的温度下挥发,以及各组分在受热情况下停留时间很短(约0.1~1秒),因此该方法是分离中药化学成分最温和的蒸馏方法,适合于高沸点、黏度大和热敏性化学成分的分离。

(六)盐析法

盐析法是在中药的水提取液中加入无机盐至一定的浓度,或达到饱和状态,可使某些成分由于溶解度降低而沉淀析出,或用有机溶剂萃取出来,从而与水溶性较大的杂质分离。常用的无机盐有 $NaCl$、Na_2SO_4、$MgSO_4$、$(NH_4)_2SO_4$ 等。如从三棵针中分离小檗碱。有些水溶性较大的成分如麻黄碱、苦参碱,在分离时,常先在水提取液中加一定量的食盐,再用有机溶剂提取。

(七)透析法

透析法是利用小分子物质在溶液中可通过半透膜,而大分子物质不能通过半透膜的性质达到分离的方法。如对中药中的皂苷、蛋白质、多肽、多糖等物质进行分离和纯化时,可用透析法以除去无机盐、单糖、双糖等杂质。反之也可将大分子的杂质留在半透膜内,而将小分子的物质通过半透膜进入膜外溶液中而加以分离精制。透析是否成功与透析膜的规格紧密相关,透析膜的膜孔有大有小,要根据所要分离成分的具体情况而选择。透析膜有动物性膜、火棉胶膜、羊皮纸膜(硫酸纸膜)、蛋白质胶膜、玻璃纸膜等。通常多用市售的玻璃纸或动物性半透膜扎成袋状,外面用尼龙网袋加以保护,小心加入欲透析的样品溶液,悬挂在清水容器中。经常更换清水使透析膜内外溶液的浓度差加大,必要时适当加热并加以搅拌,以利于加快透析速度。透析是否完全,须取透析膜内溶液进行定性反应检查。

三、现代分离方法

经典的色谱分离技术虽然不需要专门的设备,但分离效率往往较低。近年来,各种现代分离技术越来越多地应用于中药化学成分的制备分离和纯化中。如加压或减压液相色谱法、超滤法、液滴逆流色谱法等。液相色谱法中的制备型加压液相色谱应用更为广泛。制备型加压液相色谱有别于靠重力驱动的常压柱色谱分离,是利用各种装置施加压力进行的液相色谱,压力可高达100bar。加压液相色谱中可允许在分离过程中使用颗粒度更小的吸附剂,从而获得更高的分辨率。另外,还可加快洗脱剂的流速,缩短分离时间,以避免敏感化合物因长时间的常压色谱分离而发生转变。根据分离中所用压力的大小可把制备型柱色谱区分为快速色谱(约2bar)、低压液相色谱(<5bar),中压液相色谱(5~20bar)及高压液相色谱(>20bar),低压、中压与高压液相色谱的压力范围之间会存在一定交叠,只是为了区分方便,才分成这样三类。分离中所用色谱柱及固定相颗粒的大小需根据分离的难易程度而定。一般对于难以分离的样品,应采用小颗粒的固定相及稍长的色谱柱,分离所需压力也会加大,见表12-2。尤其是近年来高压液相色谱的应用,对中药化学成分的分离纯化起到了推进作用。

表 12-2　几种色谱填充剂粒径和压力的比较

色谱方法	填充剂颗粒直径	压力
常规柱色谱	$100 \sim 200 \mu m$	常压
低压柱色谱	$50 \sim 75 \mu m$	$0.5 \sim 5 \times 10^5 Pa$
中压柱色谱	$50 \sim 75 \mu m$	$5 \sim 20 \times 10^5 Pa$
高效液相色谱	$5 \sim 20 \mu m$	$> 20 \times 10^5 Pa$

（一）高效液相色谱法

高效液相色谱（high performance liquid chromatography，HPLC）是在经典的常规柱色谱的基础上发展起来的一种新型快速分离分析技术，其分离原理与常规柱色谱相同，包括吸附色谱、分配色谱、凝胶色谱、离子交换色谱等多种方法。高效液相色谱采用了粒度范围较窄的微粒型填充剂（颗粒直径 $5 \sim 20 \mu m$）和高压匀浆装柱技术，洗脱剂由高压输液泵压入柱内，并配有高灵敏度的检测器和自动描记及收集装置，从而使它在分离速度和分离效能等方面远远超过常规柱色谱，具有高效化、高速化和自动化的特点。在制备型高压液相色谱系统中色谱柱内装填的粒度范围较窄，通常为 $5 \sim 30 \mu m$，为了使流动相流出，需采用较高的压力，系统的复杂性和成本增大，但分辨率得到了较大的提高。

在许多中药化学成分的分离工作中，需要从大量的粗提物中分离出微量成分，制备型的高效液相色谱可用于分离制备纯度较高的样品，因而在中药化学成分的分离方面已占有越来越重要的地位。通常是在分离的最后阶段采用高压液相色谱纯化化合物。制备型高压液相色谱分离大多采用恒定的洗脱剂条件，这样可减少操作中可能出现的问题。然而，对于那些难分离的样品，有时也需在分离过程中采用梯度洗脱方式。

色谱柱是制备型加压液相色谱的关键部位，常使用键合固定相材料，即反相色谱。反相色谱柱适用于分离强极性和（或）水溶性化合物。皂苷类成分常具有复杂且非常相近的结构，用其他分离方法很难将其纯化，许多分离工作的最后阶段都采用了制备型的反相高压液相色谱。反相硅胶也适用于中等极性化合物的分离，且往往分离效果比正相好。因此，在所有高压液相色谱分离工作中，约有 95% 使用的是 C_{18} 反相硅胶。反相色谱一般采用甲醇、乙醇、甲醇-水、乙腈-水等作流动相。

样品在上样于制备型色谱柱上之前，首先要溶解。溶解样品的溶剂，尽可能用流动相，但应该注意样品在流动相中应有良好的溶解度。也可选用接近流动相组成的溶剂，以便减少样品体积。如果样品体积太大，分辨率就会下降；另一方面，样品溶液也不可以太浓，否则会在柱顶部形成沉淀，最好是在小体积的流动相中溶解较多的样品。进样前需对样品进行过滤，使用能与注射器相连的过滤器可以方便、廉价地除去样品中混有的颗粒状物质，这些颗粒状物质可能损坏高压液相色谱的阀门、阻塞管线或柱子入口端的滤板。样品在柱子上的载量取决于柱体积、填料类型和分离的需要。

绝大多数检测器存在容易饱和的问题，只适用于分析性检测。制备型分离的检测器带有专用的样品槽，允许洗脱液的流速达 $500ml/min$。如带有 $0.05mm$ 长度样品槽

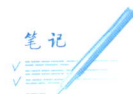

的紫外检测器可承受高达 200ml/min 的洗脱液流速。

常用检测器的类型有紫外检测器、示差检测器,但都有其局限性。示差检测器对温度变化很敏感,对小量物质的检测不理想,且不能采用梯度洗脱。紫外检测器则难以对无紫外吸收的样品进行检测。蒸发光散射检测器(ELSD)是一种通用型的检测器,可检测挥发性低于流动相的任何样品,且不需要样品含有发色基团。

(二)膜分离法

膜分离法(membrane separation)是利用具有一定孔径的多孔滤膜对分子大小不同的化学成分进行筛分而达到相互分离的方法。根据分离的目的不同,可将膜分离法分为微滤、超滤、纳滤三种主要类型。

1. 微滤　采用多孔半透膜,截流 $0.02 \sim 10\mu m$ 的微粒,使溶液通过,使溶液除去悬浮的微粒。一般用作中药有效成分溶液的预处理。

2. 超滤　采用非对称膜或复合膜,截流 $0.001 \sim 0.02\mu m$ 的大分子溶质,一般用作除去溶液中的生物大分子杂质,得到较纯的分子量较小的有效成分溶液。常用于除去黄酮、生物碱、皂苷等中药有效成分提取液中的鞣质、多糖、树胶等大分子杂质。

3. 纳滤　采用复合膜,截流 1nm 以下的分子或高价粒子,一般用作除去溶液中的小分子和低价离子杂质,得到较纯的分子量较大的有效成分溶液。常用于除去皂苷、蛋白质、多肽、多糖等大分子有效成分溶液中的无机盐、单糖、双糖等小分子杂质。

自 20 世纪 90 年代来,膜分离法以其高效、节能和绿色等特点,在中药提取分离中的应用越来越多。其能耗低,分离效率高,可用于热敏性物质分离。中药的化学成分非常复杂,通常含有无机盐、酚类、酮类、皂苷、甾族和萜类化合物以及蛋白质、多糖、淀粉、纤维素等。其相对分子质量从几十到几百万。根据分子质量的差异,可以选择合适的膜,采用膜分离技术除去杂质,富集有效部位或有效成分。

通常可采用超滤法可以除去中药水提液中的相对分子质量大于几万的杂质,如纤维素、黏液质、树胶、果胶、淀粉、鞣质、蛋白质(少数药材除外)、树脂等成分。它们在水提液中多数呈溶解状态,少数以固体微粒形式存在,因此,在超滤前应先采用压滤、离心或静置沉淀等方法,去除大部分结成团块、微粒的物质。然后采用截留分子质量较大的超滤膜除杂质。这种方法对于除蛋白质和多糖成分尤其有效,还能滤除醇沉法不能除去的树脂成分。

对于相对分子质量几千以上的中药成分,采用超滤法浓缩也极其有效。当某些蛋白质、多肽和多糖等是中药的有效成分时,先设法除去更大分子质量的杂质和其他可沉淀成分。然后超滤浓缩,使水分和小分子无效成分、无机盐、单糖等成分透过滤膜而被滤除,从而提高产品的纯度。采用超滤膜分离技术进行浓缩,滤除药液中水分和小分子质量杂质,可达到节省能耗、提高药品纯度的效果。

(三)液滴逆流色谱法

液滴逆流色谱法(droplet counter current chromatography,DCCC)是一种在逆流分配法基础上改进的液-液分配技术。它要求流动相通过固定相时能形成液滴。流动相形成的液滴在细的分配萃取管中与固定相有效地接触、摩擦不断形成新的表面,促进溶质在两相溶剂中分配,使混合物中的各化学成分在互不任意混溶的两相液滴中因分配系数不同而达到分离。该法适用于各种极性较强的中药化学成分的分离,其分离效果往往比逆流分配法好,且不会产生乳化现象。用氮气压驱动流动相,被分离物质不会因遇大气中氧气而氧化。但本法必须选用能生成液滴的溶剂系统,且处理样品量小,并需要有专门设备。

一台典型的 DCCC 仪器,包含 200 至 600 根直立的、小孔径的硅烷化玻璃管柱(其长度为 20~60cm),这些管柱之间用聚四氟乙烯管连接起来,移动相液滴不断地穿过充满固定相的管柱体系,并于尾端收集(图 12-6)。

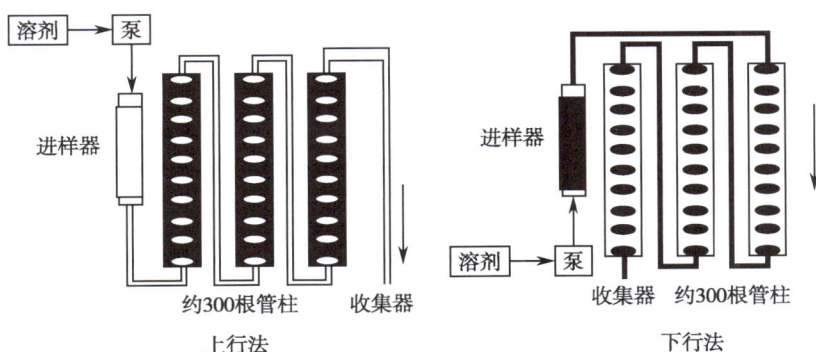

图 12-6　液滴逆流色谱法示意图

实际操作中,首先要选择适合于分离样品的两相溶剂系统,然后取两相中的一相作为固定相充满仪器的整个管柱体系。样品溶于轻相或重相,也可以溶于两相的混合液中,然后注入进样器。此后,将移动相通过进样器连续地泵入第一根管柱中,使样品溶液形成一串液滴进入与之互不混溶的固定相之中。根据所选定的移动相和固定相的轻重情况,决定使液滴按上行法或下行法穿过仪器的管柱体系。因为移动相是以液滴形式穿过管柱的,液滴间的湍流促使溶质在两相之间有效的分配,样品中的各个组分也就在这一过程中按各自不同的分配系数获得有效的分离。液滴的大小和流动性受众多因素的影响,包括管柱的内径尺寸、移动相的流速、引入喷嘴的孔径尺寸、两个液相的比重差异、溶剂的黏度和界面张力等。一般情况下,管柱的内径若小于 1mm 就会出现阻塞现象,也就是说管柱里的溶剂体系会被完全推出。

要达到好的分离效果,溶剂系统的选择是很关键的,因为两相的极性差异很大,所以两相溶剂系统的选择对于合适液滴的形成影响很大。有必要用三元(或四元)的系统来制备两相溶剂,即用附加的第三种溶剂(或第四种溶剂)来调和其他溶剂组分和减缓原始两相的极性差异,实现相似物质的有效分离,增强溶剂系统的选择性。此外,增加的第三种溶剂组分还能调节界面张力和减小黏度。

DCCC 能实现很好的重现性和有效的分离,能够处理毫克至克级的粗提物样品,在酸性和碱性分离条件下都能使用。因为不用固体的分离媒质,不可逆吸附和色谱峰区带展宽的现象均可避免。DCCC 同制备型 HPLC 相比,溶剂消耗量较小,但是分离时间过长且分辨率较低。

(四)高速逆流色谱法

高速逆流色谱法(high speed counter current chromatography,HSCCC)是一种液-液分配色谱方法。该法利用聚氟乙烯螺旋分离柱的方向性和在特定的高速行星式旋转所产生的离心力作用,使无载体支持的固定相稳定地保留在分离柱中,并使样品和流动相单向、低速通过固定相,使互不相溶的两相不断充分的混合,随流动相进入螺旋分离柱的混合物中的各化学成分在两相之间反复分配,按分配系数的不同而逐渐分离,并被依次洗脱。在流动相中分配系数大的化学成分先被洗脱,反之,在固定相中分配系数大的化学成分后被洗脱(图12-7,图12-8)。

高速逆流色谱法由于不需要固体载体,克服了其他液相分配色谱中因为采用固体载体所引起的不可逆吸附消耗、样品的变性污染和色谱峰畸形拖尾等缺点,样品可定量回收,还具有重现性好、分离纯度高和速度较快等特点,适用于皂苷、生物碱、酸性化合物、蛋白质和糖类等化合物的分离和精制工作。

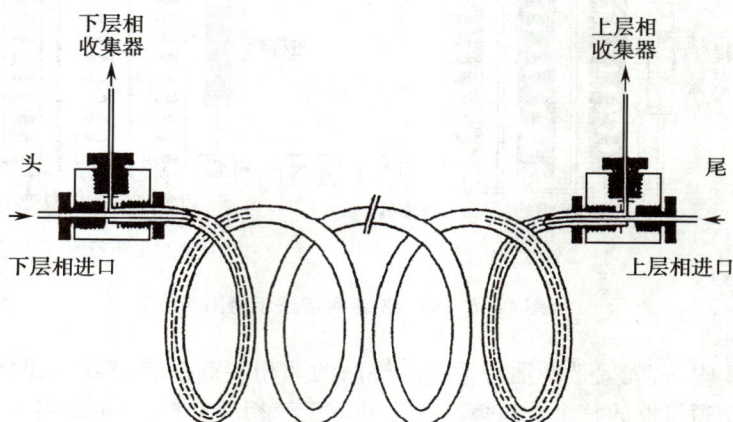

图 12-7　高速逆流色谱法示意图

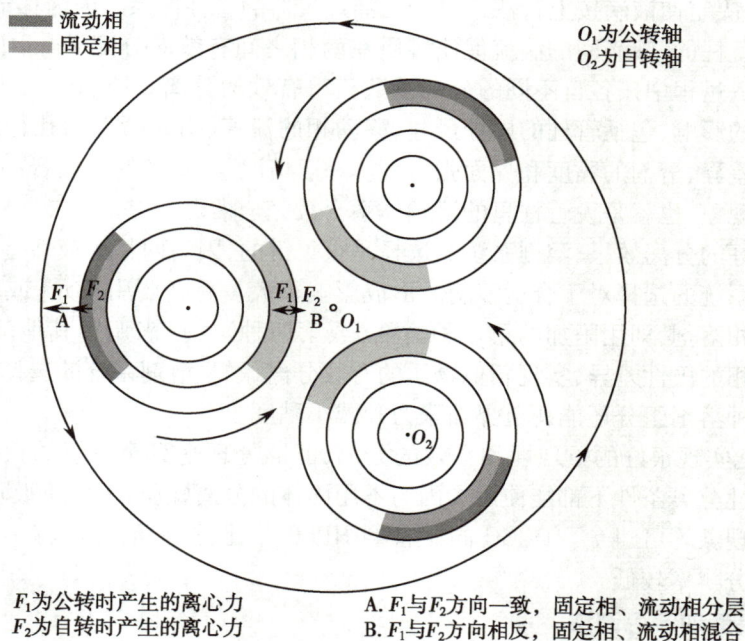

F_1为公转时产生的离心力　　A. F_1与F_2方向一致,固定相、流动相分层
F_2为自转时产生的离心力　　B. F_1与F_2方向相反,固定相、流动相混合

图 12-8　螺旋柱中两相溶剂运动及分配示意图

第三节　中药有效成分的结构修饰

一、概述

人们在长期应用天然药物的实践中,已经研究开发出不少疗效好、毒副作用小的单体药物,用于治疗多种类型疾病,疗效显著。从 1981 年到 2014 年间,世界上有千余种小分子药物用于临床,约 65% 是基于天然药物的有效成分研究开发得到的,在这 65% 的药物中,只有约 7% 直接采用中药或天然药物的有效成分为原料药。在我国,一些中药有效成分活性强、毒副作用小,可以直接从中药中提取分离,批量获得,制成制剂供临床使用,如小檗碱、芦丁、苦参碱等。

多数基于中药或天然药物中有效成分研究开发的小分子药物,都是通过对有效成分的结构修饰而获得的。中药有效成分的结构修饰目的,是为了提高有效成分的活性、降低毒副作用,改善有效成分的吸收、分布、代谢和排泄,提高有效成分化学稳定性或溶解性,消除有效成分不良气味,消除对机体产生刺激性,简化有效成分结构便于合成等,以获得达到药学、药效学、毒理学、药代动力学、工业化生产等要求的候选药物,进而研究开发新药。

通过对中药有效成分进行结构修饰获得的小分子药物很多,如我国学者从中医药古方验方中开发出的抗疟药青蒿素,虽具有很好的抗疟活性,但由于在水和油中的溶解度不好,生物利用度低,影响疗效。通过对青蒿素的结构修饰,成功开发出溶解度好、速效、低毒、生物利用度高、便于临床应用的蒿甲醚、青蒿琥酯等抗疟药物。

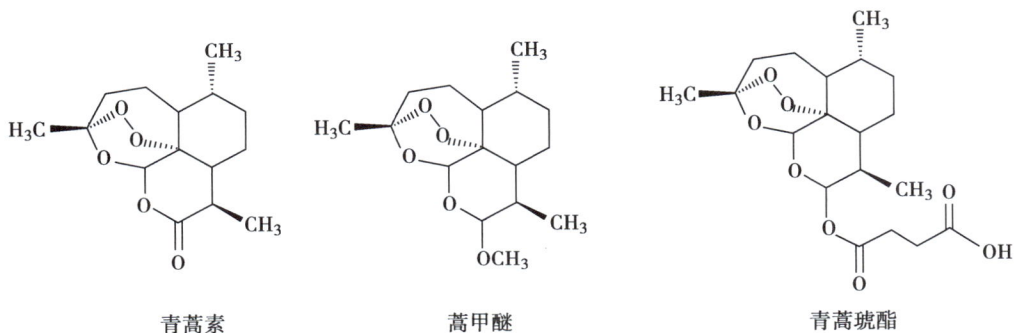

青蒿素　　　　　　　　　蒿甲醚　　　　　　　　　青蒿琥酯

我国学者通过对中药五味子[*Shisandra chinensis*(Turcz.)Baill]中具有降谷丙转氨酶活性的有效成分五味子丙素(schizandrin C)进行了全合成及结构修饰研究,研究开发出了治疗肝炎新药-联苯双酯(dimethyl dicarboxylate biphenyl,DDB)和双环醇(bicy-clo1,商品名:百赛诺)。

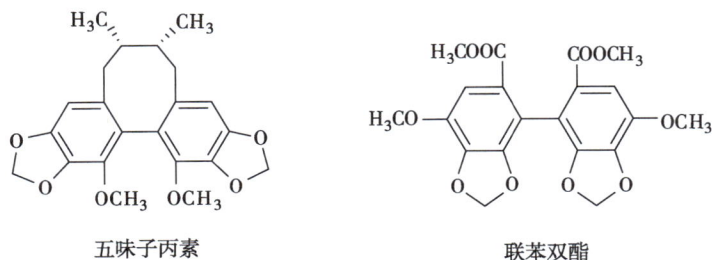

五味子丙素　　　　　　　　　　联苯双酯

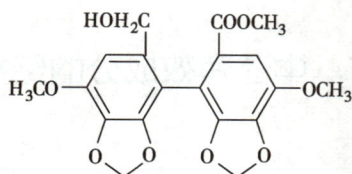

双环醇

从喜树根皮和果实中提取分离出喜树碱（camptothecin，CPT），具有很好的抗肿瘤活性，但对造血系统和泌尿系统等的毒性较大，将喜树碱进行结构修饰，获得抗肿瘤活性更好、毒副作用较小的 10-羟基喜树碱（HCPT）、拓扑替康（topotecan）和依林诺替康（irinotecan），广泛用于治疗肿瘤。

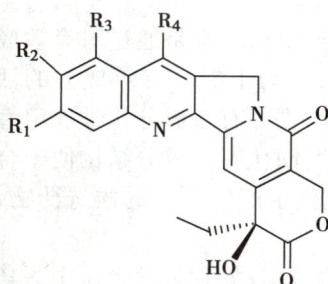

	R_1	R_2	R_3	R_4
喜树碱	H	H	H	H
10-羟基喜树碱	H	OH	H	H
拓扑替康	H	OH	$CH_2N(CH_3)_2$	H
依林诺替康	H		H	C_2H_5

中药是中华民族的瑰宝，我国中药资源十分丰富，为新药研发奠定了良好的基础。实践表明，从中药中发现有效成分，筛选出先导化合物，并对其结构进行修饰，进而研制新药，是一条研制新药的重要途径。

二、中药有效成分结构修饰的准则和方法

中药有效成分的结构修饰是用药物化学的理论和手段改造其化学结构，获得生物活性更高、成药性更好衍生物的一种研究方法。中药有效成分的结构修饰通常指保持中药有效成分的基本化学骨架不变，仅增加、减少或替换不同的原子或基团，合成中药有效成分衍生物的方法称为中药有效成分的结构修饰；而将改变中药有效成分基本化学骨架，使其化学结构产生较大改变合成中药有效成分衍生物方法称为中药有效成分的结构改造。两者之间没有明显的界线，一般统称为中药有效成分的结构修饰。下面介绍一些结构修饰的准则。

（一）准则

以中药有效成分为基础研制创新药物的化学研究工作，可分为先导化合物（lead compound）发现和先导化合物的结构修饰（lead optimization）两个阶段。先导化合物是指具有独特结构且具有一定生理活性的化合物。先导化合物可能因为活性较弱、选择性不太强、药代动力学性质不够好、毒副作用较大等原因，不宜直接作为新药开发，但具有进一步研究开发的价值。从中药和天然药物中发现先导化合物有很多成功的例子，如从青蒿中发现青蒿素，从毛花洋地黄中发现洋地黄毒苷，从萝芙木中发现利血平，从柳树叶中发现水杨酸，从红豆杉中发现紫杉醇等。

在确定了先导化合物后，对先导化合物的化学结构进行结构修饰，寻找符合新药研究开发要求的目标分子作为候选药物（drug candidate），是新药研究开发的物质基

础。候选药物除了具有独特结构、较好生理活性和生物利用度等性质外,还要有较好的类药性。

Lipinski 归纳的"类药 5 规则"(Rule of Five)为:分子量在 500 以下;氢键的给体不超过 5 个,即含 OH 和 NH 的数目不多于 5 个;氢键的接受体不超过 10 个,即 N、O 和 F 原子的总数不多于 10 个;计算的分配系数(正辛醇-水系统)logP 值不超过 5;化合物的柔性不宜过强。

中药先导化合物的结构修饰准则,是人们从大量中药有效成分结构修饰研究工作中总结出的一些经验规律,可用于指导先导化合物结构的修饰工作。

1. 最少修饰准则　设计与先导化合物结构相近的类似物,通过一些简单的反应,如还原、烃基化、甲基化、乙酰化、外消旋体拆分、取代基的变换和电子等排体变换等,在结构仅作微小的变换来进行结构修饰。一般可起到改变先导化合物的生物活性、选择性和毒性等作用。

2. 生物学逻辑准则　即通过先导化合物结构及其生物活性,分析结构与活性之间关系的实验数据,来推测构效关系,指导化合物的结构修饰。

3. 结构逻辑准则　在进行先导化合物的结构修饰与改造时,化合物的电荷间距、E 或 Z 构型、直立键或平伏键取代基的构象等立体电性参数具有重要的意义。当酶或受体结构未知时,应将先导化合物与已知的活性化合物进行结构比较,根据这些化合物被靶点识别的情况,推测出先导化合物化学结构与活性或选择性相关的立体电性参数,以指导先导化合物的结构修饰。

4. 易合成准则　新衍生物的合成往往是一个花费高,用时长的过程,因此,一般优先采用最简单的合成路线对先导化合物进行结构修饰,并优先合成可以买到现成中间体的衍生物。因合成方法简便易行,容易较快地合成先导化合物的衍生物,提高结构修饰的效率。

5. 去除手性中心准则　先导化合物的手性中心往往给全合成或结构修饰增加很大难度。如能去掉手性中心且能保持先导化合物的活性和成药性,可以考虑去掉手性中心。若外消旋体无活性与毒性,没有必要进行单一异构体的拆分。如果一定要涉及手性中心的问题,也可以先合成其消旋体,证实其活性后,再对其单一的异构体进行拆分或合成并进行活性研究。

6. 药理学逻辑准则　药理学研究必须遵照一定准则(量效关系、最佳剂量、对照物参比试验、达峰时间的确定等)。应提供具有相类似活性的对照药品,作为先导化合物活性研究的参照,以证实先导化合物药效的可信度。提高药效研究可信度还可以采用反正推理法。在合成活性化合物的同时,至少要合成一种根据准则研究结果推测为无活性或低活性的化合物,与活性化合物进行对比试验。

(二)方法

先导化合物的结构修饰方法包括有机化学合成法、生物转化法和组合化学等方法。

生物转化法是利用生物体系或其产生的酶对先导化合物进行结构修饰的化学过程。一般反应条件温和,区域选择性和立体选择性都很高,能够进行一些化学合成方法难以进行的反应,获得目标化合物。

组合化学方法是从共同的结构模块出发,选择具有相同功能的多种基团组建模块，通过同种键反应实现的分子多样性，进而通过高通量筛选的方法对其进行构效关系研究，进行先导化合物优化，从而获得目标化合物。

在先导化合物的结构修饰中，有机化学合成法应用十分广泛，以下介绍先导化合物结构修饰中的有机化学合成法。

1. 取代基的改变　在先导化合物的化学结构上增加、减少或变换基团，往往能改变先导化合物的活性、毒性、溶解性、生物利用度等，通过对一系列不同取代基的衍生物合成与活性筛选，寻找选择活性高、成药性好的目标化合物。

（1）生物电子等排体：一些药物设计中常用电子等排体来进行先导化合物的结构修饰。1919 年 Langmuir 最早提出电子等排体（isosteres）的概念，即具有相同的原子数和电子数的原子或分子为电子等排体，如 O^{2-} 和 F^-，Na^+ 和 Mg^{2+} 或 N_2 和 CO。一般电子等排体表现出最大的生物活性相似性。1925 年 Grimm 提出氢化物取代规律，认为原子加氢后，该原子与下一个最大原子数的原子集合体具有相似的性质，互为电子等排体。如—F 与—OH，—NH_2 与—CH_3 互为电子等排体。1925 年 Friedman 扩大了电子等排体的定义，提出生物电子等排体原理（bioisosterism）。生物电子等排体是指一些原子或基团，因外围电子数目相同或排列相似，而产生相似的生物活性，并具有相似的物理或化学性质的分子或基团。Thorber 提出生物等排体的一个更广义定义，即生物等排体是具有相似的物理和化学性质并能产生相似生物效应的基团或分子，见表 12-3。

表 12-3　常用的生物电子等排体

分类	生物电子等排体
一价原子或基团	F，H
	—NH_2，—OH
	—F，—CH_3，—NH_2，H
	—OH，—SH
	—Cl，—Br，—CF_3，—CN
	i-Pr—，t-Bu
二价原子或基团	—CH_2—，—O—，—NH—，—S—，—CONH—，—COO—
	—C＝O，—C＝S，—C＝NH，—C＝C—
三价原子或基团	—CH＝，—N＝，—P＝，—As＝
四价原子或基团	—$\overset{\oplus}{N}$—　—C—　—$\overset{\oplus}{P}$—　—$\overset{+}{As}$—
环内	—CH＝CH—，—S—，—O—，—NH—
	—CH＝，—N＝
环类	
其他	—COOH，—SO_3H，—SO_2NHR

生物电子等排体原理常用于先导化合物结构修饰,是药物设计中优化先导化合物非常有效的方法。它不仅仅是取代先导化合物的某个部分,还可以将复杂的结构简化,便于合成。采用这种方法得到的化合物,往往具有类似的药理活性,也可能产生毒性降低或改善药代动力学性质等作用。

(2)基团变换的目的

1)增强活性:优化先导化合物烷基链,得到先导物的衍生物,可能对其生物活性产生影响。对烷基链作局部改造的另一方法是减少双键或引入双键,称为插烯(vinylogues)。当在烃基链上减少或插入一个或多个双键后,药物分子的构型、分子形状和性质发生改变,可影响药物与受体的作用,从而对其活性产生影响。

2)增加水溶性:对水溶解性差的中药有效成分进行结构修饰,往往是通过在分子中引入极性基团、弱碱性或弱酸性基团等增溶基团,有助于提高水溶性。引入的位置不应影响分子与受体部位的结合。

3)调整亲脂性:在药物分子设计中,化合物的亲脂性常以分配系数作为表征参数。适宜的分配性对于过膜性、生物利用度和穿越血脑屏障非常重要。降低极性可减少分子极性表面积,有利于穿越血脑屏障。

4)改变离解性:酸性或碱性较强的分子由于在体内多以离解形式存在,导致过膜性和生物利用度降低,若改变化合物的 pKa,可提高生物利用度。过多的离解性基团也不利于过膜吸收。

5)降低毒性。

2. 环结构改造

(1)扩环或缩环:化合物结构中环的大小有时明显影响其活性。

(2)环剖裂:中药先导化合物往往结构复杂、环系较多,需要对其环结构进行简化,以便合成,这种结构修饰的方法称为剖裂。

3. 立体因素影响 人体内受体(酶)对药物的吸收、分布、排泄均有立体性选择。药物的三维结构与受体三维结构的互补性(匹配性)对两者之间的相互作用具有重要的影响。药物与受体结合时,在立体结构上与受体的互补性越大,三维结构越契合,药物与受体结合后所产生的生物活性越强。药物的立体因素对药效的影响,包括以下三方面:

(1)药物结构中官能团间的距离对药效的影响:药物结构中官能团的空间距离,特别是一些与受体作用部位相关的官能团间的距离,可影响药物与受体间的互补性。当这些基团之间的距离发生改变时,往往使药物活性发生很大的变化。

(2)几何异构体对药效的影响:当分子中含有双键,或有刚性或半刚性的环状结构时,可产生几何异构体。不同的几何异构体与药物分子的药效基团和受体互补的差别较大,因此药理活性有较大的差别。

(3)光学异构体对活性的影响:大多数生物体内的化合物具有旋光性质,如在生物体中构成蛋白质的氨基酸都是 L-构型,DNA 都是右螺旋结构,天然存在的单糖多为 D-构型等。因此含手性中心药物和其对映体与受体之间的作用有立体选择性,生物活性往往存在差异。手性药物是目前药物化学的一个热门领域,手性药物分子的光学异构体,其性质及体内的药效及在体内的吸收、分布、代谢和排泄等往往有明显的差异。

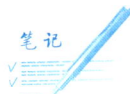

光学异构体活性的差异一般有三种情况：①光学异构体的生物活性强度有差异；②光学异构体的生物活性类型不同；③光学异构体的生物活性相等。

（4）构象异构体对生物活性的影响：同一分子，由于单键自由旋转或环的翻转等原因，可形成很多不同构象。众多构象中，能量最低的构象，称为优势构象。一般受体和酶的作用部位有高度的立体专一性，受体只能与药物多种构象中的某一种构象结合。当药物分子与受体相互作用时，与受体互补并结合的药物构象，称为药效构象（pharmacophoric conformation）。药效构象不一定是药物的优势构象。同一分子因构象不同，可作用于不同受体，产生不同活性。

（5）等效构象：又称构象的等效性，是指药物虽然没有相同的骨架，但有相同的药效团，并有相似的构象和药理作用。

对具有光学异构体的先导化合物进行结构修饰，以提高其活性和选择性时，对其光学异构体和构象的研究是非常重要的。为保持化合物的药效构象，常常采用成环的方法，使其变成刚性较强化合物，使其具有更好的生物活性。

4. 前体药物、孪药和软药与硬药

（1）前体药物：前体药物（prodrug）简称前药，是指一类体外无活性或活性较弱，在体内经酶或其他作用，释放出活性物质而产生药效的药物。前药设计的目的是提高药物对靶部位作用的选择性、改善药物在体内的吸收、分布、转运与代谢等药代动力学过程、延长作用时间、提高生物利用度、降低毒副作用、提高化学稳定性、增加水溶性、改善或消除特殊气味及不适宜制剂的性质等多种目的。

制备前药的方法有多种，要依据原药和载体分子的结构而定。一般来说，醇类烃基是容易代谢的基团，药物设计中常常把羟基酰化，也可采取缩醛或缩酮、醚等形式，以延长药物的半衰期，改善药物的溶解度及生物利用度等方面的性质。具有羧基的药物，在口服给药时，常常对胃肠道产生刺激且不易吸收，因此具有羧基的药物常需要进行化学结构修饰以改善性质，如形成酯、酰胺等。胺类可形成酰胺、亚胺、偶氮、氨甲基化等形式；羰基类则可通过Schiff's碱、肟、缩醛或缩酮等的形式来制备前药。

（2）孪药：孪药（twin drug）是指将两个药物经共价键连接，合成的新药物，在体内代谢生成前两种药物而产生协同作用、增强活性、产生新的药理活性或者提高选择性。一般应用拼合原理进行孪药设计。孪药的设计方法有两种。一是将两个作用类型相同的药物，或同一药物的两个分子拼合在一起，以产生更强的作用，或降低毒性、改善药代动力学性质等。

另一种方法是将两个不同药效的药物拼合在一起，产生新的联合作用。

（3）软药（soft drug）与硬药（hard drug）：一些药物在体内有蓄积性，容易产生毒副作用，因此在原药分子中设计极易代谢失活的部位，使药物在完成治疗作用后，按预先设定的途径和可以控制的速率迅速分解、失活并排出体外，从而避免药物的蓄积性毒性，这种设计方法也称软药设计。与此相反也可设计一类在体内不能被代谢，直接从胆汁或肾排出的有效药物，以避免有害代谢物产生。这种设计方法也称硬药设计。由于体内酶的作用很强，硬药数量很少。

第四节　中药化学成分生物转化技术与方法

一、概述

生物转化(biotransformation)，又称生物催化(biocatalysis)，是指利用处于生长状态的生物体系(包括植物细胞、动物细胞、微生物及细胞器等)和酶体系等对外源性底物(exogenous substrates)进行结构修饰所发生的化学反应，其本质是生物体系中的酶对外源性底物的催化反应。生物转化具有反应条件温和、选择性强(立体选择性、位置选择性)、催化效率高、方法简便等优点，并且可以完成化学方法通常难以完成的化学反应，现已广泛应用于医药研究的诸多领域。近年来，利用生物转化技术已经获取了大量结构新颖的中药活性化合物，为新药的研制提供了极有价值的先导化合物。生物转化技术已成为中药化学研究和制备的新领域和新方法。本节重点对中药化学成分生物转化的反应类型、研究方法及其应用进行介绍。

中药应用生物转化技术的历史由来已久，早在两千多年前，我国人民就采用微生物发酵的方法加工中药，达到提高中药药效、改变药性、降低毒副作用的目的。例如，神曲为面粉和青蒿、苍耳、辣蓼等药物混合后经发酵而成的加工品，有增进食欲、促进消化的作用，至今仍广泛使用。又如半夏曲、沉香曲和红曲等，这些经典中药都是其化学成分经微生物生物转化后提高了药效或产生了新的药理活性。近年来，随着现代生物技术的不断发展和完善，应用生物转化技术对中药进行研究的广度和深度不断拓展，技术方法不断更新和完善，已经在中药的现代化研究中发挥重要的作用。

二、生物转化反应

生物转化反应的本质是生物体系的酶对外源性底物的酶催化反应，几乎所有化学反应都可以通过生物转化反应来实现，其反应类型涉及羟基化、环氧化、脱氢、氢化、水解、水合、酯化、脱水、脱羧、异构化等各类化学反应。中药化学成分生物转化过程中较为常见的反应类型主要有羟基化、糖苷化、水解、环氧化和甲基化等反应，现分述如下。

(一)羟基化反应

羟基化反应是中药化学成分生物转化中最常见的反应类型，具有很高的区域选择性和立体选择性。

中药雷公藤中主要有效成分雷公藤甲素用短刺小克银汉霉进行生物转化，分别在不同的甲基、亚甲基和次甲基位点上进行了羟基化反应，而且都是单羟基化反应，共得到 7 个极性都大于雷公藤甲素的化合物。

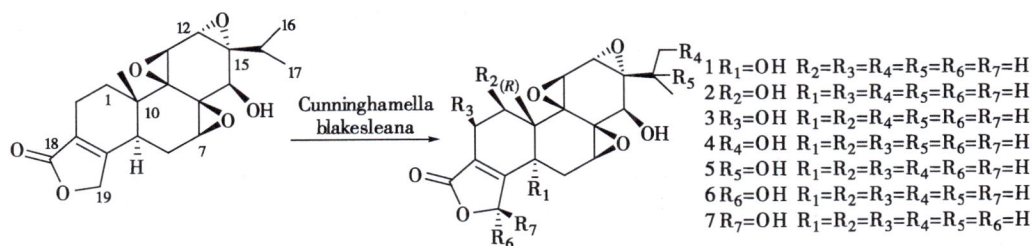

雷公藤甲素的羟基化反应

羟基化反应可在底物分子的不同位置专一性及立体选择性的引入含氧基团，通过选择性加羟基作用，可以将化学性质不活泼的碳氢键激活，从而使该位点活化，能进行一系列的化学反应，而传统有机化学合成很难进行这样的直接羟基化反应。

（二）糖苷化反应

糖苷化反应是将中药化学成分与糖结合形成苷，使化学成分的理化性质与生物活性发生较大的变化，它可以促使水溶性不好的化合物转变为水溶性化合物。苷化反应主要有两种：一种是在羧酸和糖之间发生反应，另一种是羟基和糖之间发生反应，前者形成酯苷，后者形成醇（酚）苷。如将东莨菪素加入到几种茄科植物的悬浮细胞培养体系中，转化产物为其糖苷化衍生物东莨菪苷。糖苷化反应多采用植物细胞和器官为反应体系进行转化反应。

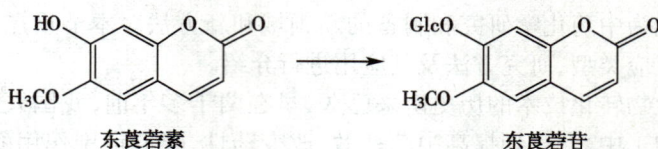

东莨菪素　　　　　　　　　　　东莨菪苷

化合物东莨菪素的生物转化

（三）水解反应

苷类化合物的酶水解在中药化学研究中早已广泛使用。酶对苷键的水解反应具有条件温和、专属性强的特点。生物转化体系不仅能水解苷键，还能对酯键进行水解反应。生物转化中水解反应的特点在于它具有化学反应无法比拟的高度区域或立体选择性。水解反应多采用微生物和酶为反应体系进行转化反应。紫杉烷类化合物结构中往往有多个酰氧基，链格孢对 1β-羟基巴卡亭 I 能选择性地水解掉其中的一个或几个酰基。

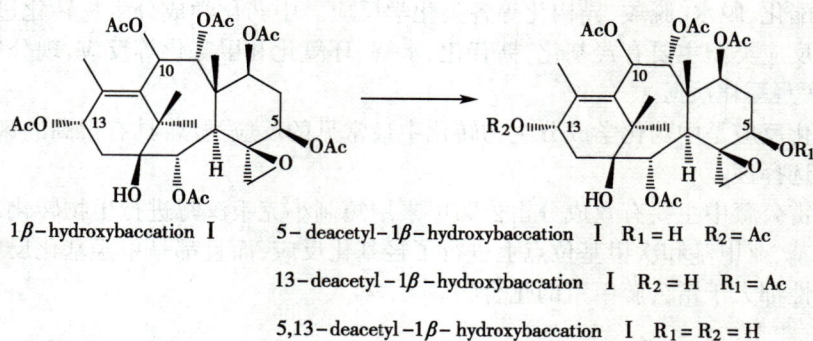

1β-hydroxybaccation I

5-deacetyl-1β-hydroxybaccation I $R_1 = H$ $R_2 = Ac$

13-deacetyl-1β-hydroxybaccation I $R_2 = H$ $R_1 = Ac$

5,13-deacetyl-1β-hydroxybaccation I $R_1 = R_2 = H$

1β-羟基巴卡亭 I 的选择性水解反应

（四）氧化反应

生物转化反应可以将醇类化合物氧化为相应的酮类化合物。反应条件温和，立体选择性强。烟草悬浮细胞可以将 (R, S) 龙脑和 (R, S) 异龙脑转化为 $(1R, 4R)$-樟脑。这种的立体专一性强的氧化反应是十分有用的，可用于一些混旋的羟基化合物制备相应的光学纯的手性化合物。

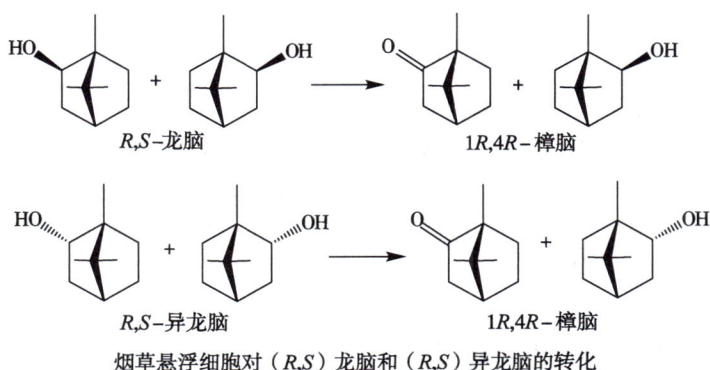

R,S-龙脑　　　　　　　　1R,4R-樟脑

R,S-异龙脑　　　　　　　1R,4R-樟脑

烟草悬浮细胞对（R,S）龙脑和（R,S）异龙脑的转化

（五）环氧化反应

植物细胞转化体系可将含双键化合物氧化形成相应的环氧结构,但并不产生相应的羟基化产物。中药莪术的化学成分莪术二酮应用金银花悬浮细胞转化体系可以将的 C-1 和 C-10 位间的双键氧化,得到两个环氧化的转化产物。

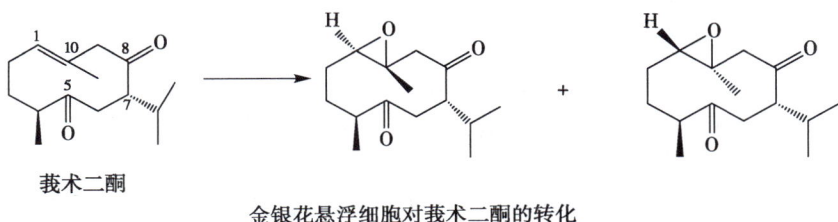

莪术二酮

金银花悬浮细胞对莪术二酮的转化

（六）甲基化反应

中药化学成分结构中含有的羟基可在微生物生物转化中发生甲基化反应。例如灰色链霉菌可使单酚羟基转化生成邻二酚羟基,然后再进行甲基化。

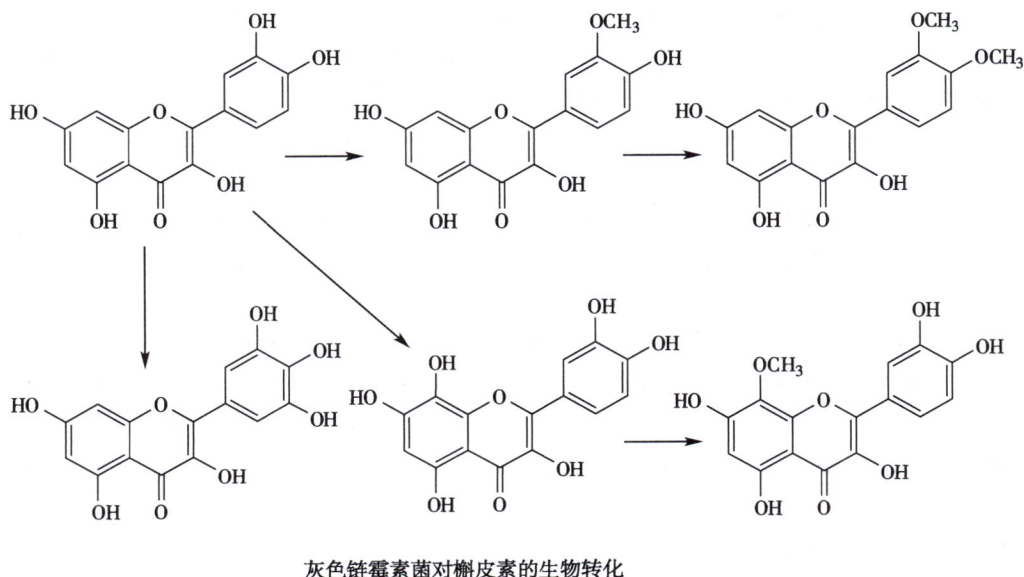

灰色链霉素菌对槲皮素的生物转化

三、生物转化体系及主要转化方法

用于生物转化的生物反应体系主要有真菌、细菌、藻类、植物悬浮细胞、组织或器官以及动物细胞、组织等。因此,生物转化体系可根据来源及作用特点主要分为微生物转化(microbial transformation)、植物细胞转化(plant cell transformation)、酶转化(enzyme transformation)三大类。在中药化学成分进行生物转化应用最多的是微生物转化体系和植物细胞转化体系。

(一)微生物转化体系

微生物转化体系是利用细菌、霉菌、酵母菌等微生物对外源性化合物进行生物转化的反应体系。其实质是利用微生物代谢过程中产生的酶对化合物进行结构转化的生物化学反应。微生物转化反应几乎包括了所有的有机化学反应类型,如氧化反应、还原反应、水解反应、缩合反应、氨化反应、酰基化反应、脱羧反应和脱水反应等。其中氧化反应最为常见,包括单一氧化反应、羟基化、环氧化、脱氢等。微生物转化体系具有如下特点:①微生物种类繁多(已发现10万种以上),分布广,繁殖快,培养简单,容易变异,对自然环境的变化有极强的适应能力。②微生物酶系丰富。微生物在生长过程中会产生多样的酶系,如纤维素酶、木质素酶、淀粉酶、蛋白酶、脂酶等,目前已发现了3000余种能催化各种化学反应的酶。微生物丰富而强大的酶系构成了高效生物转化体系的核心,且微生物的酶系所催化的反应很多是一些化学合成难以进行的反应。③反应选择性强。微生物转化最大的优势是反应的立体选择性和区域选择性,对于比较复杂和难以进行的有机化学反应,微生物转化方法往往可非常专一、迅速地完成。因此修饰中药化学成分某一基团时对不需要转化的基团无需保护。④反应条件温和。微生物转化反应一般都在常温、常压下进行,运行操作的设备也比较简便,反应速度快,生产周期短,收率高,副反应少,一般不造成环境污染,后处理也很简单。⑤优化条件可使转化率提高。微生物转化中药底物的过程中易受到底物溶解度低、底物和产物抑制微生物酶活性及产物进一步降解等因素的影响。为了提高转化率,可以从诱导物和底物的添加,表面活性剂的添加,碳源、氮源、无机盐、微量元素和酶的抑制剂以及微生物细胞和酶的固定化反应体系等方面进行选择优化。⑥微生物转化可以连续进行,容易进行工业化规模生产。

常用微生物转化方法

1. 分批培养转化法 在摇瓶或发酵罐中进行培养转化。一般在通气的条件下将微生物培养至适当时期加入底物进行转化反应,加入时间因菌种和底物不同而各异,一般取对数生长期,但也有在延迟期和稳定期加入的。在转化过程中酌情加入酶诱导剂或抑制剂等。当转化产物不再增加时停止转化反应,进行产物的分离和鉴定。

2. 静止细胞转化法 静止细胞是指活而不再生长的菌丝体,它保持着原有各种酶的活力。静止细胞转化法是将培养至一定阶段的菌丝体分离,将其重新悬浮于不完全的培养基(缺少某种营养,如氮源等)中,使其不能继续生长,然后加入底物在适宜的温度、pH值和震荡条件下培养至转化终点。该方法是一种将生长影响降低至最小而进行的生物转化方法。

3. 孢子转化法 细菌的内生孢子一般无活性,但真菌的分子孢子和子囊孢子常含有活力很高的酶,并较菌丝体所含杂质较少。应用真菌的孢子悬浮液培养进行生物转化,方法与静止细胞转化法相似,也是采用不完全培养基,仅含有缓冲液及葡萄糖等产生能量的碳源。孢子转化需要注意的是不能让孢子萌芽,否则不能保持稳定的生物转化活力。

4. 渗透细胞转化法　该技术一般采用表面活性剂或有机溶媒增大细胞渗透性或改变细胞膜孔,促使底物容易渗入细胞内和酶充分接触,同时便于转化产物透出细胞外。这种方法更适合于胞内酶作用的转化。

5. 固定化细胞转化法　该方法将固定化细胞在适宜的转化条件(pH 值、搅拌速率和培养基)下对底物进行转化。固定化细胞分为两类:一类是将细胞与固定材料通过化学反应以化学键的形式缔合;另一类是将整个细胞包埋在胶基中。目前常用的固定化方法有聚丙烯酰胺聚合法和卡拉胶包埋法。固定化细胞转化法既能保持细胞相对活的状态,同时使得转化产物提取简单,且固定化细胞可以长期反复使用,便于自动化和大规模工业生产。

6. 干燥细胞法　将菌丝体通过一定方法制备成干燥细胞,然后用于生物转化。该法是另一种静止细胞转化法,更便于储备随时使用。干燥细胞的制备有两种常用方法:①冷冻干燥法:将培养的菌丝液,通过离心或过滤,洗涤后获得干净的菌丝体并重新悬浮于稀的缓冲液或纯水中,通过冷冻干燥除去水分,得到蓬松的粉末。这种干燥菌丝体在冰冻保存的条件可以保持活力达数年之久,适合于大规模的工业化生产。②丙酮干粉制备法:将菌丝体悬浮于 - 20℃的丙酮中处理 3 次,每次获得泥浆状的丙酮液,滤过后收集,用冷乙醚洗涤后备用。制备的丙酮干粉必须冰冻贮藏,以供随时使用。

(二)植物细胞生物转化体系

植物细胞具有巨大的产生特定次生代谢物的潜力。在植物细胞培养中,一些重要的次生代谢产物并不形成和累积,但保留了将外源底物转化为有用产物的能力。植物细胞生物转化体系是在植物细胞培养技术的基础上建立起来的,利用植物细胞和器官作为生物转化体系来转化一些外源化合物取得了重要进展。与微生物及其产生的酶进行的生物转化相比,植物细胞生物转化系统的独特之处在于植物细胞中具有许多微生物中不存在的独特的酶,它们可以催化一些特定的反应,生成许多复杂的化合物,甚至是新化合物,而用化学的方法来合成这些化合物步骤烦琐且费用昂贵。因此利用植物细胞及从植物细胞中分离出的酶来进行化合物结构修饰或药物生产具极大潜力。

目前已知离体培养植物细胞具有酯化、氧化、糖苷化、异构化、甲基化、去甲基化、乙酰化等多种生物转化能力,且反应选择性强、反应条件温和、不造成环境污染和后处理简单,还可以进行有机合成所不能或很难进行的化学反应。

植物细胞生物转化体系对中药化学成分进行生物转化主要有悬浮细胞培养、悬浮器官培养(茎尖、根)、毛状根培养、固定化细胞培养和基因工程等方法。

1. 悬浮细胞培养　悬浮细胞培养是最早被开发应用的植物生物转化系统,具有直接使用前体,工艺操作简单,细胞转移限制少和不存在影响细胞活力生理状态的介质等优点。因此,它是目前使用最多的转化系统。如夹竹桃科植物长春花悬浮细胞富含参与生物碱等化学成分生物合成的酶系,是较常用的悬浮细胞培养体。利用该体系能进行羟基化、氧化、还原、碳碳双键氢化、糖苷化和水解六种类型的转化反应。

植物悬浮细胞培养也存在细胞生长缓慢、转化率低、易污染、体细胞克隆不稳定等一些不足,为了维持高产就必须持续不断的筛选细胞株。

2. 毛状根培养　毛状根是利用发芽农杆菌侵染离体植物伤口以后,诱导植物形成快速的非向地性的高度分支的无规则根团。同植物细胞一样,毛状根培养物也可用于生物转化。毛状根属于生长激素自养型,通常在无激素的培养基上能旺盛生长,与植物细胞悬浮培养相比其生长速度更快,不需要添加外源生长素,而且由于其属于器官培养,具有分化性,其遗传稳定性增加,因此其代谢产量也非常稳定。

3. 固定化细胞培养　固定化细胞培养就是把植物细胞用琼脂凝胶、海藻酸钙、有机橡胶等包埋后,再用交联剂进行渗透交联处理提高细胞的通透性的一种培养技术。固定化细胞培养转化系统有许多优点:固定化细胞能长时间保持细胞活力,可长时间反复使用,抗剪切能力强,耐受有毒前体的浓度高,易于实现高密度培养,转化效率高,后处理难度小等。但是,固定化细胞培养也存在少数转化产物保存在细胞内,转化能力并无改进等不足。在中药化学成分生物转化的应用较少。

4. 基因工程方法　将编码催化生物合成反应的关键酶基因转入到真菌或细菌细胞中去增殖,然后再把这个克隆的基因转入到植物并在其中表达。植物转基因技术不但能够有效地产生和改造现有的生物转化过程,而且对于研究基因功能和生理性调节及其发展过程都是一个强有力的工具和手段。天仙子胺 6-β 羟化酶在大肠杆菌中的表达,重组大肠杆菌能够将天仙子胺转化为东莨菪碱。然后将该基因转入植物颠茄中进行表达,转基因的毛状根中天仙子胺向东莨菪碱的生物转化效率大大增加。

（三）酶生物转化体系

微生物及植物细胞组织进行的生物转化最终都要通过各自具有的酶系来实现。由于生物转化反应的多样性,参与的酶也多种多样。利用植物细胞体系对中药化学成分进行生物转化,其实质是某个酶或多酶体系参与的生化反应。由于外源性化合物进入植物细胞后常被多途径代谢,因而形成多种微量转化产物,同时植物细胞自身也会生成大量的次生代谢产物,这样给分离带来了较大的困难。利用植物酶进行的生物转化,由于酶本身的特性,生物转化可以定向、定量地进行,且后处理容易。因此,使用植物酶制剂选择性的产生单一或某一类的转化产物是最佳选择。与上述植物来源的生物转化体系相比,以酶为转化体系的制备技术更适合于工业化大生产。但与细胞系统比起来,酶在分离纯化的过程中其活性会有一定的损失。

据酶催化的反应类型,可将酶分为氧化还原酶、转移酶、水解酶、裂解酶、异构酶和连接酶六类,其中氧化还原酶和水解酶在中药化学成分的生物转化反应中应用最多。一些从植物分离的重要酶包括木瓜蛋白酶,氧腈酶,环化酶,酚氧化酶,卤化过氧化酶,脂氧酶,细胞色素 P_{450} 单加氧酶及 α- 氧化酶、莨菪碱 6β- 羟化酶和葡萄糖苷酶等,可催化一些重要反应,其中区域选择性羟基化、糖基化酶的应用已为许多药物的制备提供了有力的手段。

四、生物转化程序及影响因素

中药化学成分生物转化研究的一般程序为:将所使用的生物体系接种于培养液中进行预培养,调节生物体的生长状态,待其中的酶系具有较高的反应活性后投加外源性底物,根据所选转化体系的特点再共孵培养一定时间,共孵培养结束后分离鉴定转化产物。

生物转化本质上是一个酶促反应,它受到诸多因素的制约,如转化时间、温度、底物添加方式、酶的诱导剂、抑制剂以及生长调节剂的加入等。主要影响因素如下:

(一)转化反应的时间和温度

酶催化反应都有一个最佳的反应时间,时间过短转化不完全,时间太长生物体衰老从而导致酶的活力下降甚至失活。转化时间因转化反应的种类、微生物生长速度和酶的活性不同而有所差别,可以利用 HPLC 等分析手段,进行动态检测来获取一个最佳的转化时间。温度也影响着酶的催化能力。一般方法就是选择生物转化体系中生物体的最适生长温度。

(二)底物添加方法

水溶性底物相对来说容易转化,但应注意底物的添加量、添加速度和底物的毒性大小。脂溶性底物的添加方法主要有三种:溶于适量有机溶剂中投料、细粉末直接投药、应用吐温-80 等表面活性剂助溶后投料。

(三)酶诱导剂的使用

酶可分为组成酶和诱导酶两类,组成酶是在细胞的生长过程中产生的酶类,并参与生物体自身的新陈代谢,而诱导酶只有在加入一定的诱导物后才会产生或明显地增加。对于组成酶来说,生物转化的酶量主要与生物体的数量和生长状态有关。诱导酶除了与生物量有关以外,还与酶诱导剂的使用直接相关,通常是在对数生长前期加入较为合适。外源性底物对转化酶多具有诱导作用,所以可在培养基中预先加入微量的底物进行酶诱导,可以提高转化效率。

(四)酶抑制剂

在确切了解参与转化的酶系统性质的前提下,可以适当加入抑制剂来抑制转化过程中的副反应,以保证获得足够的目的产物。例如应用微生物降解胆甾醇侧链的方法来制取甾体类药物中间体雄甾二酮过程中,可添加二价铁的螯合剂来抑制开裂甾体母核酶的副反应。

此外,转化液的 pH、光照、通气量和培养基的选择等培养条件均会对转化效率产生较大的影响。

五、中药化学成分生物转化的应用

中药的活性成分是中药治疗与预防疾病的物质基础,也是药物发现的重要来源。应用生物转化的方法处理中药中的化学成分,既可制备新的化合物,又可改造已有的化合物,增加目标产物的产量以及克服化学合成的缺点,改善中药有效成分的水溶性或稳定性,降低毒副作用,提高中药产品的附加值等。对于更好地发挥中药的药效作用、充分发挥我国中药的资源优势,开发具有自主知识产权的新药都具有十分重要的意义。生物转化主要应用在中药研究中的以下几个方面。

(一)新的活性化合物的发现

天然产物始终是创新药物开发的源泉,其研究与开发的重点之一就是在天然产物中寻找结构独特的活性化合物。随着分离技术的日益成熟,人们已经从中药中分离纯化出数以万计的活性化合物,其中许多化合物被成功地开发成为药物,如紫杉醇、青蒿素、地高辛、利血平、麻黄碱等。但如今从现有资源中发现结构新颖并有药用价值的化合物已经越来越难了。以天然活性产物为底物通过生物转化方法对其进行结构改造和修饰,来获得高活性、低毒性的新结构化合物已成为新药开发的一条有效途径。

　　雷公藤二萜是卫矛科植物雷公藤的主要有效成分,属松香烷型二萜,具有免疫抑制、抗炎、抗生育、抗肿瘤等多种显著的生理活性,但由于肾毒性大,其临床应用一直受限制。利用植物细胞悬浮培养体系和微生物体系对雷公藤的主要成分雷公藤甲素和雷公藤内酯进行了生物转化研究,所得的 17 种产物中 11 种为新化合物,除 19-位羟基化产物外,多数转化产物表现出较强的细胞毒活性。

　　紫杉醇是从红豆杉属植物中分离提取的紫杉烷类二萜化合物,它被认定为最有效的抗癌药物,但紫杉醇含量极低。通过对含量较高的紫杉烷类成分进行生物转化,发现了大量新化合物,有些转化产物具有显著的生物活性。如用微生物和植物细胞对 sinexan A、云南红豆杉甲素等四个紫杉二烯类化合物进行生物转化,得到了 53 个转化产物,其中有 41 个是新化合物,其中转化产物 9α- hydroxyl sinenxan A 经化学修饰所得产物 9α- cinnamoyl sinenxan A,对三种多药耐药性肿瘤细胞(A549/taxol、KB/VCR 和 HCT-8)有显著的逆转活性,部分新化合物见下图。

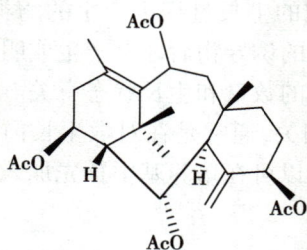
sinenxan A

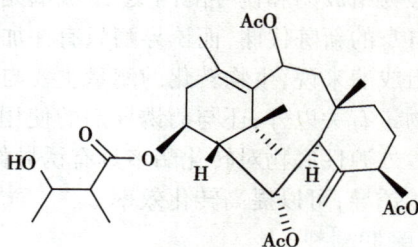
yunanxane

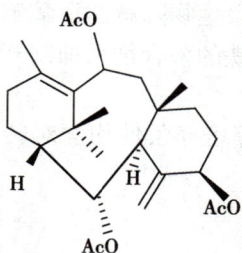
2α, 5α,10β-triacetoxy-taxa-4(20), 11diene

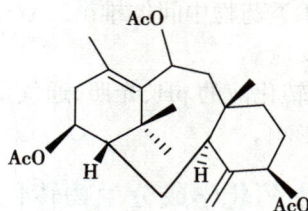
5α,10β,14β-triacetoxy-taxa-4(20), 11diene

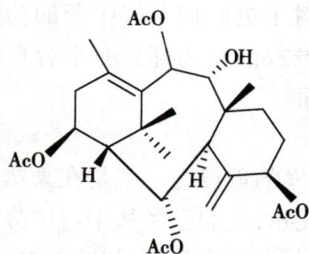
9α-hydroxylsinenxan A

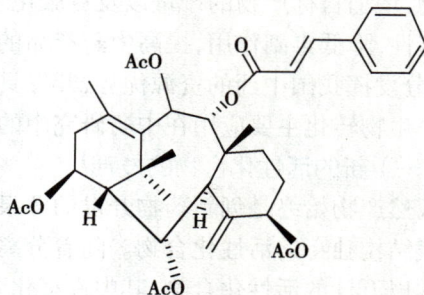
9α-cinnamoyl-sinenxan A

紫杉烷类成分生物转化所得的部分新化合物

以多种不同催化功能的生物转化体系对中药化学成分进行生物转化,可产生新的天然化合物库,再通过与药理筛选手段相结合,可从中寻找新的高活性或低毒性的天然活性先导化合物,最终开发中药新药。

(二)改善中药化学成分的理化性质和生物活性

中药中发现了许多具有活性的化合物,有些被成功地开发成为药物,如青蒿素、利血平、地高辛、麻黄碱、紫杉醇等。但很多中药活性成分由于药理作用不显著,毒副作用大,理化性质不合适等原因无法开发成药物。利用传统的化学法对其进行结构修饰存在收率不高,某些反应难以进行的不足,且大量化学试剂的使用会带来溶剂的残留和环境污染的问题。利用生物转化技术可将中药的活性成分进行结构转化,得到改善其性质,提高其活性,降低其不良反应的目标产物。

1. 增强中药化学成分活性 通过对中药有效成分进行生物转化修饰结构,可以获得活性更高的有效成分。例如,常用中药淫羊藿的主要有效成分为淫羊藿苷,具有增强内分泌,促进骨髓细胞 DNA 合成和骨细胞生长的作用。淫羊藿苷有 3 个糖基,研究表明糖基数目较少的苷和苷元活性均高于淫羊藿苷。利用曲霉属霉菌产生的诱导酶水解淫羊藿苷可制得活性更高的次级苷或苷元,且转化率高。

2. 改变中药有效成分的活性 将化学与生物学手段相结合,可将具有抗癌活性的 20-O-乙酰基喜树碱转化为具有抗病毒活性的麦辛酮。对 20-O-乙酰基喜树碱进行微波照射,得到反式和顺式的 $\triangle^{(19,20)}$-20-O-乙酰基麦辛以及 17-乙酰基麦辛酮,再用面包酵母孵化反-$\triangle^{(19,20)}$-20-O-乙酰基麦辛,可获得麦辛酮和(S)-麦辛。

3. 将中药无效成分转化为有效成分 紫杉醇是从红豆杉属植物树皮或针叶分离提取的有效的抗癌药物。但红豆杉生长缓慢,且紫杉醇含量极低,仅为干重的 0.01%,所以紫杉醇的来源一直是一个亟待解决的问题。人们发现一种特殊的中国红豆杉的愈伤组织,它丧失了合成紫杉醇和紫杉烷的能力,却能产生具有紫杉醇类药物骨架的 taxadienes,并且产量很高,这使得它成为生产紫杉醇及活性紫杉烷类物质的极具潜力的前体。

人参皂苷 Rg_3、Rh_2、Rh_1 在人参属植物中都是微量成分,但具有强抗肿瘤活性,利用微生物对三七中主要皂苷成分——人参皂苷 Rb_1、Rg_1、Rd、Rb_2、Re、Rg_2 及三七皂苷 R_1 进行了系统的生物转化研究,并已从 4 种真菌体系中得到 8 个转化产物,其中 Rh_1 的转化率达85%以上,同时系统地比较了 8 种真菌转化体系对三七中 7 种主要皂苷类成分生物转化的底物特异性,显示新月弯孢霉、顶头孢只能转化原人参二醇型皂苷,不能转化原人参三醇型皂苷;少根根霉主要转化原人参二醇型皂苷;黑曲霉和蓝色犁头霉只能转化原人参三醇型皂苷,而不能转化原人参二醇型皂苷。这些研究为进一步探讨作用机制及转化规律奠定了坚实的基础。

4. 降低中药化学成分的毒性 通过生物转化对化学成分进行结构修饰,可以降低重要有效成分的毒性。例如,喜树碱具有很好的抗肿瘤活性,但其严重的胃肠毒性、抑制骨髓功能等毒副作用制约了它在临床上的广泛应用。10-羟基喜树碱是喜树碱的衍生物,与喜树碱相比同样具有较好的抗肿瘤作用且毒性大大降低,但是它在喜树中的含量仅为十万分之二,提取分离十分困难。采用无毒黄曲霉菌株 T-419,可将喜树碱转化为10-羟基喜树碱,转化率达 50%以上。

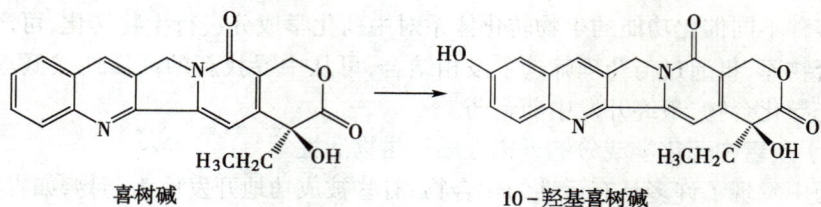

喜树碱   10-羟基喜树碱

黄曲霉菌对喜树碱的生物转化

雷公藤二萜具有多种显著的生理活性,但由于肾毒性大,其临床应用一直受限制。黑曲霉能较完全地转化雷公藤内酯酮,转化产物分别为17-羟基雷公藤内酯酮、16-羟基雷公藤内酯酮、5α-羟基雷公藤内酯酮和雷公藤甲素,它们的细胞毒性都小于原来的转化底物。

5. 改善中药化学成分的理化性质 一部分中药有效成分的水溶性或稳定性不好,影响了它们的应用。对这些化合物进行结构转化,从而改善其性质是非常必要的。青蒿素是我国从中药中自主开发的抗疟药物,但青蒿素水溶性较差,临床应用不方便。利用灰色链霉素菌可在青蒿素结构中引入羟基,得到9α-羟基青蒿素,可改善水溶性。同时体外抗疟试验表明该化合物具有抗恶性疟原虫的作用,其抗疟作用活性中心过氧桥并未发生任何改变,这在有机合成中是较难做到的。又如葛根素是中药葛根中含量较高的异黄酮,是葛根的主要有效成分,但其水溶性差,因此不能通过注射给药。为提高其水溶性,利用嗜热脂肪芽孢杆菌的麦芽糖淀粉酶对其转化,得到两种主要产物,分别为α-D-葡萄糖基-(1-6)-葛根素和α-D-麦芽糖基-(1-6)-葛根素。上述两个转化产物的溶解度分别是葛根素的14倍和168倍。

(三)用于中药有效成分的生产

生物转化为中药有效成分的生产提供了新的技术平台。京尼平是环烯醚萜类成分,在抗肿瘤、治疗肝硬化等方面疗效显著。利用高产β-葡萄糖苷酶菌种制备游离细胞和固定化细胞,在温和条件下可将京尼平苷转化为京尼平,转化率高达98%。这种微生物转化法安全、高效,产品纯度高,是生产京尼平的一种新方法。

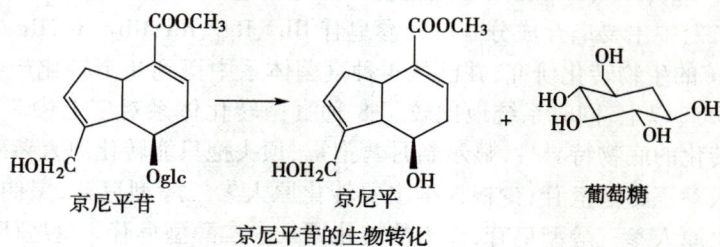

京尼平苷   京尼平   葡萄糖

京尼平苷的生物转化

学习小结

1. 学习内容

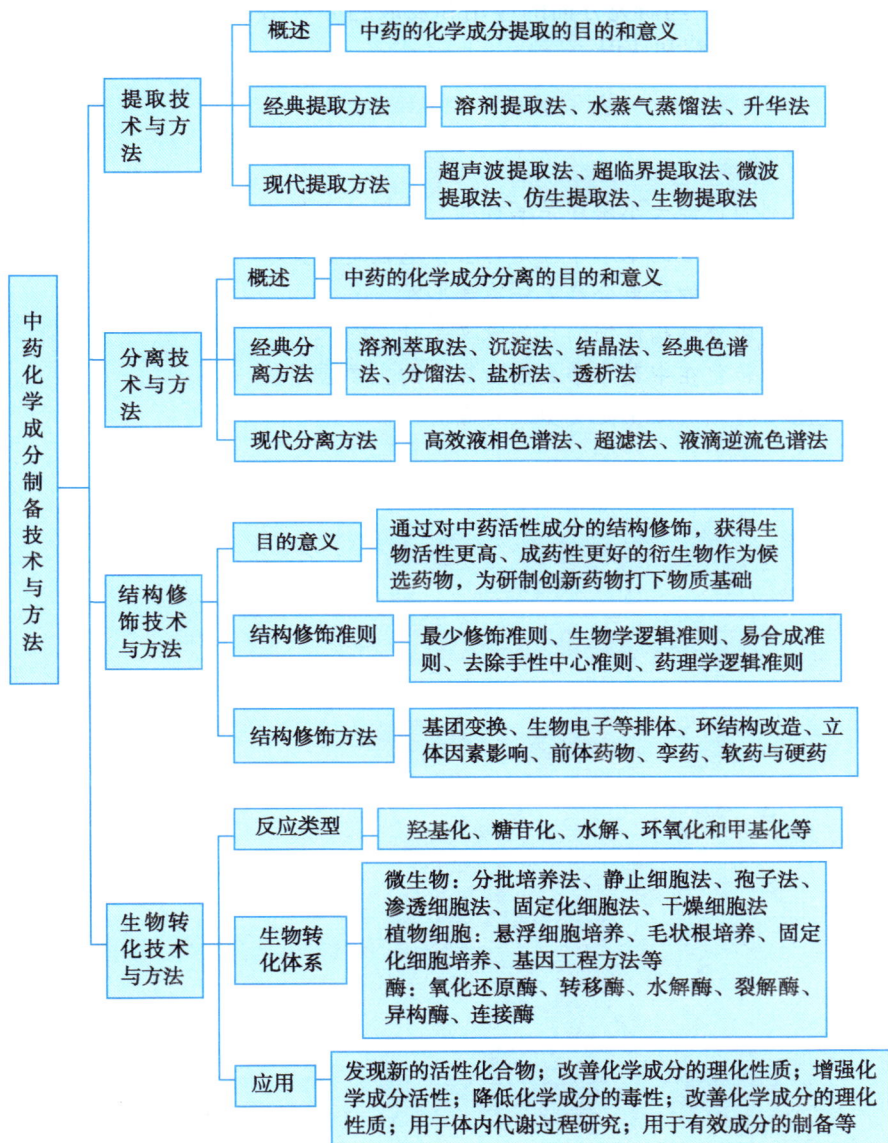

2. 学习方法

(1)学习中药化学成分提取方法,应首先了解经典提取方法的基本原理、简单的实验室装置以及各自使用的范围,掌握实验室常用试剂的极性规律。

(2)了解各种现代提取技术的原理及特点,并注意对比各种方法之间的优缺点。

(3)学习中药化学成分的现代分离方法,应明确中药中化学成分分离的目的和意义,掌握各种分离方法的原理及特点,并注意各种方法的不同应用范围。

(4)了解结构修饰准则,重点学习根据中药有效成分构效关系,对中药有效成分进行基团变换、立体因素影响、前体药物和软药与硬药等结构修饰的思路和方法。

（5）掌握各类生物转化体系的特点和应用方法,首先要对酶的催化性质和特点进行了解。

（6）生物转化的反应类型及其特点应与化学合成反应进行比较。

（7）生物转化在中药研究方面的应用和发展趋势可结合中药现代化的一些关键问题解决思路进行理解和认识。

（董　玉　吴　霞　邱　峰　罗永明）

复习思考题

1. 常用溶剂的极性大小顺序是怎样的? 采用溶剂提取法怎样选择提取溶剂?
2. 超临界流体萃取的基本原理是什么? 它最适合提取哪类成分?
3. 中药化学成分的经典分离方法有哪些?
4. 中药有效成分结构修饰的目的意义是什么?
5. 试述生物转化在中药化学成分研究中的主要应用。
6. 简述生物转化反应主要类型及特点。

第十三章

中药化学成分结构鉴定技术与方法

学习目的

通过学习中药化学成分结构鉴定技术与方法,包括理化鉴定和波谱分析,为学习各类化合物结构研究奠定理论基础。

学习要点

化合物理化鉴定方法,UV、IR、^{1}H-NMR、^{13}C-NMR、2D-NMR 以及 MS 等波谱鉴定技术的原理以及在中药化学成分结构鉴定中的应用。

第一节　概　　述

中药药效的物质基础是其中的某些化学成分。对从中药中获得的化学成分进行结构鉴定,是深入研究其生物活性、体内代谢、构效关系等工作的前提。因此,中药化学成分鉴定和结构测定,是中药研究的重要环节之一。

一般先通过对中药成分物理常数的测定、纯度检验,再进行结构研究。纯度不合格,会增加结构测定的难度,甚至导致结构测定工作的失败。

对于可能为已知结构的化合物,可采用与该已知物标准品熔(沸)点、色谱和核磁等波谱技术进行比较的方法。

对未知结构的成分鉴定,通常采用的方法包括化学方法(如化学降解、衍生物合成、酶法等)、波谱方法(紫外可见光谱、红外光谱、核磁共振光谱、质谱、旋光光谱法和圆二色光谱法、X 射线衍射法)。

第二节　化合物的理化鉴定

一、物理常数的测定

物理常数的测定包括熔点、沸点、比旋度、折光率和比重等。固体物质的熔点,熔距应在 1~2℃ 的范围内,如熔距过大,则表明可能存在杂质,应进一步精制。液体物质应有恒定的沸点,除高沸点物质外,沸程一般不应超过 5℃。此外,比旋度、折光率和相对密度等物理常数也是液体化合物的重要参数。

二、纯度测定

固体化合物的熔点、熔距，液体化合物的沸点、沸程可作为判定纯度的参考数据。以分离得到的固体化合物与已知物进行混合测定熔点，如熔点不下降可判断化合物纯度较高。

运用色谱方法如薄层色谱法（TLC）、纸色谱（PC）、气相色谱（GC）、高效液相色谱（HPLC），也可以用来判断化合物纯度。一般测定的化合物用两种以上不同的色谱条件测定，如果显示单一斑点或单一色谱峰，即可认为该化合物的纯度较高，可用于化合物的鉴定和结构测定。

三、化合物的结构骨架与官能团的确定

利用化学方法推定分子结构骨架与官能团的确定主要依靠特征性呈色反应。如通过碱液反应检识羟基蒽醌类化合物、盐酸镁粉反应检识黄酮类化合物、改良碘化铋钾反应检识生物碱类化合物、Molish 反应检识糖（苷）类化合物、三氯化铁反应检识酚羟基等。

利用显色反应进行检识，应避免出现假阳性结果。可采用待测样品、空白样品、标准样品试验平行对照的方法进行研究，必要时进行不同的呈色反应以保证结果的准确性。

经典的化学法结构研究中，常采用化学方法将分子降解为几个稳定的、易于鉴别的、可通过合成证明的简单碎片，然后按照降解原理合理推导出降解前可能的结构。

运用化学方法进行结构研究，由于所需的样品量较大，花费时间较多，近年应用已呈减少趋势。同时，波谱技术的进步与成熟使其逐渐成为结构研究的主要手段。

第三节　波谱分析进行结构
研究的技术与方法

波谱分析技术包括紫外光谱、红外光谱、核磁共振光谱、质谱、旋光光谱和圆二色光谱、X 射线衍射法等。

一、紫外可见吸收光谱

紫外可见吸收光谱（ultraviolet-visible absorption spectrometry，UV-VIS）是指有机化合物吸收紫外光（200～400nm）或可见光（400～800nm）后，发生电子跃迁而形成的吸收光谱。常用于判断分子内的共轭系统情况。在中药化学成分测定中，对于共轭链较长的有机分子比如苯丙素类、（蒽）醌类和黄酮类化合物等，UV 光谱有一定的价值。尤其是在黄酮类化合物结构解析时，对加入诊断试剂前后的 UV 光谱进行对照、必要时辅以化学呈色反应，曾是进行黄酮结构鉴定的经典方法。

此外，了解化合物的紫外吸收光谱，对高效液相色谱实验中，设置检测化合物的紫外波长至关重要。

二、红外光谱

红外光谱(infrared spectrometry,IR)是以连续波长(波数 4000~400cm^{-1}之间)的红外线为光源照射样品后,测得的吸收光谱。主要用于羟基、羰基、苯环、双键等官能团的确认。在中药化学结构解析中,对于蒽醌类化学成分的 α-羟基数目及位置的确认、甲型和乙型强心苷元的区别等都有一定的价值。

三、核磁共振光谱

核磁共振谱(nuclear magnetic resonance spectrometry,NMR)是有机化合物分子在外加磁场中受到一定频率的电磁波的照射后,有磁矩的原子核吸收一定的能量而产生能级的跃迁进而发生磁共振现象,磁共振的频率对强度作图获得 NMR 谱。

近年来,NMR 技术不断发展,成为理论成熟、结果可靠的一项结构研究技术,已广泛应用于有机化合物的结构鉴定中。在结构研究工作中常用到的一维 NMR 谱、二维 NMR 谱介绍如下:

(一)一维 NMR 谱(1D-NMR)

1. 核磁共振氢谱(^{1}H-NMR,proton NMR spectrometry)　在氢同位素中,^{1}H 的丰度比最大,信号灵敏度也高,故^{1}H-NMR 谱的测定比较容易,应用得最广泛。正常^{1}H-NMR 技术能提供的结构信息参数,主要是化学位移(δ)、峰形与偶合常数(J)、峰面积。

^{1}H-NMR 谱的化学位移(δ)范围为 0~20,可反映氢信号周围的化学环境等因素,其数值等于信号频率除以使用核磁仪器的频率。H 核因周围化学环境等因素不同,外围电子云密度及绕核旋转产生的磁屏蔽效应不同,^{1}H 磁共振信号出现在不同区域,化学位移值不同。例如一般烯氢的化学位移在 δ 4.50~7.00,炔氢的化学位移在 δ 1.70~2.30 之间,芳香氢化学位移在 δ 6.00~8.00 之间。以从中药补骨脂中分离得到的异戊烯基黄酮类化合物补骨脂二氢黄酮甲醚(bavachinin)结构式(图 13-1)为例,在^{1}H-NMR(CDCl$_3$,600MHz)谱中(图 13-2~13-4):δ 7.68 和 δ 6.45 分别是 A 环 H-5 和 H-8 芳氢的信号;δ 7.34 和 δ 6.90 分别是 B 环 H-2′,6′和 H-3′,5′芳氢的信号;δ 5.27 是 H-2″烯氢的信号;δ 3.85 是甲氧基的氢信号;δ 1.69 和 δ 1.74 是 4″和 5″的甲基氢信号。

峰形与偶合常数(J)可反映该氢与附近氢的相互关系。磁不等同的两个或两组氢核,在一定距离内因相互自旋偶合干扰使信号发生裂分,其形状有二重峰(d)、

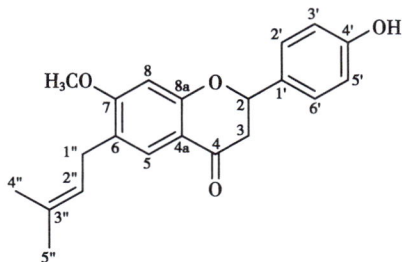

图 13-1　补骨脂二氢黄酮甲醚的化学结构图

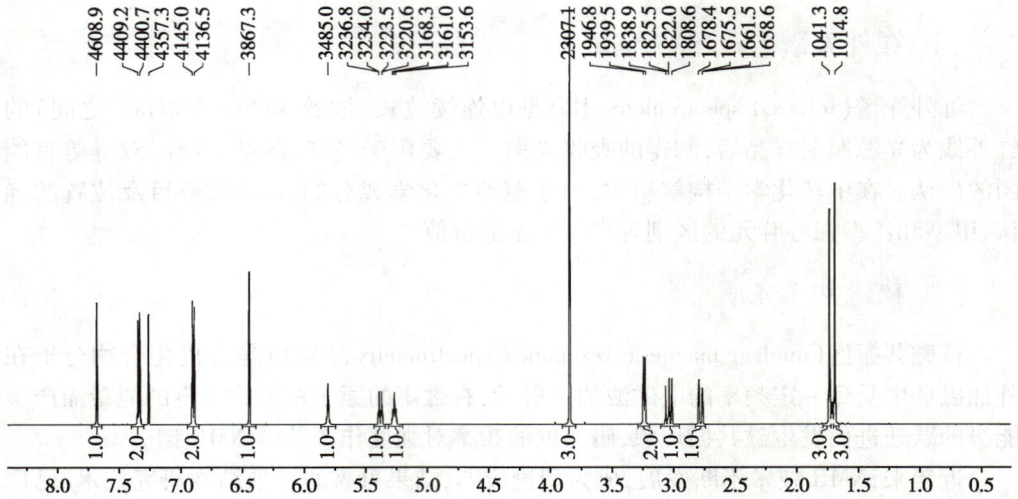

图 13-2　补骨脂二氢黄酮甲醚的 ^{1}H-NMR 谱（CDCl$_3$,600MHz）

三重峰(t)、四重峰(q)等,裂分峰之间的距离用偶合常数(J)表示,单位为 Hz。未受偶合干扰的氢信号则表现为单峰(s)。峰形反映了该氢附近氢的数量,在简单谱图系统中,峰的裂分符合"$n+1$ 规律",即一组氢信号裂分的数目等于相邻氢的数目加一。例如局部放大图 13-3 中:δ 5.27 为三重峰,是 H-2″的质子信号,由于与其相邻的 1″位有两个氢,所以其信号裂分为三重峰。但"$n+1$ 规律"不适用于复杂图谱,例如,在补骨脂二氢黄酮甲醚氢谱的局部放大,如图 13-3 和图 13-4 中:δ 5.38(1H,dd,J = 13.4,2.9Hz,H-2),δ 3.04(1H,dd,J = 16.9,13.4Hz,H-3a),δ 2.78(1H,dd,J = 16.9,2.9Hz,H-3b)分别为 C 环 2 位的一个氢与 3 位的两个氢,他们之间相互偶合,各自呈现出双二重峰(dd 峰)。

偶合常数(J)反映的是与之相互作用的核之间的作用强弱,故其数值与仪器的工作频率无关。偶合常数的大小和两个核在分子中相隔化学键的数目密切相关。例如补骨脂二氢黄酮甲醚氢谱的局部放大图 13-4 中:δ 7.68(s)和 δ 6.45(s)分别是 A 环 H-5 和 H-8 芳氢的信号,由于它们邻位和间位都没有质子与之偶合,所以均表现为单峰;δ 7.34(2H,d,J = 8.5Hz,H-2′,6′)为两个芳氢 2′,6′的信号,由于两个芳氢 2′,6′磁等价而信号重合。其裂分为二重峰(d 峰),说明与之偶合的氢的数量是 1;偶合常数 J = 8.5Hz 说明氢之间是邻偶关系,即它们与邻位芳氢 3′,5′的偶合。同样 δ 6.45(2H,d,J = 8.5Hz,H-3′,5′)也是邻位偶合,裂分为二重峰,偶合常数 J = 8.5Hz。由此判断化合物中 B 环是 1,4- 二取代苯结构。

峰面积反映氢的数量。由于磁等同质子的化学位移(δ)、峰形与偶合常数(J)是一致的,其峰叠加,故通过峰面积可以判断氢信号的数量。一般选取明确为一个质子的信号峰面积为 1 后,其他峰面积即可积分出相应的氢数目。

如图 13-4,峰面积在每一峰的正下方,δ 7.68 下方 1.0 表明其为 1 个氢信号的峰,而 δ 7.34 处积分面积为 2.0,表明其为 2 个氢信号的峰。

除普通的 ^{1}H-NMR 谱技术外,还有一些辅助技术,如重氢交换、加入反应试剂、选择去偶谱、双照射技术等。以重氢交换为例:在图 13-4 中:峰 δ 5.81 在滴加重水后消

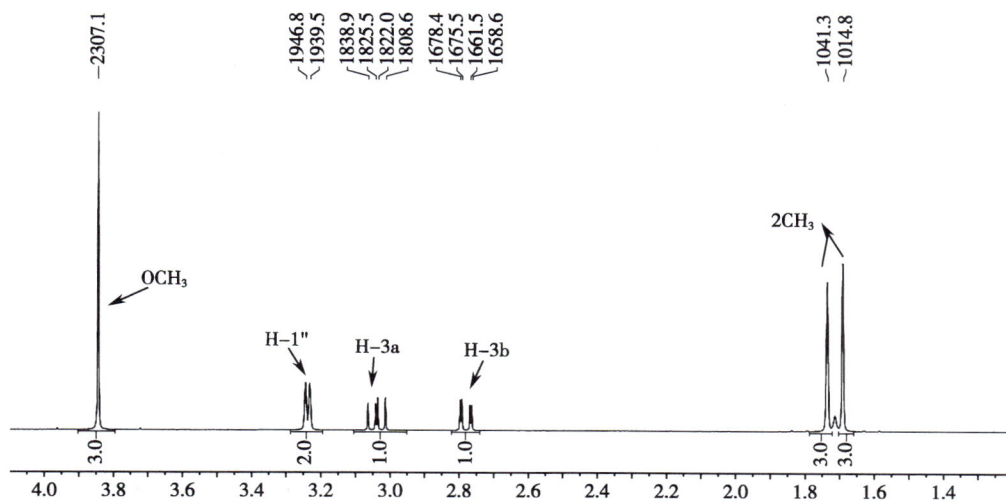

图 13-3　补骨脂二氢黄酮甲醚的 ^{1}H-NMR 谱局部放大图-1（CDCl$_3$，600MHz）

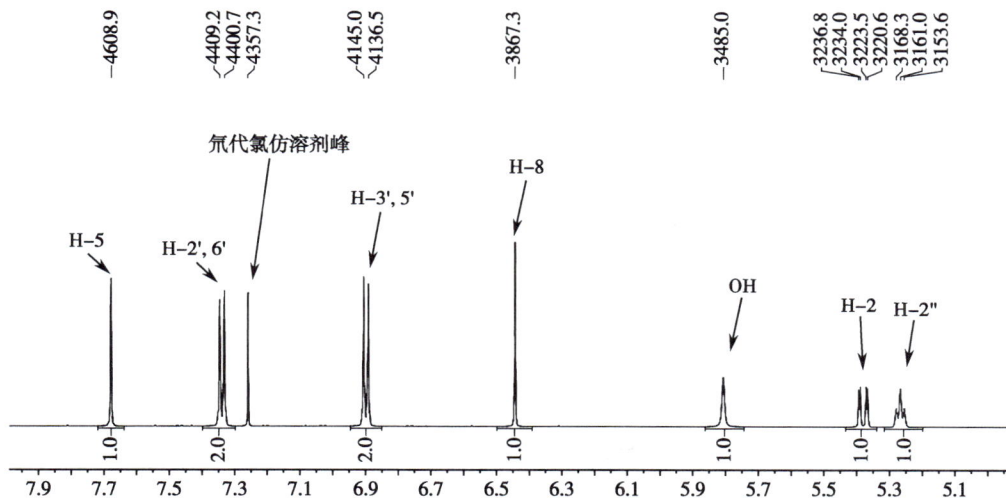

图 13-4　补骨脂二氢黄酮甲醚的 ^{1}H-NMR 谱局部放大图-2（CDCl$_3$，600MHz）

失，表明其为羟基上的活泼质子。

2. 核磁共振碳谱（^{13}C-NMR，carbon-13 NMRspectrometry）　^{13}C-NMR 谱的化学位移范围为 δ 0～250，分辨率远高于 ^{1}H-NMR。由于碳是构成有机物骨架的主要元素，并且在 ^{13}C-NMR 谱中可观测到季碳信号，因此 ^{13}C-NMR 谱对于结构解析具有非常重要的价值。

^{13}C-NMR 能提供分子中各种不同类型及化学环境的碳核化学位移（δc）、异核偶合常数（J_{CH}）等信息，其中利用度最高的是化学位移。

（1）质子宽带去偶谱（broad band decoupling，BBD）：质子宽带去偶谱也称质子噪音去偶谱（proton noise decoupling spectrum）或全氢去偶谱（proton complete decoupling）。通常所说的"碳谱"，如不做特别说明，一般多特指质子宽带去偶。去偶后，质子与碳的偶合被消除，有利于观察碳信号的化学位移。化学位移值可用于初步判断碳的类型，例如一般烯碳的化学位移在 δ 100～160，炔碳的化学位移在 δ 65～85，羰基碳

在 δ 165~210。

　　与氢谱相比,碳谱信号分离度更好。如补骨脂二氢黄酮甲醚的 ^{13}C-NMR 谱(图 13-5),除磁等同碳原子 δ 128.0(C-2′,6′),115.7(C-3′,5′)每根谱线代表 2 个碳原子外,其他 17 根谱线均代表一个碳原子,共 21 个碳原子。在使用中,通常将氢谱与碳谱结合在一起用于结构解析。

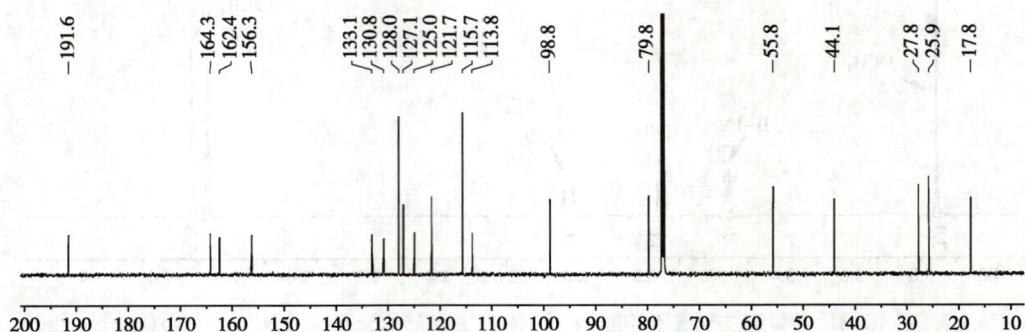

图 13-5　补骨脂二氢黄酮甲醚的 ^{13}C-NMR 谱(CDCl$_3$,150MHz)

　　(2)DEPT 谱:无畸变极化转移增强法(distortionless enhancement by polarization transfer,DEPT)是区分碳信号类型的一种有效的方法,可以用来确定碳的类型(CH$_3$、CH$_2$、CH 或是 C)。

　　如补骨脂二氢黄酮甲醚的 DEPT 谱(图 13-6),由 DEPT 90(下)和 DEPT 135(上)组成。DEPT90 只能观测到 CH 信号(δ 128.0,127.1,121.7,115.7,98.8,79.8);DEPT 135 中向下的信号为 CH$_2$(δ 44.1,27.8),向上的信号为 CH 和 CH$_3$;对比向上的信号与 DEPT 90 中 CH 信号,即可确定 CH$_3$ 信号包括一个甲氧基(δ 55.8)和两个甲基(25.9,17.8);对比 DEPT 135 与碳谱(图 13-5),即可确认未在 DEPT 135 中出现的即为季碳信号(δ 191.6,164.3,162.4,156.3,133.1,130.8,125.0,113.8)。

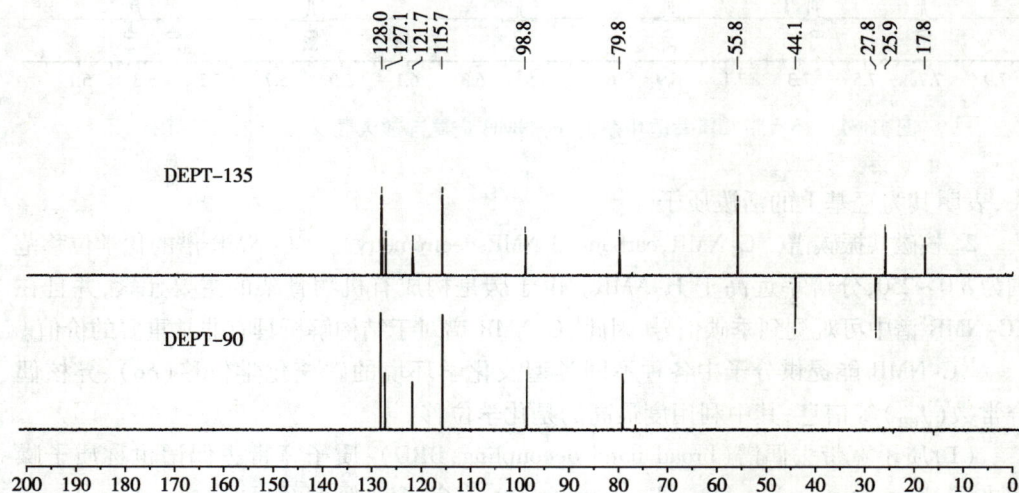

图 13-6　补骨脂二氢黄酮甲醚的 DEPT 谱(CDCl$_3$,150MHz)

（二）二维 NMR 谱（2D-NMR，correlation NMR spectrometry）

二维傅立叶变换磁共振(2D-FT-NMR)又称相关谱,是八十年代发展起来的磁共振新技术。建立在超导技术进步的基础上,利用傅立叶变换对信号进行处理,根据需要测定不同的二维图谱,可以更清楚准确地反映出复杂分子结构中碳-氢、氢-氢原子之间的连接、偶合及空间信息。

1. 氢-氢相关谱(^{1}H-^{1}H COSY,^{1}H-^{1}H correlation spectrometry)　^{1}H-^{1}HCOSY 用于测定氢-氢间相互偶合的二维图谱。相关谱上的横轴和纵轴均为氢信号的化学位移。例如在补骨脂二氢黄酮甲醚的^{1}H-^{1}HCOSY 谱(图 13-7)中,沿对角形成的斑点称为对角峰,其他斑点称为相关峰。从相关峰出发,分别向横轴、纵轴引垂线,在横轴和纵轴上找出对应的氢信号,说明此两个信号之间存在相互偶合(图 13-7)。^{1}H-^{1}H COSY 法适合用于氢信号相对复杂,在^{1}H-NMR 中不易观测的偶合关系的确定。

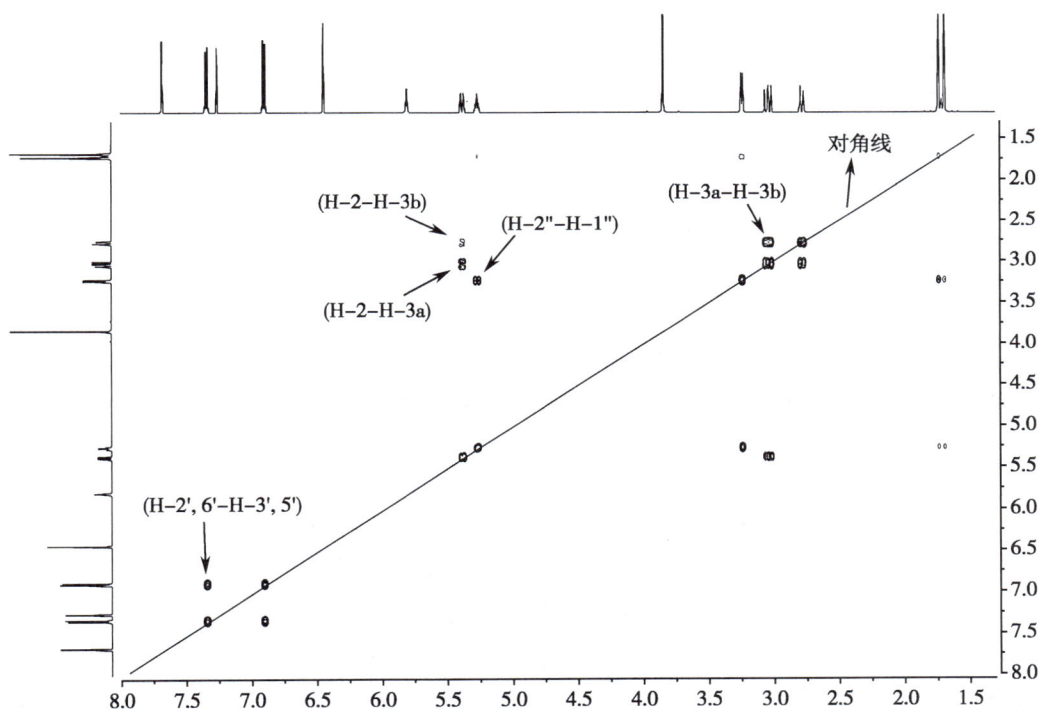

图 13-7　补骨脂二氢黄酮甲醚的^{1}H-^{1}H COSY 谱(CDCl$_3$)

2. 异核单量子相关谱 HSQC(heteronuclear single quantum correlation)　HSQC 是目前获得碳氢直接连接信息最主要的手段之一。在补骨脂二氢黄酮甲醚的 HSQC 谱中(图 13-8),横轴为氢信号,纵轴为碳信号,由相关峰分别向两轴引垂线,与两轴交叉位置的碳与氢信号即是直接相连的关系,如图 13-8 中:δ 27.8 与 δ 3.24 相关,它们分别属于 1″位的碳信号和氢信号。如果图中的一个碳连接了两个化学位移氢信号,说明这个 CH$_2$ 中的两个氢是不等价的,如图 13-8 所示:δ 44.1 分别与 δ 3.04 和 δ 2.78 相关,它们分别属于 3 位的碳信号和两个氢信号,3 位 CH$_2$ 的两个氢是化学不等价的。

3. 异核多键相关谱 HMBC(heteronuclear multiple bond coherence)　HMBC 谱可获

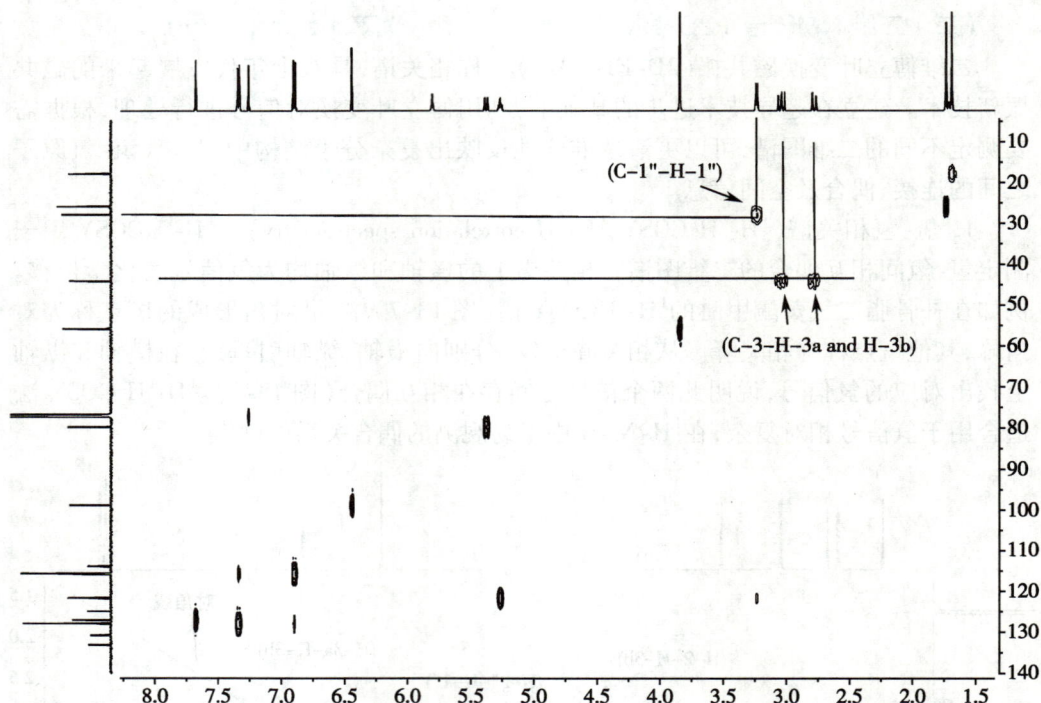

图 13-8　补骨脂二氢黄酮甲醚的 HSQC 谱（CDCl₃）

得相隔 2 个键（$^2J_{CH}$）和相隔 3 个键（$^3J_{CH}$）的碳氢之间的偶合关系。通过碳氢之间的远程偶合信息间接地获得碳和碳之间的连接信息，是结构鉴定中较为常用的测定方法。在补骨脂二氢黄酮甲醚的 HMBC 谱中（图 13-9），可通过甲氧基氢 δ 3.85 出发，引横轴的垂线，遇到相关峰后向纵轴引垂线，与纵轴相交于 δ 164.3（C-7），可知甲氧基连接在苯环上。以同样方法可以观测到该碳（δ 164.3）还与氢信号 δ 7.68、δ 6.45、δ 3.24 远程相关，而前两个芳氢的信号分别是 H-5 和 H-8 的两个氢，δ 3.24 则属于 6 位异戊烯基的 H-1″，因此推断甲氧基连接在 A 环的 7 位。

此外，二维谱中还有可判断空间关系的 NOESY 谱（nuclear overhauser effect spectroscopy）或 ROESY（rotating frame overhauser effect spectroscopy）；用于糖与皂苷结构研究的可表现自旋系统内部的氢信号关系的 TOCSY 谱（totally correlated spectroscopy）等。

四、质谱

质谱（mass spectrometry，MS）是利用分子被离子化后在电场与磁场的共同作用下进入收集器被记录到的分子离子及碎片的质量和强度信息。横坐标以质荷比表示（m/z），纵坐标以相对强度表示。在结构解析中主要是通过分子离子峰获得分子量信息，用碎片峰结合分子离子峰推测结构；运用高分辨的质谱可获得化合物的分子式；运用串联质谱技术还可以达到对混合离子信息进行分离后再鉴定的目的。按电离过程划分常见的有电子轰击、快原子轰击、电喷雾等；按质量分析器划分常见的有扇形磁场质量分析器、离子阱质量分析器、四级杆质量分析器、飞行时间质量分析器等。

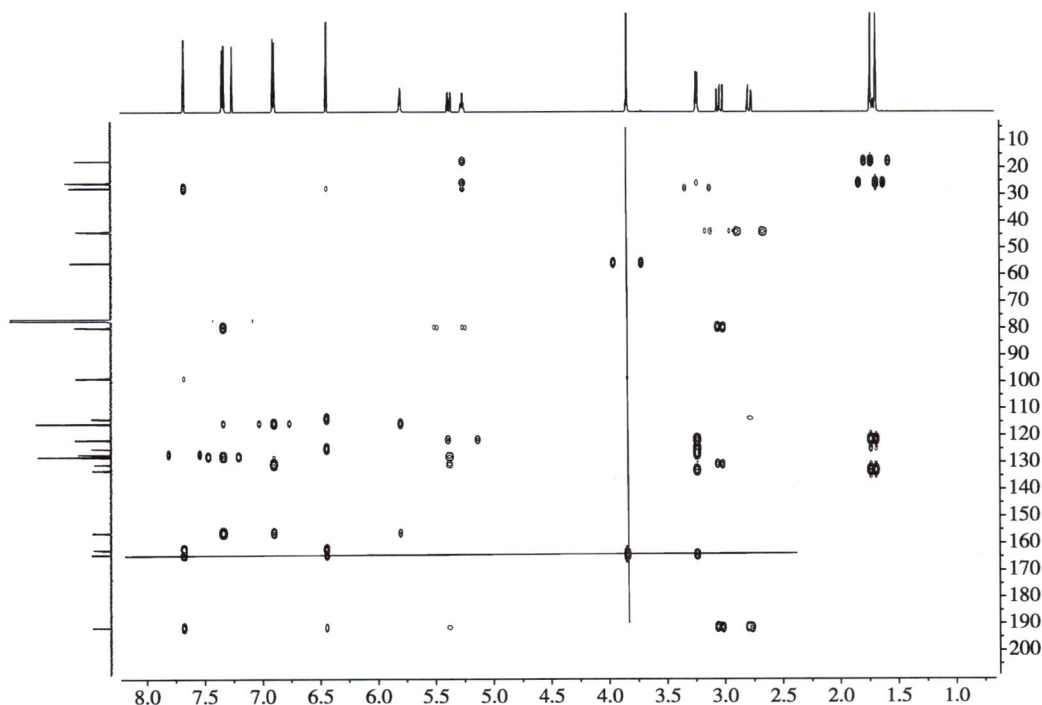

图 13-9　补骨脂二氢黄酮甲醚的 HMBC 谱（CDCl$_3$）

（一）电子轰击质谱（electron impact mass spectrometry，EI-MS）

样品气化后，受一定能量的电子轰击，使分子电离和裂解，产生各种阳离子。碎片信息丰富，对于推测结构帮助很大。但对于分子量较大或热稳定性差的物质，如糖苷等，常常无法获得分子离子峰，因而使其在应用中受到一定的限制。

（二）快原子轰击质谱（fast atom bombardment mass spectrometry，FAB-MS）

利用氩、氙等中性高速原子轰击样品，可获得分子离子峰及主要碎片。非常适合分子量稍大或难于气化的化合物如糖苷类、肽类的测定。常可获得分子中苷元、糖和氨基酸的碎片峰。

（三）电喷雾电离质谱（electrospray ionization mass spectrometry，ESI-MS）

电喷雾电离质谱将电喷雾产生的带电液滴及离子与雾化产生的样品液滴碰撞，使样品溶液中的待测物被萃取出来并电离，待测离子由毛细管接口引入质谱仪获得的质谱。该质谱常与色谱技术联用，应用范围较广，尤其适合分析极性强的有机化合物。现在，随着 HPLC-MS 液质联用技术的日渐普及，其已经成为测量分子量的主要手段。以补骨脂二氢黄酮甲醚的电喷雾质谱为例：在正离子模式下（图 13-10），其显示出分子离子峰为 339.2［M+H］$^+$；在负离子模式下（图 13-11），其显示出分子离子峰为 337.3［M-H］$^-$，所以其分子量推算为 338。

（四）飞行时间质谱（time of flight mass spectrometer，TOF-MS）

飞行时间质谱的测定是使电离后的离子在进入检测器之前被质量分析器按质荷比分离，测量离子从离子源到达检测器的时间的方法。与其他质量分析器相比，飞行

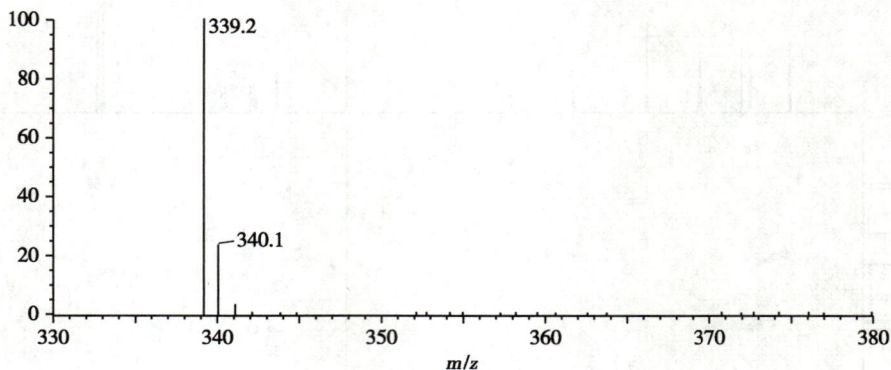

图 13-10　补骨脂二氢黄酮甲醚的 ESI 质谱（正离子模式）

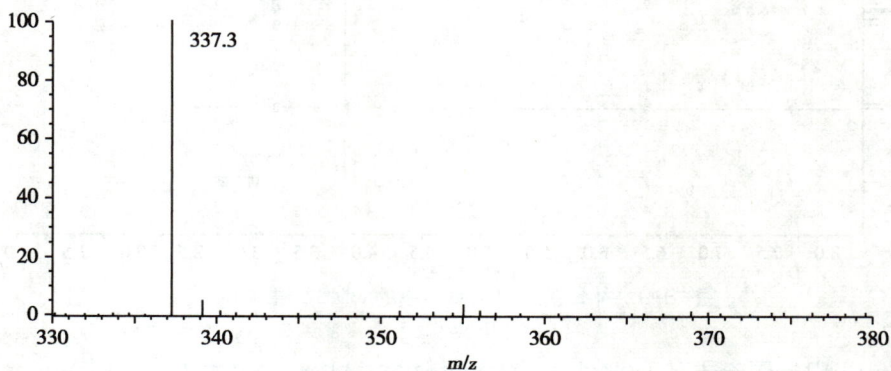

图 13-11　补骨脂二氢黄酮甲醚的 ESI 质谱（负离子模式）

时间质谱灵敏度高、测定质量范围宽，尤其适合大分子化合物的测定。

五、旋光光谱与圆二色谱

旋光光谱和圆二色光谱由于对样品（官能团、结晶与否等）要求不高，测量过程无损失，因而在确定化合物立体结构中得到了广泛应用。旋光光谱和圆二色光谱主要用于测定手性化合物的构型和构象，是描述同一现象（Cotton 效应）的两种不同方法。

（一）旋光光谱（optical rotatory dispersion，ORD）

平面偏振光通过手性物质时，能使其偏振面发生旋转，这种现象称之为旋光。用仪器记录平面偏振光通过手性化合物溶液后的振动面偏转角度，即为旋光度 α，我们平常所测定的旋光度即在波长为 589.6nm 的 Na 灯下的比旋光度。旋光度随波长的变化而变化就可获得旋光光谱（optical rotatorydispersion，ORD）。

（二）圆二色光谱（circular dichroism，CD）

组成平面偏振光的左旋圆偏振光和右旋圆偏振光在通过手性介质时，不但产生因折射率、传播速度不同而导致的旋光现象，而且还产生因吸光系数不同 $\varepsilon_R \neq \varepsilon_L$ 而导致的"圆二色性"。用仪器可以记录通过手性化合物溶液的左旋圆偏振光和右旋圆偏振光的吸收系数之差 $\Delta\varepsilon$，$\Delta\varepsilon$ 随波长变化即可获得圆二色谱（CD）。

圆二色光谱又包括电子圆二色谱（electronic circular dichroism，ECD）和振动圆二色谱（vibrational circular dichroism，VCD）。传统的圆二色谱（CD）所用的平面偏振光

的波长范围一般在 200~400nm,属于紫外区,由于其吸收光谱是分子电子能级跃迁引起的,称为电子圆二色谱(ECD)。以补骨脂二氢黄酮甲醚为例,其 2 位为手性碳原子,有 *R* 和 *S* 两种构型。如图 13-12、13-13 所示,其分别为 *S*-补骨脂二氢黄酮甲醚与 *R*-补骨脂二氢黄酮甲醚的 ECD 谱,两种光学异构体的 ECD 谱完全相反。

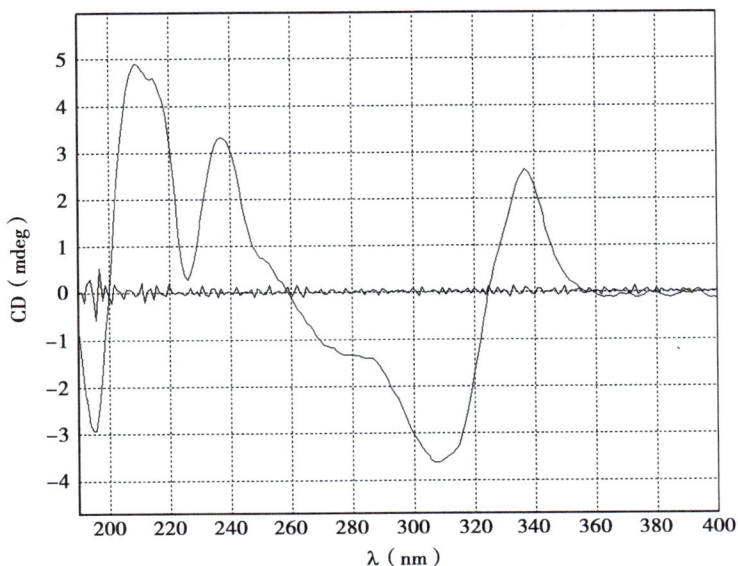

图 13-12　*S*-补骨脂二氢黄酮甲醚的 ECD 谱

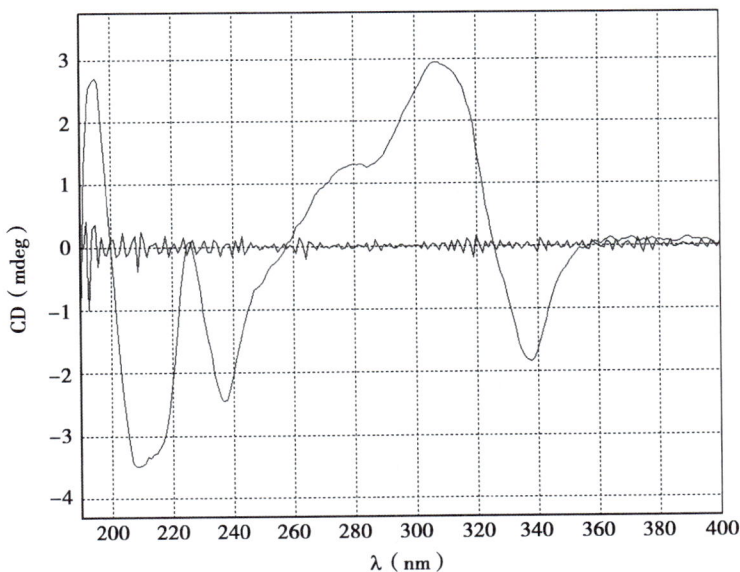

图 13-13　*R*-补骨脂二氢黄酮甲醚的 ECD 谱

　　在实际应用中,ECD 与量子计算化学的有机结合在判断小分子手性化合物的绝对构型方面已被广大研究人员广泛接受。在理论上以量子力学为基础,通过计算的 CD 谱,与实际测得的 CD 谱比较,可以判断化合物的构型与构象。适合含量少、难结晶的小分子天然产物立体结构的测定。

六、X 射线衍射法

X 射线衍射法（X-ray diffraction method，X-ray）是利用 X 射线的衍射方向和强度与晶体结构的内在联系，确定化合物结构的方法。在培育好晶体的前提下，利用计算机解析晶体的结构，不仅可以获得化合物的结构式，还可以获得结构中键长、键角、构象、绝对构型等信息。适用于微量成分、新骨架化合物、大分子物质的确定。

学习小结

1. 学习内容

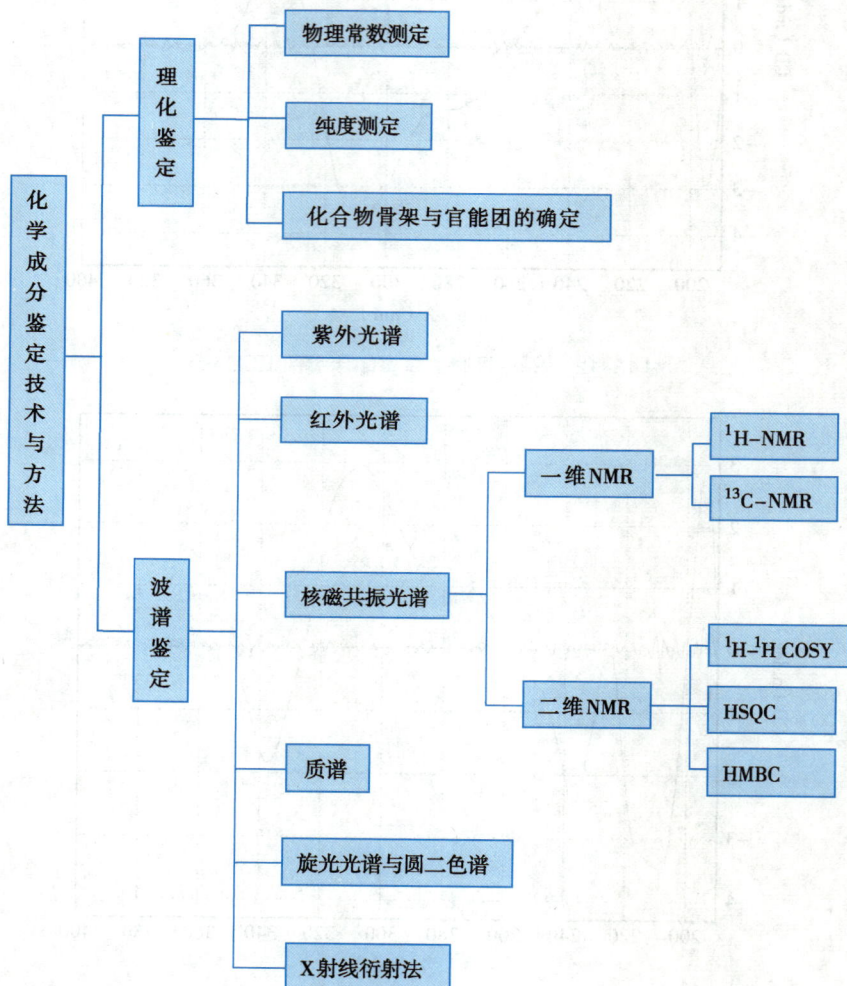

2. 学习方法

波谱分析方法是中药化学成分结构鉴定中常用方法，学习时应先了解其原理，进而掌握其在化合物结构鉴定中的具体应用。

（李医明）

复习思考题

1. 化合物理化鉴定的常用方法有哪些?
2. 波谱分析鉴定结构常用哪些方法?
3. ^{1}H- NMR 谱在结构研究中可以提供哪些信息?
4. 中药化学成分研究中常用的二维核磁共振技术有哪些? 分别提供哪些信息?

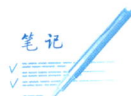
笔记

第十四章

中药化学制备技术与鉴定实例

学习目的

通过学习各类化合物的制备原理、制备及鉴定实例,掌握中药中各类化合物的制备和鉴定方法,培养独立开展中药中有效成分制备的思路和能力。

学习要点

各类化合物的制备原理,常见典型中药中有效成分的制备和鉴定方法。

第一节 糖和苷类化合物制备与鉴定

一、糖和苷类化合物制备原理

(一)糖和苷类化合物的提取

1. **苷类的提取** 从药材中提取苷类化合物,常用水、稀醇或乙酸乙酯等溶剂进行提取,在提取时首先必须明确提取目的,即待提取成分是原生苷、次生苷,还是苷元,然后,根据待提取成分的具体性质选择适宜的提取方法。由于植物体内有水解苷的酶共存,在提取过程中易使苷类化合物分解,因此在提取原形形式的原生苷时,必须抑制或破坏酶的活性。在提取时一般常用的方法是在中药中加入一定量的碳酸钙,或采用甲醇、60%以上的乙醇或沸水提取,同时在提取过程中还须尽量避免与酸碱接触,以免苷类水解,如不加注意,则往往得到的不是原生苷,而是已水解失去一部分糖的次生苷或苷元。同时应注意采集的新鲜中药材,应迅速干燥(多用晒干或晾干)。

在苷类的提取分离中,由于苷元结构的不同,所连接糖的数目和种类也不一样,因而极性差异很大,很难有统一的提取方法,各类苷有各自的提取分离方法,这将在后续各节中加以介绍。

2. **糖类的提取** 糖类极性较大,能溶于水,不溶或难溶于极性小的有机溶剂。从中药中提取单糖和低聚糖成分一般采用水或稀醇提取。提取多糖常用溶剂为冷水、热水、热或冷的 0.1 ~ 1mol/L NaOH 或 KOH,热或冷的 1% 乙酸等。这是由于多糖随着聚合度的增加,性质和单糖相差较大,无甜味,溶于热水,一般难溶于冷水,不溶于乙醇及其他有机溶剂。多糖的提取过程中也必须抑制或破坏酶的活性,防止聚合糖被水解。多糖常与其他成分共存于中药中,利用多糖不溶于乙醇的性质,可以在水提取液中加入乙醇使其沉淀,得到粗多糖。

(二)糖和苷类化合物的分离

1. **苷类的分离**　苷类一般都是无定形粉末,极性较大,分离较为困难。一般需要在提取过后通过溶剂萃取法或者大孔树脂法除去大量杂质,再用柱色谱法进一步分离。一般极性较低的苷类,常采用硅胶或氧化铝吸附柱色谱。而极性较大的苷类,常采用分配柱色谱或反相柱色谱法进行分离,如反相硅胶 Rp-18 和 Rp-8 对于分离此类苷类化合物效果较好,常用甲醇-水系统和乙腈-水系统。

苷类的分离中,由于苷元结构的不同,所连接糖的数目和种类也不一样,很难有统一的分离方法,详见后续各节。另外用于糖的分离方法也都可以用于分离苷类。

2. **糖类的分离**　糖类提取过后需要除去大量的非糖物质,然后进行下一步的分离。尤其对于多糖类化合物,分子量大,结构复杂,难以获得纯品,所以这是一项困难的分离工作,但也是目前研究的热点。下面是几种常用的分离多糖的方法:

(1)活性炭柱色谱法:活性炭吸附量大,分离效率高,是分离水溶性成分的常用吸附剂。含糖的水溶液通过柱后,先用水洗脱无机盐、单糖等,然后在水中增加乙醇的浓度,依次洗出二糖,三糖以及更大的低聚糖。柱色谱时活性炭中常拌硅藻土作稀释剂,以增加溶液的流速。

(2)离子交换色谱法:阳离子和阴离子交换树脂对除去水提液中的酸、碱性成分和无机离子十分有效,然后可以再进一步分离糖和苷。但强碱性的树脂能与还原糖结合,用水洗脱不下来,而且易引起糖的异构化和降解。而强酸性的树脂易使不稳定的苷键裂解,尤其是呋喃糖苷键。所以在分离糖和苷时最好采用弱酸、弱碱型的交联度比较小的离子交换树脂。

(3)凝胶色谱法:凝胶色谱法可分离大小不同的分子。葡聚糖凝胶(商品名 Sephadex G)、琼脂糖凝胶(商品名 Sepharose,Bio-gelA)和聚丙烯酰胺凝胶(商品名 Bio-gel P)都广泛用于糖类及其衍生物的分离纯化。低聚糖和苷类一般用孔隙小的凝胶(如 Sephadex G-25,G-50)分离。而多糖纯化时可以先用孔隙小的凝胶(如 Sephadex G-15,G-25)除去无机盐和小分子化合物,然后再用大孔隙的凝胶(如 Sephadex G-200)进行分离,如植物淀粉中直链和支链多糖的分离。

(4)分级沉淀法:分级沉淀法是在混合多糖的高浓度水溶液中,逐步加入乙醇或者丙酮,收集不同浓度下析出的沉淀,得到不同的粗多糖组分。这种方法适合于分离各种溶解度相差较大的多糖。

(5)蛋白质去除法:用分级沉淀法得到的多糖,常伴有较多的蛋白质,必须予以去除。一般选择那些使蛋白质沉淀而使多糖不沉淀的试剂来处理,如三氟三氯乙烷法和Sevag 法(用三氯甲烷-正丁醇按4:1混合)。但要达到除尽游离蛋白质的目的仍需反复多次处理。如能配合加入中性蛋白质水解酶(胰蛋白酶,胃蛋白酶,链霉蛋白酶等),使蛋白质大分子进行一定程度降解,再用 Sevag 法处理,效果会更好。

二、多糖类化合物的制备与鉴定实例

黄芪中多糖成分

黄芪为豆科植物蒙古黄芪[*Astragalus membranaceus*(Fisch.)Bge. var. *mongholicus*(Bge.)Hsiao]或膜荚黄芪[*Astragalus membranaceus*(Fisch.)Bge.]的干燥根。性微温,

味甘。归肺、脾经。具有补气升阳、固表止汗、利水消肿、生津养血、行滞通痹、托毒排脓、敛疮生肌之功效,用于气虚乏力、食少便溏、中气下陷、久泻脱肛、便血崩漏、表虚自汗、气虚水肿、内热消渴、血虚萎黄、半身不遂、痹痛麻木、痈疽难溃、久溃不敛等症。现代药理研究表明,黄芪可调动机体免疫能力,改善心肺功能,加强心脏收缩力,扩张血管,降低血压,延缓衰老等。

1. 化学成分类型　黄芪中主要含有多糖、黄酮和皂苷类等化学成分。黄芪中多糖成分主要有葡聚糖和杂多糖。葡聚糖又分为水溶性葡聚糖和水不溶性葡聚糖,分别是 α-1,4/1,6-葡聚糖和 α-1,4-葡聚糖。杂多糖多为酸性水溶性杂多糖,主要由葡萄糖、阿拉伯糖、鼠李糖和半乳糖组成,少量杂多糖含有糖醛酸,包括葡糖醛酸和半乳糖醛酸,有些杂多糖仅由葡萄糖和阿拉伯糖组成。黄芪多糖具有增强免疫系统功能的作用,是黄芪"补气固表"的有效成分。

2015 年版《中国药典》(一部)规定,黄芪中黄芪甲苷含量不得少于 0.040%,毛蕊异黄酮葡萄糖苷含量不得少于 0.020%。

2. 黄芪多糖的提取分离　利用黄芪多糖易溶于热水、难溶于乙醇的特点进行提取分离,黄芪多糖提取分离流程图见图 14-1。

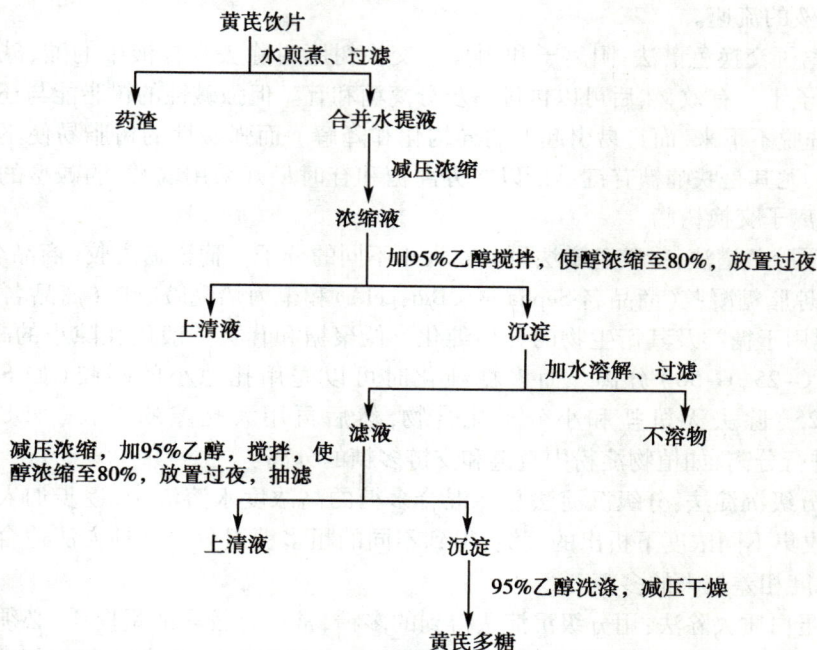

图 14-1　黄芪多糖的提取分离

第二节　醌类化合物制备与鉴定

一、醌类化合物制备原理

(一)醌类化合物的提取

由于醌类化合物在植物体内存在的形式较为复杂,以及不同结构类型成分之间在极性和溶解度上的差异,其提取方法也较为多样。常用的提取方法如下:

1. 有机溶剂提取法　一般多先用甲醇或乙醇为溶剂,把不同类型的醌类化合物提取出来,再依次进行纯化分离。对于含脂质较多的药材(如种子类),可以先用石油醚进行脱脂,以利于后期分离。对于极性较小的游离醌类,可用三氯甲烷、乙酸乙酯等有机溶剂进行提取,提取液有时在浓缩过程中即可析出结晶,必要时可进行重结晶等精制处理。极性较大的多羟基蒽醌有时是以盐的形式存在,提取时应先用酸将其转化为游离状态,再用醇提取。提取蒽醌苷时同样要注意到酸、碱和酶对结构的破坏。

2. 碱提取-酸沉淀法　该法可用于提取性质稳定且含游离酚羟基或羧基的醌类化合物,酚羟基或羧基与碱液成盐而溶于碱水提取液,提取液酸化后,醌类化合物游离而沉淀析出。

3. 水蒸气蒸馏法　该法适用于提取分子量小的具有挥发性的苯醌及萘醌类化合物。

(二)醌类化合物的分离

醌类化合物的分离主要根据其酸性强弱、极性差异、分子量大小等进行分离纯化。

1. 游离羟基蒽醌的分离　此类化合物可以采用 pH 梯度萃取法和色谱法进行分离。pH 梯度萃取法是最常用的手段,根据蒽醌的 α 与 β 位羟基酸性差异及羧基的有无,使用不同碱性的水溶液,从有机溶剂中提取蒽醌类成分。具体分离见大黄素的制备实例。色谱法分离游离醌类衍生物常用的吸附剂主要是硅胶,一般不用氧化铝,尤其不用碱性氧化铝,以避免发生化学吸附而难以洗脱。色谱法需要改变吸附剂或溶剂进行反复多次分离才能收到较好的效果。

2. 蒽醌苷类与游离蒽醌的分离　蒽醌苷类与游离蒽醌的极性差别很大,故在有机溶剂中的溶解度不同。如苷类在三氯甲烷中不溶,而苷元及其他游离蒽醌则易溶于三氯甲烷,故可据此进行分离。但应当注意一般羟基蒽醌类化合物及其相应的苷类在植物体内多通过酚羟基或羧基与镁、钾、钠、钙结合成盐的形式存在,为充分提取出游离蒽醌类化合物,必须预先加酸酸化使之全部游离后再进行提取。

3. 蒽醌苷类的分离　蒽醌苷类极性大,水溶性较强,分离较为困难,一般多用色谱法。但在色谱法分离之前,往往采用溶剂法先萃取提取物,除去大部分杂质,制得较纯的总苷后再进行分离。如用极性较大的溶剂(如正丁醇等)将蒽醌苷从水溶液中萃取出来,再用色谱法进一步分离。蒽醌苷的柱色谱常用的分离填料有硅胶、聚酰胺、纤维素及葡聚糖凝胶等。

聚酰胺柱色谱对分离羟基蒽醌效果较好。因为不同的羟基蒽醌类成分,其羟基数目和位置不同,与聚酰胺形成氢键的能力也不同,因而吸附强度也不相同。

应用葡聚糖凝胶色谱法分离蒽醌苷类成分,主要是根据其分子大小的不同进行分离,分离效果较好。例如,用 Sephadex LH-20 凝胶柱分离大黄蒽醌苷类:将大黄的70% 甲醇提取液,通过凝胶柱,用 70% 甲醇洗脱,分段收集,先后得到二蒽酮苷(番泻苷 B、A、D、C)、蒽醌二葡萄糖苷(大黄酸、芦荟大黄素、大黄酚的二葡萄糖苷)、蒽醌单糖苷(芦荟大黄素、大黄素、大黄素甲醚及大黄酚的葡萄糖苷)、游离苷元(大黄酸、大黄酚、大黄素甲醚、芦荟大黄素及大黄素)。

二、醌类化合物的制备与鉴定实例

大黄中蒽醌类成分

大黄为蓼科植物掌叶大黄(*Rheum palmatum* L.)、唐古特大黄(*Rheum tanguticum*

Maxim. ex Balf.）或药用大黄（*Rheum officinale* Baill.）的干燥根及根茎。其性寒、味苦，具有泻热通肠、凉血解毒、逐瘀通经的功效。现代药理研究表明，大黄主要具有泻下、抗肿瘤、利胆保肝、利尿、止血等作用，常用于胃肠疾病、肝胆疾病等，外用可治疗烧伤、烫伤。大黄中产生泻下的有效成分为番泻苷类，游离蒽醌类的泻下作用较弱；大黄还具有抗菌作用，其中以芦荟大黄素、大黄素及大黄酸作用较强，它们对多数革兰氏阳性细菌均有抑制作用。

2015 年版《中国药典》（一部）规定，含芦荟大黄素、大黄酸、大黄素、大黄酚和大黄素甲醚的总蒽醌量不得少于 1.5%。

1. 化学成分类型及理化性质　大黄中主要含有蒽醌类化合物，总含量约为 2%～5%，其中游离的羟基蒽醌类化合物仅占 10%～20%，主要为大黄素、大黄酚、芦荟大黄素、大黄素甲醚和大黄酸等。大多数羟基蒽醌类化合物以苷的形式存在，如大黄酚葡萄糖苷、大黄素葡萄糖苷、大黄酸葡萄糖苷、芦荟大黄素葡萄糖苷、一些双葡萄糖链苷及少量的番泻苷 A、B、C、D。

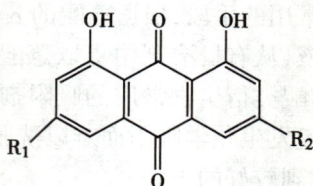

	R_1	R_2
大黄酚	H	CH_3
芦荟大黄素	H	CH_2OH
大黄素	OH	CH_3
大黄素甲醚	OCH_3	CH_3
大黄酸	H	COOH

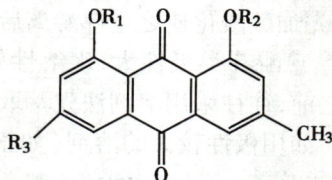

	R_1	R_2	R_3
大黄酚葡萄糖苷	glc	H	H
大黄素 1-O-β-D-葡萄糖苷	H	glc	OH

大黄素为橙色针状结晶（乙醇），几乎不溶于水，溶于碳酸钠水溶液、氨水、氢氧化钠水溶液、乙醇、甲醇、丙酮。大黄酚为长方形或单斜形结晶（乙醚或苯），能升华，几乎不溶于水，难溶于石油醚，略溶于冷乙醇，溶于苯、三氯甲烷、乙醚、冰醋酸及丙酮中，易溶于沸乙醇、氢氧化钠水溶液。大黄素甲醚为金黄色针晶，几乎不溶于水、碳酸钠水溶液，微溶于乙酸乙酯、甲醇、乙醚，溶于苯、吡啶、三氯甲烷、氢氧化钠水溶液。芦荟大黄素为橙色针状结晶（甲苯），略溶于乙醇、苯、三氯甲烷、乙醚和石油醚，溶于碱水溶液和吡啶，易溶于热乙醇、丙酮、甲醇、稀氢氧化钠水溶液。

除此之外，大黄中还含有鞣质、脂肪酸及少量的土大黄苷及其苷元。土大黄苷及其苷元在结构上为二苯乙烯的衍生物，属于芪苷，也存在于其他大黄属植物的根茎中。一般认为在大黄中土大黄苷的含量越高则质量越差，在不少国家的药典中规定大黄中不得检出这一成分。

土大黄苷元　R=H
土大黄苷　　R=glc

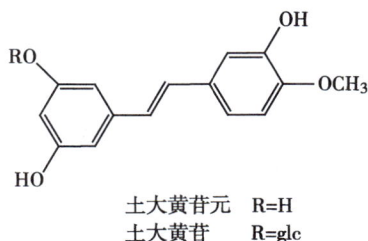

大黄中含有很多羟基蒽醌类化合物,在植物中主要以苷的形式存在。利用蒽醌苷类成分酸水解形成的苷元极性较小,易溶于有机溶剂的性质,采用两相水解法制备总蒽醌苷元。游离羟基蒽醌类成分由于结构中羟基、酚羟基和醇羟基的数目及位置的不同而表现出不同程度的酸性,根据此性质,采用 pH 梯度萃取法分离。

2. 大黄素的提取分离　大黄中大黄素的提取分离流程图(图 14-2)。

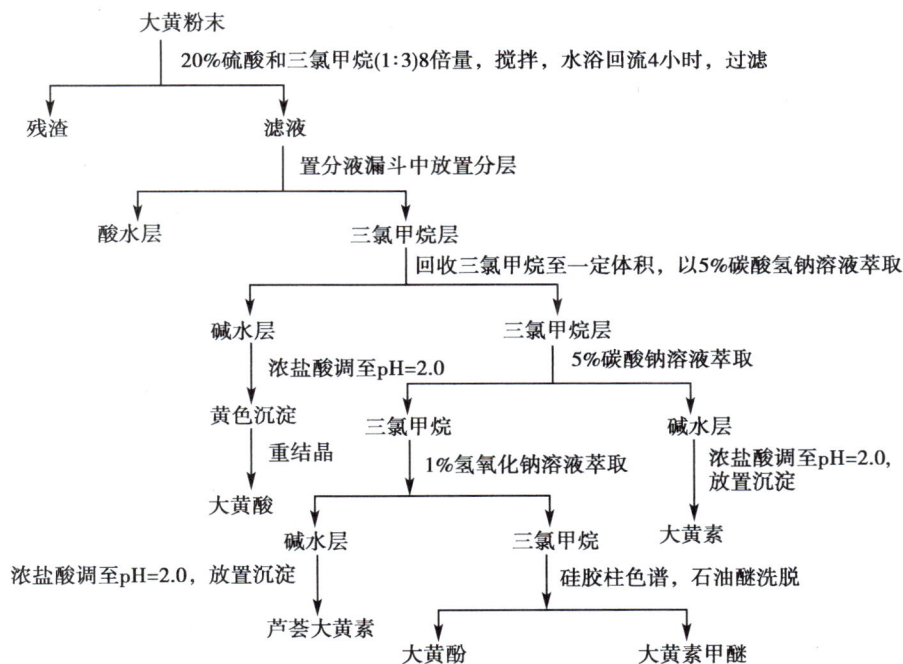

大黄粉末
20%硫酸和三氯甲烷(1:3)8倍量,搅拌,水浴回流4小时,过滤

残渣　　　滤液
置分液漏斗中放置分层

酸水层　　　三氯甲烷层
回收三氯甲烷至一定体积,以5%碳酸氢钠溶液萃取

碱水层　　　三氯甲烷层
浓盐酸调至pH=2.0　　　5%碳酸钠溶液萃取

黄色沉淀　　三氯甲烷　　　碱水层
重结晶　　　1%氢氧化钠溶液萃取　浓盐酸调至pH=2.0,放置沉淀

大黄酸　　碱水层　　三氯甲烷　　大黄素
浓盐酸调至pH=2.0,放置沉淀　硅胶柱色谱,石油醚洗脱

芦荟大黄素　　大黄酚　　大黄素甲醚

图 14-2　大黄素的提取分离

3. 大黄素的结构鉴定　该化合物为黄色粉末(甲醇),mp 244～246℃。乙酸镁反应呈阳性,该化合物的 ^{1}H- NMR(DMSO-d_6,300MHz)、^{13}C- NMR(DMSO-d_6,75MHz),谱图见图 14-3～14-5。

根据其碳、氢谱及理化性质推测该化合物为蒽醌类化合物。^{1}H- NMR(DMSO-d_6,300MHz)中,δ 12.07(1H,s),12.00(1H,s),11.38(1H,s)为 3 个活泼羟基质子信号,根据化学位移,说明有两个 Ar- OH 与羰基形成分子内氢键。δ 7.47(1H,s),7.15(1H,s),7.11(1H,d,J=2.4Hz),6.58(1H,d,J=2.4Hz)为蒽醌母核的 4 个芳香质子信号,由偶合常数可看出为间位或对位偶合,δ 2.41(3H,s)为甲基质子信号。^{13}C- NMR(DMSO-d_6,75MHz)中 δ 189.7,181.4 为两个羰基信号,根据化学位移值可知一个为氢键缔合羰基,δ 21.5 为甲基碳信号,其余为芳香碳信号。综合 ^{13}C- NMR、^{1}H- NMR 谱

301

数据,确定化合物 3 的结构为:大黄素,结构如下,其[13]C-NMR 数据见表 14-1。

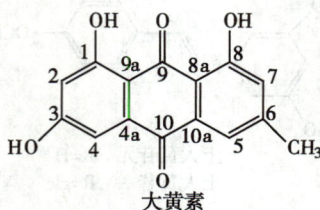

大黄素

表 14-1 大黄素的[13]C-NMR 数据

位置	^{13}C-NMR	参考值	位置	^{13}C-NMR	参考值
1	164.5	164.3	9	189.7	189.6
2	107.9	107.8	10	181.4	181.2
3	165.6	165.4	4a	132.8	132.7
4	108.8	108.6	8a	113.4	113.3
5	120.5	120.4	9a	109.0	108.9
6	148.3	148.1	10a	135.1	135.0
7	124.1	124.0	-CH3	21.5	21.4
8	161.4	161.1			

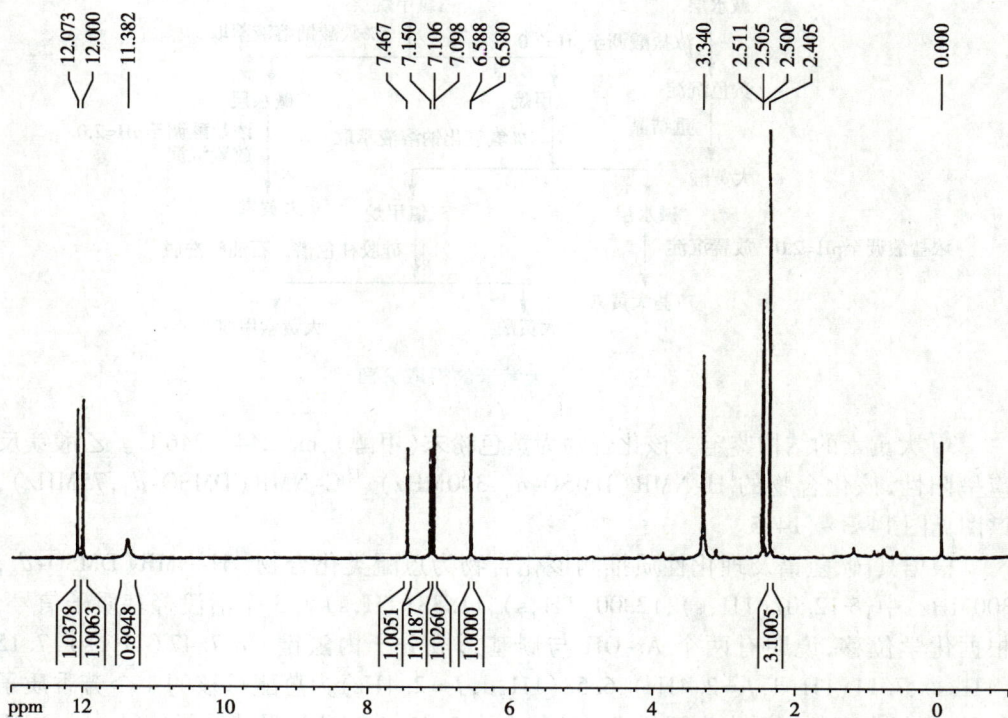

图 14-3 大黄素的[1]H-NMR 谱(DMSO-d_6,300MHz)

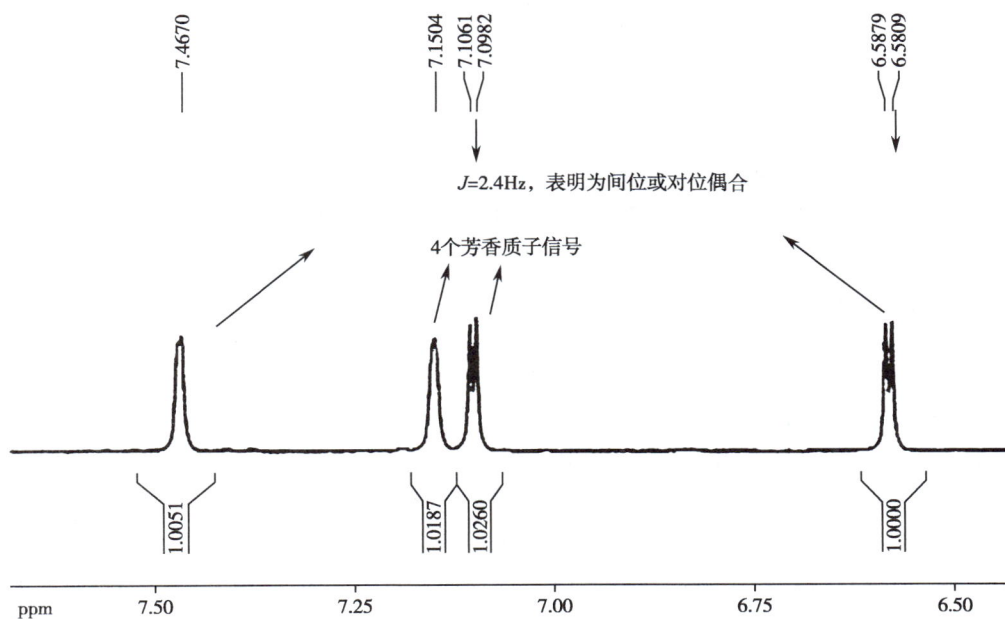

图 14-4　大黄素的 ^{1}H-NMR 部分放大谱

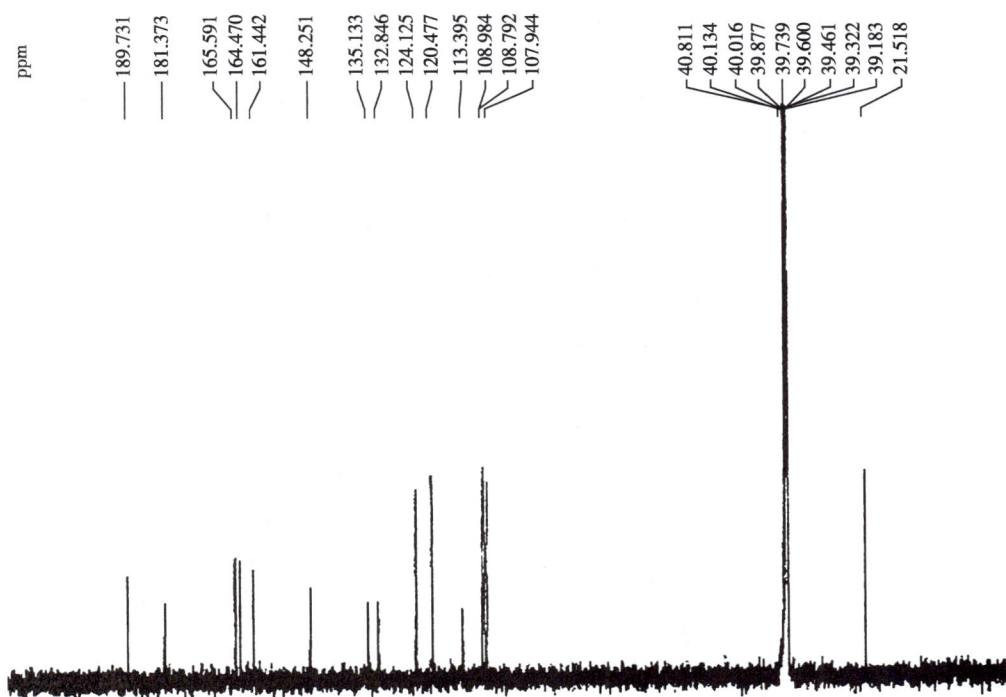

图 14-5　大黄素的 ^{13}C-NMR 谱（DMSO-d_6，75MHz）

第三节　苯丙素类化合物制备与鉴定

一、苯丙素类化合物制备原理

（一）苯丙素类化合物的提取

1. 简单苯丙素类化合物的提取　简单苯丙素类化合物依据其极性大小和溶解性的差异，一般可用有机溶剂如甲醇、乙醇或水提取。苯丙烯、苯丙醛及苯丙酸的简单酯类衍生物多具有挥发性，可用水蒸气蒸馏法提取。

2. 香豆素类化合物的提取　香豆素类成分多以游离形式存在于植物中，可选用乙醚、三氯甲烷、丙酮等有机溶剂提取，香豆素苷极性较大，可选用亲水性有机溶剂如甲醇、乙醇或水提取。由于香豆素类成分具有内酯结构，也可用碱溶酸沉法提取，一些小分子香豆素类成分具有挥发性，可用水蒸气蒸馏法提取。

（1）溶剂提取法：香豆素类成分可用甲醇、乙醇、丙酮、乙醚等溶剂进行提取。提取时，可先用乙醚提取出亲脂性成分，继而用甲醇（乙醇）提取极性较大的成分；也可用甲醇（乙醇）提取后，用溶剂萃取法或大孔树脂吸附法将提取物分为亲脂性部位和亲水性部位。

如从秦皮中提取香豆素类成分，用乙醇回流提取后，回收溶剂得到浸膏，将浸膏均匀分散在水中后，先以三氯甲烷萃取出脂溶性成分，后以乙酸乙酯萃取得到游离香豆素类成分，再以正丁醇萃取得到香豆素苷类成分。

（2）碱溶酸沉法：在使用溶剂法提取香豆素类化合物时，常会伴有其他一些中性杂质成分，此时可利用香豆素类成分内酯结构可溶于碱水溶液的特点，与其他中性成分分离，而后将碱溶液酸化，使内酯环合，香豆素类成分可游离析出或用乙醚（乙酸乙酯）等有机溶剂萃取得到。

因香豆素类化合物的开环产物为顺式邻羟基桂皮酸，在碱溶液中加热较长时间会使其异构化为反式邻羟基桂皮酸，酸化后难以环合，故使用碱溶酸沉法需控制在较温和的条件下进行，同时必须注意某些对酸碱敏感的香豆素类化合物不能采用此方法提取，如 8 位具有酰基的香豆素类成分在碱开环后不能酸化闭环；具有酯基侧链的成分则酯基亦会发生碱水解；具有烯丙醚或邻二醇结构的会在酸作用下水解或结构重排。

（3）水蒸气蒸馏法：一些小分子的香豆素化合物具有挥发性，可采用水蒸气蒸馏法提取，但由于该法加热时间较长，可能会引起化合物结构的变化，现已较少用。

3. 木脂素类化合物的提取　游离的木脂素亲脂性较强，能溶于乙醚等低极性溶剂。木脂素苷类极性较大，可以按照苷类的提取方法提取，如用甲醇或乙醇提取。木脂素在植物体内常与大量的树脂状物共存，在用溶剂处理过程中容易树脂化，这是在提取分离过程中需要注意解决的问题。

（二）苯丙素类化合物的分离

1. 简单苯丙素类化合物的分离　可按照中药化学成分分离的常规方法进行，如采用硅胶、大孔吸附树脂、聚酰胺等柱色谱进行分离。

2. 香豆素类化合物的分离　由于存在于同一中药中的香豆素类化合物通常结构

相似、极性相近,使用常规的溶剂法、结晶法难以分离,一般应用色谱法进行。常用色谱分离方法有柱色谱、制备薄层色谱和高效液相色谱等。

柱色谱常用硅胶为吸附剂,游离香豆素分离的洗脱系统可选用环己烷(石油醚)-乙酸乙酯、环己烷(石油醚)-丙酮、三氯甲烷-丙酮等;香豆素苷分离的洗脱系统可选用三氯甲烷-甲醇、三氯甲烷-甲醇-水等,此外香豆素苷的分离还可用反相硅胶(Rp-18、Rp-8等)柱色谱,洗脱系统可用甲醇-水、乙腈-水等;葡聚糖凝胶 SephadexLH-20 柱色谱也可用于香豆素类化合物的分离纯化。

高效液相色谱可用于分离香豆素类成分,对极性很小的游离香豆素及极性较大的香豆素苷分离效果均较好,极性很小的游离香豆素可用正相色谱分离,而香豆素苷的分离可采用反相色谱。

香豆素类化合物多具有荧光,在薄层板上易于观察和定位,故制备薄层色谱可用于香豆素类化合物的分离,展开剂与柱色谱洗脱系统相似。

3. 木脂素类化合物的分离　某些具有酚羟基或内酯环结构的木脂素可以用碱溶酸沉法进行分离,但是应注意避免产生异构化而使木脂素类化合物失去活性。木脂素的进一步分离还需要依靠硅胶、氧化铝等柱色谱分离法,选用石油醚-乙醚、三氯甲烷-甲醇等洗脱溶剂。

二、苯丙素类化合物的制备与鉴定实例

(一)金银花中苯丙酸类成分

金银花为忍冬科植物忍冬(*Lonicera japonica* Thunb.)的干燥花蕾或带初开的花。金银花性寒,味甘;归肺、心、胃经,具有清热解毒、疏散风热的功效,用于痈肿疔疮,喉痹,丹毒,热毒血痢,风热感冒,温病发热。现代药理研究表明,金银花具有抗菌、抗病毒、解热、抗炎、保肝等作用。

1. 化学成分类型　金银花中主要含有有机酸、鞣质、黄酮、挥发油、三萜皂苷、环烯醚萜等成分。金银花中大多数有机酸为咖啡酸衍生物,属于苯丙酸类成分,为金银花中的主要有效成分,如绿原酸、4,5-二咖啡酸酰奎宁酸、3,4-二咖啡酸酰奎宁酸、3,5-二咖啡酸酰奎宁酸等。其中绿原酸具有抗菌、抗病毒、止血、抗氧化、消除自由基、抑制突变和抗肿瘤等多种生物活性,在医药、食品、保健品中应用广泛。

2015 年版《中国药典》(一部)规定,金银花中含绿原酸不得少于 0.15% ,含木犀草苷不得少于 0.050% 。

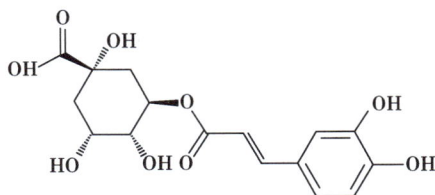

绿原酸

2. 绿原酸的提取分离　绿原酸结构中含有多个酚羟基和酯键,提取分离绿原酸时,注意避免与酸碱接触,同时应注意温度对结构的影响。从金银花中提取分离绿原酸的流程图见图 14-6。

金银花

↓ 粉碎，乙醇提取，过滤，合并
提取液，浓缩

浓缩液

↓ 浓缩液拌入适量聚酰胺，干燥

绿原酸粗提物

↓ 干法上样于聚酰胺(80~100目)色谱柱，
稀醇洗脱，反复柱层析分离纯化

绿原酸粗品

↓ 乙酸乙酯重结晶

精制绿原酸

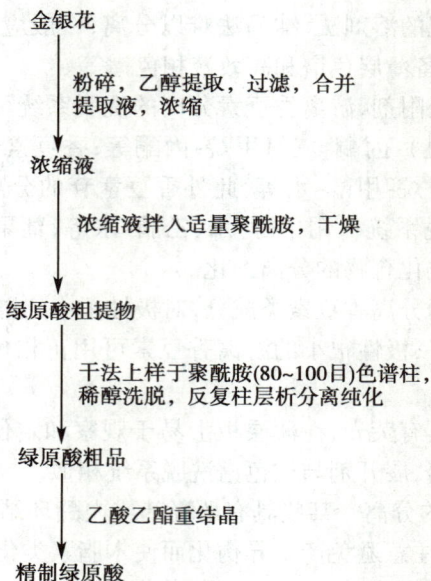

图 14-6 绿原酸提取分离流程图

3. 绿原酸的结构鉴定 制备得到的绿原酸纯品,测定氢谱、碳谱、质谱,与文献数据对照,鉴定为绿原酸。

（二）独活中香豆素类成分

独活为伞形科植物重齿毛当归(*Angelica pubescens* Maxim. f. *biserrata* Shan et Yuan)的干燥根。性微温,味辛、苦,归肾、膀胱经,具有祛风除湿,通痹止痛的功效,用于风寒湿痹,腰膝疼痛,少阴伏风头痛,风寒挟湿头痛。现代药理研究表明,独活具有解痉、镇痛、镇静和抗炎、抗菌、抗氧化、抗光敏感作用,独活中香豆素类成分香柑内酯对实验性胃溃疡有中等强度的保护作用,花椒毒素和香柑内酯对艾氏腹水瘤细胞有杀灭作用。

1. 化学成分类型 独活含有香豆素、挥发油、植物甾醇、有机酸、糖类等多种成分,主要成分为香豆素类化合物,其中简单香豆素类成分有蛇床子素(甲氧基欧芹素)、伞形花内酯等,呋喃香豆素类成分有异欧前胡素、二氢欧山芹醇当归酸酯、二氢欧山芹素、二氢欧山芹醇乙酸酯、香柑内酯、花椒毒素等。

2015 年版《中国药典》(一部)规定,以药材的干燥品计算,独活含蛇床子素不得少于 0.50%,含二氢欧山芹醇当归酸酯不得少于 0.080%。

2. 异欧前胡素的提取分离 独活中香豆素类成分的提取与分离流程(图 14-7)。分离得到的化合物 1、2、3、4、5、6,经结构鉴定分别为以下化合物:

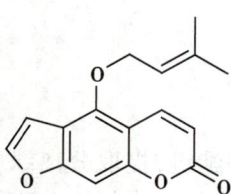

异欧前胡素（化合物1） 甲氧基欧芹素（化合物2） 香柑内酯（化合物4）

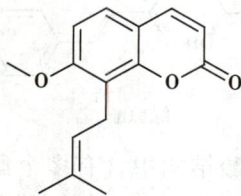

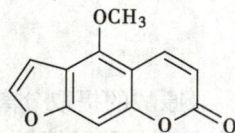

R = （结构式） 二氢欧山芹素（化合物 3）

R = COCH₃ 二氢欧山芹醇乙酸酯（化合物 5）

R = H 二氢欧山芹醇（化合物 6）

独活粗粉
↓ 95%乙醇回流提取
提取液
↓ 回收溶剂
浸膏
↓ 均匀分散在水中，依次用石油醚、
　氯仿、乙酸乙酯和正丁醇萃取

石油醚　　　氯仿　　　乙酸乙酯　　　正丁醇
提取物　　提取物　　提取物　　　提取物

硅胶柱色谱
石油醚-乙酸乙酯梯度洗脱

20:1　　　　15:1　　　　　　10:1　　　7:1
部分Ⅰ　　　　　　　　　　　　部分Ⅳ　　部分Ⅴ
↓　　部分Ⅱ　　部分Ⅲ　　　　↓　　　↓
沉淀　　　　　　　　硅胶柱色谱　沉淀　　沉淀
↓　　　↓沉淀　　石油醚-乙酸乙酯　↓　　　↓
过滤，石油醚-　　　梯度洗脱　　过滤，　过滤，
乙酸乙酯重结晶　过滤，　　　　重结晶　重结晶
↓　　　　重结晶　　　　　　↓　　　↓
化合物1　　↓　　　　　　　化合物5　化合物6
　　　　化合物2
　　　　　　　部分Ⅲa　部分Ⅲb
　　　　　　　↓　　　　↓
　　　　　　化合物3　化合物4

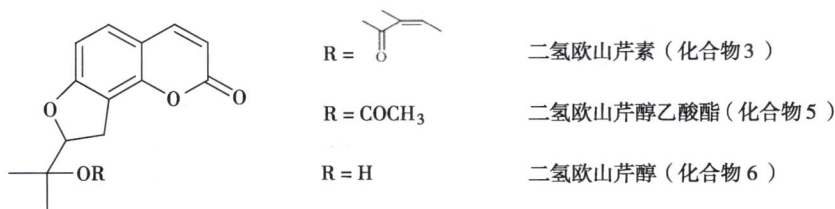

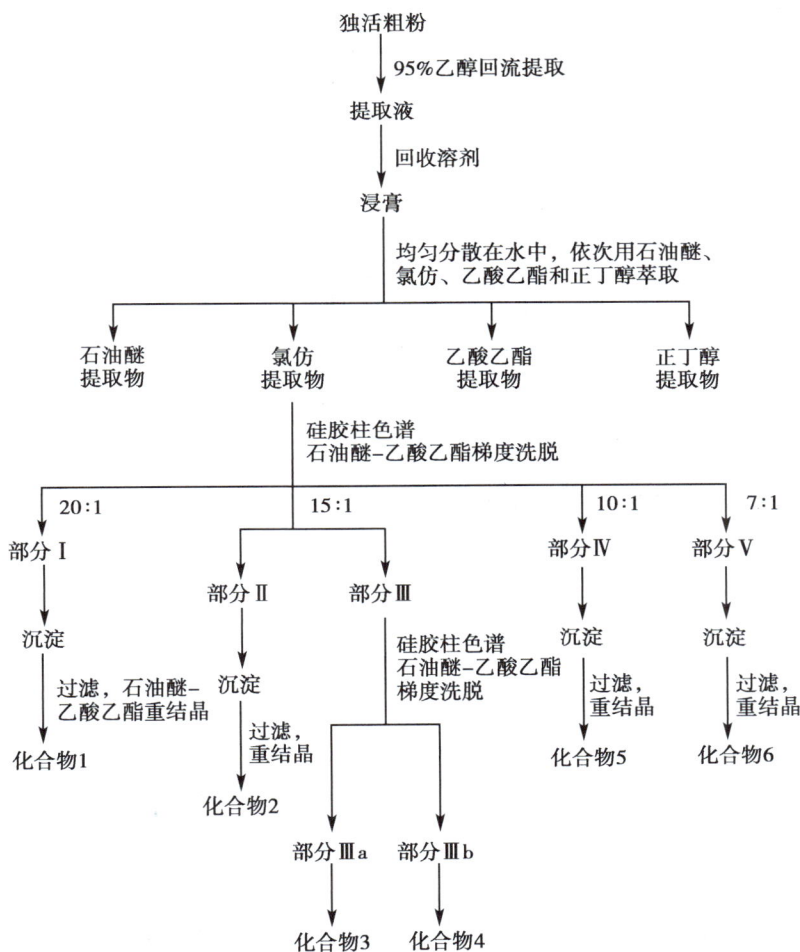

图 14-7 独活中香豆素类成分的提取与分离

3. 异欧前胡素的鉴定 该化合物为无色结晶。紫外灯下为黄绿色荧光，FeCl₃ 反应阳性，示化合物含有酚羟基。¹H- NMR（图 14-8）中 δ 8.15（1H,d,J =9.9Hz）和 6.26（1H,d,J =9.9Hz）为香豆素吡喃酮环上 H-3 和 H-4，两者邻位偶合，分别裂分为双峰，H-4 位于去屏蔽区出现在低场，H-3 位于屏蔽区出现在高场。δ 7.59（1H,d,J =1.3Hz）和 6.95（1H,d,J =1.3Hz）为呋喃香豆素 H-2′ 和 H-3′ 的特征信号。芳氢 δ 7.14（1H,s）为香豆素母核 H-8,由于周围碳上的质子全部被饱和,故呈现单峰。该化合物出现 δ 1.80（3H,s）和 1.70（3Hs）两个甲基的单峰信号,从化学位移值和偶合常

数判断应为同时连接在双键末端碳上的两个甲基,结合氢谱和碳谱中出现末端双键信号可以证实这一点,加之 δ 5.54(1H,t)的烯烃信号,δ 4.92(2H,d)连氧亚甲基信号,说明该化合物可能含有(CH_3)$_2$C=CH-CH_2O-的结构片段,从该化合物的 5 位氢信号消失,未出现 δ 120~125 左右的 C-5 信号,可以判断该片段连接在 C-5 位。

^{13}C-NMR 谱(图 14-9)中共有 16 个碳信号,δ 161.3 为羰基季碳 C-2 的信号,δ 145.0 和 105.0 是呋喃环 C-2′与 C-3′的信号,δ 112.6(C-3)、139.5(C-4)、148.9(C-5)、114.2(C-6)、158.1(C-7)、94.2(C-8)、107.5(C-4a)和 152.(C-8a)为香豆素母核的碳原子,δ 119.1(C-2″)、139.8(C-3″)为 5 位侧链双键碳原子。高场区有三个碳原子信号,δ 69.8、25.8 和 18.2 分别为与氧原子相连的亚甲基的碳原子和两个甲基的伯碳信号。综上所述,确定化合物为异欧前胡素。NMR 谱数据归属见表 14-2。

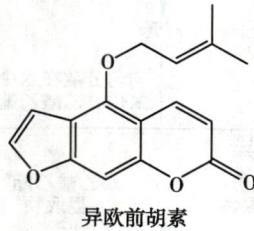

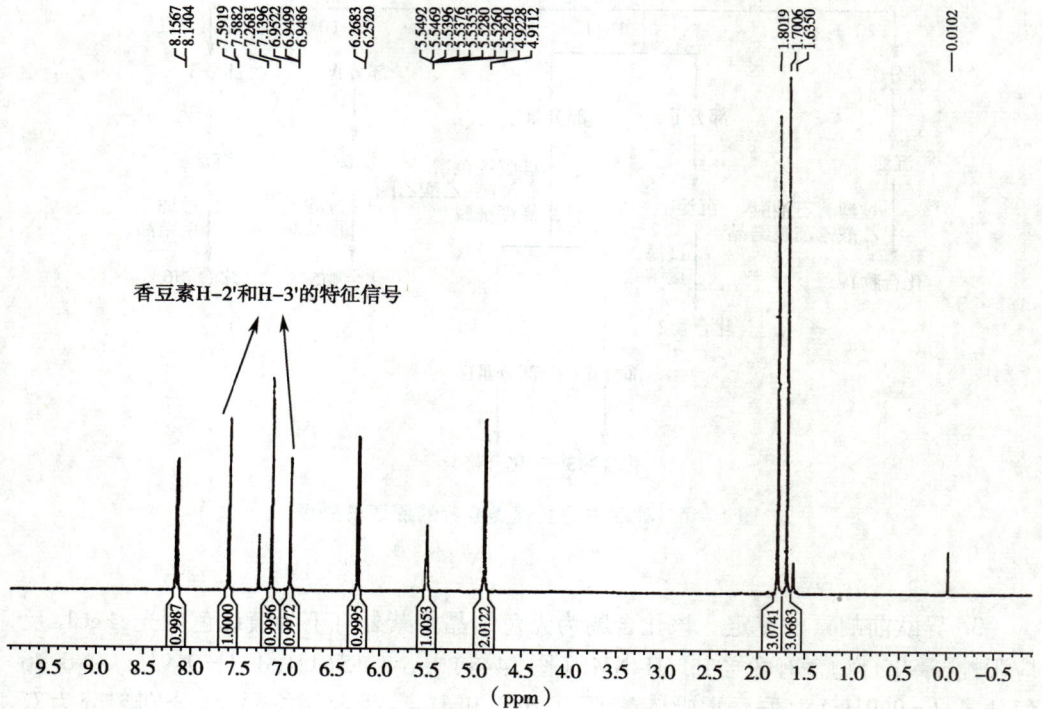

异欧前胡素

图 14-8　异欧前胡素的 ^{1}H-NMR 谱(CDCl$_3$,600MHz)

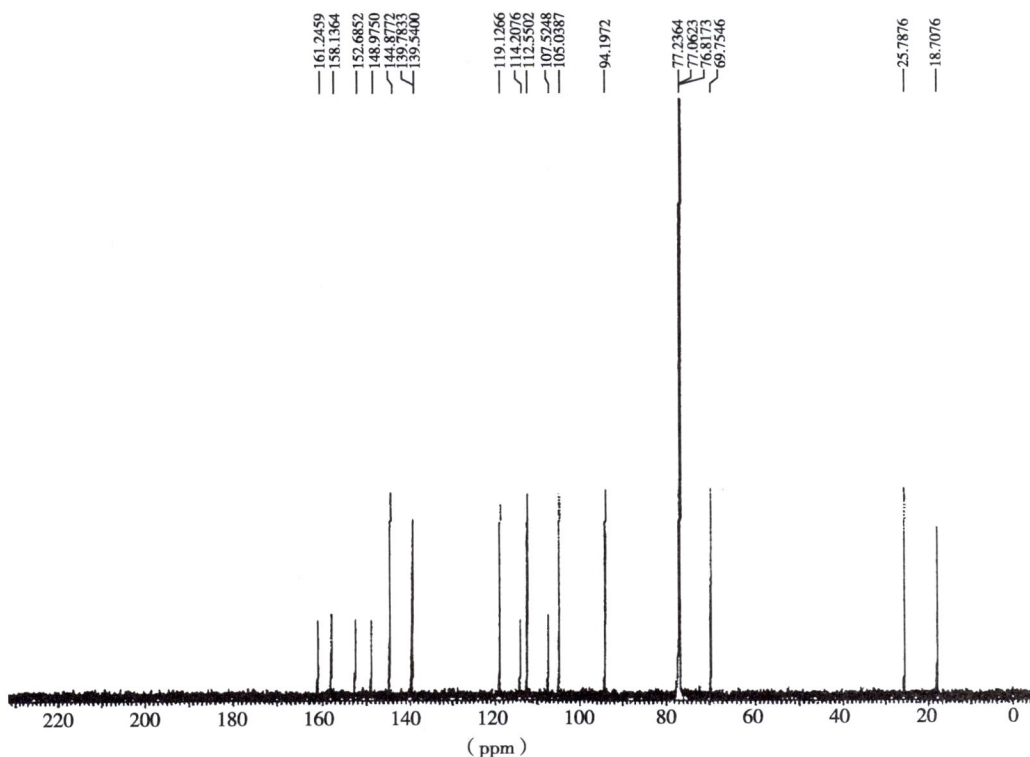

图 14-9　异欧前胡素的 ^{13}C-NMR 谱（CDCl$_3$, 150MHz）

（三）红花五味子中联苯环辛烯型木脂素类成分

红花五味子 [*Schisandra rubriflora*（Franch.）] 系木兰科植物，分布在甘肃南部、湖北、四川、云南西部及西南部、西藏东南部，该药属于民间用药，在藏药中果实用于治疗消化不良，肠炎，腹泻，呕吐呃逆，气痛，昏厥眩晕，四肢麻木，无力等。

表 14-2　异欧前胡素的 NMR 数据归属（CDCl$_3$）

NO.	δ_H（J, Hz）	δ_C	NO.	δ_H（J, Hz）	δ_C
2	–	161.3	8a	–	152.6
3	6.26（1H, d, 9.5）	112.6	2′	7.59（1H, d, 1.2）	145.0
4	8.15（1H, d, 9.5）	139.5	3′	6.95（1H, d, 1.2）	105.0
5	–	148.9	1″	4.92（2H, d, 7.2）	69.8
6	–	114.2	2″	5.54（1H, t, 7.2）	119.1
7	–	158.1	3″	–	139.8
8	7.14（1H, s）	94.2	4″	1.80（3H, s）	25.8
4a	–	107.5	5″	1.70（3H, s）	18.2

1. **化学成分类型** 红花五味子中的主要成分为三萜及木脂素类化合物,其中木脂素类成分具有良好的降低转氨酶的作用,为联苯环辛烯型,如五味子素、去氧-五味子素、五味子酚、γ-五味子素、北五味子醇乙、五味子丙素、红花五味子酯等成分。

2. **联苯环辛烯类木脂素成分的提取分离** 红花五味子茎中的 16 个联苯环辛烯类木脂素成分的提取分离流程见图 14-10。

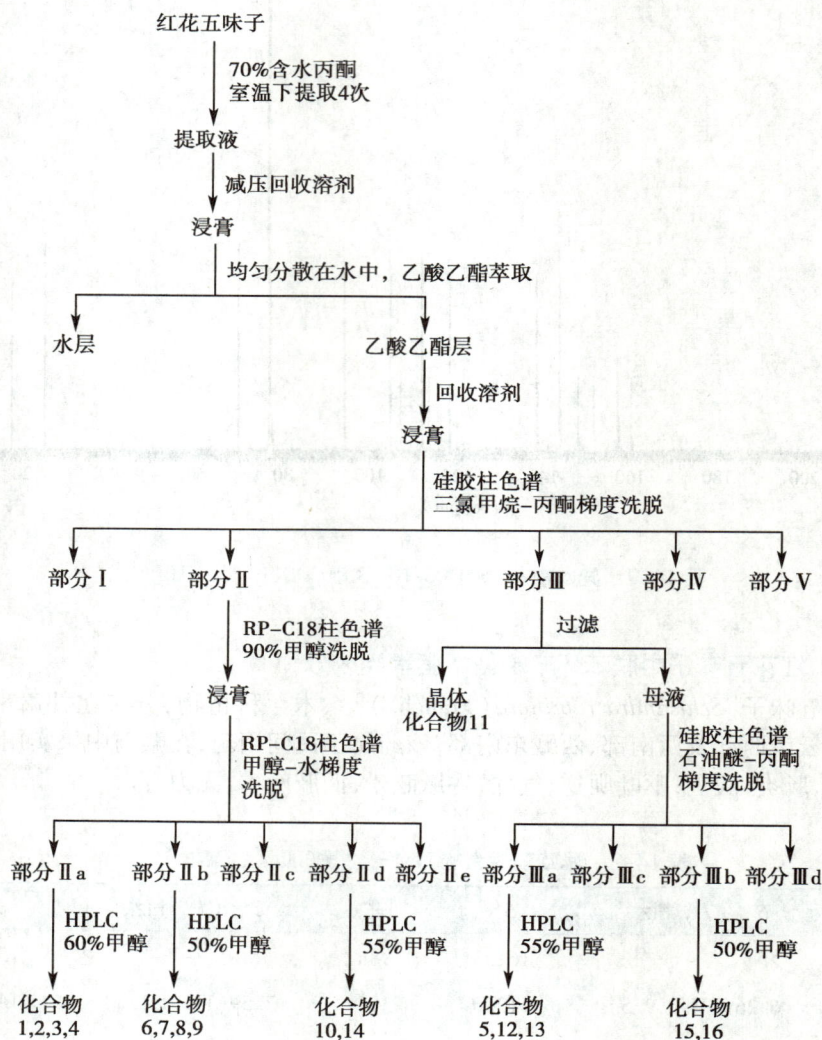

红花五味子
↓ 70%含水丙酮 室温下提取4次
提取液
↓ 减压回收溶剂
浸膏
↓ 均匀分散在水中,乙酸乙酯萃取
→ 水层
→ 乙酸乙酯层
　↓ 回收溶剂
　浸膏
　↓ 硅胶柱色谱 三氯甲烷–丙酮梯度洗脱
　部分Ⅰ　部分Ⅱ　部分Ⅲ　部分Ⅳ　部分Ⅴ

部分Ⅱ
↓ RP–C18柱色谱 90%甲醇洗脱
浸膏
↓ RP–C18柱色谱 甲醇–水梯度洗脱
部分Ⅱa　部分Ⅱb　部分Ⅱc　部分Ⅱd　部分Ⅱe

部分Ⅲ
↓ 过滤
晶体 化合物11
母液
↓ 硅胶柱色谱 石油醚–丙酮梯度洗脱
部分Ⅲa　部分Ⅲc　部分Ⅲb　部分Ⅲd

部分Ⅱa → HPLC 60%甲醇 → 化合物 1,2,3,4
部分Ⅱb → HPLC 50%甲醇 → 化合物 6,7,8,9
部分Ⅱd → HPLC 55%甲醇 → 化合物 10,14
部分Ⅲa → HPLC 55%甲醇 → 化合物 5,12,13
部分Ⅲb → HPLC 50%甲醇 → 化合物 15,16

图 14-10 红花五味子茎 16 个联苯环辛烯类木脂素成分的提取与分离

分离得到的化学成分经结构鉴定分别为以下化合物：

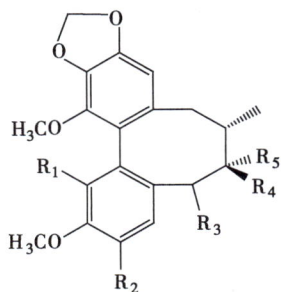

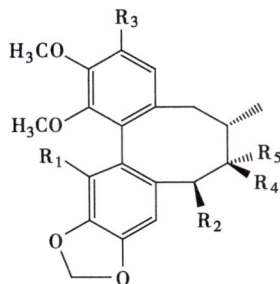

	R₁	R₂	R₃	R₄	R₅
1	OH	OCH₃	βOAng	CH₃	OH
2	OH	OCH₃	βOBz	CH₃	OH
3	OCH₃	OH	βOAng	CH₃	OH
6	OCH₃	OCH₃	βOBz	CH₃	OH
7	OCH₃	OCH₃	αOAng	OH	CH₃
8	OCH₃	OCH₃	αOTig	OH	CH₃
9	OCH₃	OCH₃	αOH	H	CH₃

	R₁	R₂	R₃	R₄	R₅
4	OH	βOAng	OCH₃	CH₃	OH
5	OCH₃	OCH₃	OH	H	CH₃

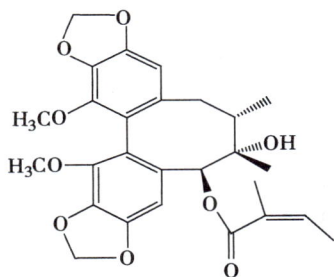

10

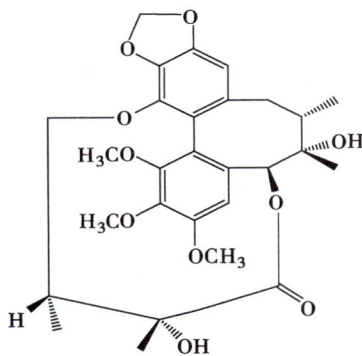

11

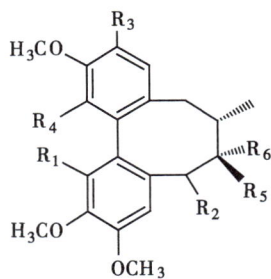

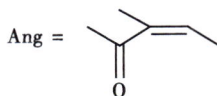

Ang =

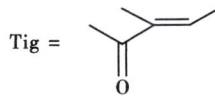

Tig =

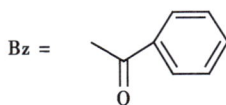

Bz =

	R₁	R₂	R₃	R₄	R₅	R₆
12	OCH₃	βOBz	OCH₃	OCH₃	CH₃	OH
13	OCH₃	βOAng	OCH₃	OCH₃	CH₃	OH
14	OCH₃	βOH	OCH₃	OCH₃	H	CH₃
15	OH	H	OH	OCH₃	H	CH₃
16	OH	H	OCH₃	OH	H	CH₃

第四节　黄酮类化合物制备与鉴定

一、黄酮类化合物制备原理

（一）黄酮类化合物的提取

黄酮苷类和极性较大的苷元（如羟基黄酮、橙酮、查耳酮等），一般可用乙醇、水、丙酮、乙酸乙酯或极性较大混合溶剂如甲醇-水（1∶1）进行提取。一些多糖苷类则可以用沸水提取。在提取花青素类化合物时，可加入少量酸（如0.1%盐酸）。但是在提取一般黄酮苷类时，应当慎用，以免发生水解。为了防止黄酮苷类在提取过程中发生水解，也常需要在提取之前破坏酶的活性。对于黄酮苷元可以用乙醚、三氯甲烷、乙酸乙酯等极性较小的溶剂进行提取。提取物常用以下方法进行粗分。

1. 溶剂萃取法　利用黄酮类化合物与其他成分极性差别，用不同溶剂萃取可以对化合物进行粗分。如用石油醚萃取，可以除去胡萝卜素、叶绿素等脂溶性色素。采用水提醇沉法可以沉淀除去多糖、蛋白质类等水溶性成分。另外在提取过程也可以用逆流分配法连续进行，常用的溶剂系统有：正丁醇-石油醚、水、乙酸乙酯等。

2. 碱提取酸沉淀法　黄酮类成分大部分显酸性，易溶于碱水或碱性稀醇，可以用碱水（如稀氢氧化钠、石灰水）或碱性稀醇（如50%乙醇）提取，然后在提取液中加入酸，黄酮类成分即可沉淀析出。如黄芩苷、芦丁、橙皮苷的提取都采用了这种方法，简便易行。但是在应用中需要注意所用碱液浓度不宜过高，以免在强碱性下，尤其加热时，破坏黄酮母核。同时在酸化时，酸性液也不宜过强，以免生成䤁盐。当成分结构中有邻二酚羟基时，可加硼酸络合保护。当药材（如花、果和皮类）中含有大量鞣质、黏液质和果胶等水溶性杂质时，可以用5%石灰乳进行拌样，使上述杂质生成钙盐沉淀，不会被溶剂提取出来，如黄柏药材在提取之前就可以用石灰乳润湿拌样，有利于后期的成分分离工作。

（二）黄酮类化合物的分离

黄酮类化合物的分离主要根据其极性差异、酸性强弱、分子量大小以及有无特殊结构等，采取适宜的分离方法。黄酮类化合物的分离方法很多，但是目前分离单体化合物仍然主要还是依靠各种色谱法。现将较常用的方法介绍如下：

1. 柱色谱法　分离黄酮类化合物常用的吸附剂或载体有硅胶、聚酰胺及纤维素粉等。此外，也用氧化铝、氧化镁及硅藻土。

（1）硅胶柱色谱：此法应用范围最广，主要适于分离异黄酮、二氢黄酮、二氢黄酮醇及高度甲基化（或乙酰化）的黄酮及黄酮醇类。少数情况下，在加水去活化后也可用于分离极性较大的化合物，如多羟基黄酮醇及其苷类等。

（2）聚酰胺柱色谱：对分离黄酮类化合物来说，聚酰胺是较为理想的吸附剂。其吸附强度主要取决于黄酮类化合物分子中羟基的数目与位置及溶剂与黄酮类化合物或与聚酰胺之间形成氢键缔合能力的大小。聚酰胺柱色谱分离黄酮类化合物的规律详见第五章内容。

（3）葡聚糖凝胶（Sephadex gel）柱色谱：对于黄酮类化合物的分离，主要用两种型号的凝胶:Sephadex-G 型及 Sephadex LH-20 型。葡聚糖凝胶分离黄酮类化合物的机制是:分离游离黄酮时,主要靠吸附作用,凝胶对黄酮类化合物的吸附程度取决于游离酚羟基的数目。但分离黄酮苷时,则分子筛起主导作用,在洗脱时,黄酮苷类大体上是按分子量由大到小的顺序流出柱体。

2. pH 梯度萃取法　pH 梯度萃取法适合于酸性强弱不同的黄酮苷元的分离。根据黄酮类苷元酚羟基数目及位置不同其酸性强弱也不同的性质,可以将混合物溶于有机溶剂(如乙醚)后,依次用 5% NaHCO₃、5% Na₂CO₃、0.2% NaOH 及 4% NaOH 水溶液萃取,来达到分离的目的。一般规律大致如下:

酸性:7,4′-二 OH >7- 或 4′-OH > 一般 OH >5- OH

溶于 NaHCO₃　溶于 Na₂CO₃

溶于不同浓度 NaOH

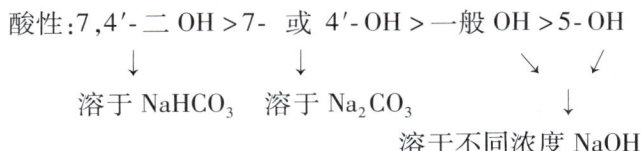

3. 根据分子中某些特定官能团进行分离　在黄酮类成分的混合物中,具有邻二酚羟基成分与无此结构的成分,可用铅盐法分离。有邻二酚羟基的成分可被醋酸铅沉淀,不具有邻二酚羟基的成分可被碱式醋酸铅沉淀,达到分离的目的。黄酮类化合物与铅盐生成的沉淀,滤集后按常法悬浮在乙醇中,通入 H₂S 进行复分解,滤除硫化铅沉淀,滤液中可得到黄酮类化合物。

实际工作中,常将上述柱色谱法与各种经典方法相互配合应用,以达到较好的分离效果。

二、黄酮类化合物的制备与鉴定实例

(一)槐花、槐米中黄酮类成分

槐花为豆科植物槐(*Sophora japonica* L.)的干燥花及花蕾,前者习称"槐花",后者习称"槐米"。性微寒,味苦。归肝、大肠经;功能凉血止血、清肝泻火;主治便血,痔血,血痢,崩漏,吐血,衄血,肝热目赤,头痛眩晕。现代药理研究表明,槐花主要药理作用有:①抗炎、抗病毒;②降压、扩冠;③止血;④降血脂等。临床主要用于治疗痔疮、出血性疾病、高血压、高血脂、银屑病等,如"槐花散"可用于便前出血,或便后出血,或粪中带血,以及痔疮出血;以槐花/槐米中主要有效成分芦丁制成的复方芦丁片用于治疗脆性增加的毛细血管出血症,也用于高血压脑病、脑出血、视网膜出血、出血性紫癜、急性出血性肾炎等的辅助治疗。芦丁可作为制备槲皮素、羟乙基槲皮素、羟乙基芦丁、二乙胺基乙基芦丁等的原料,已有用芦丁为原料经半合成制得羟乙基芦丁,用于治疗静脉曲张、静脉炎等疾病。

1. 化学成分类型及理化性质　槐花含有黄酮、皂苷及其苷元、甾类、鞣质、烯酸、糖等多种成分,主要有效成分为黄酮类化合物,其中黄酮苷如芦丁,黄酮苷元有槲皮素、山奈酚、异鼠李素(3,5,7,4′-四羟基-3′-甲氧基黄酮)以及异黄酮染料木素等。芦丁为槐花中代表性成分,又名芸香苷,槐米中芦丁含量较高,花蕾开放后(即槐花)含量大大降低。

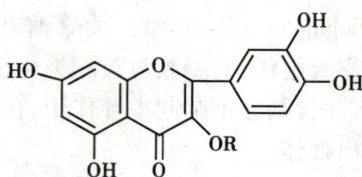

槲皮素　R=H　　　　　　芦丁　R= 芸香糖

芦丁为浅黄色粉末或极细微淡黄色针状结晶,含 3 分子结晶水($C_{27}H_{30}O_{16}$ ·$3H_2O$),分子量 610.51(无水物),mp176-178℃,无水物 mp190℃(不完全),214 ~ 215℃(分解); $[\alpha]_D^{23}$ +13.82°(CH_3CH_2OH)或 $[\alpha]_D^{20}$ −39.43°(吡啶)。芦丁难溶于冷水(1∶8000),溶于热水(1∶200),溶于醇类溶剂,如热甲醇(1∶7)、冷甲醇(1∶100)、热乙醇(1∶60)、冷乙醇(1∶650),不溶于苯、乙醚、三氯甲烷、石油醚等,易溶于吡啶、甲酰胺和碱性溶液。

2015 年版《中国药典》(一部)规定,含总黄酮以芦丁计,槐花不得少于 8.0%,槐米不得少于 20.0%;含芦丁槐花不得少于 6.0%,槐米不得少于 15.0%。

2. 芦丁的提取分离

(1)水提取法:利用芦丁可溶于热水,在冷水中溶解度显著降低的性质进行提取分离。为防止酶解,应用热水煎煮,起到"杀酶保苷"的作用(图 14-11)。

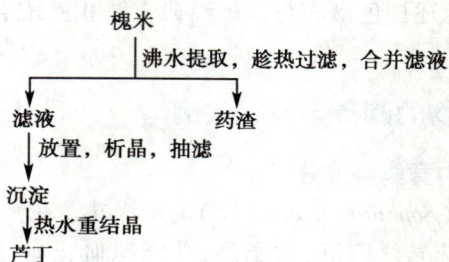

图14-11　芦丁的提取与分离——水提取法

(2)碱沉淀提取法:利用芦丁结构中有多个酚羟基显酸性,可溶于石灰水碱液中,加酸后又析出这一原理进行提取分离,同时石灰水中的钙离子也可沉淀除去槐花米中的黏液质等酸性杂质(图 14-12)。

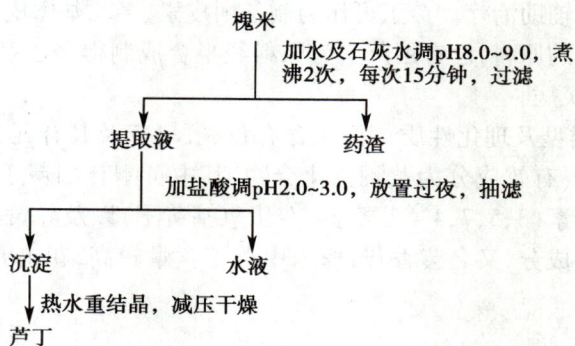

图 14-12　芦丁的提取与分离——碱溶液提取法

3. 芦丁的生物转化　采用标准马铃薯培养基培养的灰色链霉菌中加入芦丁后继续培养4天,发酵液经萃取后采用硅胶柱层析分离纯化,得到了6个生物转化产物(图14-13),分别是槲皮素-3-O-β-D-葡萄糖苷、槲皮素、山柰酚-3-O-β-D-芸香糖苷、异鼠李素、异鼠李素-3-O-β-D-葡萄糖苷和山柰酚,其中4个化合物的抗氧化活性比芦丁高。其中槲皮素-3-O-β-D-葡萄糖苷据报道作为抗氧化剂有其特异性,药理活性高,而其在自然界中的含量极低,仅有芦丁含量的万分之一,甚至十几万分之一,用微生物转化的方法从芦丁生产槲皮素-3-O-β-D-葡萄糖苷反应温和,能克服酸水解导致的化合物不稳定,且不会污染环境。

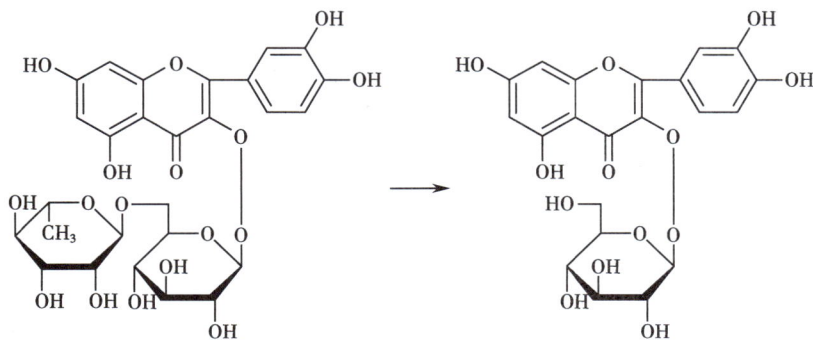

图14-13　芦丁的生物转化

4. 芦丁的结构鉴定　该化合物为黄色粉末状结晶。溶于碱水、沸乙醇、甲醇和丙酮,常温下不溶于水,也不溶于苯、乙醚、石油醚。遇 $FeCl_3$-$K_3[Fe(CN)_6]$ 试剂显蓝色,提示含有酚羟基。^{1}H-NMR 谱(图14-14)中低场区 $\delta 6.20$(1H,d,J = 1.6Hz),$\delta 6.39$(1H,d,J = 1.6Hz)为黄酮特征的 A 环氢信号,通过化学位移值和偶合常数值可判断为 A 环 H-6 和 H-8。其中 $\delta 6.20$ 应为 H-6。$\delta 6.85$(1H,d,J = 8.0Hz)、7.55(1H,s)和7.56(1H,d,J = 8.0Hz)为黄酮 B 环质子信号,从化学位移值和偶合常数值可判断为 B 环 H-5′、H-2′和 H-6′。低场区的宽峰应为酚羟基质子信号,其中 $\delta 12.61$ 应为 C-5 上酚羟基质子信号。该化合物未出现 H-3 的信号峰,应为黄酮醇类化合物。$\delta 4.39$ 和 $\delta 5.34$ 处的信号通过 HSQC 谱(图14-15)判断与 $\delta 101.2$ 和 $\delta 101.6$ 的碳信号相关,推测是糖端基质子,同时发现在 $\delta 3.05 \sim 3.70$ 的区域有多个质子信号,故判断该化合物应有2个糖基。结合[13]C-NMR 谱(图14-16)、HMQC 谱和 HMBC 谱(图14-17),对2个糖基上的各个质子和碳信号进行归属,同标准的糖的化学位移数据比较,推断2个糖为葡萄糖和鼠李糖。

^{13}C-NMR 谱中,也发现除溶剂峰信号和糖基碳信号外,该化合物信号主要集中在低场,出现在 $\delta 94.0 \sim 177.8$ 之间,共17个碳信号,除去糖的二个端基碳信号,其余15个信号说明该化合物可能是黄酮类成分,其中 $\delta 177.8$ 为黄酮4位羰基的特征信号。$\delta 99.1$、94.0 为黄酮 A 环 C-6 和 C-8 的特征信号。与文献中槲皮素的 NMR 数据相比较,从而确定该化合物苷元为槲皮素。HMBC 谱中葡萄糖的端基氢($\delta 5.36$)与苷元的 $\delta 133.8$(C-3)之间出现远程相关峰,同时苷元 C-3 与槲皮素 C-3 相比向高场移动约 2.8 个化学位移值,说明葡萄糖接在苷元3位。鼠李糖的端基氢($\delta 4.39$)与68.7(葡萄糖 C-6)之间出现远程相关峰,同时葡萄糖 C-6 向低场移动约5个化学位移值,说明

鼠李糖应连在葡萄糖 6 位上,故该化合物应为芦丁。NMR 数据归属见表 14-3。

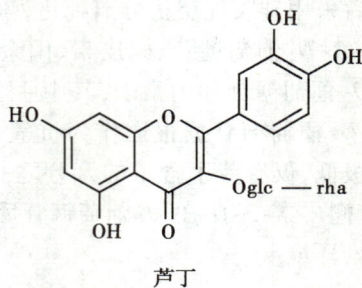

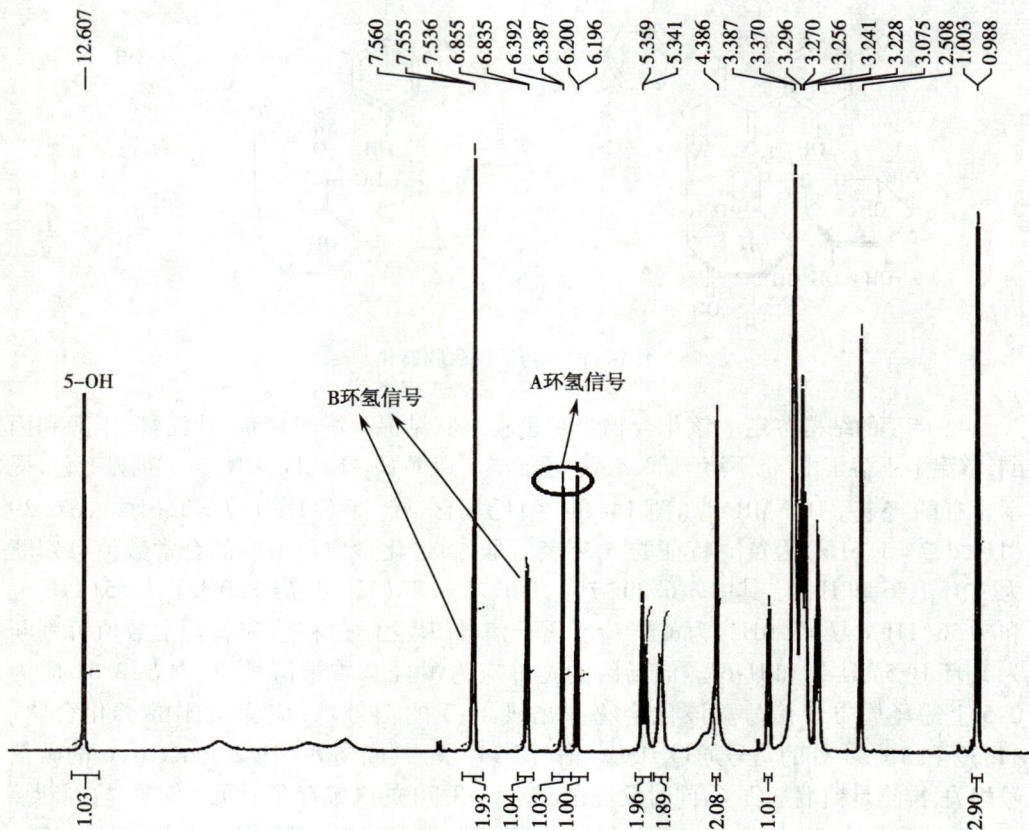

芦丁

图 14-14 芦丁的 ^{1}H- NMR 谱(DMSO-d_6 ,400MHz)

表 14-3 芦丁的 NMR 谱数据(DMSO-d_6)

No.	^{1}H-NMR (J , Hz)	^{13}C- NMR	No.	^{1}H- NMR (J , Hz)	^{13}C- NMR
Aglycone			3′	–	145. 2
2	–	145. 2	4′	–	148. 9
3	–	133. 8	5′	6. 85(1H,d,8. 0)	116. 7
4	–	177. 8	6′	7. 56(1H,d,8. 0)	121. 6
5	–	161. 7	D- glc		

续表

No.	^{1}H-NMR (J，Hz)	^{13}C-NMR	No.	^{1}H-NMR (J，Hz)	^{13}C-NMR
6	6.20(1H,d,1.6)	99.1	1″	5.36(1H,d,8.0)	101.6
7	–	164.6	6″	3.08,3.234(2H,m)	68.7
8	6.39(1H,d,1.6)	94.0	L-rha		
9	–	156.9	1‴	4.39(1H,s)	101.2
10	–	104.4	6‴	0.99(3H,d)	18.2
1′	–	122.0			
2′	7.55(1H,s)	115.7			

（二）黄芩中黄酮类成分

黄芩为唇形科植物黄芩（*Scutellaria baicalensis* Georgi）的根，性寒，味苦；归肺、胆、脾、大肠、小肠经；功能清热燥湿、泻火解毒、止血、安胎；主治湿温、暑湿、胸闷呕恶、湿热痞满、泻痢、黄疸、肺热咳嗽、高热烦渴、血热吐衄、痈肿疮毒、胎动不安。现代药理研究表明，黄芩的主要药理作用有：①抗菌抗病毒；②抗炎；③免疫调节；④解热；⑤保肝利胆等。临床主要用于治疗急慢性呼吸道疾病如上呼吸道感染、支气管炎、肺炎等，胃肠道系统感染如急慢性肠炎、痢疾、胃炎等，传染性肝炎，免疫性、过敏性疾病如红斑狼疮、类风湿关节炎等，如银黄片用于急慢性扁桃体炎、急慢性咽喉炎和上呼吸道感染；黄芩苷胶囊用于急慢性肝炎、迁延性肝炎的辅助治疗；以黄芩苷为原料制取的黄芩苷元磷酸酯用于过敏、喘息性肺炎。

1. 化学成分类型及理化性质　黄芩含有黄酮、倍半萜、木脂素苷类、甾醇及多糖等成分，黄酮类化合物中最主要的活性成分有黄芩苷、黄芩素、汉黄芩苷、汉黄芩素，其余还有汉黄芩素-5-*O*-β-D-葡萄糖苷、木蝴蝶素A（5,7-二羟基-6-甲氧基黄酮）、7-甲氧基黄芩素，黄芩黄酮Ⅰ（5,2′-二羟基-6,8-二甲氧基黄酮）、黄芩黄酮Ⅱ（5,2′-二羟基-6,7,8,6′-四甲氧基黄酮）、白杨素（5,7-二羟基黄酮）以及二氢黄酮类化合物二氢木蝴蝶素A（5,7-二羟基-6-甲氧基二氢黄酮）、二氢黄芩素等，其中代表性成分为黄芩苷。

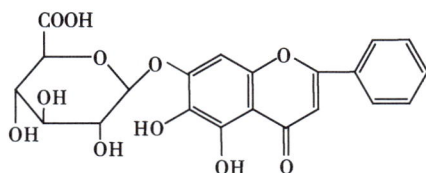

黄芩苷

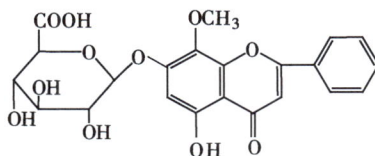

汉黄芩苷

黄芩苷为淡黄色针晶（甲醇），分子式 $C_{21}H_{18}O_{11}$，分子量446.35，mp223-225℃，$[\alpha]_D^{18}+123°$（c=0.2，吡啶-水）。黄芩苷易溶于 *N*,*N*-二甲基甲酰胺、吡啶，可溶于碳酸氢钠、碳酸钠、氢氧化钠、氨水等碱液，但在碱液中不稳定，渐变为暗棕色；可溶于含水醇和热冰醋酸，难溶于甲醇、乙醇、丙酮，几乎不溶于水、乙醚、苯、三氯甲烷等。

18.20

39.33
39.54
39.75
39.96
40.17
40.38
40.58
68.70
70.82
71.00
72.28
74.52
76.35
76.89

94.03
99.13
101.20
101.63
104.41
115.67
116.71
121.62
122.04

133.75

145.21
148.87
156.87
157.06
161.67
164.55

177.82

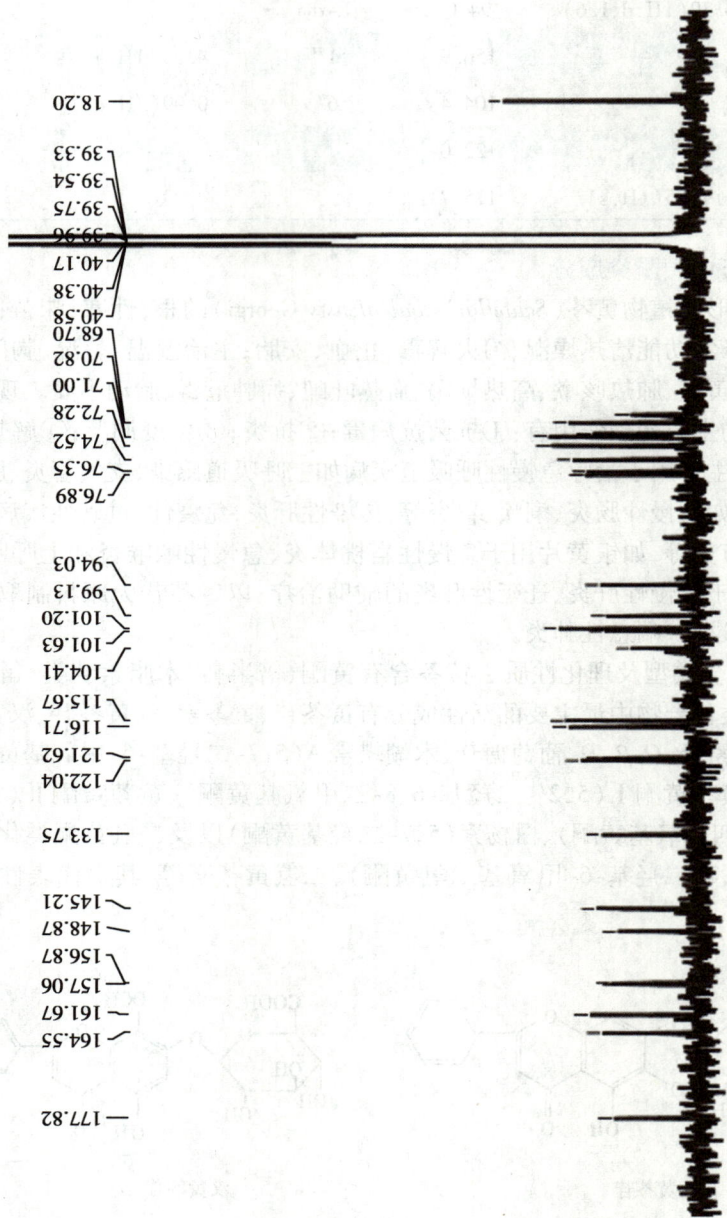

图 14-15　芦丁的 HSQC 谱（DMSO-d_6）

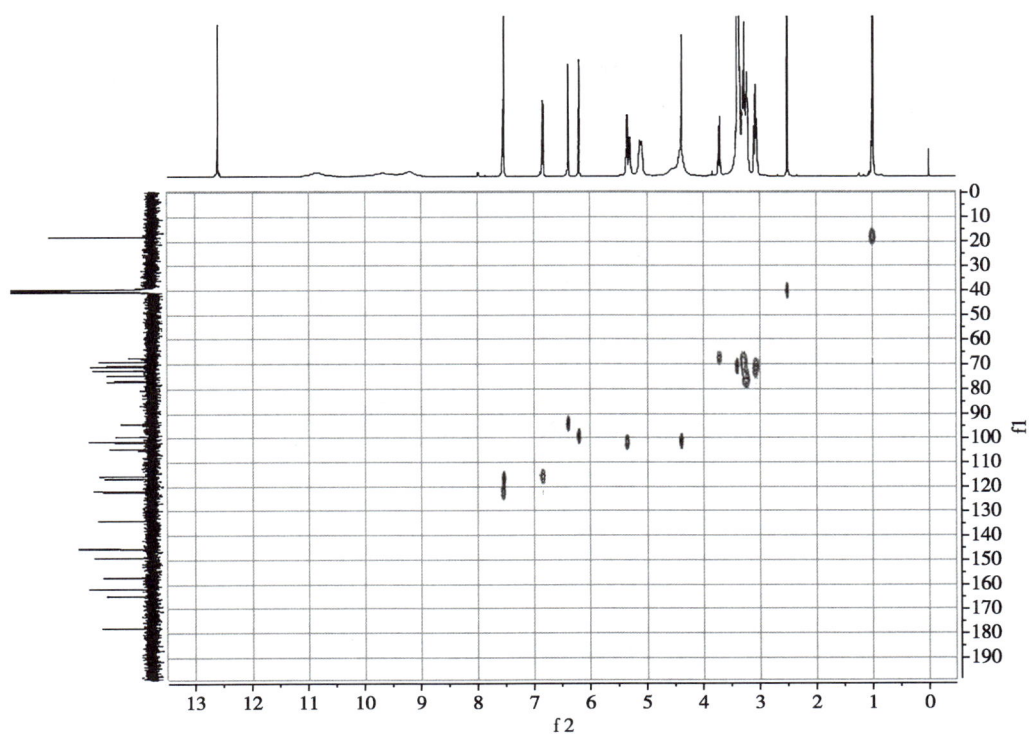

图 14-16　芦丁的 ^{13}C-NMR 谱（DMSO-d_6, 100MHz）

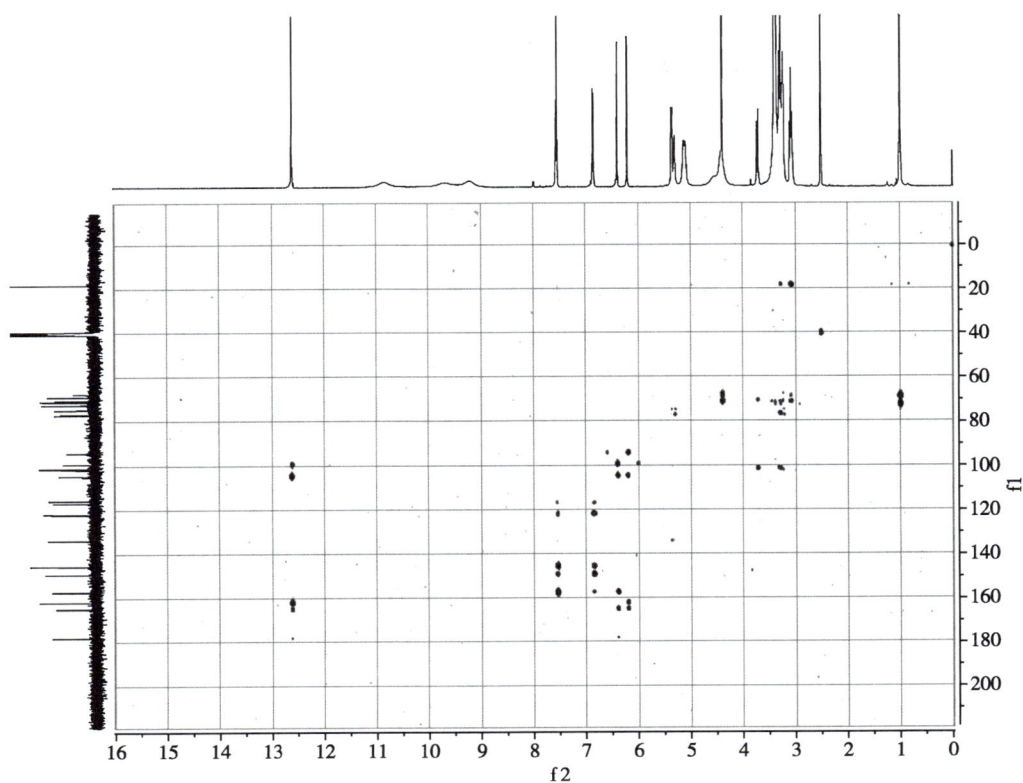

图 14-17　芦丁的 HMBC 谱（DMSO-d_6）

黄芩苷经水解后生成的苷元黄芩素分子中具有邻三酚羟基,易被氧化转为醌类衍生物而显绿色,此系黄芩保存或炮制不当变为绿色的原因,黄芩变绿后,表明有效成分黄芩苷受到破坏,质量随之降低(图14-18)。

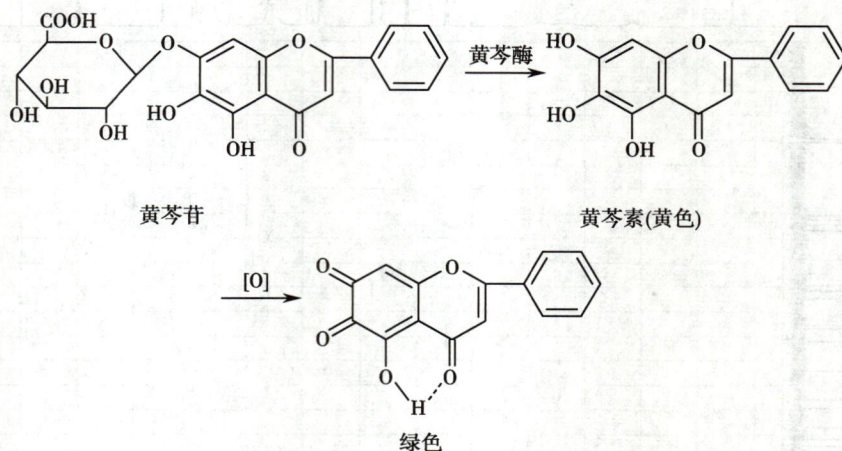

图 14-18　黄芩苷水解为黄芩素后易氧化变色

2015 年版《中国药典》(一部)规定,黄芩中含黄芩苷不得少于 9.0%。

2. 黄芩苷的提取分离　黄芩苷是 C-7 位上羟基与葡萄糖醛酸结合的苷,易溶于水,故以水作为提取溶剂,黄芩苷分子结构中有羟基,酸性较强,将水提液加酸酸化,则黄芩苷可沉淀析出。提取过程需要注意防止酶解和氧化(图14-19)。

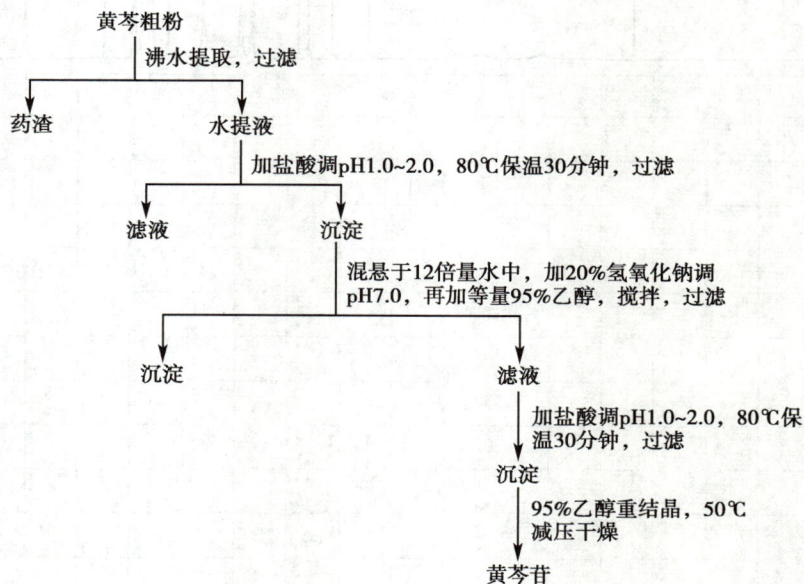

图 14-19　黄芩苷的提取与分离

第五节　萜类化合物和挥发油制备与鉴定

一、萜类化合物和挥发油制备原理

（一）萜类化合物和挥发油的提取

1. 萜类化合物的提取

（1）游离萜类的提取：游离萜类成分极性较小，亲脂性较强，一般可先用甲醇或乙醇提取，回收溶剂后，将浸膏均匀分散在水中，再以有机溶剂按极性由小到大递增顺序依次萃取，得到不同极性部位的萜类提取物。

如中药材富含油脂和叶绿素，在用醇提取后，可将提取液浓缩至含醇量为 70% ~ 80%，以石油醚萃取去除强亲脂性成分，再将提取液浓缩至无醇后，用三氯甲烷或乙酸乙酯等有机溶剂萃取，得不同极性的萜类提取物。若药材中含极性较大的萜类（如多羟基萜内酯），则可先用石油醚对药材脱脂，再用醇提，也可在醇提取后，将提取液浓缩至一定体积，用活性炭去除强亲脂性成分及叶绿素，再进行分离。

萜内酯的提取可依据其结构，在醇提取得到总提取物后，利用内酯在碱性条件下加热开环成盐而溶解，加酸后又闭环而沉淀的特性进行分离。但有些遇酸或碱易发生结构变化的萜内酯，不宜用碱溶酸沉法进行提取。

（2）萜苷类化合物的提取：萜苷类成分极性较大，亲水性较强，可用甲醇、乙醇、含水乙醇、含水丙酮或乙酸乙酯提取，减压回收溶剂后，将浸膏均匀分散在水中，用乙醚或三氯甲烷萃取除去脂溶性杂质，再用正丁醇萃取，回收正丁醇后，得到粗总萜苷；也可用大孔吸附树脂纯化，将含有萜苷的水溶液通过大孔吸附树脂柱，用水及稀乙醇依次除去水溶性杂质，再选用适当浓度的醇液洗脱萜苷，如桃叶珊瑚苷可用大孔吸附树脂纯化得到。

在萜苷的提取过程中，要防止酶对苷键的水解，另外环烯醚萜苷稳定性较差，提取时注意先杀酶，同时要避免长时间高温提取或与较强酸性或碱性物质接触。

2. 挥发油的提取

（1）蒸馏法：此法为提取挥发油常用方法。提取时，可将中药材适当粉碎，加水浸泡后用共水蒸馏、隔水蒸馏或水蒸气蒸馏法提取。前两种方法简单，但易引起药材焦化而影响挥发油的品质，后一种方法温度较低，可避免过热或焦化，但设备较前两种复杂。馏出液冷却后分取油层，若油水共存不分层，可用盐析法促使挥发油自水中析出，再用低沸点有机溶剂如乙醚或石油醚萃取，回收溶剂后可得到挥发油。

蒸馏法虽具有设备简单、操作容易、成本低、提油率高等优点，但由于提取过程温度较高，某些对热不稳定的挥发油成分易发生结构变化而影响挥发油的品质，因此对热不稳定的挥发油不宜用此法提取。

（2）溶剂提取法：含挥发油的药材用乙醚、石油醚（30 ~ 60℃）、二硫化碳、四氯化碳等低沸点有机溶剂连续回流提取或冷浸提取。提取液蒸馏或减压蒸馏除去有机溶剂后即得粗制挥发油。得到的粗制挥发油中常含有一些脂溶性成分如树脂、油脂、蜡、叶绿素等，故需进一步精制纯化。常用的方法是利用乙醇对油脂、蜡等脂溶性成分的溶解度随温度的下降而降低的特性，先将挥发油粗品加适量的热乙醇溶解，放置冷却，滤除析出物,再蒸馏除去乙醇即得净油;也可将粗制挥发油再进行蒸馏,以获得较纯的挥发油。

(3)吸收法:油脂类具有吸收挥发油的性质,利用此性质可提取一些贵重的挥发油,如茉莉花油、玫瑰油常用此法提取。通常用无臭味的猪油 3 份和牛油 2 份的混合物,均匀地涂抹在 50cm × 100cm 的玻璃板两面,然后将此玻璃板嵌入高 5cm ~ 10cm 的木制框架中,在玻璃板上面铺放金属网,网上放一层新鲜花瓣,再将这样一个个的木框玻璃板重叠起来,花瓣被包围在两层脂肪的中间,挥发油逐渐被油脂所吸收,待脂肪充分吸收芳香成分后,刮下脂肪,即为"香脂",此法称之冷吸收法,如将花瓣等原料浸泡于油脂中,于 50 ~ 60℃下低温加热,使芳香成分溶于油脂中,此为温浸吸收法。吸收挥发油的油脂可直接用于香料工业,也可加入适量热无水乙醇溶解,放置冷却,滤除析出物,醇溶液减压蒸去乙醇后得到精油。

(4)压榨法:此法适用于含挥发油较多和新鲜原料的提取,如鲜橘、柑、柠檬的果皮等,将原料粉碎压榨,挥发油从植物组织中被挤压出来,再静置分层或用离心机分出油分,即得粗品。此法得到的产品不纯,可能含有水分、叶绿素、黏液质及细胞组织等杂质而呈混浊状态,同时此法很难将挥发油全部压榨出来,故可将压榨后的残渣进行水蒸气蒸馏,使挥发油提取完全。压榨法得到的挥发油可保持原有的新鲜香味。

(5)二氧化碳超临界流体提取法:二氧化碳超临界流体萃取法应用于提取挥发油,具有防止氧化、热解及提高品质的突出优点。如紫苏中特有香味成分紫苏醛在用水蒸气蒸馏法提取时,会受热分解,影响挥发油的品质,而使用二氧化碳超临界流体法提取所得芳香挥发油气味与原料相同,明显优于其他方法。应用此法在芹菜籽、生姜、茴香等挥发油的提取上均得到较好效果。

(6)微波辅助提取法:微波辅助提取挥发油技术的最大特点在于微波的能量利用率高、提取速率快、得率高,操作简单。由于微波的提取时间短,降低了挥发油的热降解、氧化的可能性,得到的挥发油气味清新、香醇、接近原料气味。其基本原理是微波可透过细胞壁,直接作用于细胞内极性分子,导致细胞内部温度升高,使挥发油物质迅速汽化,细胞膨胀。当细胞内部压力大于细胞膨胀系数时,细胞壁发生破裂,挥发油从细胞内逸出。微波的这种内加热方式,使细胞内传热和传质方向一致,即同为由内向外,具有协同效应,加快了提取速率,缩短了提取时间。

(二)萜类化合物和挥发油的分离

1. 萜类化合物的分离

(1)利用特殊官能团分离:萜类化合物中常见的官能团为双键、羰基、内酯环、羧基、碱性氮原子(萜类生物碱)及羟基等,可利用加成、碱开环酸闭合、酸碱成盐及形成酸性酯等反应,使具有相应官能团萜类化合物的溶解性发生改变,以固体或液体转溶的形式从总萜中分离出来。双键是萜类多具有的官能团,其加成物可使液态的单萜烯以结晶形式析出,可用于分离与精制中。

(2)结晶法分离:有些萜类化合物的粗提物经萃取法纯化处理后,纯度会提高,当萃取液适当浓缩后,常会析出结晶,滤取结晶后,再以适量的溶剂重结晶,有时可得到纯度很高的萜类化合物。如薄荷醇、樟脑、茴香脑等可用结晶法纯化与精制。

(3)柱色谱分离:柱色谱是分离萜类化合物的主要方法,用其他方法难以分离的萜类化合物都可用吸附柱色谱法分离。常用吸附剂为硅胶及中性氧化铝,硅胶最为常用,而氧化铝在分离过程中可能引起萜类化合物的结构变化,选用时需慎重。洗脱剂为石油醚、正己烷、环己烷、石油醚-乙酸乙酯等,对于极性较大的多羟基萜醇及萜酸可用三氯甲烷-丙酮、三氯甲烷-甲醇或三氯甲烷-乙醇等。

对于单纯用硅胶或中性氧化铝为吸附剂难以分离的萜类化合物,可用硝酸银络合柱色谱分离(具体方法在挥发油的分离中介绍)。

2. 挥发油的分离　从药材中提取得到的挥发油常为混合物,需经进一步的分离,方可得到单体化合物,常用的分离方法如下。

(1)冷冻析晶法:将挥发油放置在0℃以下析晶,如无晶体析出,可置-20℃至结晶析出,得到的结晶经重结晶后可得纯品。如薄荷油置-10℃,12小时后析出第一批粗脑,滤过,将挥发油继续置-20℃冷冻24小时,析出第二批粗脑,合并两批粗脑,加热熔融后,置0℃冷冻,可得到纯度较好的薄荷脑。该方法简便,但有时分离不完全,有些成分复杂的挥发油冷冻后仍不能析出结晶。

(2)分馏法:挥发油的组成成分由于类别不同,各成分的沸点也有差别,如萜类成分中的碳原子一般相差5个,同时双键的位置、数目和含氧官能团的不同,使它们的沸点不同,并且有一定的规律性,在单萜中沸点随着双键的增多而升高,即三烯＞二烯＞一烯;含氧单萜的沸点随着官能团的极性增大而升高,即酸＞醇＞醛＞酮＞醚,注意酯比相应的醇沸点高(表14-4)。

表14-4　萜类的沸程

萜类	常压沸程（℃）	萜类	常压沸程（℃）
半萜类	~130	单萜烯烃无环三个双键	180~200
单萜烯烃双环一个双键	150~170	含氧单萜	200~230
单萜烯烃单环二个双键	170~180	倍半萜及其含氧衍生物	230~300

挥发油中的某些成分在接近其沸点温度时,结构易被破坏,故通常都采用减压分馏。一般在35~70℃/10mmHg被蒸馏出来是单萜烯类化合物;在70~100℃/10mmHg被蒸馏出来的是单萜含氧化合物;而在80~110℃/10mmHg被蒸馏出来的是倍半萜及其含氧衍生物,有时倍半萜含氧化合物沸点很高。由于所得到的各馏分中的组成成分常呈交叉情况,所以经过分馏后得到的每一馏分仍可能是混合物,需经进一步精馏或结合冷冻、重结晶、色谱等方法,才可能得到单一成分。

(3)化学分离法:根据挥发油中各组分的结构或官能团不同,采用化学方法处理,使各组分得到分离。

1)碱性成分的分离:分离挥发油中的碱性成分时,可将挥发油溶于乙醚,加1%硫酸或盐酸萃取,分取酸水层碱化后,再用乙醚萃取,回收乙醚后即可得到碱性成分。

2)酚、酸性成分的分离:将挥发油的乙醚液先用5%的碳酸氢钠溶液萃取,分取碱水层,加稀酸酸化,再用乙醚萃取,回收乙醚后可得到酸性成分;除去酸性成分后的挥发油乙醚液继续用2%氢氧化钠萃取,分取碱水层,酸化,乙醚萃取,回收乙醚,得到酚类或其他弱酸性成分。

3)醛、酮类成分的分离:除去酚、酸类成分的挥发油母液,水洗至中性,以无水硫酸钠干燥后,加入亚硫酸氢钠饱和溶液,振摇,分取水层或加成物结晶,再加酸或碱处理,使加成物分解,以乙醚萃取,回收乙醚后得到醛或酮类成分。也可将干燥后的挥发油与吉拉德试剂 T 或 P 回流 1 小时,生成水溶性的缩合物,用乙醚萃取除去不具羰基的成分后,再用酸处理,得到醛或酮类成分。

4)醇类成分的分离:将除去了醛或酮类成分的挥发油与丙二酸单酰氯或邻苯二甲酸酐或丙二酸反应生成酸性单酯,将生成物转溶于碳酸氢钠溶液中,用乙醚除去未反应的挥发油成分,将碱溶液酸化,再以乙醚萃取所生成的酸性单酯,回收乙醚,将酸性单酯加入碱液中,经皂化后,可得到原有的醇类成分。伯醇易成酯,仲醇反应较慢,而叔醇则较难发生酯化反应(图 14-20)。

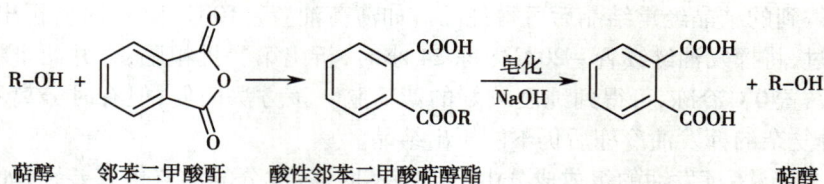

图 14-20　萜醇的酯化与皂化反应

5)其他成分的分离:挥发油中的酯类成分多用精馏或色谱分离,萜醚成分在挥发油中不多见,可利用醚类与浓酸形成𬭊盐结晶的性质从挥发油中分离出来,如桉叶油中的桉油精属于萜醚成分,它与浓磷酸可形成磷酸盐结晶。还可利用溴、氯化氢、溴化氢、亚硝酰氯等试剂与双键加成,所得到的产物常为结晶状态,借以分离或纯化。

挥发油的化学分离可用以下流程表示(图 14-21)。

(4)色谱分离法:由于挥发油的组成成分很复杂,某些挥发油成分在采用上述方法分离后难以得到单体化合物,而将分馏法或化学法与色谱分离法结合起来使用将会得到比较好的分离结果。

1)吸附柱色谱:色谱法中以吸附柱色谱应用最广泛,常用的吸附剂为硅胶和中性氧化铝,洗脱剂多用石油醚、己烷、石油醚-乙酸乙酯、己烷-乙酸乙酯等,经分馏法或化学法分离得到挥发油组分可溶于石油醚中,通过硅胶柱色谱,先用石油醚或己烷洗脱,然后用石油醚(己烷)-乙酸乙酯梯度洗脱,逐渐增加乙酸乙酯含量以增大洗脱剂的极性,使挥发油中的各成分较好地分离。

2)硝酸银络合色谱法:挥发油中含有双键数量或位置不同的成分可用硝酸银-硅胶或硝酸银-氧化铝络合柱色谱及其薄层制备色谱分离,其分离机制是利用硝酸银可与双键形成 π 络合物,而双键数目、位置及立体构型不同的萜类成分与硝酸银形成络合物难易程度及形成的络合物稳定性不同,利用此差异可将它们分开。一般规律是:①双键数量:双键数目越多,吸附力越强,越难洗脱,即三烯＞二烯＞单烯;②双键位置:末端双键(吸附力)＞顺式双键＞反式双键,即末端双键较难洗脱,顺式双键比反式双键难洗脱。对于无双键的化合物,以极性大小不同洗脱。一般硝酸银的加入量为2%～2.5%,洗脱剂与上述的硅胶与氧化铝色谱相同。例如,α-细辛醚、β-细辛醚和欧细辛醚的分离,将三者混合物通过用 2% 硝酸银处理的硅胶柱,用苯-乙醚(5:1)洗脱,收集各流分,薄层色谱检查。洗脱顺序为反式双键的 α-细辛醚先下,其次是顺式双键的 β-细辛醚,最后洗脱下来的是具有末端双键的欧细辛醚。

α-细辛醚

β-细辛醚

欧细辛醚

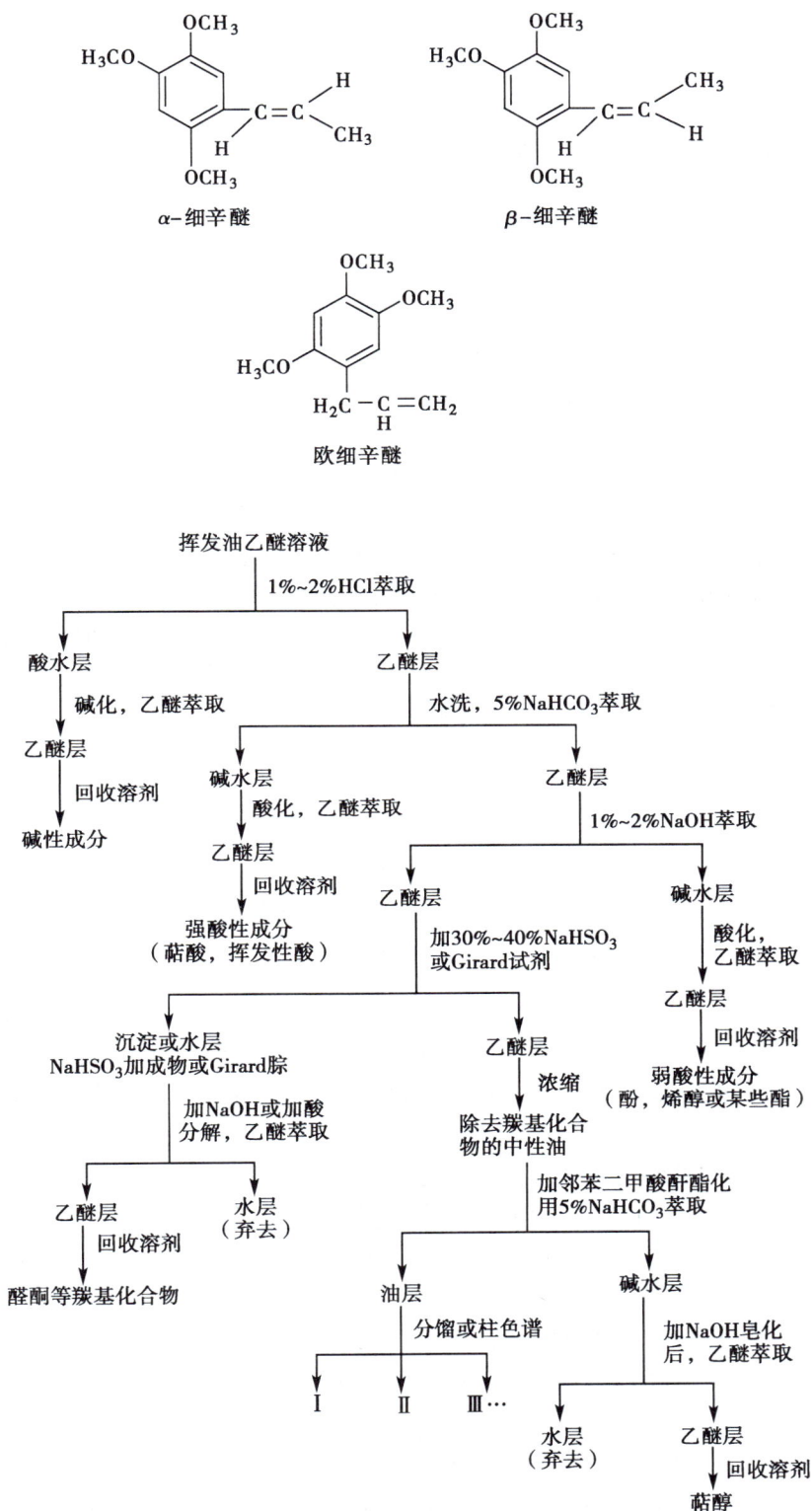

图 14-21 挥发油化学法系统分离流程图

3)其他色谱法:对于不易分离的挥发油成分可用制备薄层色谱进行分离,其展开方式可采用连续两次展开及不同展开剂单向二次展开,通常能获得较好的分离效果。

气相色谱是研究挥发油组成成分很好的方法,采用制备型气相色谱-质谱联用技术,可将挥发油成分分离并同时对成分进行鉴定。

二、萜类化合物和挥发油的制备与鉴定实例

（一）栀子中环烯醚萜类成分

栀子为茜草科栀子(*Gardenia jasminoide* Ellis.)的干燥成熟果实。性微寒,味苦。归心、肺、三焦经;具有泻火除烦,清热利湿,凉血解毒的功能;外用消肿止痛。用于热病心烦,湿热黄疸,淋证涩痛,血热吐衄,目赤肿痛,火毒疮疡;外治扭挫伤痛等症的治疗。现代药理研究表明,栀子具有解热、镇静、抗炎、抗微生物等生物活性。近年来,临床将栀子用于缺血性脑损伤等脑血管疾病的治疗,效果显著。

1. 化学成分类型及理化性质 栀子中主要含有环烯醚萜类、二萜类、三萜类、黄酮类、有机酸酯类等化学成分,其中,环烯醚萜类成分为栀子中治疗脑缺血损伤的主要有效成分。栀子中环烯醚萜苷类成分有栀子苷、去羟基栀子苷(京尼平苷)、京尼平龙胆双糖苷、山栀子苷、栀子酮苷、鸡屎藤次苷甲酯、脱乙酰车叶草苷甲酯、京尼平苷酸、10-*O*-乙酰京尼平糖苷、6-对香豆酰京尼平龙胆双糖苷、车叶草苷、去乙酰车叶草苷酸甲酯、栀子酮苷等,其中,栀子苷为栀子中含量最高的环烯醚萜苷成分。

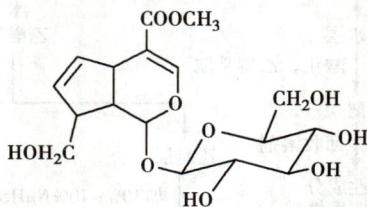

栀子苷

栀子苷易溶于水,溶于乙醇、甲醇,不溶于苯、石油醚等。栀子苷具有镇痛、抗炎、利胆保肝、中枢神经保护、抗肿瘤、抗辐射以及治疗软组织损伤、抑制胃液分泌等生物活性。

2015年版《中国药典》(一部)规定,栀子中栀子苷含量不得少于1.8%。

2. 栀子苷的提取分离 栀子中栀子苷的提取分离流程图(图14-22)。

栀子环烯醚萜有效部位主要含有环烯醚萜苷,测得总环烯醚萜苷的含量为70.26%,其中栀子苷含量为61.42%。

3. 栀子苷的结构鉴定 该化合物为白色粉末,分子式为 $C_{17}H_{24}O_{10}$,分子量为388.36,m. p. 163℃~164℃。ESI-MS m/z:411[M+Na]$^+$。UVλ_{max}^{MeOH} nm:238nm,IRν_{max}^{KBr} cm^{-1}:3650-3580(—OH),2800-3000(—CH$_2$),2850-2813(—OCH$_3$),1745-1720(—C≡O)。ESI-MS m/z:411[M+Na]$^+$。^{1}H-NMR(500MHz,DMSO-d$_6$)δ7.48(1H,s,H-3),5.69(1H,brs,H-7),5.12(1H,d,*J*=7.0Hz,H-1),3.65(3H,s,COOCH$_3$);^{13}C-NMR(125MHz,DMSO-d$_6$)δ96.2(C-1),152.1(C-3),111.4(C-4),34.9(C-5),38.4(C-6),125.9(C-7),144.6(C-8),46.3(C-9),59.8(C-10),167.4(C-11),51.5

（COOCH₃），99.1（C-1′），73.8（C-2′），77.7（C-3′），70.4（C-4′），77.1（C-5′），61.4（C-6′）。以上数据与文献报道基本一致，确定该化合物为栀子苷。

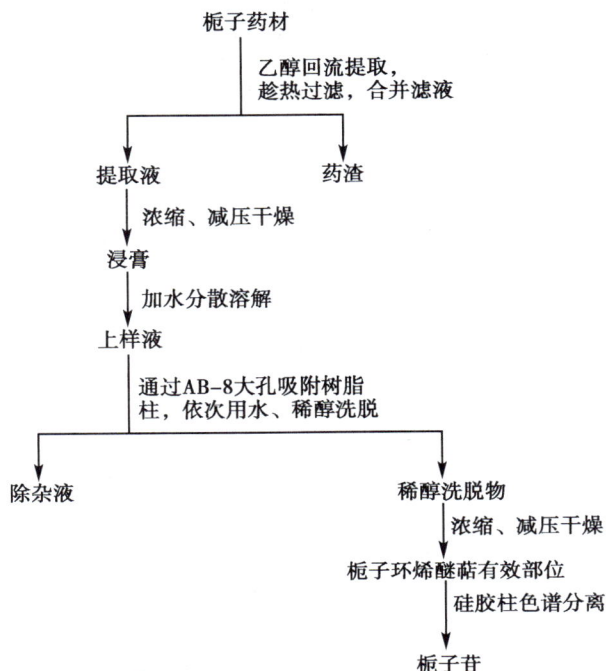

图 14-22　栀子苷的提取分离流程

（二）青蒿中倍半萜类成分

青蒿为菊科植物黄花蒿（*Artemisia annua* L.）的干燥地上部分。性寒,味苦、辛;归肝、胆经;具有清虚热、除骨蒸、解暑热、截疟、退黄的功效;用于温邪伤阴,夜热早凉,阴虚发热,骨蒸劳热,暑邪发热,疟疾寒热,湿热黄疸等症的治疗。青蒿入药,最早见于马王堆三号汉墓出土（公元前 168 年左右）的帛书《五十二病方》,其后在《神农本草经》、《大观本草》、《本草纲目》及《肘后备急方》中均有收录。现代药理研究表明,青蒿乙醚提取中性部分和其稀醇浸膏对鼠疟、猴疟和人疟均呈显著抗疟作用。此外,青蒿还有解热、抑菌、抗血吸虫及钩端螺旋体作用。

1. 化学成分类型　青蒿含有的单萜类化合物为蒿酮、异蒿酮、桉油精、樟脑等;倍半萜类化合物为青蒿素、青蒿甲素、青蒿乙素、青蒿丙素及青蒿酸等;三萜类化合物有 β-香树脂醇乙酸酯等,除萜类化合物外,青蒿还含有黄酮、香豆素和植物甾醇类成分。

青蒿中含有的青蒿素是抗疟的主要有效成分,为我国学者于 20 世纪 70 年代初首次从青蒿中分离得到的具有过氧基的新型倍半萜内酯。目前以青蒿素类药物为主的联合疗法已经成为世界卫生组织推荐的抗疟疾标准疗法。世卫组织认为,青蒿素联合疗法是目前治疗疟疾最有效的手段,也是抵抗疟疾耐药性效果最好的药物,中国作为抗疟药物青蒿素的发现方及最大生产方,在全球抗击疟疾进程中发挥了重要作用。

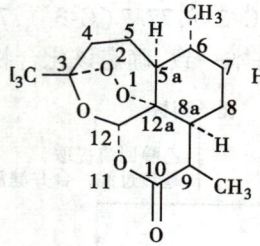

青蒿素

2. **青蒿素的提取分离** 从青蒿中提取分离青蒿素的流程(图 14-23)。

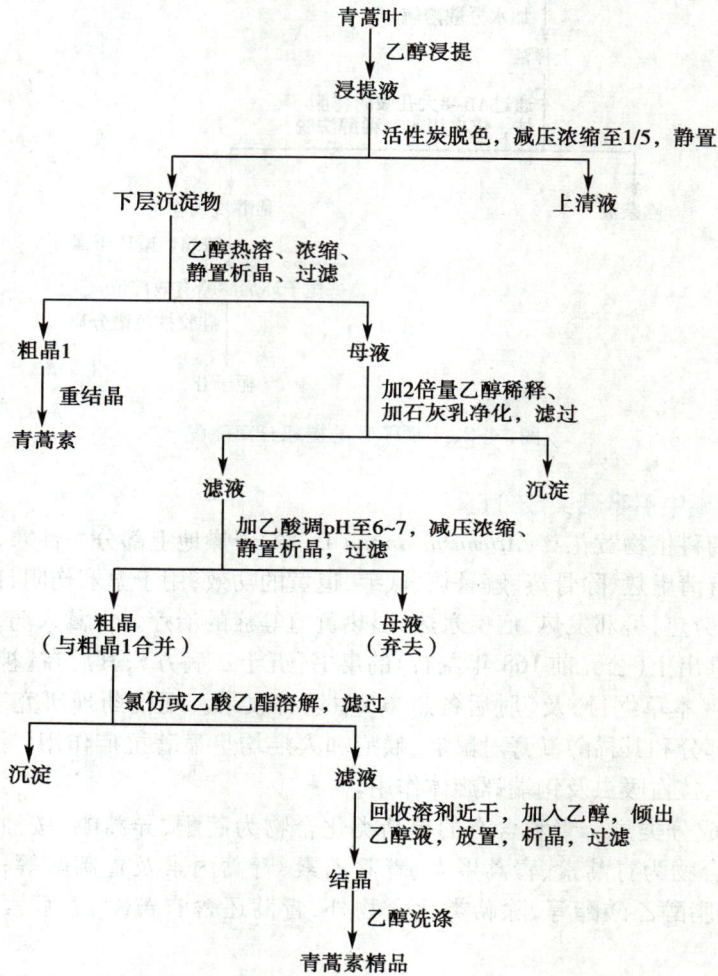

图 14-23 青蒿素的提取分离

3. **青蒿素的结构修饰** 青蒿素虽然有很好的抗疟活性,但在胃肠道中不易吸收,生物利用度低。此外,青蒿素在水及油中的溶解度均很小,难以制成适当剂型。因此,对其结构进行修饰,寻找合适的青蒿素衍生物作为有效的抗疟药,成为青蒿素研究的热点。

由于过氧基团是青蒿素抗疟活性的必需基团,在保留青蒿素过氧基团的前提下,通过对青蒿素的结构修饰,发现双氢青蒿素的抗疟活性较好,且分子中还原出一个羟基,便于结构修饰,所以绝大多数青蒿素的结构修饰都是以双氢青蒿素为先导化合物进行的,下面介绍双氢青蒿素的结构修饰。

(1)醚类衍生物

1)脂肪醚类衍生物:双氢青蒿素与含有卤原子、氨基、羰基、硫羰基或苯环等取代基的烷基醚类在路易斯酸或三甲基硅氯的催化下,反应生成双氢青蒿素的一系列具有抗疟活性的脂肪醚类衍生物。其中,蒿甲醚和蒿乙醚作为抗疟药物已广泛用于临床,具有抗疟活性高、作用迅速、毒副作用小等特点;双氢青蒿素对苯甲酸甲醚因含有苯甲酸,不仅具有与蒿甲醚、蒿乙醚相当的体内抗疟活性,而且具有很好的水溶性(图14-24)。

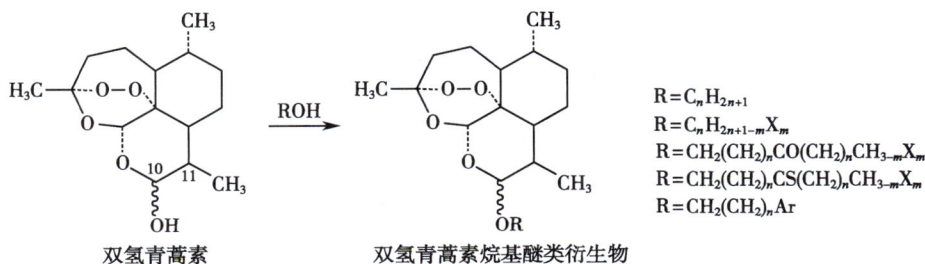

图 14-24 双氢青蒿素烷基醚类衍生物的合成

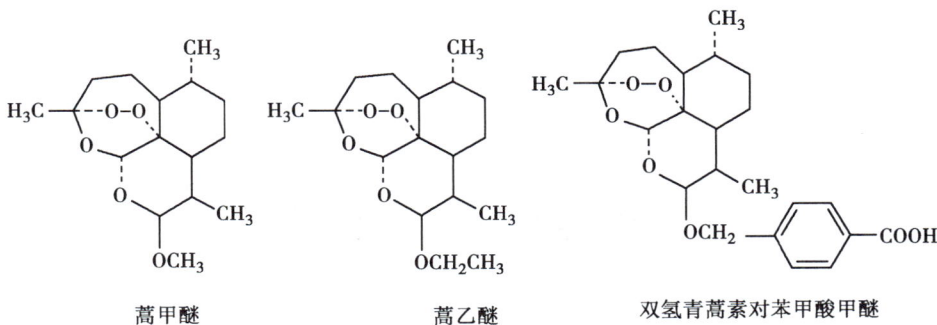

蒿甲醚　　　　　　　蒿乙醚　　　　　　双氢青蒿素对苯甲酸甲醚

2)芳香醚类衍生物:将双氢青蒿素直接与芳香酚反应,合成芳香醚比较困难。这类衍生物具有体内外的抗疟活性,与蒿乙醚相比,具有较长的半衰期(图14-25)。

3)O-氨基醚类衍生物:O-氨基醚类衍生物是指双氢青蒿素的10位羟基被O—N键取代的衍生物,这类双氢青蒿素的衍生物与青蒿素比较,水溶性增加,而且可以与醛、酮化合物反应,生成一系列O-氨基醚类双氢青蒿素衍生物(图14-26)。

(2)酯类衍生物:双氢青蒿素与酸、酸酐或其他酰基化试剂在无水二氯甲烷溶剂中,用三乙胺或吡啶催化合成出双氢青蒿素的酯类衍生物。临床广泛应用的抗疟药物青蒿琥酯属于这类衍生物,其钠盐水溶性好,具有抗疟活性高、速效低毒等特点(图14-27)。

4.青蒿素的生物转化　除了采用化学合成方法研究并制备疗效更好的青蒿素衍生物外,还可用生物转化的方法制备青蒿素的衍生物,如雅致小克银汉霉菌可以将青蒿素转化为 9β-羟基青蒿素、3α-羟基脱氧青蒿素(图 14-28)。另外,大黄毛状根、长春花和银杏植物悬浮细胞对青蒿素进行生物转化也能得到类似的产物。

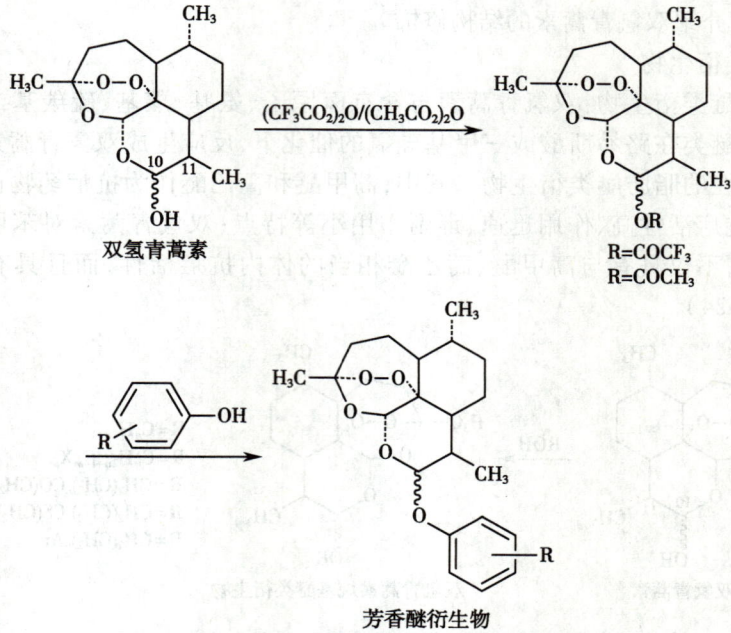

图 14-25　芳香醚类衍生物的合成

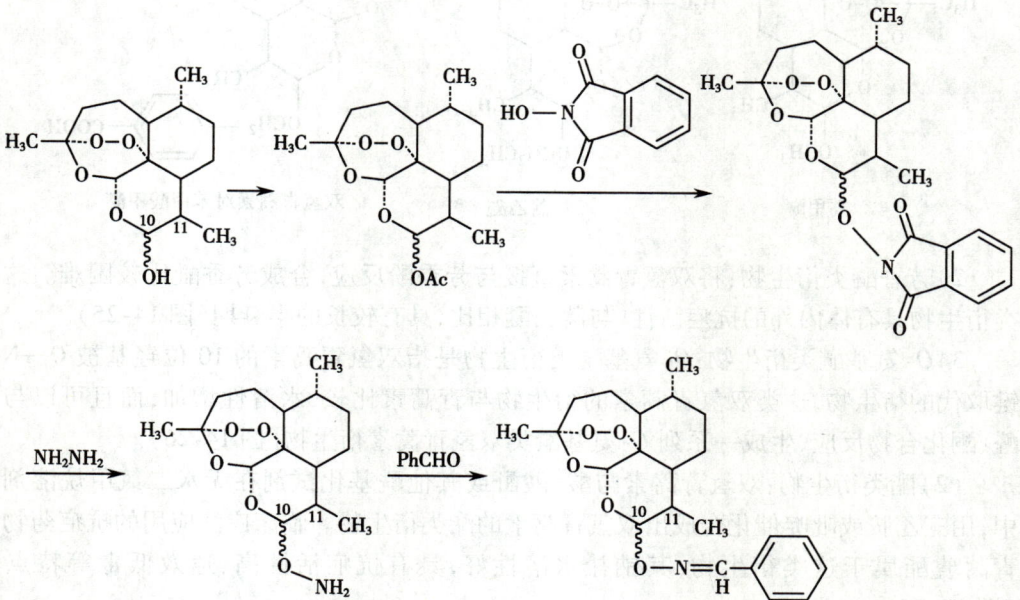

图 14-26　O-氨基醚类衍生物的合成

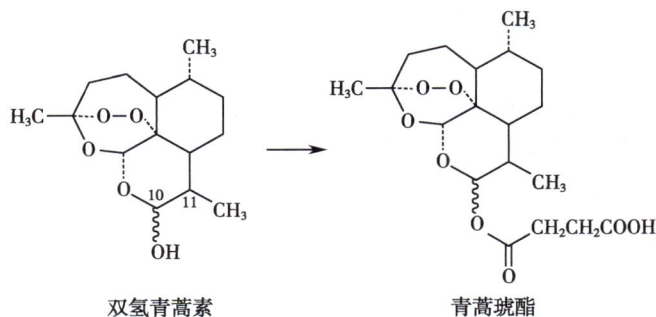

图 14-27　青蒿琥酯的合成

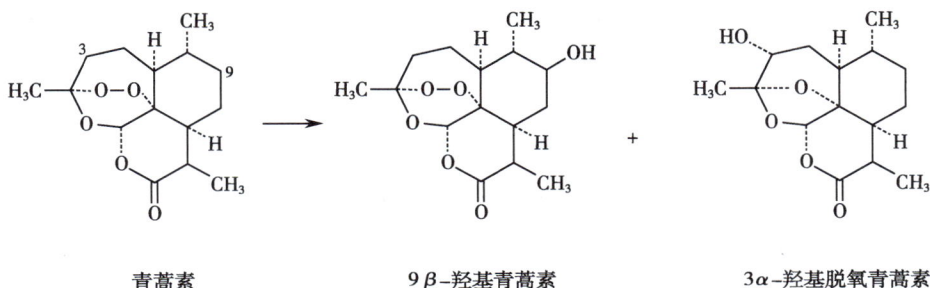

图 14-28　微生物对青蒿素的生物转化

（三）莪术中挥发油成分

莪术为蓬莪术（*Curcuma phaeocaulis* Val.）、广西莪术（*C. kwangsiensis* S. G. Lee et C. F. Liang）、温郁金（*C. wenyujin* Y. H. Chen et C. Ling）的干燥根茎,后者习称"温莪术",莪术味辛、苦,性温,归肝脾经,具有行气破血、消积止痛的功效,用于症瘕痞块、瘀血经闭、胸痹心痛、食积胀痛。现代药理研究表明,挥发油是莪术的主要活性成分,具有抗癌、抗凝血、抗氧化和保肝等作用。

1. 化学成分类型　莪术挥发油主要成分为莪术二酮（19.53%）、莪术烯（15.80%）、吉马酮（9.98%）、莪术醇（9.49%）、新莪术二酮（4.54%）、β-榄香烯（3.98%）等。莪术挥发油抗肿瘤研究显示挥发油中的莪术二酮、莪术烯、莪术醇、β-榄香烯是莪术的主要抗肿瘤活性成分。

2015 年版《中国药典》一部规定,莪术中含挥发油不得少于 1.5%（ml/g）。

2. 莪术挥发油的提取分离　取温莪术药材粉碎至 50 目,称取粗粉 100g,置 2000ml 烧瓶中,加 6 倍量水,参照 2015 年版《中国药典》通则 2204 挥发油测定甲法进行总挥发油提取,正己烷萃取,无水硫酸钠脱水干燥,浓缩,得具特殊浓郁香味的淡黄色油状液体,挥发油得率为 1.99ml/100g,将得到的挥发油定容至 2ml,备用。

3. 莪术挥发油成分的结构鉴定　采用气相-质谱进行挥发油成分的鉴定。

色谱条件:色谱柱为 DB-5MS 石英毛细管柱（30m×0.25mm×0.25μm）,载气为高纯度氦气,电离方式为 EI,离子源温度为 200℃,电子轰击能量为 70eV,接口温度为 250℃,发射电流 150μA,扫描范围:35~455amu,扫描周期 0.4s。数据处理系统 Xcalibur1.2,图谱库 NIST Version1.7。程序升温:初始温度 60℃,保持 1min,以 4℃/min 升温至 100℃,再以 2℃ min^{-1} 升至 120℃,继续 1℃/min 升至 180℃,最后以 23℃ min^{-1} 升至230℃,保持10min。柱压53kPa,柱流量为1.0ml/min。分流进样,分流比为20:1,进样量为0.2μl。

样品测定:取药材挥发油1μl,用GC-MS联用仪对挥发油进行检测,得总离子流图。对总离子流图中的各峰经质谱扫描后得到质谱图,通过检索NIST Version 1.7质谱数据库,并结合人工谱图解析,按各色谱峰的质谱裂片图与文献核对,查对有关质谱资料,确定温莪术挥发油中的化学成分,并采用峰面积归一化法测定各成分相对百分含量,结果见表14-5。

表14-5 莪术挥发油化学成分的GC-MS分析结果

编号	保留时间	化合物名称	分子式	分子量	相对含量(%)
1	5.91	α-蒎烯	$C_{10}H_{16}$	136	0.08
2	6.35	莰烯	$C_{10}H_{16}$	136	0.17
3	7.08	β-蒎烯	$C_{10}H_{16}$	136	0.06
4	7.31	月桂烯	$C_{10}H_{16}$	136	0.08
5	8.39	伞花烃	$C_{10}H_{14}$	134	0.05
6	8.49	D-柠檬烯	$C_{10}H_{16}$	136	0.41
7	8.69	1,8-桉叶素	$C_{10}H_{18}O$	154	3.14
8	10.41	2-壬酮	$C_9H_{18}O$	142	0.03
9	10.88	樟脑	$C_{10}H_{16}O$	152	2.27
10	13.06	龙脑	$C_{10}H_{18}O$	154	1.37
11	13.37	异龙脑	$C_{10}H_{18}O$	154	0.42
12	13.69	松油烯-4-醇	$C_{10}H_{18}O$	154	0.45
13	14.26	α-萜品醇	$C_{10}H_{18}O$	154	0.87
14	18.23	乙酸异龙脑酯	$C_{12}H_{20}O_2$	196	0.12
15	18.52	2-十一烷酮	$C_{11}H_{22}O$	170	0.04
16	20.56	δ-榄香烯	$C_{15}H_{24}$	204	0.70
17	23.52	β-榄香烯	$C_{15}H_{24}$	204	3.98
18	25.11	E-石竹烯	$C_{15}H_{24}$	204	0.62
19	25.77	γ-榄香烯	$C_{15}H_{24}$	204	1.03
20	26.93	异喇叭烯	$C_{15}H_{24}$	204	0.19
21	29.06	吉马烯D	$C_{15}H_{24}$	204	1.32
22	29.56	4(14)-,11-桉叶二烯	$C_{15}H_{24}$	204	0.48
23	30.05	莪术烯	$C_{15}H_{20}O$	216	15.80
24	31.00	澳白檀醇	$C_{15}H_{24}O$	220	0.51
25	31.43	δ-杜松烯	$C_{15}H_{24}$	204	0.17
26	32.66	γ-芹子烯	$C_{15}H_{24}$	204	0.22

笔记

续表

编号	保留时间	化合物名称	分子式	分子量	相对含量（%）
27	34.04	榄香醇	$C_{15}H_{26}O$	222	0.17
28	34.63	吉马烯 B	$C_{15}H_{24}$	204	1.76
29	37.03	表蓝桉醇	$C_{15}H_{26}O$	222	0.40
30	39.51	莪术醇	$C_{15}H_{24}O_2$	236	9.49
31	45.84	吉马酮	$C_{15}H_{22}O$	218	9.98
32	47.92	莪术二酮	$C_{15}H_{24}O_2$	236	19.53
33	48.33	异莪术烯醇	$C_{15}H_{22}O_2$	234	0.36
34	50.84	新莪术二酮	$C_{15}H_{24}O_2$	236	4.54
35	51.55	ledene oxide-（Ⅱ）	$C_{15}H_{24}O$	220	0.61
36	53.98	1,2,3,3a,8,8a-hexa-hydro-2,2,8-trimethyl-5.6-azulene dicarboxalde-hyde	$C_{15}H_{20}O_2$	232	0.33
37	54.61	（1-methylethylidene）-cy-clobutane,tetrakis	$C_{16}H_{34}$	216	0.72
38	58.67	2-(4a,8-二甲基-6-O-1,2,3,4,4a,5,6,8a-八氢萘)-丙醛	$C_{15}H_{22}O_2$	234	2.14
	检出率(%)				84.61

第六节　三萜类化合物制备与鉴定

一、三萜类化合物制备原理

（一）三萜类化合物的提取

1. 游离三萜类化合物的提取

（1）醇类溶剂提取法:游离的三萜类成分极性较小,亲脂性较强,可用甲醇、乙醇提取,提取物直接进行分离,也可将提取物分散在水中,依次用石油醚、三氯甲烷、乙酸乙酯、正丁醇等溶剂进行萃取,然后进一步分离。三萜类化合物主要集中在三氯甲烷萃取部位(图 14-29)。

（2）酸水解有机溶剂萃取法:将植物原料在酸性溶液中加热水解,过滤,药渣中和后水洗干燥,再用有机溶剂提取出皂苷元。也可先用醇类溶剂提取出皂苷,然后加酸水解,滤出水解物,再用有机溶剂提取出皂苷元。

（3）碱水提取法:某些三萜类化合物含有羧基,可溶于碱水,因此可用碱溶酸沉法提取。

```
                         药材粗粉
                          │ 甲醇或乙醇提取
                         提取液
                          │ 回收溶剂
                         浓缩液
                          │ 加水分散，依次用石油醚、三氯甲烷或乙醚及水饱和正丁醇萃取
        ┌─────────────┬──────────────────┬─────────────────────┐
     石油醚液        三氯甲烷或乙醚液        正丁醇液                水液
   （亲脂性成分）    （游离三萜类化合物）       │ 回收溶剂，蒸干
                                          总皂苷
```

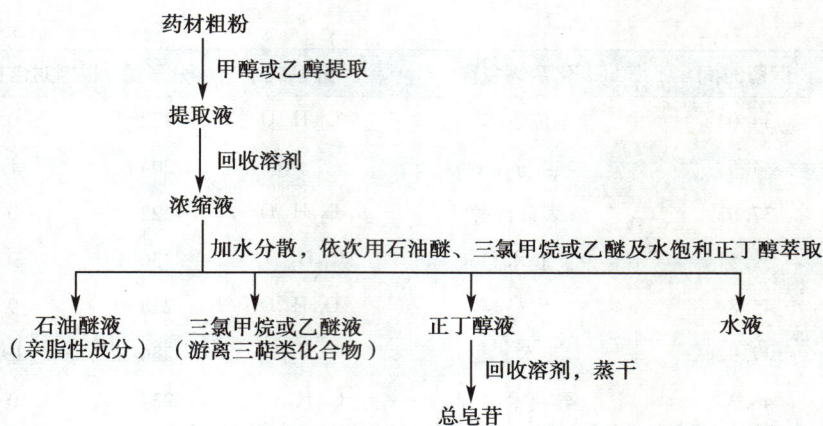

图 14-29　三萜类化合物的提取流程

（4）其他方法：如半仿生提取法、超临界流体萃取法（SFE）、超声循环技术等。

2. 三萜皂苷类化合物的提取　三萜皂苷常用醇类溶剂提取，若皂苷中含有多个糖基或含有羟基、羧基等极性基团较多，亲水性强，可用稀醇进行提取。提取液浓缩后，加适量水分散，先用石油醚等亲脂性溶剂萃取，除去亲脂性杂质，再以正丁醇萃取，回收溶剂后，得到粗制总皂苷。也可将醇提液减压浓缩后，采用大孔吸附树脂进行纯化和富集，通常将样品液通过大孔吸附树脂进行吸附，先用水洗，除去蛋白质、糖等水溶性杂质，后用 30% ~80% 乙醇梯度洗脱，洗脱液浓缩后，得到粗制总皂苷。

（二）三萜类化合物的分离

1. 游离三萜类化合物的分离　通常用硅胶柱色谱进行分离，洗脱系统为石油醚-乙酸乙酯、石油醚-三氯甲烷、环己烷-丙酮、三氯甲烷-丙酮、三氯甲烷-乙酸乙酯等。

2. 三萜皂苷的分离

（1）分段沉淀法：利用皂苷难溶于乙醚、丙酮等溶剂的性质，将粗皂苷先溶于少量甲醇或乙醇中，然后逐滴加入乙醚、丙酮或乙醚-丙酮（1:1）的混合溶剂（加入乙醚量以能使皂苷从醇溶液中析出为限），边加边摇匀，皂苷即析出。开始析出的沉淀往往含杂质较多，继续加入乙醚可得到纯度较高的皂苷。也可采用分段沉淀法，逐渐降低溶液的极性，将极性不同的皂苷分批沉出，达到分离的目的。该法虽然简单，但难以分离完全，不易获得纯品。

（2）色谱分离法：由于三萜皂苷的极性较大，亲水性较好，不易与杂质分离，而且有些皂苷结构比较相似，因此多采用色谱分离法以获得三萜皂苷类化合物的单体。分离过程中通常采用多种色谱法组合的方法，即一般先通过硅胶柱色谱进行分离，再结合低压或中压柱色谱、薄层制备色谱、高效液相色谱或凝胶色谱等方法作进一步的分离。对皂苷的分离，还可在进行硅胶柱色谱前，先用大孔吸附树脂柱色谱进行纯化或初步分离。

二、三萜类化合物的制备与鉴定实例

（一）人参中皂苷类成分

人参为五加科植物人参（*Panax ginseng* C. A. Mey.）的干燥根和根茎。依据炮制

方法不同人参又分为生晒参(白参)、糖参、红参和冻干参(活性参)。人参性微温,味甘、微苦,归脾、肺、心、肾经。具有大补元气,复脉固脱,补脾益肺,生津养血,安神益智的功效,常用于体虚欲脱,肢冷脉微,脾虚食少,肺虚喘咳,津伤口渴,内热消渴,气血亏虚,久病虚羸,惊悸失眠,阳痿宫冷等症的治疗。现代药理研究表明,人参具有调节中枢神经系统及内分泌的作用,可改善心血管及造血系统功能,提高机体免疫力及抗疲劳抗癌作用。

1. 化学成分类型及理化性质　化学成分研究表明人参中含有三萜皂苷、多糖、蛋白质、多肽、氨基酸、有机酸、维生素、微量元素等。现代医学证明,人参中三萜皂苷为人参的主要活性成分。

人参主根中总皂苷含量约占干重的 2.0% ~ 7.0% ,根须中人参皂苷的含量比主根高,其含量约为 8.5% ~ 11.5% 。目前已发现 40 余种人参皂苷,包括:Ro、Ra_1、Ra_2、Ra_3、Rb_1、Rb_2、Rb_3、Rc、Rd、Re、Rf、Rg_1、Rg_2、Rg_3、Rh_1、Rh_2、Rh_3 等。

根据苷元的结构将人参皂苷分为以下三种类型:

原人参二醇型- A 型

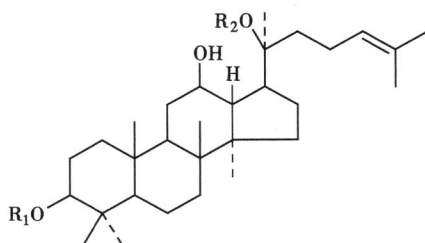

	R_1	R_2
20(S)-原人参二醇	H	H
人参皂苷 Ra_1	glc(2→1)glc	glc(6→1)ara(p)(4→1)xyl
人参皂苷 Ra_2	glc(2→1)glc	glc(6→1)ara(f)(4→1)xyl
人参皂苷 Ra_3	glc(2→1)glc	glc(6→1)glc(3→1)xyl
人参皂苷 Rb_1	glc(2→1)glc	glc(6→1)glc
人参皂苷 Rb_2	glc(2→1)glc	glc(6→1)ara(p)
人参皂苷 Rb_3	glc(2→1)glc	glc(6→1)xyl
人参皂苷 Rc	glc(2→1)glc	glc(6→1)ara(f)
人参皂苷 Rd	glc(2→1)glc	glc
人参皂苷 Rg_3	glc(2→1)glc	H
人参皂苷 Rh_2	glc	H

原人参三醇型- B 型

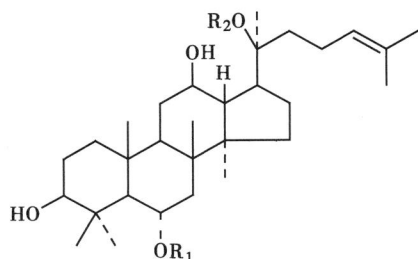

	R_1	R_2
20(S)-原人参三醇	H	H
人参皂苷 Re	glc(2→1)rha	glc
人参皂苷 Rf	glc(2→1)glc	H
人参皂苷 Rg_1	glc	glc
人参皂苷 Rg_2	glc(2→1)glc	glc
人参皂苷 Rh_1	glc	H

笔记

齐墩果酸型-C 型

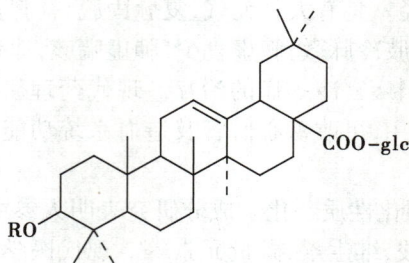

人参皂苷 Ro　R=glc A（2→1）glc

A 型和 B 型人参皂苷元均属于达玛烷型四环三萜衍生物,在达玛烷骨架的 3 位和 12 位均有羟基取代,C_8 上有一角甲基,C_{13} 有 β-H,C_{20} 为 S 构型。A 型与 B 型的区别在于 C_6 位是否有羟基,无羟基者为 A 型皂苷,苷元为原人参二醇,有羟基者为 B 型皂苷,苷元为原人参三醇。C 型皂苷的苷元为齐墩果酸,属于齐墩果烷型五环三萜衍生物。

由达玛烷衍生的人参皂苷,多具有独特生物活性,例如,人参皂苷 Rb_1 具有中枢抑制和催眠镇痛作用,并具有促进胆甾醇再合成作用;人参皂苷 Rg_1 具有中枢兴奋及抗疲劳作用;人参皂苷 Rb_1 有增强核糖核酸聚合酶的活性,而人参皂苷 Rc 则有抑制核糖核酸聚合酶的活性。

2015 年版《中国药典》(一部)规定,人参中含人参皂苷 Rg_1 和人参皂苷 Re 的总量不得少于 0.30%,人参皂苷 Rb_1 不得少于 0.20%。

2. 人参皂苷的提取分离　人参药材粉碎后用醇或含水醇提取,提取液浓缩后分散在水中,以正丁醇萃取,回收溶剂后,浸膏采用硅胶柱色谱进行分离。人参皂苷的提取分离流程(图 14-30)。

人参皂苷还可采用超声波或微波辅助提取,在硅胶柱色谱分离后,进一步采用中、低压色谱或制备型 HPLC 进行分离。

3. 人参皂苷 Rb_1 的生物转化　人参皂苷结构中含有多个糖链,含有不同糖链的人参皂苷生物活性和毒性不同,用化学方法很难实现对其糖链部分的选择性水解。利用酶水解可以实现人参皂苷糖链的特异性水解,采用人参皂苷-β-葡萄糖苷酶将人参中含量较高的人参皂苷 Rb_1 转化成药材中含量只有十万分之几且具有高抗癌活性的人参皂苷 Rh_2,使人参中人参皂苷 Rh_2 的收率提高至 0.5%,比红参提高 500 倍。

4. $7\beta,15\alpha$-二羟基-20(S)-原人参三醇的结构鉴定　该化合物为白色无定形粉末,HR-ESI-MS 高分辨质谱在 m/z 1017.7600,1039.7411 和 491.3719 处分别显示 $[2M+H]^+$ 和 $[M-H_2O+H]^+$ 峰,提示其分子式为 $C_{30}H_{52}O_6$。与 20(S)-原人参三醇相比,^{13}C-NMR 和 DEPT 谱中 CH 信号由 8 个增加到 10 个,增加的两个叔碳的位移值分别是 $\delta79.4$ 和 $\delta71.6$,CH_2 的信号由 8 个减为 6 个,提示可能有两个 CH_2 氧化成了 CHOH。在 ^{13}C-NMR 谱中,C-17、C-30 的位移值分别向高场移动了 $\delta2.1$ 和 $\delta6.6$,而 C-14 向低场移动了 $\delta2.0$,说明可能 C-15 位发生了羟基化。在 HMBC 谱中,$\delta71.6$ 的碳信号与 H-17 和 30-CH_3 有远程相关,它对应的氢信号与 C-8,C-30 有远程相关,证实了其中一个羟基化反应发生在 C-15 位。NOESY 谱中,H-15 与 H-13 和 18-CH_3 均有

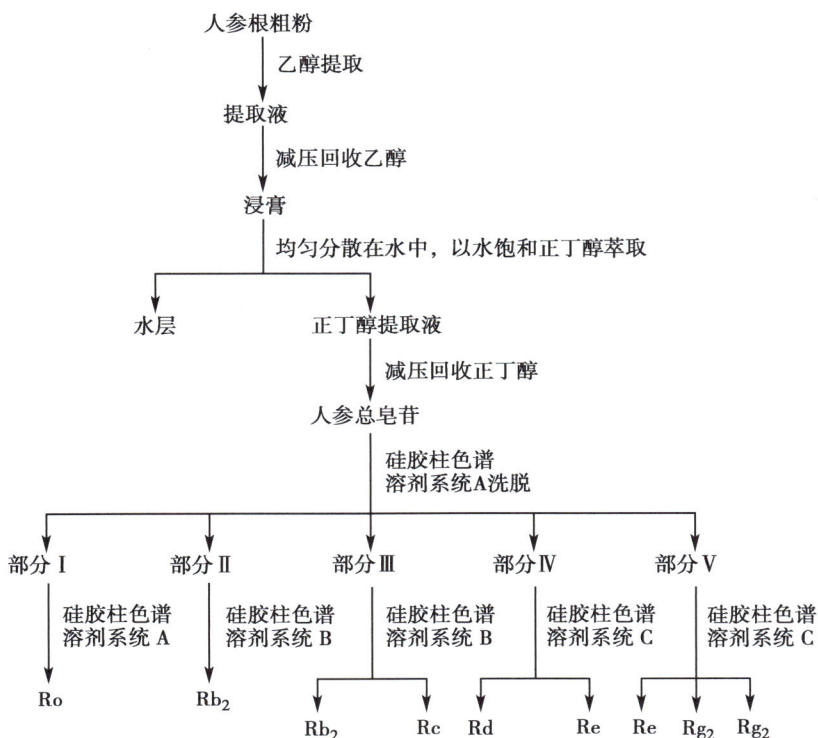

图 14-30　人参皂苷提取分离流程

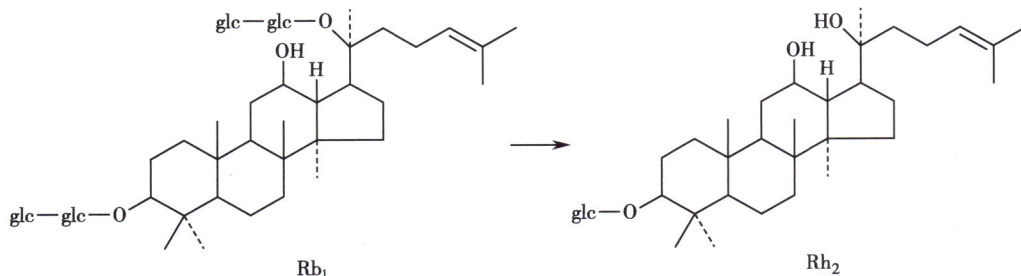

图 14-31　人参皂苷 Rb$_1$ 转化人参皂苷 Rh$_2$

NOE 增益,说明它是一个 15α-OH 的产物。在 ^{13}C-NMR 谱中,C-6,C-8 的位移值分别向低场移动了 δ3.7 和 5.0,而 C-18 则向高场移动了 δ5.8,此外 C-7 的信号消失了(δ 47.4),在 HMBC 谱中,δ 79.4 的碳信号与 H-6 和 18-CH$_3$ 有远程相关,它对应的氢信号与 C-6,C-8,C-14 和 C-18 有远程相关,提示另一个羟基化反应发生在 C-7 位。NOESY 谱中,H-7 与 H-9,H-5 和 30-CH$_3$ 均有 NOE 增益,显示 7 位 OH 为 β 构型。另外根据 HMBC 相关确定 3-,7-,12-,15-,20-OH 的位置,说明羟基间并未发生环合脱水,m/z 491.3719 处的离子峰是化合物分子脱去一分子水后形成的碎片峰。所以其结构可以确定为 7β,15α-二羟基-20(S)-原人参三醇。其 ^{1}H-NMR 及 ^{13}C-NMR 数据根据 DEPT,HSQC,HMBC 及 ^{1}H-^{1}H COSY 谱予以了归属(表 14-6,图 14-32 ~ 14-40)。

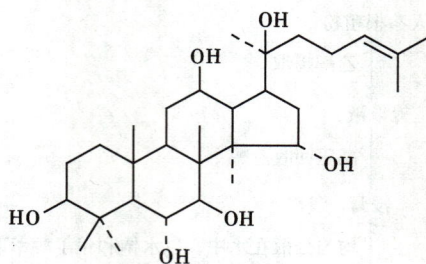

7β,15α–二羟基–20(S)–原人参三醇

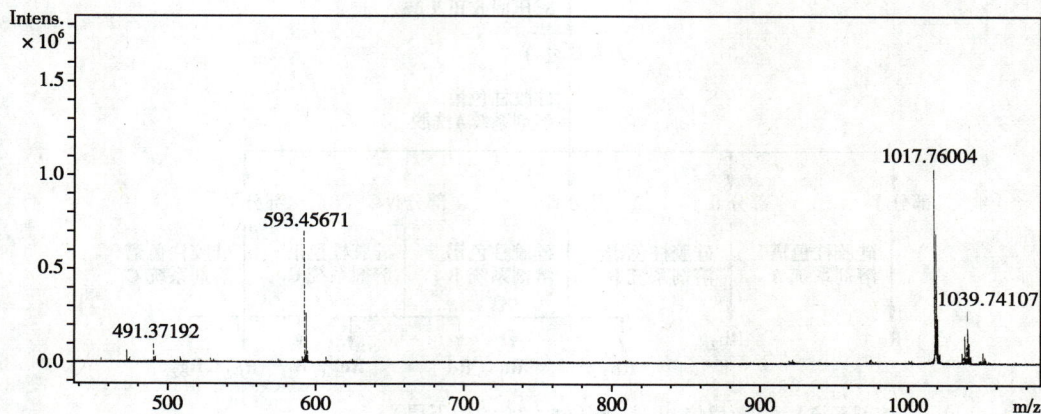

图 14-32　7β,15α - 二羟基-20(S)-原人参三醇的 HR- MS 谱

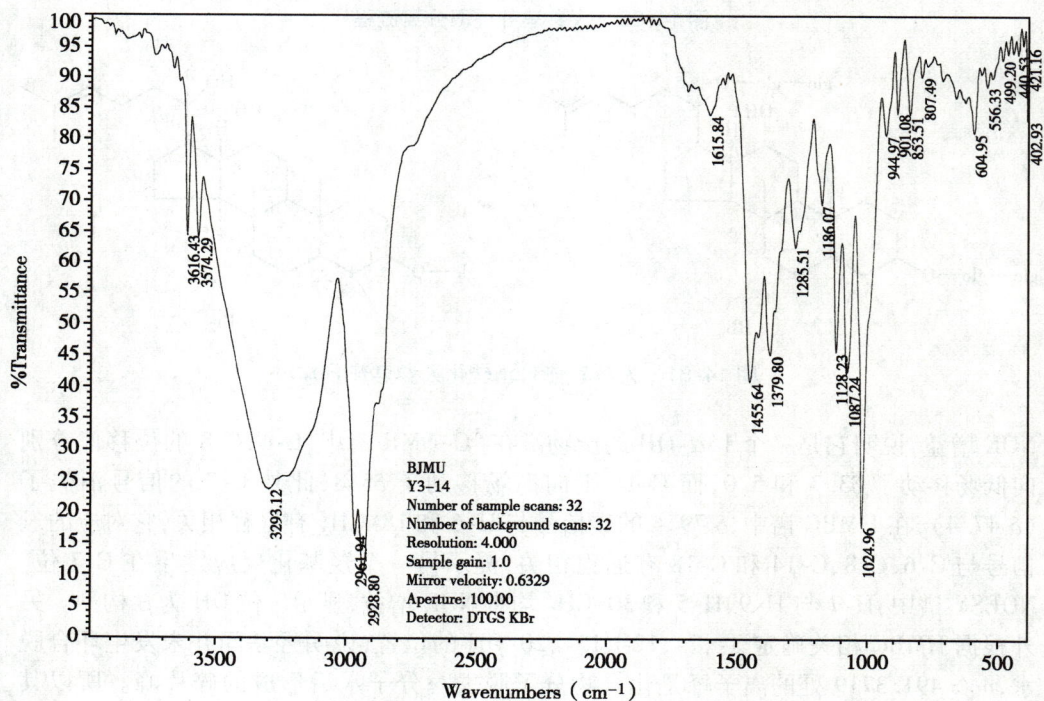

图 14-33　7β,15α - 二羟基-20(S)-原人参三醇的 IR 谱

表 14-6 7β，15α-二羟基-20（S）-原人参三醇的 NMR 数据（500MHz，C₅D₅N）

No	¹H-NMR（J，Hz）	¹³C-NMR	No	¹H-NMR（J，Hz）	¹³C-NMR
1	1.67m	39.2t	16	2.12m	35.5t
	0.99m			2.04m	
2	1.89m	28.1t	17	2.49（td,6.0,11.0）	52.6d
	1.86m		18	1.31（3H,s）	11.7q
3	3.52m	78.2d	19	1.02（3H,s）	17.8q
4	—	40.3s	20	—	72.7s
5	1.29m	58.1d	21	1.43（3H,s）	27.1q
6	4.28（t,9.5）	71.3d	22	2.04m	36.1t
7	3.93（d,9.0）	79.4d		1.76m	
8		46.1s	23	2.60m	23.0t
9	1.63m	49.7d		2.29m	
10		39.2s	24	5.31（t,6.0）	126.2d
11	2.19m	31.9t	25	—	130.8s
	1.63m		26	1.65（3H,s）	25.8q
12	4.01m	70.5d	27	1.61（3H,s）	17.7q
13	2.17m	47.0d	28	1.95（3H,s）	31.7q
14	—	53.6s	29	1.40（3H,s）	16.6q
15	4.48（t,9.0）	71.6d	30	1.25（3H,s）	10.4q

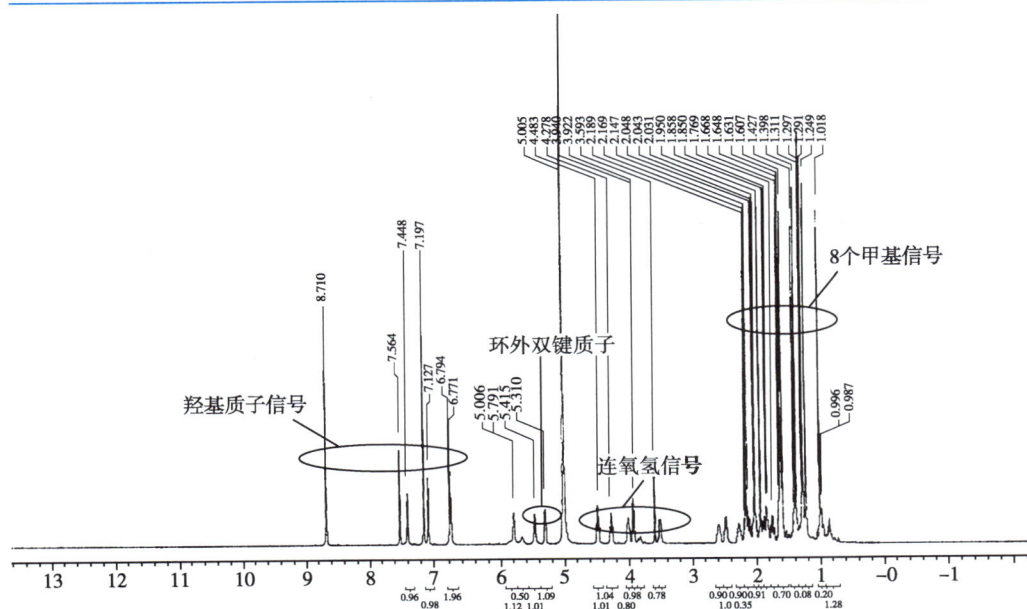

图 14-34 7β,15α-二羟基-20（S）-原人参三醇的¹H-NMR 谱

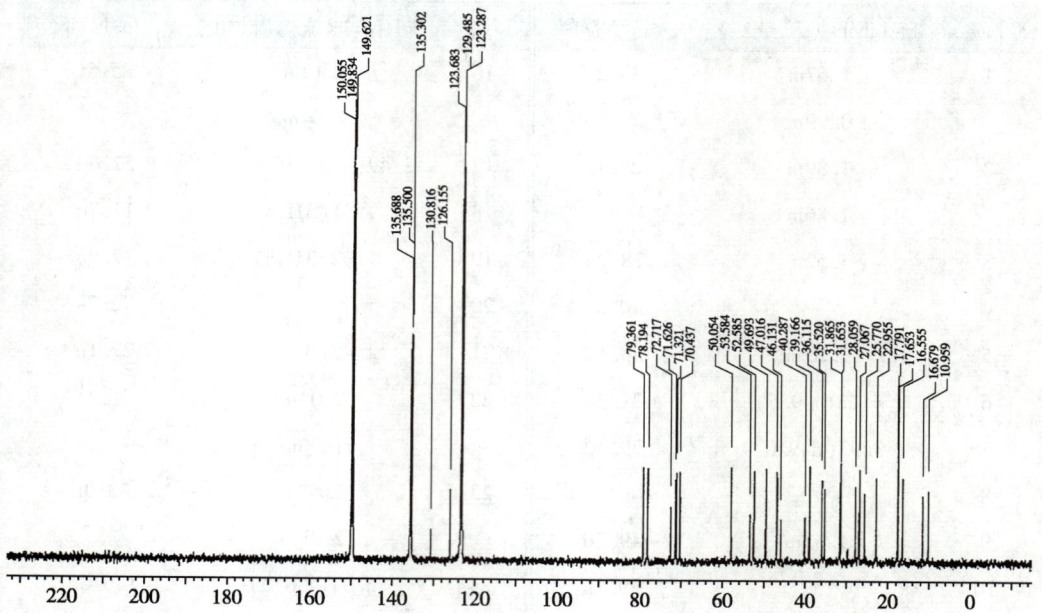

图 14-35　7β,15α-二羟基-20(S)-原人参三醇的^{13}C-NMR 谱

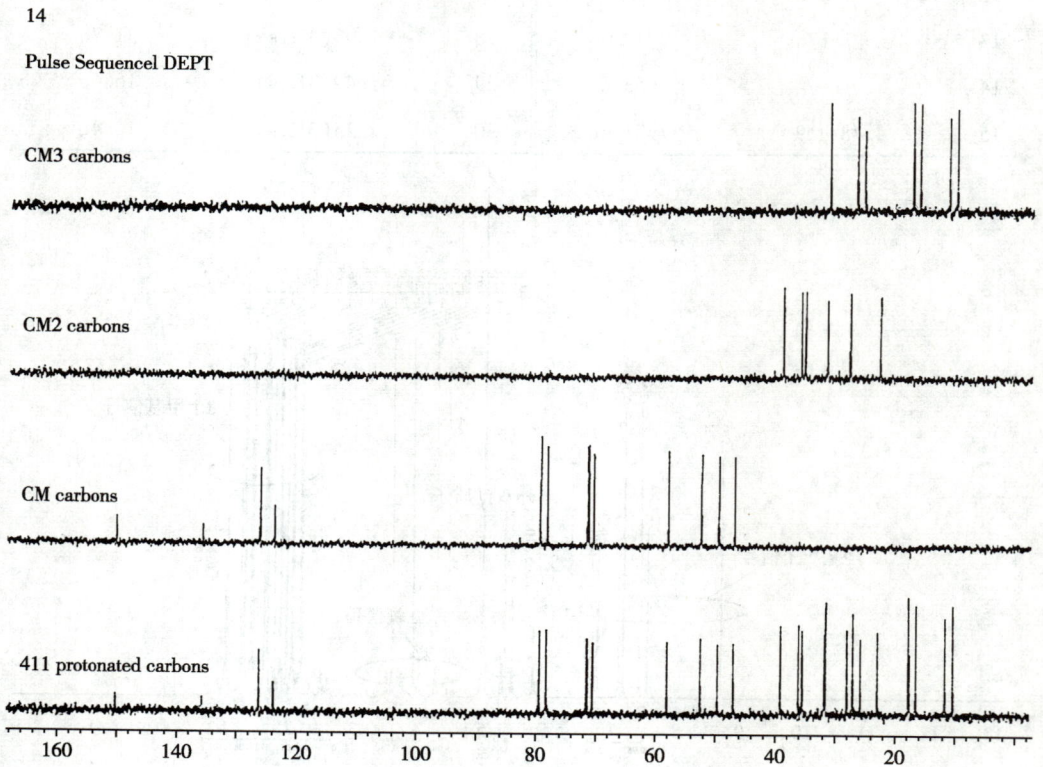

图 14-36　7β,15α-二羟基-20(S)-原人参三醇的 DEPT 谱

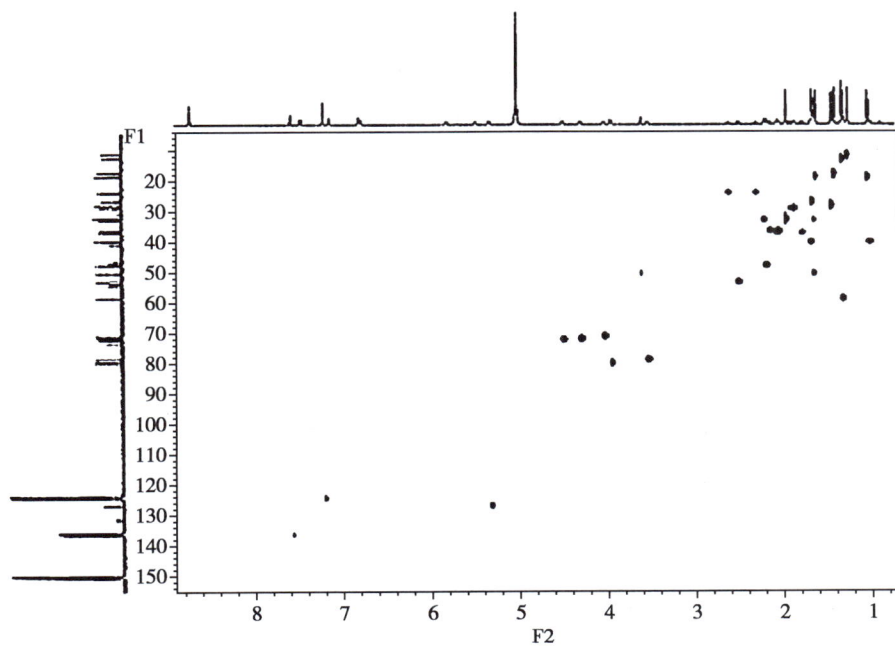

图 14-37　7β ,15α - 二羟基-20(S)-原人参三醇的 HMQC 谱

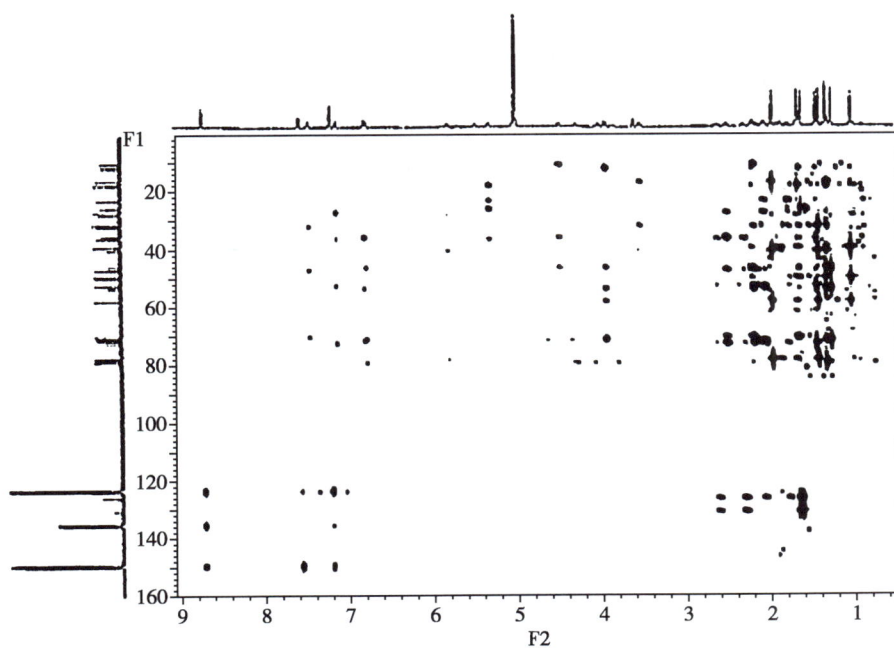

图 14-38　7β ,15α - 二羟基-20(S)-原人参三醇的 HMBC 谱

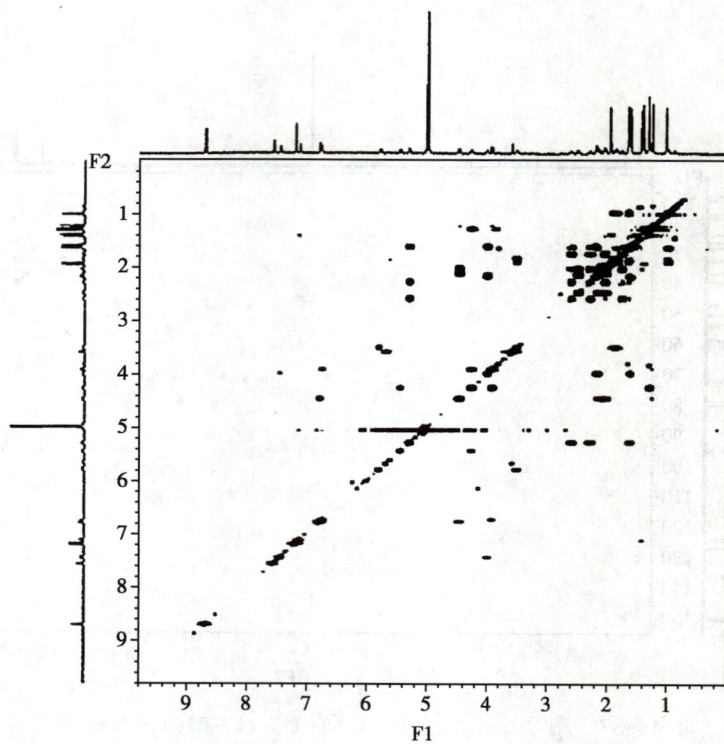

图 14-39　7β,15α-二羟基-20(S)-原人参三醇的 ^{1}H-^{1}H COSY 谱

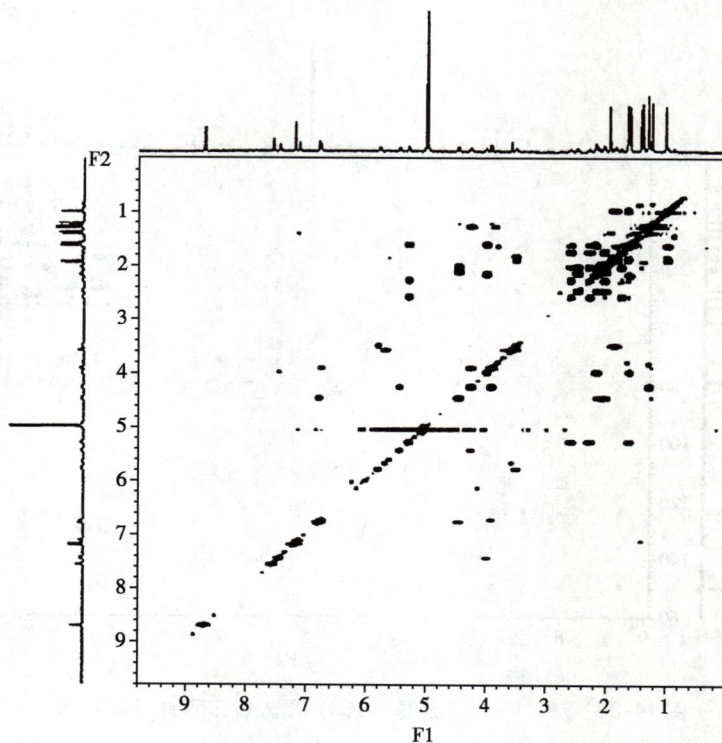

图 14-40　7β,15α-二羟基-20(S)-原人参三醇的 NOSY 谱

（二）甘草中皂苷类成分

甘草为豆科植物甘草（*Glycyrrhiza uralensis* Fisch.）、胀果甘草（*Glycyrrhiza inflata* Bat.）或光果甘草（*Glycyrrhiza glabra* L.）的干燥根和根茎。性平，味甘。归心、肺、脾、胃经。具有补脾益气、清热解毒、祛痰止咳、缓急止痛、调和诸药之功效,常用于脾胃虚弱、倦怠乏力、心悸气短、咳嗽痰多、脘腹、四肢挛急疼痛、痈肿疮毒、缓解药物毒性及烈性等症。现代药理研究表明,甘草具有肾上腺素样作用,具有抗消化性溃疡、解痉、抗炎及免疫抑制等作用。

1. 化学成分类型及理化性质　甘草中主要含三萜类、黄酮类、生物碱类及多糖类成分,其中三萜类成分有甘草皂苷、甘草次酸、乌拉尔甘草皂苷 A、B 和甘草皂苷 A_3、B_2、C_2、D_3 等,其中甘草皂苷又称甘草酸,为甘草中的甜味成分,是甘草中含量最高的三萜皂苷,此外,甘草中含有较多种类的黄酮类化合物,目前分离出的黄酮类化合物有70 余种,如甘草苷、异甘草苷、芒柄花苷等。

2015 年版《中国药典》（一部）规定,甘草中甘草酸含量不得少于 2.0%,甘草苷含量不得少于 0.5%。

甘草皂苷（甘草酸）易溶于稀热乙醇,几乎不溶于无水乙醇或乙醚,但极易溶于稀氨水中,通常利用该性质提取甘草皂苷。甘草皂苷水溶液有微弱的起泡性和溶血性;甘草皂苷可以形成钾盐或钙盐形式,并存在于甘草中;甘草皂苷用 5% 的稀硫酸在加压下水解,可生成一分子的甘草皂苷元（甘草次酸）和两分子的葡萄糖醛酸（图 14-41）。

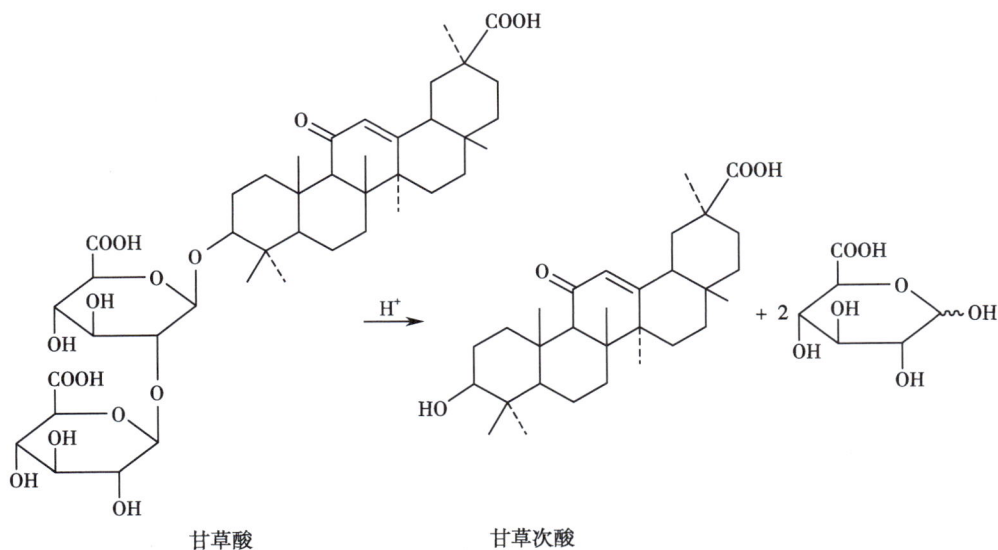

图 14-41　甘草皂苷酸水解反应

甘草次酸可分为两种类型,一种为 18-αH 型,呈小片状晶体,m. p. 283℃,$[\alpha]_D^{27}$ +140°;另一种为 18-βH 型,为针状结晶,m. p. 256℃,$[\alpha]_D^{27}$ +86°,这两种结晶均易溶于乙醇或三氯甲烷。

甘草皂苷和甘草次酸都具有促肾上腺皮质激素（ACTH）样的生物活性,临床上作为抗炎药使用,并用于治疗胃溃疡,但只有 18-βH 的甘草次酸才具有 ACTH 样的作用,18-αH 型则没有此种生物活性。

2. 甘草皂苷的提取分离　甘草皂苷的提取分离流程(图14-42)。

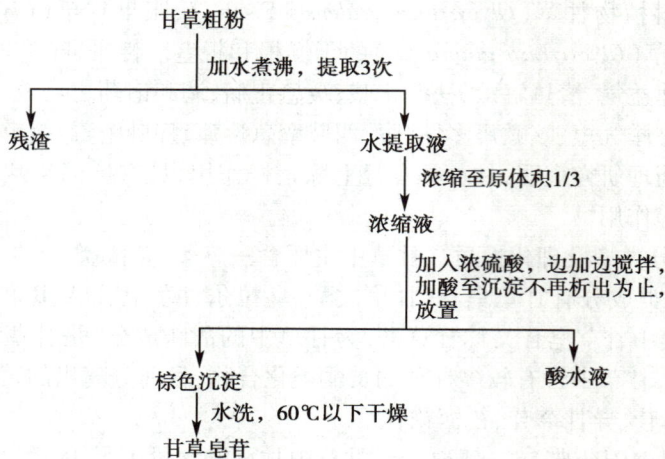

图14-42　甘草皂苷的提取分离流程

3. 甘草皂苷的结构鉴定　甘草皂苷又称甘草酸、甘草甜素,为甘草中的甜味成分,分子式:$C_{42}H_{62}O_{16}$,分子量为822,冰醋酸结晶为无色柱状结晶,mp220℃(分解),$[\alpha]_D^{27}$ +46.2°(乙醇)。^{1}H- NMR(600MHz,DMSO-d_6)δ2.33(1H,s,H-9),5.40(1H,s,H-12),0.96(3H,s,H-23),0.73(3H,s,H-24),1.05(3H,s,H-25),1.04(3H,s,H-26),1.34(3H,s,H-27),0.76(3H,s,H-28),1.09(3H,s,H-29),4.30(1H,d,J = 7.3Hz,H-1'),4.53(1H,d,J = 7.6Hz,H-1″);^{13}C- NMR(150MHz,DMSO-d_6)δ38.7(C-1),25.4(C-2),88.1(C-3),39.1(C-4),54.3(C-5),16.9(C-6),32.2(C-7),44.9(C-8),61.1(C-9),36.4(C-10),199.1(C-11),127.3(C-12),169.9(C-13),43.0(C-14),26.1(C-15),25.9(C-16),31.6(C-17),48.1(C-18),40.9(C-19),43.2(C-20),30.6(C-21),37.6(C-22),27.3(C-23),16.2(C-24),16.2(C-25),18.4(C-26),23.1(C-27),28.5(C-28),28.1(C-29),177.9(C-30),103.5(C-1'),80.3(C-2'),76.8(C-3'),72.2 或 72.0(C-4'),73.7(C-5')172.3(C-6'),103.2(C-1″),74.9(C-2″),76.2(C-3″),72.0 或 72.2(C-4″),74.6(C-5″),172.3(C-6″)。

(三)柴胡中皂苷类成分

柴胡为伞形科植物柴胡(*Bupleurum chinense* DC.)狭叶柴胡(*Bupleurum scorzonerifolium* Willd.)的干燥根。性微寒,味辛、苦,归肝、胆、肺经。具有疏散退热、疏肝解忧、升举阳气之功效,用于感冒发热、寒热往来、胸胁胀痛、月经不调、子宫脱垂、脱肛等症。现代药理研究表明,柴胡具有解热、抗炎、抗病毒、抗惊厥、抗癫痫、保肝功效,在临床上主要用于治疗感冒和疟疾。

1. 化学成分类型及理化性质　柴胡的化学成分比较复杂,除含有三萜皂苷、挥发油外,尚含有黄酮、多元醇、植物甾醇、植物甾醇、香豆素、脂肪酸成分等。柴胡的主要有效成分之一是柴胡皂苷类成分,含有的总皂苷约有1.6% ~3.8%,迄今为止,从柴胡(根、种子)不同部位分离得到50 多种皂苷类成分,这些皂苷成分有a、c、d、b_1、b_2、b_3、b_4 等,其中以皂苷a、d 的生物活性最显著。

2015 年版《中国药典》(一部)以柴胡皂苷a 和柴胡皂苷d 为指标成分对柴胡药材

进行含量测定,规定含柴胡皂苷 a 和柴胡皂苷 d 的总量不得少于 0.30%。

柴胡皂苷元为齐墩果烷衍生物,根据双键的位置可分为五种结构类型:属于 I 型的皂苷,其结构中具有 13β、28-环氧醚键,是柴胡中的原生苷,如柴胡皂苷 a、e、d、e 等;II 型柴胡皂苷为异环双烯类,如柴胡皂苷 b_1、b_2 等;III 型为 $\triangle^{12}$ 齐墩果烷衍生物,并且大多在 C-11 位有 α-OCH$_3$ 取代。这两种类型的柴胡皂苷大多为次生苷,是因为在提取过程中植物体内所含酸性成分的影响,使 I 型皂苷结构中的环氧醚键开裂而产生的,如柴胡皂苷 b_3、b_4 等。IV 型具有同环双烯结构,也被认为是原生苷的环氧醚键开裂,同时发生双键转移而产生的,如柴胡皂苷 g。V 型为齐墩果酸衍生物。IV、V 型数量较少。

II 型和 III 型柴胡皂苷 b_1、b_2、b_3 和 b_4 是在提取过程中,由柴胡皂苷 a 和 d 形成的,因此在柴胡皂苷的提取精制过程中,要注意提取条件的控制。

2. 柴胡皂苷的提取分离 柴胡皂苷的提取分离流程见图 14-43。

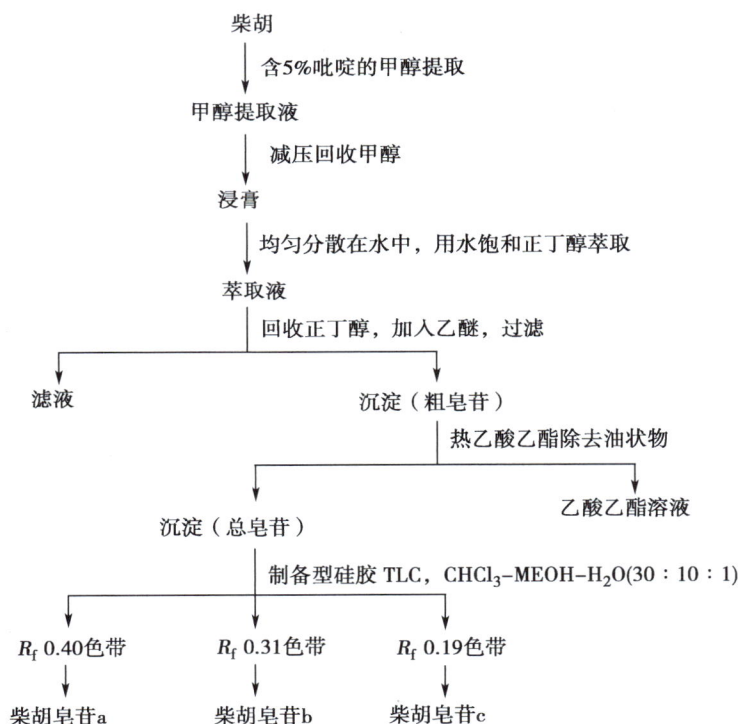

图 14-43 柴胡皂苷的提取分离流程

3. 柴胡皂苷 a 的结构鉴定 该化合物为白色粉末,Liebermann-Burchard 和 Molish 反应均呈阳性,薄层水解反应鉴定糖为葡萄糖及呋糖,$[\alpha]_D^{27}$ +46°,分子量 780.9,分子式为 $C_{42}H_{68}O_{13}$。IR(KBr,ν):3355,1646cm^{-1}。^{1}H-NMR(400MHz,pyridine-d_5)δ5.66(1H,dd,J = 10.2,2.5Hz,H-11),6.01(1H,d,J = 10.2Hz,H-12),5.30(1H,d,J = 7.8Hz,H-1'),4.94(1H,d,J = 7.8Hz,H-1″),1.42(3H,d,J = 6.6Hz,Fuc-CH$_3$);^{13}C-NMR(100MHz,pyridine-d_5)δ38.7(C-1),25.7(C-2),81.6(C-3),43.7(C-4),47.0(C-5),17.6(C-6),31.6(C-7),42.2(C-8),53.1(C-9),36.2(C-10),132.1(C-11),131.2(C-12),84.0(C-13),45.7(C-14),36.3(C-15),64.1(C-16),47.0(C-17),

52.2（C-18），37.8（C-19），31.6（C-20），34.7（C-21），26.1（C-22），64.1（C-23），13.0（C-24），18.7（C-25），20.0（C-26），20.8（C-27），73.0（C-28），33.6（C-29），23.8（C-30），106.0（C-1′），71.6（C-2′），85.3（C-3′），71.8（C-4′），71.0（C-5′），17.2（C-6′），106.7（C-1″），75.8（C-2″），78.4（C-3″），72.1（C-4″），78.7（C-5″），62.8（C-6″）。以上数据与文献报道基本一致，确定该化合物为柴胡皂苷 a。

第七节　甾体类化合物制备与鉴定

一、甾体类化合物制备原理

（一）甾体皂苷类化合物的提取与分离

甾体皂苷的提取分离方法与三萜皂苷相似，只是甾体皂苷不含羧基，显中性，亲水性相对较弱，在提取分离时加以注意。

提取甾体皂苷多采用溶剂法，主要使用甲醇或稀乙醇，提取液回收溶剂后，可用乙醚、丙酮沉淀，也可将得到的浸膏分散在水中，用水饱和的正丁醇萃取，或用大孔吸附树脂处理，得到粗总皂苷。提取甾体皂苷元可依据其难溶或不溶于水、易溶于有机溶剂的性质，用有机溶剂如乙醚、三氯甲烷提取或萃取，也可先提取出总皂苷，然后加酸水解，用石油醚、乙醚、三氯甲烷等有机溶剂自水解液中提取出皂苷元。工业生产将植物原料直接在酸性溶液中加热水解，水解物水洗干燥后，再用有机溶剂提取。

分离混合甾体皂苷的方法与三萜皂苷相似。常采用溶剂沉淀法（乙醚、丙酮）、胆甾醇沉淀法、吉拉尔试剂法（含羰基的甾体皂苷元）、硅胶柱色谱法（洗脱剂多采用 $CHCl_3$-CH_3OH-H_2O 系统）、大孔吸附树脂柱色谱、葡聚糖凝胶 Sephadex LH-20 柱色谱、逆流色谱等方法进行分离。极性较大的皂苷成分在上述分离的基础上，还常需用反相中低压 Lobar 柱色谱、反相制备 HPLC 或制备 TLC 等手段分离。

（二）强心苷化类合物的提取与分离

提取强心苷时，由于强心苷的原生苷和次生苷在溶解性上有亲水性、弱亲脂性、亲脂性之分，但均能溶于甲醇、乙醇中，因此常用甲醇或 70%～80% 乙醇作溶剂提取强心苷。

分离混合强心苷，常采用溶剂萃取法、逆流分溶法和色谱分离法。对含量较高的组分，可用适当的溶剂，反复结晶得到单体。但一般需用多种方法配合使用。两相溶剂萃取法和逆流分溶法均是利用强心苷在两相溶剂中分配系数的差异而达到分离目的。柱色谱法如硅胶柱色谱是分离强心苷类成分常用方法。

分离亲脂性单糖苷、次生苷和苷元，一般选用吸附色谱法，常以中性氧化铝、硅胶为吸附剂，用正己烷-乙酸乙酯、苯、丙酮、三氯甲烷-甲醇、乙酸乙酯-甲醇等作洗脱剂。对弱亲脂性的成分宜选用分配色谱，可用硅胶、硅藻土、纤维素为支持剂，采用乙酸乙酯-甲醇-水、三氯甲烷-甲醇-水为洗脱剂。

（三）胆汁酸类化合物的提取与分离

胆汁酸是胆烷酸的衍生物，存在于动物胆汁中，是主要有效成分。从动物胆汁中提取分离各种胆汁酸的提取方法原理基本相同，即将新鲜动物胆汁加入适量的固体氢氧化钠进行加热，使结合胆汁酸水解成游离胆汁酸钠盐，溶于水中，收集水层，加盐酸酸化,使胆汁酸沉淀析出,即得总胆酸粗品,然后再用适当方法进行分离精制。

游离或结合型胆汁酸均呈酸性,难溶于水,易溶于有机溶剂,与碱成盐后则可溶于水,可利用此性质精制各种胆汁酸;胆汁酸的末端羧基酯化后,易得到胆汁酸酯结晶,胆汁酸酯类在酸水中回流数小时,即可得到游离的胆汁酸。此性质也可用于精制各种胆汁酸。根据甾核上的羟基和羰基基团,可采用相应的反应分离纯化胆汁酸,甾核上的羟基可以乙酰化,其乙酰化物容易结晶,有利于胆汁酸的纯化和精制。甾核上的羟基还可氧化成酮基,再用还原法除去酮基。利用此反应,以来源丰富的胆汁酸为原料,选择适宜的氧化剂和还原剂,可制备某些去氧胆酸。

二、甾体类化合物的制备与鉴定实例

(一)毛花洋地黄中强心苷类成分

毛花洋地黄是玄参科植物毛地黄属毛花洋地黄(*Digitalis lanata* Ehrh.)的叶,性平,归心经,临床应用已有百年历史。现代药理研究表明,毛花洋地黄具有兴奋心肌的作用,能增加心肌收缩力,使收缩期的血液输出量大为增加,改善血液循环。至今在临床上仍是治疗心力衰竭的有效药物。

1. 化学成分类型及理化性质　从毛花洋地黄叶中分离出的强心苷达30余种,多为次生苷,其苷元均是五元不饱和内酯环的甲型强心苷元。属于原生苷的有毛花洋地黄苷甲、乙、丙、丁和戊,以苷甲和苷丙的含量较高。此外还含叶绿素、树脂、皂苷、蛋白质、水溶性色素、糖类等杂质和可水解原生苷的酶。

毛花洋地黄是制备强心药西地兰(即去乙酰毛花洋地黄苷丙)和地高辛(即异羟基洋地黄毒苷)的主要原料。西地兰经酶解去掉末端的葡萄糖产生的次生苷即为地高辛,地高辛的特点与西地蓝相似,作用迅速,蓄积性小,可制成注射液,临床上用于急性心脏疾患的治疗。

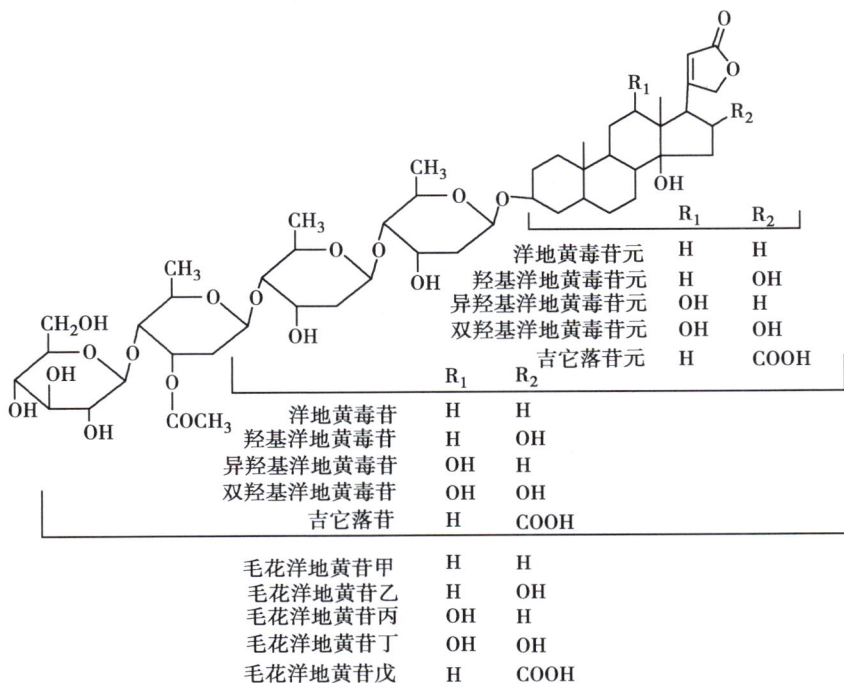

	R₁	R₂
洋地黄毒苷元	H	H
羟基洋地黄毒苷元	H	OH
异羟基洋地黄毒苷元	OH	H
双羟基洋地黄毒苷元	OH	OH
吉它落苷元	H	COOH

	R₁	R₂
洋地黄毒苷	H	H
羟基洋地黄毒苷	H	OH
异羟基洋地黄毒苷	OH	H
双羟基洋地黄毒苷	OH	OH
吉它落苷	H	COOH

	R₁	R₂
毛花洋地黄苷甲	H	H
毛花洋地黄苷乙	H	OH
毛花洋地黄苷丙	OH	H
毛花洋地黄苷丁	OH	OH
毛花洋地黄苷戊	H	COOH

西地蓝为无色晶体，m. p. 256～268℃（分解），$[\alpha]_D^{20}$ +12.2°（75%乙醇）。能溶于水（1:500）、甲醇（1:200）或乙醇（1:2500），几不溶于乙醚，微溶于三氯甲烷。医药用西地蓝是毛花洋地黄苷丙的去乙酰化物。

地高辛是异羟基洋地黄毒苷，为白色结晶或结晶性粉末。熔点235～245℃（分解），无臭，味苦。溶于稀乙醇、吡啶，几乎不溶于水、乙醚、丙酮、乙酸乙酯、三氯甲烷，在80%乙醇中的溶解度比羟基洋地黄毒苷大。

2. 地高辛的制备　利用毛花洋地黄叶中存在的 β-D-葡萄糖酶水解去除葡萄糖，再用乙醇提取。提取液浓缩至20%时脂溶性杂质溶解度小，析胶效果好，可以除去脂溶性杂质，而强心苷类成分保留在稀醇溶液中。利用次生苷在三氯甲烷中溶解度较大分离次生苷。再用氢氧化钠洗涤脱去乙酰基并除去残留的叶绿素。最后再利用地高辛在三氯甲烷中溶解度较大得到地高辛粗品。然后可以利用乙醇重结晶法对地高辛粗品进行精制。具体流程见图14-44。

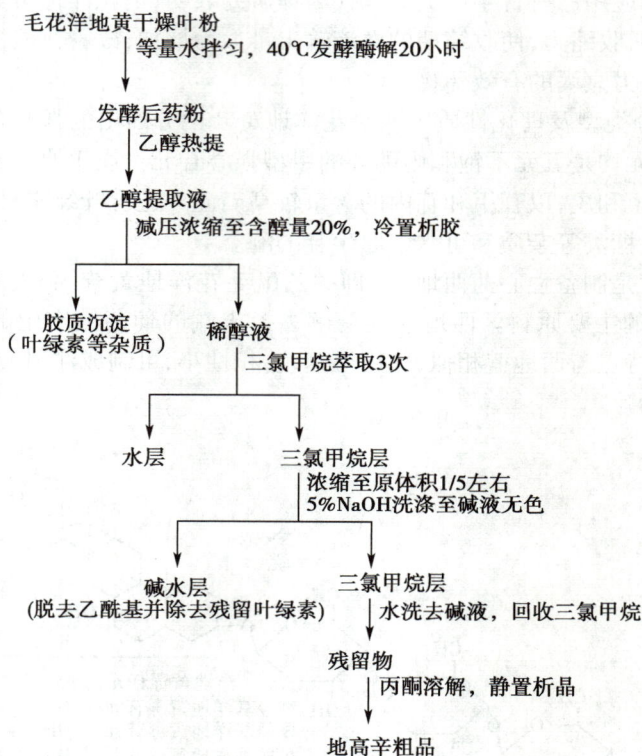

图14-44　地高辛的制备

（二）香加皮中 C_{21} 甾苷及强心苷类成分

香加皮为萝藦科植物杠柳（*Periploca sepium* Bge.）的干燥根皮，我国主产于吉林、辽宁、内蒙古、河北、山东、山西等省区，又称"北五加皮"，性温，味辛、苦；有毒。归肝、肾、心经。香加皮具有利水消肿、祛风湿、强筋骨的功效，用于下肢浮肿、心悸气短、风寒湿痹、腰膝酸软。近年来常用于复方之中治疗慢性充血性心力衰竭，如复方生脉饮、强心饮、芪加冲剂、北五加皮合剂、心衰灵等。近代药理学研究表明香加皮具有强心、抗炎、抗癌、神经生长因子促进剂、细胞分化等作用。

1. 化学成分类型　香加皮主要的化学成分为 C21 甾类和强心苷类,迄今为止,从香加皮中共发现并鉴定了 31 个 C21 甾类,其中苷元 9 个,苷类 22 个;分离鉴定了 4 个强心苷类,其中苷元 2 个、苷 2 个,均为甲型强心苷;除 C21 甾类和强心苷类成分外,香加皮中尚含有苯环类衍生物如异香草醛、香草醛、4- 甲氧基水杨酸、4- 甲氧基水杨醛等。其中强心苷类成分杠柳毒苷是治疗慢性充血性心力衰竭的有效成分。

2015 年版《中国药典》一部规定,按药材干燥品计算,含 4- 甲氧基水杨醛不得少于 0.20%。

2. C21 甾苷及强心苷的提取分离　从香加皮中分离 C21 甾苷及强心苷的流程(图 14-45)。

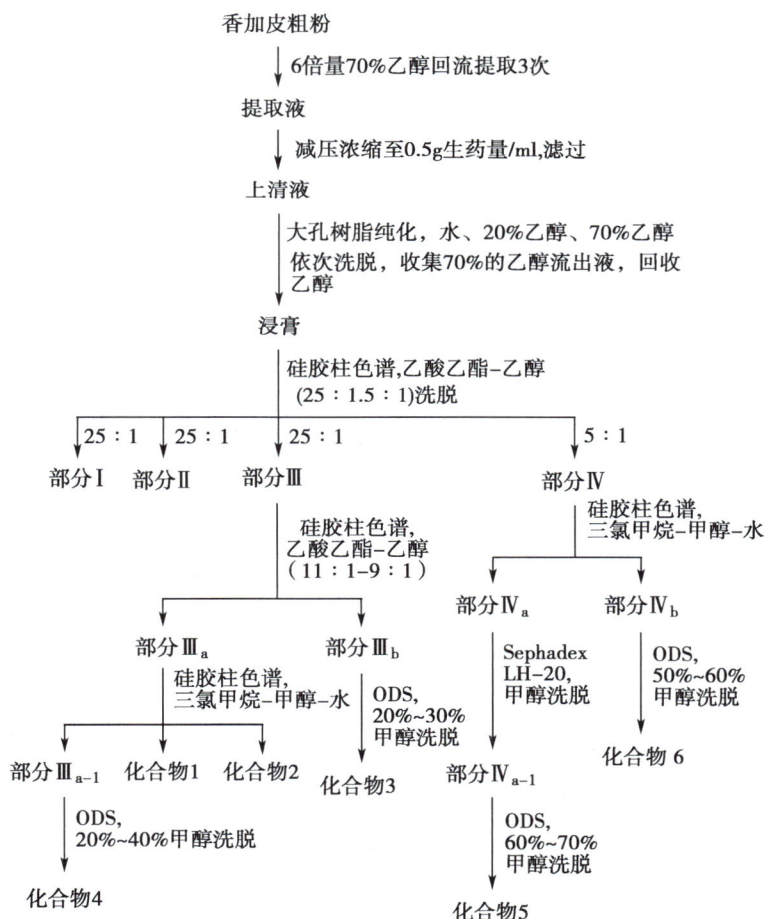

图 14-45　香加皮中 C21 甾苷及强心苷的分离

分离得到的化合物 1、2、3、4、5、6,经结构鉴定分别为以下化合物。

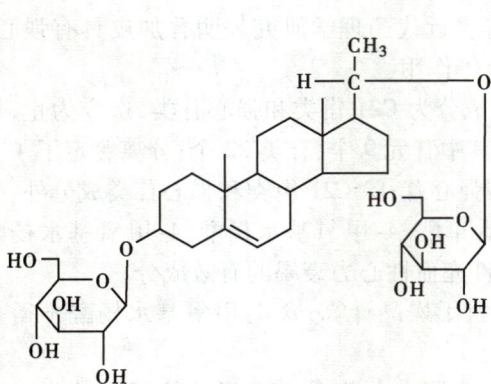

$\triangle^5$-孕甾烷-3β,20（S）-二醇-20-O-β-D-葡萄糖基-3-O-β-D-葡萄糖苷（化合物1）

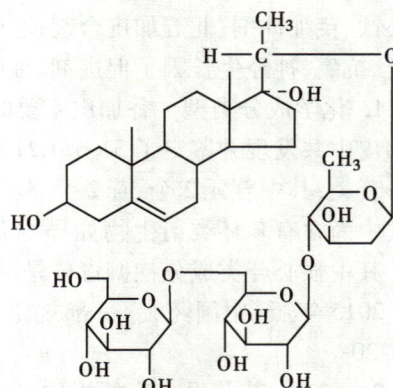

（3β,20S）-pregn-5-ene-3,17,20-triol 20-[O-β-glucopyranosyl-（1→6）-O-glucopyranosyl-（1→4）-β-canaropyranoside]

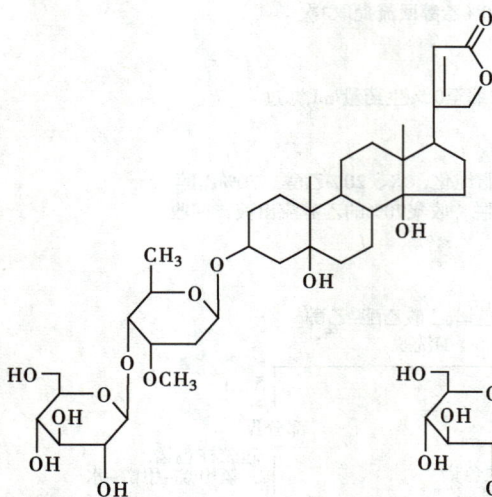

杠柳毒苷（化合物3）

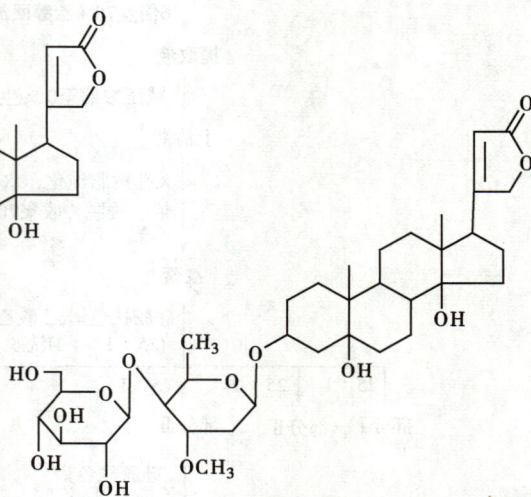

periplogenin -3-[O-β-glucopyranosyl-（1→4）-β-sarmentopyranoside]（化合物4）

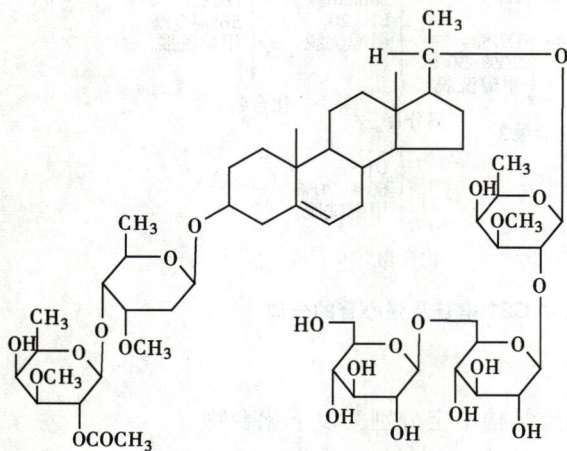

glycoside H$_1$（化合物5）

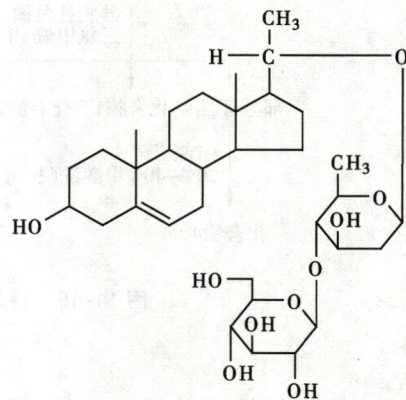

秦岭藤苷C（化合物6）

（三）重楼中甾体皂苷类成分

重楼为百合科云南重楼［*Paris polyphylla* Smith var. *Yunnanensis*（Franch）. Hand.- Mazz. ］或七叶一枝花［*Paris polyphylla* Smith var. *chinensis*（Franch.）Hara］的干燥根茎,性微寒,味苦,有小毒。归肝经,具有清热解毒、消肿止痛、凉肝定惊等功效,用于疗疮痈肿、咽喉肿痛、蛇虫咬伤、跌扑伤痛、惊风抽搐。重楼是著名中成药云南白药、宫血宁胶囊等的主要组成药物。药理研究表明,重楼具有止血、抗肿瘤、抗生育、免疫调节及治疗心血管疾病等多方面的生物活性。

1. 化学成分类型　重楼含有 C_{27} 甾体皂苷、C_{21} 孕甾烷苷、甾醇及其苷、黄酮苷、植物蜕皮激素、多糖等,迄今为止已从重楼属植物中分离出 50 余种甾体皂苷,如重楼皂苷 Ⅰ、Ⅱ、Ⅲ、Ⅳ、Ⅴ、Ⅵ、Ⅶ、D 及 H 等,其苷元主要为异螺甾烷醇类的薯蓣皂苷元、偏诺皂苷元、24α- 羟基偏诺皂苷元、27- 羟基偏诺皂苷元、23,27- 二羟基偏诺皂苷元、25S- 异纽替皂苷元、纽替皂苷元以及 C_{21} 甾类皂苷元等 15 种苷元。苷元多在 3 位与糖连接成苷,主要有 *D*- 葡萄糖、*L*- 鼠李糖、*L*- 呋喃阿拉伯糖;也有在 26 位连接有 *D*- 葡萄糖;在 24 位连接有半乳糖;薯蓣皂苷和偏诺皂苷是重楼皂苷存在的主要形式,分别由薯蓣皂苷元和偏诺皂苷元在 3 位与糖基连接而成。

2015 年版《中国药典》(一部)规定,重楼中含重楼皂苷 Ⅰ、重楼皂苷 Ⅱ、重楼皂苷 Ⅵ和重楼皂苷Ⅶ的总量不得少于 0.60% 。

2. 甾体皂苷的提取分离　重楼中的甾体皂苷分离流程见图 14-46。

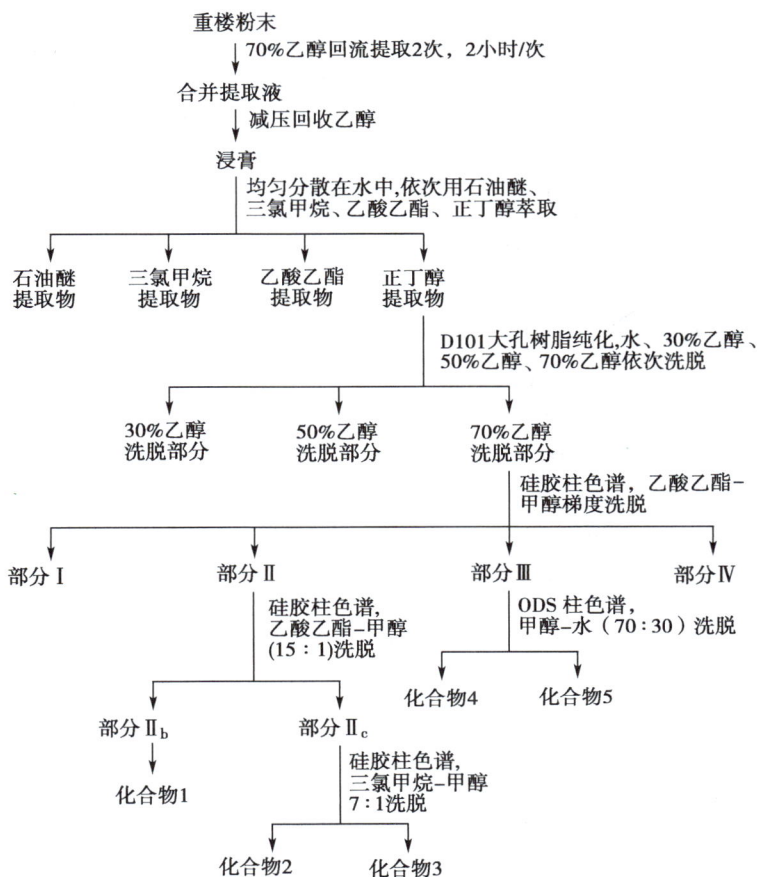

图 14-46　重楼甾体皂苷的分离

分离得到的化合物 1、2、3、4、5，经结构鉴定分别为以下化合物。

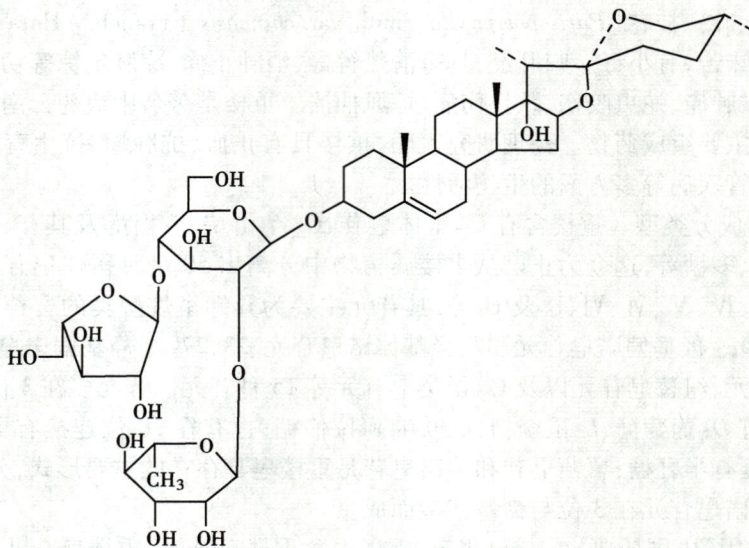

重楼皂苷 H（化合物 1）

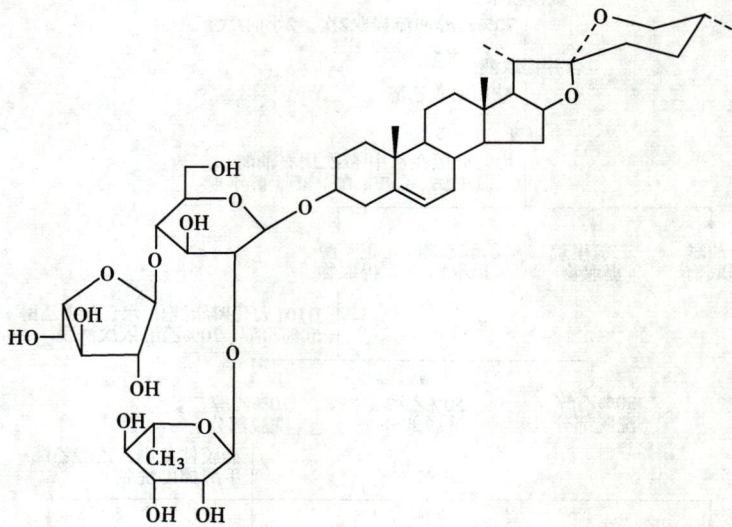

重楼皂苷 I（化合物 2）

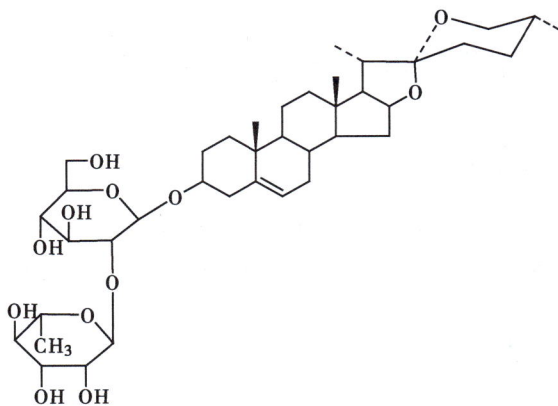

重楼皂苷 V（化合物 3）

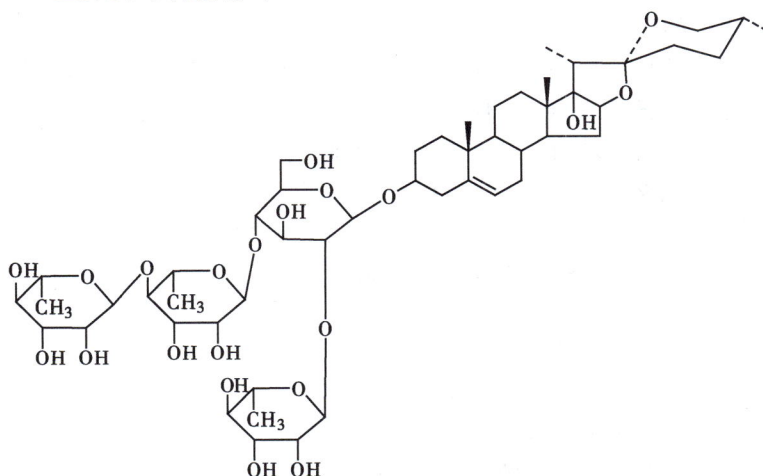

重楼皂苷 Ⅶ（化合物4）

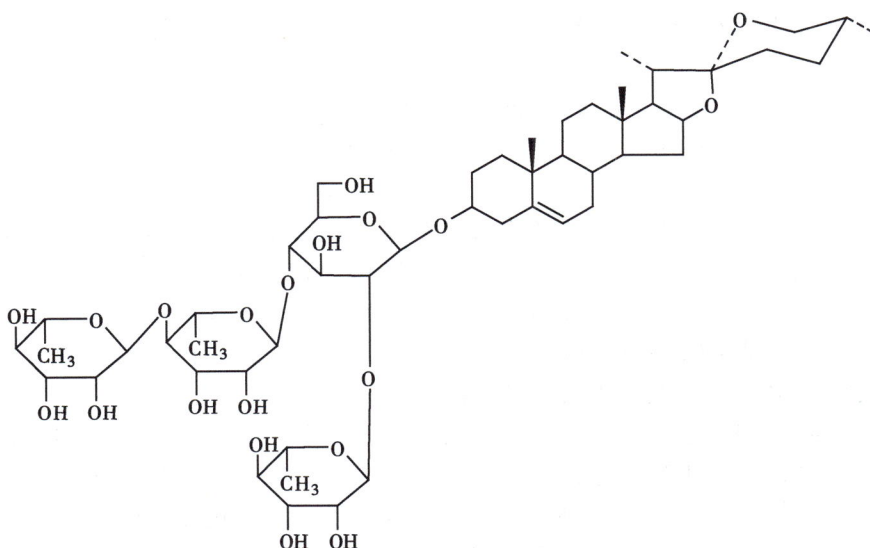

重楼皂苷 Ⅱ（化合物5）

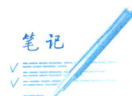

第八节　生物碱类化合物制备与鉴定

一、生物碱类化合物制备原理

从中药中制备生物碱的方法有多种,选用何种方法主要根据植物中生物碱的性质和存在状态而定。一般先采用溶剂法提取,再根据生物碱溶解性、酸碱性等性质上的差异进行分离。

（一）生物碱类化合物的提取

1. 水或酸水提取法　大部分生物碱在植物体内以盐的形式存在,可以溶解于水,故可用水提取。也常常用无机酸水提取,使生物碱的大分子有机酸盐变为小分子无机酸盐,增大在水中的溶解度。

酸水提取法常用 0.1%～1% 的硫酸、盐酸等无机酸水作为溶剂,采用浸渍法或渗漉法冷提。此法优点是比较简便,但得到的提取液浓缩困难,而且水溶性杂质多。故用酸水提取后,一般还应采用下列方法进一步纯化和富集。

（1）阳离子树脂交换法:生物碱盐在水中可解离出生物碱阳离子,能和阳离子交换树脂发生离子交换反应,被交换到树脂上。操作时将酸水提取液通过强酸型阳离子交换树脂柱,酸水中生物碱阳离子交换到树脂上。

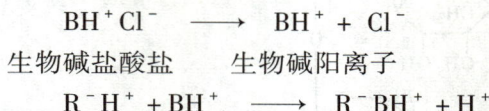

$$BH^+Cl^- \longrightarrow BH^+ + Cl^-$$
$$\text{生物碱盐酸盐} \qquad \text{生物碱阳离子}$$

$$R^-H^+ + BH^+ \longrightarrow R^-BH^+ + H^+$$

注:R 代表型阳离子交换树脂,B 代表游离生物碱。

交换完全后,用中性水或乙醇洗除柱中的杂质。再用下述方法将交换到树脂上的生物碱洗脱下来。

1）碱化后用三氯甲烷或乙醚提取:将已交换上生物碱的树脂从色谱柱中倒出,用氨水碱化至 pH 值为 10 左右,再用二氯甲烷或乙醚等有机溶剂回流提取,回收提取液可得到总碱。

2）碱性乙醇洗脱:用含氨水的乙醇洗脱,中和洗脱液,回收乙醇即得。

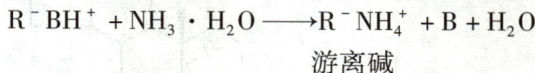

$$R^-BH^+ + NH_3 \cdot H_2O \longrightarrow R^-NH_4^+ + B + H_2O$$
$$\text{游离碱}$$

3）酸水或酸性乙醇洗脱:交换到树脂上的生物碱阳离子,用酸水或酸性乙醇洗脱时,酸中的阳离子将其置换下来,继续用酸水或酸性乙醇洗脱,可得总碱的盐。

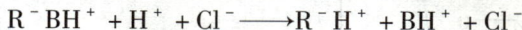

$$R^-BH^+ + H^+ + Cl^- \longrightarrow R^-H^+ + BH^+ + Cl^-$$

（2）萃取法:将酸水提取液碱化,使生物碱游离,以适当亲脂性有机溶剂如二氯甲烷、三氯甲烷、乙醚等萃取,回收溶剂,即得总生物碱。

2. 醇类溶剂提取法　游离生物碱或其盐一般均可溶于甲醇、乙醇,可用醇渗漉、浸渍或回流提取。由于醇类溶剂溶解范围广,对大多数生物碱或其盐均可溶解,而且多糖、蛋白质等水溶性杂质较少提出,这是其优点。但醇提出的脂溶性杂质又较多,还需配合酸萃取法作进一步纯化处理。具体方法是醇提取液回收溶剂后加稀酸水搅拌,放置,滤过,滤液调碱性后以亲脂性有机溶剂萃取,回收溶剂即得总生物碱。

3. 亲脂性有机溶剂提取法　大多数游离生物碱具有亲脂性,故可用乙醚、二氯甲烷、三氯甲烷、甲苯等亲脂性有机溶剂采用浸渍、回流或连续回流法提取。但一般要将药材用少量碱水如石灰乳、碳酸钠或稀氨水等湿润后提取,以便使生物碱盐转变成游离碱,同时碱水湿润植物组织细胞可增加有机溶剂的穿透力。得到的提取液用酸水萃取,生物碱成盐,碱化酸水液,再以亲脂性有机溶剂萃取,回收有机溶剂,得总生物碱。

本提取法的主要优点是水溶性杂质少,提取液中的脂溶性杂质又可经酸水萃取留在有机溶剂层。缺点是溶剂价格高,安全性差,而且对设备要求严格,在实验室或生产中应防止有机溶剂泄漏。

另外,具有特殊性质的生物碱可用溶剂提取法以外的其他方法提取,如少数具有挥发性的生物碱如麻黄碱可用水蒸气蒸馏法提取,具有升华性的生物碱如咖啡碱可用升华法提取。

(二)生物碱的分离

用上述方法提取得到的往往是多种生物碱的混合物。根据需要,还要将其进一步分离而制得单体生物碱。

1. 不同类别生物碱的分离　总生物碱中含有的各种生物碱其酸碱性有不同,水溶性有差异,可利用这些性质初步分离成五类。分离流程见图 14-47。

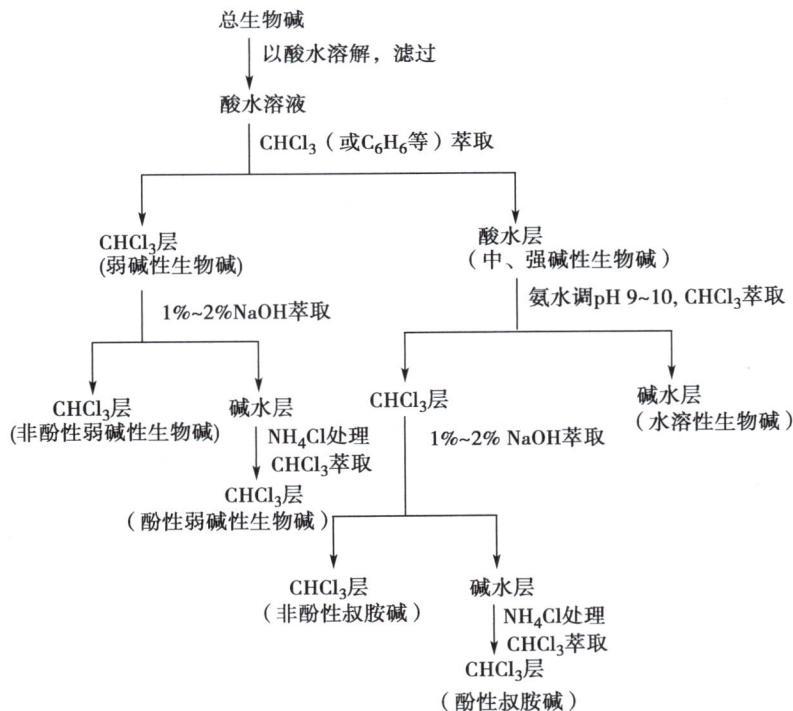

图 14-47　不同类别生物碱的分离

2. 利用生物碱的碱性差异进行分离　总生物碱中各单体生物碱的碱性存在明显差异者,可用 pH 梯度萃取法进行分离。具体方法有两种,一是将总生物碱溶于二氯甲烷等亲脂性有机溶剂,用 pH 由高至低的酸性缓冲液依次萃取,生物碱可按碱性由强至弱顺序被萃取出来,萃取液分别碱化后再以有机溶剂萃取即可。二是将总生物碱溶于酸水,逐步加碱调节 pH 值由低至高,每调节一次 pH 值,都用二氯甲烷等有机溶剂萃取,则各单体生物碱按碱性由弱至强的顺序依次被萃取而达到分离。

分离洋金花乙醇浸出液中的莨菪碱和东莨菪碱,就是利用两者碱性差别而实现的。将乙醇浸出液浓缩后碱化到 pH 9~10,用三氯甲烷萃取,萃取液再用稀酸水萃取,将此酸水液加固体碳酸氢钠碱化后再以三氯甲烷萃取,碱性小的东莨菪碱先被萃取,水层再用氨水碱化至 pH=10,此时用三氯甲烷可萃取出碱性较强些的莨菪碱。

3. 利用生物碱或生物碱盐溶解度的差异进行分离 总生物碱中各单体极性不同,在有机溶剂中的溶解度就可能有差异,可利用这种差异来分离生物碱。如苦参总碱中苦参碱极性较小可溶于乙醚,氧化苦参碱极性稍大难溶于乙醚,将苦参总碱溶于三氯甲烷,加入 10 倍量以上乙醚,即可析出氧化苦参碱沉淀。

也可以利用不同生物碱与不同酸生成盐的溶解性差异来分离生物碱或其盐。如麻黄中麻黄碱、伪麻黄碱即利用两者草酸盐的水溶性不同进行分离,见本章实例。

4. 利用生物碱特殊官能团进行分离 有些生物碱的分子中含有酚羟基、内酰胺或内酯结构。这些基团或结构能发生可逆性化学反应,故可用于分离。

酚性生物碱在强碱性条件下成盐溶于水,可与一般生物碱分离。如阿片生物碱中的吗啡具有酚羟基,用氢氧化钠溶液处理,吗啡成盐溶解,而可待因不溶,依此将两者分离。

内酯或内酰胺结构的生物碱可在碱性水溶液中加热皂化开环生成溶于水的羧酸盐,与不具此类结构的生物碱分离,在酸性下又环合成原来的生物碱,自水液中析出。从喜树中提取分离具有内酯环结构的喜树碱即利用了这一性质。

5. 利用色谱法进行分离 中药中所含的生物碱往往结构相近,性质也相似,用上述分离方法经常达不到完全分离,此时需要采用色谱法。

(1)吸附柱色谱:常用氧化铝或硅胶作为吸附剂,有时也用纤维素、聚酰胺等。以苯、三氯甲烷、二氯甲烷、乙醚等亲脂性有机溶剂或它们的混合溶剂进行洗脱。

(2)分配柱色谱:虽然大多数总生物碱能用吸附色谱法分离,但对某些结构特别相近的生物碱,分离效果不一定理想,可采用分配色谱法。如三尖杉中的抗癌生物碱三尖杉酯碱和高三尖杉酯碱的结构仅差一个亚甲基,极性差异微小,吸附色谱不能分离,而以硅胶为支持剂,以 pH=5.0 缓冲液为固定相,pH=5.0 缓冲液饱和的三氯甲烷溶液为流动相,进行分配色谱就取得满意分离效果。首先洗脱的是高三尖杉酯碱,中间部分是两者的混合物,最后洗下三尖杉酯碱。

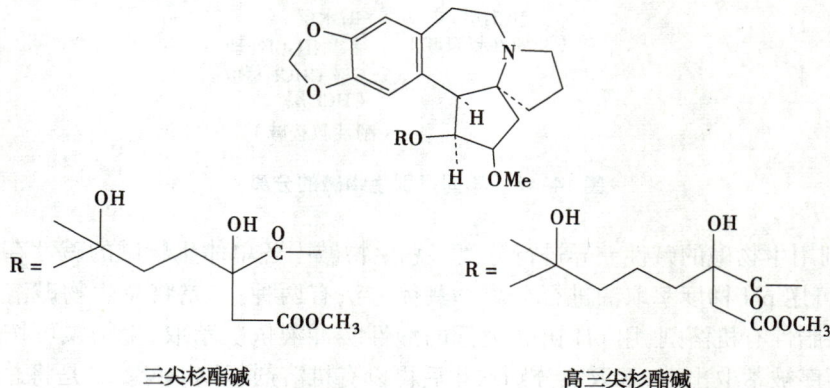

三尖杉酯碱

高三尖杉酯碱

（3）高效液相色谱法：高效液相色谱法分离效能高，分析速度快，可分离其他色谱法难以分离的混合生物碱。

制备型薄层色谱、干柱色谱、中压或低压柱色谱等也可用于生物碱的分离。

在实际工作中，由于某些中药中生物碱种类较多、结构性质相似，一般都要根据具体情况配合选用多种分离方法才能分离得到生物碱单体。

（三）水溶性生物碱的分离

1. 沉淀法　水溶性生物碱（主要指季铵碱）可用雷氏铵盐、磷钨酸、硅钨酸等沉淀试剂使之从水溶液中沉淀出来，雷氏铵盐试剂沉淀法在实验室中常用，一般操作步骤如下：

（1）沉淀季铵碱：将含季铵碱的水溶液用稀盐酸溶液调 pH 值 2～3，加入新配制的雷氏盐饱和水溶液，滤取生成的生物碱雷氏盐沉淀，少量水洗沉淀，至洗涤液不呈红色为止，洗去附着在沉淀表面的水溶性杂质。

（2）净化及分解生物碱的雷氏盐：生物碱的雷氏盐沉淀用丙酮溶解，滤除不溶物，滤液通过氧化铝柱，以丙酮洗脱。生物碱雷氏盐被丙酮洗脱，而其他极性杂质被氧化铝吸附。收集洗脱液，加入硫酸银饱和水溶液至不再产生沉淀（雷氏银盐）为止，滤除沉淀，转化为硫酸盐的生物碱留在溶液中。往溶液中加入与硫酸银等摩尔数的氯化钡溶液，生成硫酸钡和氯化银沉淀，滤除沉淀，生物碱转化为盐酸盐仍留在溶液中，浓缩滤液，可得到较纯的季铵碱盐酸盐结晶。

用雷氏铵盐纯化水溶性生物碱的化学反应式如下：

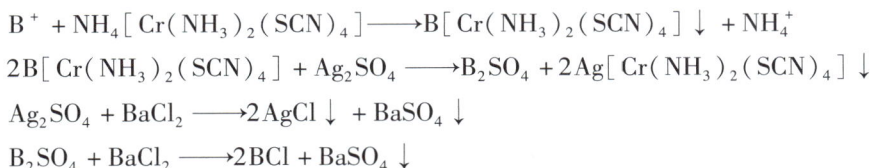

$$B^+ + NH_4[Cr(NH_3)_2(SCN)_4] \longrightarrow B[Cr(NH_3)_2(SCN)_4] \downarrow + NH_4^+$$

$$2B[Cr(NH_3)_2(SCN)_4] + Ag_2SO_4 \longrightarrow B_2SO_4 + 2Ag[Cr(NH_3)_2(SCN)_4] \downarrow$$

$$Ag_2SO_4 + BaCl_2 \longrightarrow 2AgCl \downarrow + BaSO_4 \downarrow$$

$$B_2SO_4 + BaCl_2 \longrightarrow 2BCl + BaSO_4 \downarrow$$

注：B 代表季铵生物碱

2. 溶剂法　有的水溶性生物碱能够溶于具有一定亲水性但又与水能分层的有机溶剂（如正丁醇、异戊醇或三氯甲烷-甲醇的混合溶剂等），用这类溶剂与含水溶性生物碱的碱水液反复萃取，使水溶性生物碱与强亲水性的杂质得以分离。

二、生物碱类化合物的制备与鉴定实例

（一）麻黄中生物碱类成分

麻黄为麻黄科植物草麻黄（*Ephed rasinica* Stapf）、木贼麻黄（*E. equisetina* Bge.）和中麻黄（*E. intermedia* Schrenk et C. A. Mey.）的干燥茎与枝，是我国特产药材，为临床常用重要中药。麻黄性温，味辛、微苦。归肺、膀胱经。具有发汗散寒、宣肺平喘、利水消肿等功效。主治风寒感冒胸闷喘咳、风水浮肿、支气管哮喘；蜜麻黄润肺止咳，多用于表症已解，气喘咳嗽。现代药理研究表明，麻黄碱具有兴奋中枢神经系统、收缩血管的作用，能兴奋大脑、中脑、延脑和呼吸循环中枢；有类似肾上腺素样作用，能增加汗腺及唾液腺分泌，缓解平滑肌痉挛，对骨骼肌有抗疲劳作用。伪麻黄碱有升压、利尿作用；甲基麻黄碱有舒张支气管平滑肌作用等。

1. 化学成分类型及理化性质

（1）麻黄的化学成分类型：草麻黄茎中含有生物碱 1%～2%，属于苯丙胺类生物

碱。麻黄中生物碱40%～90%为麻黄碱,其次为伪麻黄碱及微量的 *l-N-*甲基麻黄碱、*d-N-*甲基伪麻黄碱、*l-*去甲基麻黄碱、*d-*去甲基伪麻黄碱、麻黄次碱。此外,还含有苄基甲胺、2,3,5,6-四甲基吡嗪等;又含6%的儿茶鞣质和挥发油;亦含有黄酮类成分,有机酸类等。

木贼麻黄含生物碱1.15%～1.75%,其中主要是麻黄碱和伪麻黄碱。此外,还含有鞣质、黄酮苷、糊精、菊粉、淀粉等糖类化合物以及草酸、柠檬酸、延胡索酸等有机酸类。

中麻黄含多量麻黄碱,此外还有鞣质、黄酮苷、糊精、菊粉、淀粉、果胶、纤维素、葡萄糖等。

上述三种麻黄中所含化学成分相似,但生物碱含量以木贼麻黄最高,草麻黄次之,中麻黄最低。

2015年版《中国药典》(一部)规定,麻黄中盐酸麻黄碱和盐酸伪麻黄碱总量不得少于0.80%。

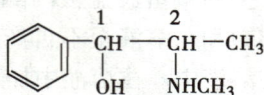

*l-*麻黄碱（1*R*, 2*S*）
*d-*伪麻黄碱（1*S*, 2*S*）

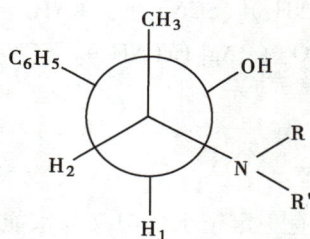

R=H, R′=CH₃ *l-*麻黄碱
R=R′=CH₃ *l-*甲基麻黄碱
R=R′=H *l-*去甲基麻黄碱

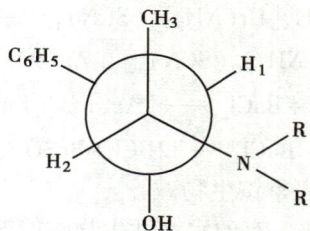

*d-*伪麻黄碱
*d-*甲基伪麻黄碱
*d-*去甲基伪麻黄碱

麻黄生物碱分子中的氮原子均在侧键上,麻黄碱和伪麻黄碱属仲胺衍生物,互为立体异构体,它们的结构区别在于 C-1 的构型不同。^{1}H-NMR 谱中麻黄碱的 $J_{1,2}$ = 4Hz,伪麻黄碱的 $J_{1,2}$ =8Hz,表明前者 1-H 和 2-H 为顺式,后者为反式。

(2)麻黄生物碱的理化性质

1)性状:麻黄碱和伪麻黄碱为无色结晶,游离麻黄碱含水物熔点为40℃。两者皆有挥发性。

2)碱性:麻黄碱和伪麻黄碱为有机胺类,碱性较强。由于伪麻黄碱的共轭酸与 C_1-OH 形成分子内氢键稳定性大于麻黄碱,所以伪麻黄碱的碱性(pK_a9.74)稍强于麻黄碱(pK_a9.58)。

3)溶解性:游离的麻黄生物碱可溶于水,因伪麻黄碱能形成较稳定的分子内氢键,所以在水中的溶解度较麻黄碱小。麻黄碱和伪麻黄碱也能溶解于三氯甲烷、乙醚、苯及醇类溶剂中。麻黄碱盐与伪麻黄碱盐的溶解性能也有差异,如草酸麻黄碱较难溶于水,而草酸伪麻黄碱则易溶于水。

4)麻黄生物碱的鉴别反应:麻黄碱和伪麻黄碱不能与生物碱沉淀试剂发生沉淀反应,可用以下两种特征反应对两者进行鉴别:

①二硫化碳-硫酸铜反应:在麻黄碱或伪麻黄碱的醇溶液中加入二硫化碳、硫酸铜试剂和氢氧化钠各 2 滴,即产生棕色沉淀。反应机制见图 14-48。

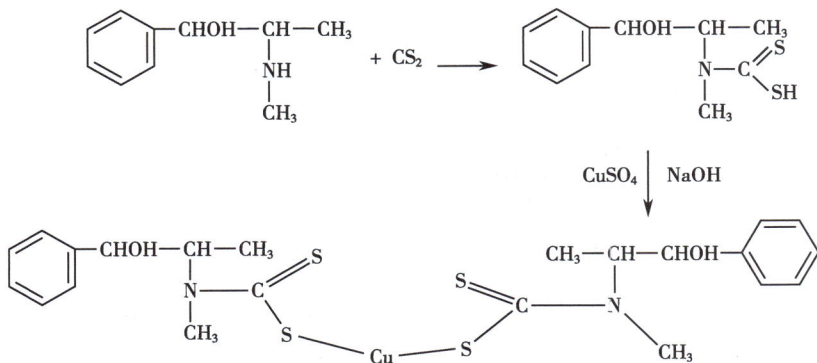

图 14-48　二硫化碳-硫酸铜反应机制

②铜络盐反应:在麻黄碱和伪麻黄碱的水溶液中先加硫酸铜试剂,其后很快加氢氧化钠试剂至碱性,溶液呈蓝紫色,再加乙醚振摇,乙醚层为紫红色,水层为蓝色。

2. 麻黄碱和伪麻黄碱的提取分离

(1)溶剂法:麻黄碱和伪麻黄碱既能溶于热水,又能溶于亲脂性有机溶剂,提取时先用水浸煮,提取液碱化后,再用甲苯将两者萃取出来;因麻黄碱草酸盐比伪麻黄碱草酸盐在水中溶解度小,可利用此进行分离(图 14-49)。

(2)水蒸气蒸馏法:用麻黄碱和伪麻黄碱具有挥发性,可用水蒸气蒸馏法提取。在蒸馏液中加入适量草酸溶液,使它们转变成草酸盐,两者的草酸盐在水中的溶解度不同,使两者得以分离。但本法加热时间长,部分麻黄碱可被分解产生胺和甲胺,使产率降低。

(3)离子交换树脂法:麻黄碱和伪麻黄碱的分离也可先将两者交换到强酸型阳离子树脂柱上,由于麻黄碱盐不如伪麻黄碱盐稳定,可先从树脂柱上洗脱下来,从而使两者达到分离。此法多在实验室应用。

(二)黄连中生物碱类成分

黄连为毛茛科植物黄连(*Coptis chinensis* Franch.)、三角叶黄连(*Coptis deltoidea* C. Y. Cheng et Hsiao)或云连(*Coptis teeta* Wall.)的干燥根茎。以上三种分别习称"味连"、"雅连"、"云连"。秋季采挖,除去须根及泥沙,干燥,撞去残留须根。为临床常用的重要中药。黄连性寒,味苦。归心、脾、胃、肝、胆、大肠经。具清热燥湿,泻火解毒的功效。用于湿热痞满,呕吐吞酸,泻痢,黄疸,高热神昏,心火亢盛,心烦不寐,心悸不宁,血热吐衄,目赤,牙痛,消渴,痈肿疔疮;外治湿疹,湿疮,耳道流脓。酒黄连善清上焦火热。用于目赤,口疮。姜黄连清胃和胃止呕。用于寒热互结,湿热中阻,痞满呕吐。现代药理研究表明,小檗碱有明显的抗菌、抗病毒作用;小檗碱、黄连碱、巴马汀、

麻黄草质茎段

↓ 加8倍量水,浸煮2~3次

浸煮液

↓ NaOH碱化,调pH 10~12,甲苯萃取

甲苯萃取液

↓ 流经2%草酸溶液,pH 6.5~7

草酸溶液

↓ 减压浓缩,冷却过滤

结晶(草酸麻黄碱)　　母液(草酸伪麻黄碱)

结晶(草酸麻黄碱)
↓ 加8倍量水煮沸,加饱和CaCl₂溶液及NaS饱和溶液,pH 7~7.5,静置,过滤

滤液　　沉淀(草酸钙结晶)

滤液
↓ 加盐酸,调pH 6.5~7,浓缩,过滤

粗结晶
↓ 加水溶解,盐酸调pH 5.6~6,活性炭脱色,重结晶

盐酸麻黄碱

母液(草酸伪麻黄碱)
↓ 加饱和CaCl₂溶液,静置,过滤

结晶(盐酸伪麻黄碱)　　母液(甲基麻黄碱盐酸盐)

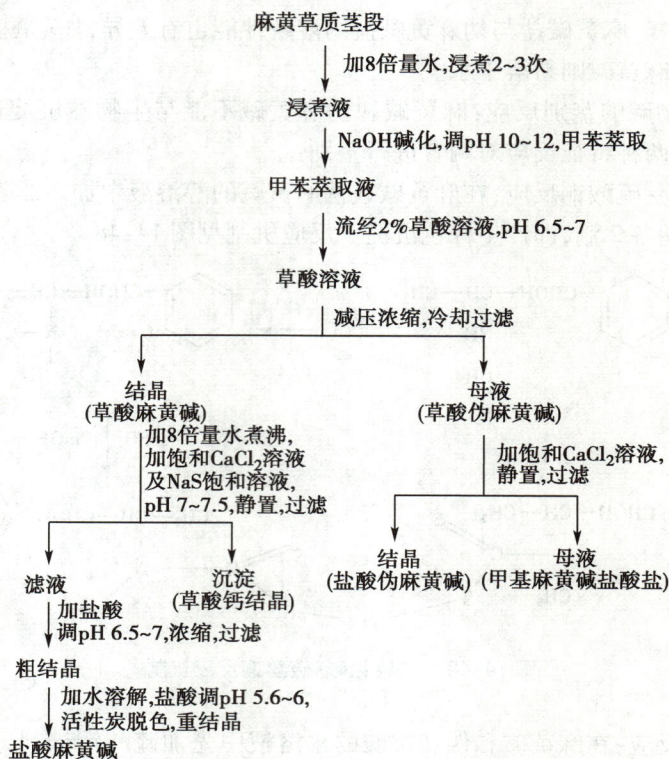

图 14-49　溶剂法提取分离麻黄碱和伪麻黄碱

药根碱等原小檗型生物碱还具有明显的抗炎、镇痉、抗溃疡、免疫调节及抗癌等作用。

1. 化学成分类型及理化性质

（1）化学成分类型：黄连的有效成分主要有小檗碱、巴马汀、黄连碱、甲基黄连碱、药根碱等,其中小檗碱是各种来源黄连的主要化学成分,含量可达 5.20% ~ 7.69%。以上成分均为原小檗碱型生物碱,又均为季铵碱,其结构如下。

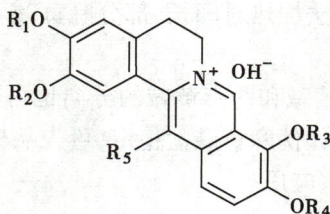

	R_1	R_2	R_3	R_4	R_5
小檗碱	—CH₂—		CH₃	CH₃	H
巴马汀	CH₃	CH₃	CH₃	CH₃	H
黄连碱	—CH₂—		—CH₂—		H
甲基黄连碱	—CH₂—		—CH₂—		CH₃
药根碱	H	CH₃	CH₃	H	H

2015 年版《中国药典》（一部）规定,以盐酸小檗碱计,黄连中含小檗碱不得少于 5.5%,表小檗碱不得少于 0.80%,黄连碱不得少于 1.6%,巴马汀不得少于 1.5%。雅

连按干燥品计算,以盐酸小檗碱计,含小檗碱不得少于4.5%。云连按干燥品计算,以盐酸小檗碱计,含小檗碱不得少于7.0%。

（2）小檗碱的理化性质

1）性状:自水或稀乙醇中析出的小檗碱为黄色针状结晶,含5.5分子结晶水,100℃干燥后仍能保留2.5分子结晶水,加热至110℃变为黄棕色,160℃为其分解点。盐酸小檗碱为黄色小针状结晶。

2）碱性:小檗碱属季铵型生物碱,可离子化而呈强碱性,pK_a值为11.5。

3）溶解性:游离小檗碱能缓溶于水中,易溶于热水或热乙醇,在冷乙醇中溶解度不大,难溶于苯、三氯甲烷、丙酮等有机溶剂。其含氧酸盐在水中的溶解度大于卤代酸盐,如其硫酸盐和磷酸盐在水中的溶解度分别为1:30和1:15;而盐酸小檗碱在水中溶解度仅为1:500,但较易溶于沸水,难溶于乙醇。

小檗碱与大分子有机酸在水中加热会结合成难溶于水的大分子复合物。因此,当黄连与甘草、黄芩、大黄等中药配伍时,在水煮提过程中,由于小檗碱能与甘草酸、黄芩苷、大黄酸等酸性成分形成难溶于水的大分子复合物而析出。因此,在处方中遇到黄连等这些主要含有生物碱(小分子生物碱除外)的药材配伍主要含有羧酸类成分的药材时,应该分别提取,或改用乙醇为溶剂提取,以减少有效成分的损失。

4）小檗碱的鉴别反应:小檗碱除了能与一般生物碱沉淀试剂产生沉淀反应外,还具有以下特征性鉴别反应。

①小檗红碱反应:盐酸小檗碱加热至220℃左右分解,生成红棕色小檗红碱,继续加热至285℃左右完全熔融（图14-50）。

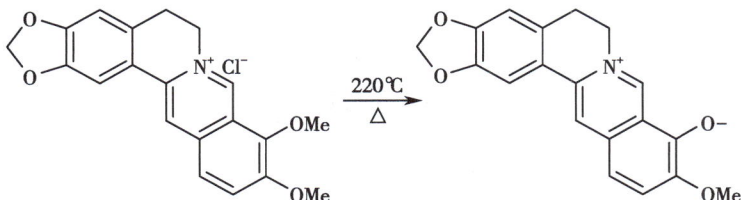

图14-50　小檗红碱反应

②丙酮加成反应:在盐酸小檗碱水溶液中,加入氢氧化钠使呈强碱性,然后滴加丙酮数滴,即生成黄色结晶性小檗碱丙酮加成物,有一定熔点,可供鉴别（图14-51）。

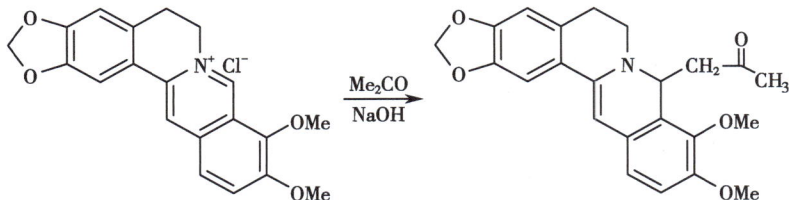

图14-51　丙酮加成反应

③漂白粉显色反应:在小檗碱的酸性水溶液中加入适量的漂白粉(或通入氯气),小檗碱水溶液即由黄色转变为樱红色。

④变色酸反应:为亚甲二氧基的显色反应。试剂为变色酸和浓硫酸,反应溶液呈

红色。

2. 小檗碱和甲基黄连碱的提取分离

黄连中小檗碱和甲基黄连碱的制备：先以乙醇为溶剂提取，再利用黄连中小檗碱等生物碱盐的溶解度差异进行分离。分离流程见图14-52。

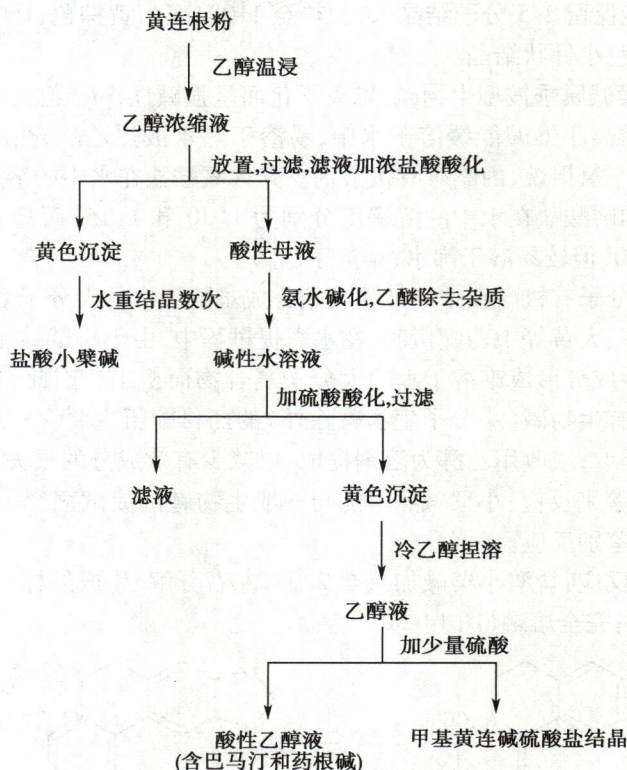

图 14-52　黄连中小檗碱和甲基黄连碱的提取分离

（三）苦参中生物碱类成分

苦参为豆科植物苦参（*Sophora flavescens* Ait.）的干燥根，春、秋二季采挖，除去根头和小支根，洗净，干燥，或趁鲜切片，干燥。为常用中药。苦参性寒，味苦。具有清热燥湿、杀虫、利尿等功效。现代药理研究表明，苦参总生物碱具有抗炎、抗病毒、抗肿瘤、抗病原体作用。同时具有抗心律失常、抗寄生虫、降血脂等作用及抗柯萨奇病毒、调节免疫作用。临床上除治疗湿热泻痢、便血、黄疸尿闭、赤白带下、湿疹、湿疮、皮肤瘙痒、疥癣麻风等常规疾病外，还用于心律失常、心力衰竭、病毒性心肌炎、肝炎、冠心病等。

1. 化学成分类型及理化性质

（1）化学成分类型：苦参所含生物碱主要是苦参碱和氧化苦参碱，此外还含有羟基苦参碱、N-甲基金雀花碱、安那吉碱、巴普叶碱、槐果碱、槐定碱、去氢苦参碱等。除 N-甲基金雀花碱外，均由两个喹喏里西啶环骈合而成，属于喹诺里西啶类生物碱。其分子中均有两个氮原子，一个叔胺氮，一个酰胺氮。

此外，从苦参根中还分离出多种黄酮类化合物，其中大部分化合物的 A 环上存在有异戊烯基侧链。

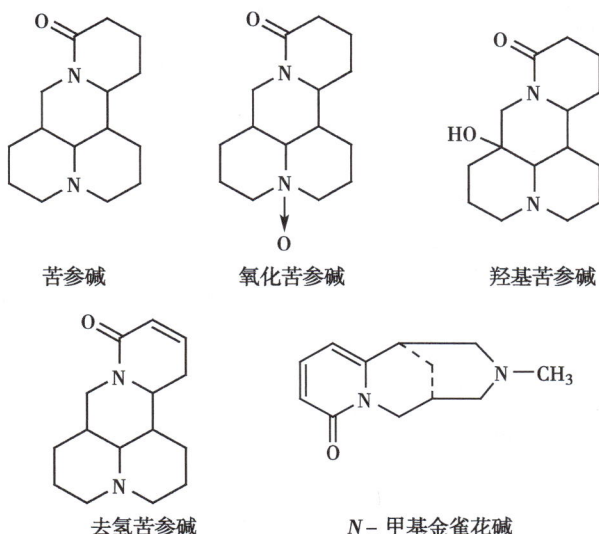

苦参碱　　　　　　氧化苦参碱　　　　　　羟基苦参碱

去氢苦参碱　　　　　　　N-甲基金雀花碱

2015 年版《中国药典》（一部）规定,苦参中含苦参碱和氧化苦参碱总量不得少于 1.2%。

（2）理化性质

1）性状:苦参碱有 α-、β-、δ-、γ-四种形态。α-、β-、δ-苦参碱为结晶体,α-苦参碱最常见,为针状或棱柱状结晶,熔点 76℃。γ-苦参碱为液体状,沸点 223℃/6mmHg。氧化苦参碱为无色正方形结晶(丙酮),熔点 207～208℃(分解)。氧化苦参碱可含有一分子结晶水,其熔点为 77～78℃。

2）碱性:苦参中所含生物碱虽然含有两个氮原子,但只相当于一元碱,因一个氮为酰胺氮(N_{16}),几乎不显碱性。另外一个呈叔胺状态的氮原子处于两个哌啶骈合环之间,立体效应影响较小,所以苦参碱和氧化苦参碱的碱性比较强。

3）溶解性:苦参碱既可溶于水,又能溶于三氯甲烷、乙醚、苯、二硫化碳等亲脂性溶剂。氧化苦参碱是苦参碱的 N-氧化物,具半极性配位键,其亲水性比苦参碱更强,易溶于水,可溶于三氯甲烷,但难溶于乙醚。利用两者溶解性的差异可将其分离。

苦参生物碱的极性大小顺序是:氧化苦参碱＞羟基苦参碱＞苦参碱。

4）水解性及氧化还原反应:苦参碱、氧化苦参碱和羟基苦参碱具内酰胺结构,可被水解皂化生成羧酸盐,酸化后又可环合。去氢苦参碱因有 α、β 不饱和内酰胺结构,较为稳定,在同样条件下不易开环。苦参碱经过氧化氢处理可氧化生成氧化苦参碱,氧化苦参碱也可在室温下被弱还原剂 KI 或 SO_2 还原生成苦参碱。苦参碱水解及氧化还原的反应式见图 14-53。

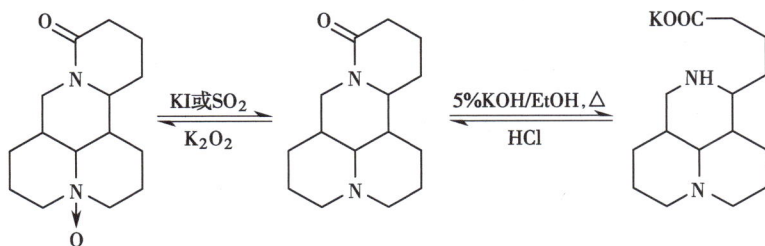

图 14-53　苦参碱水解性及氧化还原反应

2. 苦参碱的提取分离　苦参以稀酸水渗漉,渗漉液通过阳离子交换树脂柱,可提取总生物碱。之后利用苦参碱和氧化苦参碱等生物碱的极性差异采用溶剂法和色谱法进行分离,得到苦参碱。提取分离流程见图14-54。

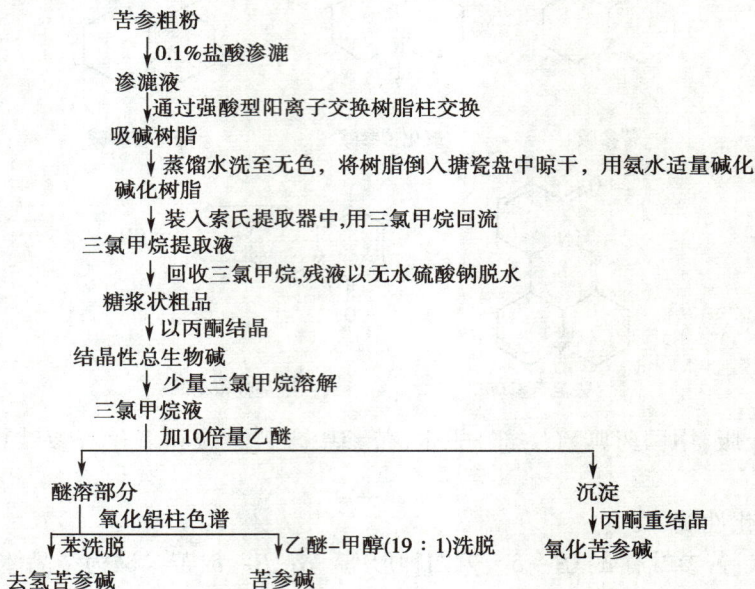

```
                           苦参粗粉
                             │0.1%盐酸渗漉
                            渗漉液
                             │通过强酸型阳离子交换树脂柱交换
                          吸碱树脂
                             │蒸馏水洗至无色,将树脂倒入搪瓷盘中晾干,用氨水适量碱化
                          碱化树脂
                             │装入索氏提取器中,用三氯甲烷回流
                        三氯甲烷提取液
                             │回收三氯甲烷,残液以无水硫酸钠脱水
                         糖浆状粗品
                             │以丙酮结晶
                       结晶性总生物碱
                             │少量三氯甲烷溶解
                         三氯甲烷液
                             │加10倍量乙醚
          ┌──────────────────┴───────────────────────────┐
       醚溶部分                                          沉淀
          │氧化铝柱色谱                                    │丙酮重结晶
    ┌─────┴──────┐                                  氧化苦参碱
  苯洗脱      乙醚-甲醇(19:1)洗脱
 去氢苦参碱        苦参碱
```

图14-54　苦参中苦参碱的分离

（四）汉防己中生物碱类成分

汉防己亦称粉防己,为防己科植物粉防己(*Stephania tetrandra* S. Moore)的干燥根。性寒,味苦。归膀胱、肺经。具有祛风止痛,利水消肿等功效。现代药理研究表明,汉防己总生物碱具有镇痛、消炎、降压、肌肉松弛以及抗菌、抗肿瘤作用。其中汉防己甲素作用最强,汉防己乙素镇痛作用只及甲素的一半。有报道称汉防己甲素对肺纤维化及高血压、心绞痛等病也有良好治疗作用。

1. 化学成分类型及理化性质

（1）化学成分类型:汉防己中生物碱主要为粉防己碱（汉防己甲素）、防己诺林碱（汉防己乙素）、氧化防己碱和防己菲碱,还含有少量的轮环藤酚碱。汉防己甲素和汉防己乙素均为双苄基异喹啉衍生物,为叔胺碱;轮环藤酚碱为季铵碱。

2015年版《中国药典》（一部）规定,防己中含有粉防己碱和防己诺林碱总含量不得少于1.6%。

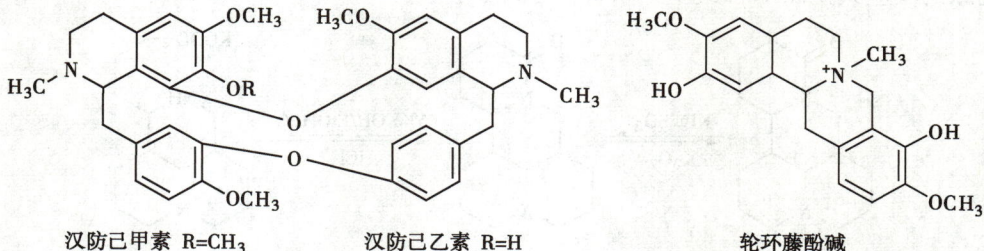

汉防己甲素　R=CH$_3$　　　　汉防己乙素　R=H　　　　　轮环藤酚碱

（2）理化性质

1）性状：汉防己甲素和汉防己乙素均为白色结晶。汉防己甲素 mp217℃～218℃ $[(CH_3)_2CO]$,$[\alpha]_D^{28}$+286.7°（CHCl$_3$）；汉防己乙素具有双熔点，126～177℃熔融，200℃固化，继续加热至237～238℃再熔融，$[\alpha]_D^{28}$+275°（CHCl$_3$）。轮环藤酚碱的氯化物为无色结晶，熔点214℃，$[\alpha]_D^{30}$-116°（CH$_3$OH）。

2）碱性：汉防己甲素和汉防己乙素分子结构中均有两个叔胺态氮原子，碱性较强。轮环藤酚碱属原小檗碱型季铵碱，具强碱性。

3）溶解性：汉防己甲素和汉防己乙素化学结构相似，均为双苄基异喹啉的衍生物，亲脂性较强。两者分子结构的7位上汉防己甲素为甲氧基，汉防己乙素为酚羟基，故甲素的极性较乙素小，能溶于冷苯；乙素难溶于冷苯，利用这一性质差异可将它们分离。另外，汉防己乙素虽然有酚羟基，但由于空间位阻的影响，失去酚羟基的通性，难溶于强碱溶液，故此酚羟基称为隐性酚羟基。轮环藤酚碱为水溶性生物碱，可溶于水、甲醇、乙醇，难溶于亲脂性有机溶剂。

2. 汉防己甲素、汉防己乙素和轮环藤酚碱的提取分离　利用汉防己生物碱都可溶于乙醇，以乙醇作为溶剂进行提取，再利用汉防己中汉防己甲素、汉防己乙素和轮环藤酚碱的碱性和极性的差异，采用溶剂法和色谱法进行分离，其提取分离流程见图14-55。

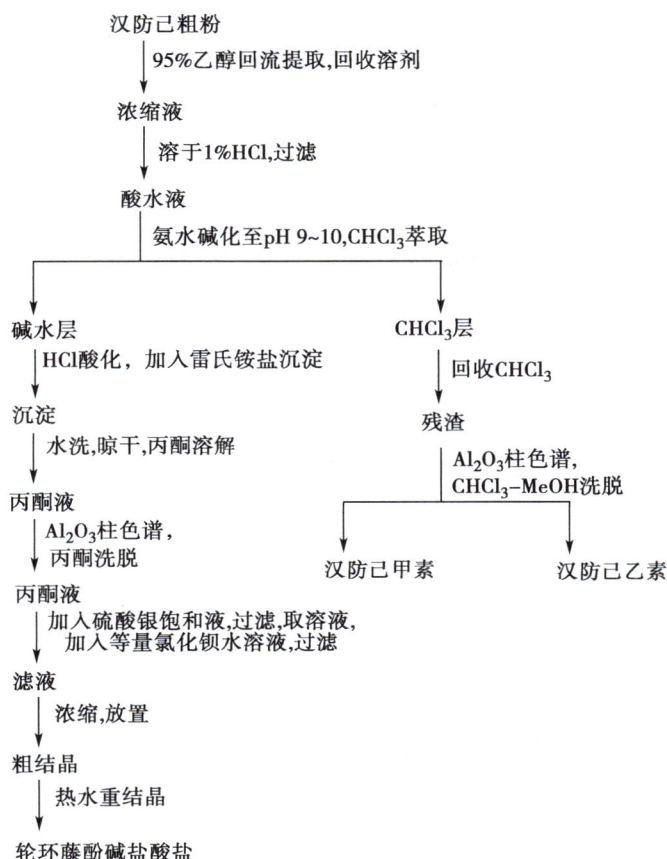

图 14-55　汉防己中汉防己甲素、汉防己乙素和轮环藤酚碱的制备

（五）川芎中生物碱类成分

川芎为伞形科植物川芎（*Ligusticum chuanxiong* Hort.）的干燥根茎。性温，味辛；归肝、胆、心包经，为活血行气、祛风止痛之要药。现代药理研究表明，川芎嗪具有扩张冠脉，降压，延缓慢性肾损害等作用，临床上用于治疗冠心病、心绞痛、脑缺血、脑血栓、支气管哮喘、慢性肺源性心脏病等疾病。

1. 化学成分类型及理化性质　川芎主要含有生物碱、挥发油、酚酸类成分以及维生素 A、叶酸、甾醇、脂肪油等成分。生物碱是川芎有效成分之一，主要成分为川芎嗪，含量为 0.1%。另含有黑麦碱、三甲胺、胆碱等。挥发油是川芎中的另一类有效成分，约含 1%。包括藁本内酯、川芎内酯、蛇床内酯、新蛇床内酯、双藁本内酯、环氧藁本内酯等。研究表明藁本内酯是最主要的活性成分。酚酸类成分主要有阿魏酸、瑟丹酸、香草醛、香草酸、咖啡酸、原儿茶酸、棕榈酸、亚油酸、对羟基苯甲酸、大黄酚等。

2015 年版《中国药典》（一部）规定，川芎中含阿魏酸含量不得少于 0.10%。

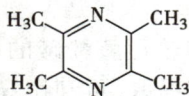

川芎嗪

川芎嗪为无色针状结晶，熔点 80～82℃，沸点 190℃。具有特殊异臭，有吸湿性，易升华。易溶于热水、石油醚，溶于三氯甲烷、稀盐酸，微溶于乙醚，不溶于冷水。

2. 川芎嗪的提取分离　川芎中川芎嗪的提取分离，主要利用溶剂法、大孔吸附树脂法和色谱法（图 14-56）。

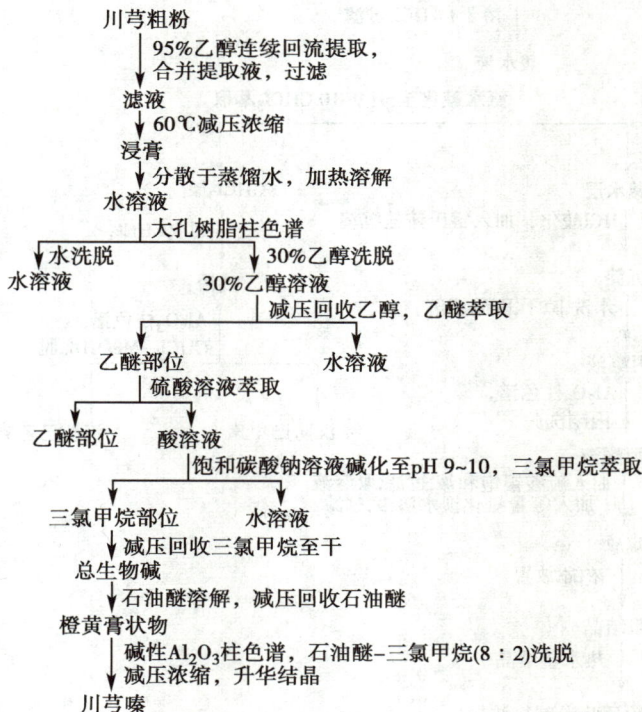

图 14-56　川芎中川芎嗪的提取分离

366

（六）长春花中生物碱类成分

长春花为夹竹桃科植物常春花（*Catharanthus roseus* L. G. Don）的干燥全草。长春花微苦，凉，入肝、肾二经。具有凉血降压，镇静安神之功效。现代药理研究表明，从长春花植物中分离出的生物碱，多具抗肿瘤作用，其中以长春碱、长春新碱最有价值，已应用于临床。此外，长春花总生物碱还有降压、降血糖等作用。临床上长春花对恶性淋巴瘤，为最有效的药物之一，其特点为显效快但缓解期短。对急性单核细胞白血病也有一定疗效，但复发后再用往往无效。亦可用于绒毛膜上皮癌，恶性葡萄胎，胚胎畸胎瘤，睾丸癌，肺癌，乳腺癌，膀胱癌，鼻咽癌等。

1. 化学成分类型及理化性质　长春花中含有多种生物碱，目前已分离出 100 多种，按其化学结构类型可分为双吲哚生物碱、单吲哚生物碱及其他类生物碱等。双吲哚生物碱有长春碱、长春新碱、长春罗新、去甲长春碱、异长春碱等；单吲哚生物碱有文多灵、长春质碱、狗牙花定碱、荷哈默辛碱、洛柯碱、文多尼定碱等；还有高马灵碱、维卡罗定碱、它波宁、高马哉碱等其他类生物碱。

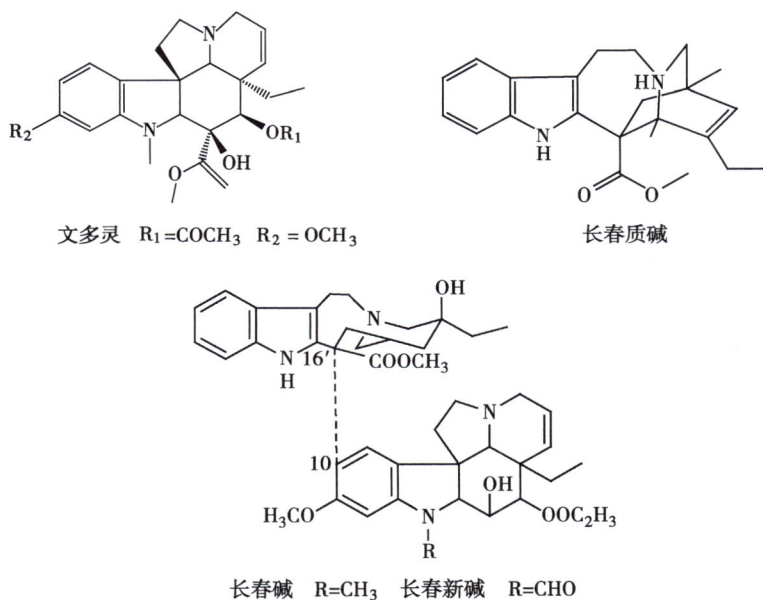

文多灵　$R_1 = COCH_3$　$R_2 = OCH_3$　　　　长春质碱

长春碱　$R = CH_3$　长春新碱　$R = CHO$

2. 长春花生物碱的提取分离　长春花经酸水提取，大孔树脂纯化可提取得到长春花总生物碱；在不同的 pH 值下长春花生物碱溶解度不同，利用此性质可以将总生物碱中的单吲哚生物碱与双吲哚生物碱（长春碱等）分开。再将单吲哚生物碱部分经碱性氧化铝柱色谱分离，可得到文多灵和长春质碱。其提取分离流程（图 14-57）。

经上述流程中大孔树脂分离得到长春花总生物碱后，也可经硅胶柱色谱、ODS 反相中压柱色谱及制备液相等分离得到单吲哚生物碱成分 vindolinine B(1)、洛柯碱(2)、荷哈默辛碱(3)、文多尼定碱(4)、文多灵(5)和狗牙花定碱(6)。其分离流程见图 14-58。

（七）乌头（附子）中生物碱类成分

乌头为毛茛科乌头属植物乌头（*Aconitum carmichaeli* Debx.）的干燥母根，附子为乌头的子根加工品，同属植物北乌头（*A. kusnezoffii* Rchb.）的块根为草乌，均为临床常用中药。乌头性热，味苦、辛，有大毒。具有祛风除湿、温经止痛功效；附子味辛，性甘、

长春花粗粉
↓ pH 1.5的硫酸提取
提取液
↓ 氨水调pH=8.0
碱水液
↓ 大孔树脂柱色谱分离
├─ 20%乙醇洗脱　├─ pH 4的50%乙醇洗脱后，再用90%乙醇洗脱
20%乙醇洗脱液　　　洗脱液
　　　↓ 合并，回收乙醇，低温干燥
长春花总生物碱
↓ 乙酸乙酯溶解，1%硫酸萃取
├─ 乙酸乙酯层　　酸水层
　　　　　　　　↓ 氨水调pH 5.0，乙酸乙酯萃取
合并
├─ 乙酸乙酯层　　　　　　水液
　↓ 减压浓缩至干　　　　↓ 氨水调pH＞8.0，乙酸乙酯萃取
单吲哚生物碱部分　　　乙酸乙酯层
　↓ 氧化铝柱色谱　　　　↓ 减压浓缩至干
├─ 文多灵　长春质碱　双吲哚生物碱部分

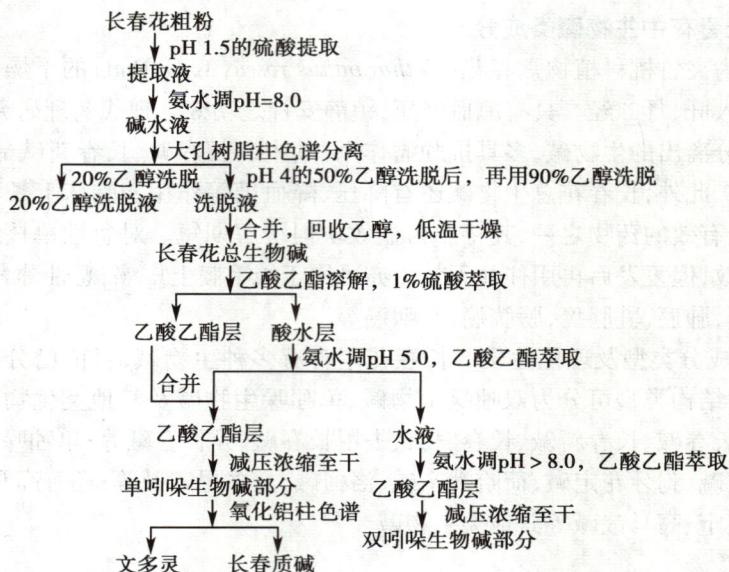

图14-57　长春花生物碱的提取分离

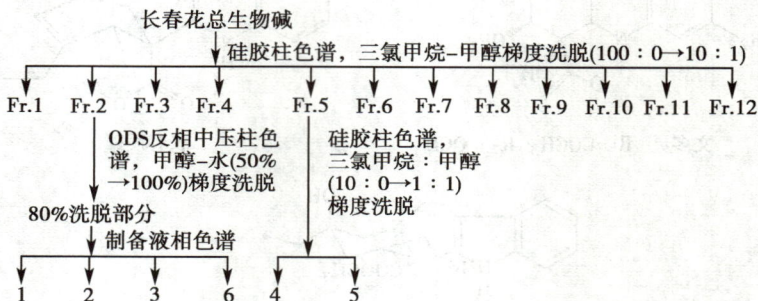

长春花总生物碱
↓ 硅胶柱色谱，三氯甲烷-甲醇梯度洗脱(100：0→10：1)
Fr.1　Fr.2　Fr.3　Fr.4　Fr.5　Fr.6　Fr.7　Fr.8　Fr.9　Fr.10　Fr.11　Fr.12
　　　　　↓ ODS反相中压柱色谱，甲醇-水(50%→100%)梯度洗脱　　↓ 硅胶柱色谱，三氯甲烷：甲醇(10：0→1：1)梯度洗脱
80%洗脱部分
↓ 制备液相色谱
1　2　3　6　　4　5

图14-58　长春花中各生物碱的分离流程

大热,有毒。具有回阳救逆、补火助阳、逐风寒湿邪功效。现代药理研究表明,乌头和附子具有镇痛、消炎、麻醉、降压及对心脏产生刺激等作用,其有效成分为生物碱。乌头生物碱既有活性也具有很强的毒性,口服过量可致死亡。但加工炮制后毒性大大降低而镇痛、消炎疗效不降。

附子具有升压、扩张冠状动脉等药效作用,日本附子中分离出的 D,L-去甲乌药碱具有强心作用。

1. 化学成分类型及理化性质　乌头和附子主要含二萜类生物碱,属于四环或五环二萜类衍生物,结构类型多而复杂。乌头、附子中生物碱的结构类型,根据骨架碳数分为 C_{18}-二萜类、C_{19}-二萜类和 C_{20}-二萜类。C_{19}-二萜类生物碱为乌头生物碱的主要类型,根据 C_7 是否有含氧基团又分为牛扁碱型和乌头碱型两种。C_{18}-二萜类生物碱为 C_{19}-二萜类失去 4 位甲基形成的,如阿克诺辛碱型。C_{20}-二萜类生物碱主要类型有阿替生型和维替碱型。

乌头中的二萜生物碱主要为 C_{19}-二萜型的乌头碱型和牛扁碱型。其结构特点为取代基较多,C_1、C_8、C_{14}、C_{16}、C_{18}常有羟基、甲氧基、羰基、亚甲二氧基、环氧醚基等含氧基团取代。在较重要的乌头碱型生物碱中,C_{14} 和 C_8 的羟基常和乙酸、苯甲酸结合成

酯,故称它们为二萜双酯型生物碱。乌头中较重要和含量较高的此类生物碱有乌头碱、次乌头碱和美沙乌头碱。

2015年版《中国药典》(一部)规定,川乌中含有乌头碱、次乌头碱和新乌头碱的总量应为0.050% ~ 0.17%;草乌中含有乌头碱、次乌头碱和新乌头碱的总量应为0.10% ~ 0.50%;附子中含有苯甲酰新乌头碱原碱、苯甲酰乌头原碱、苯甲酰次乌头原碱的总量不得少于0.010% 。

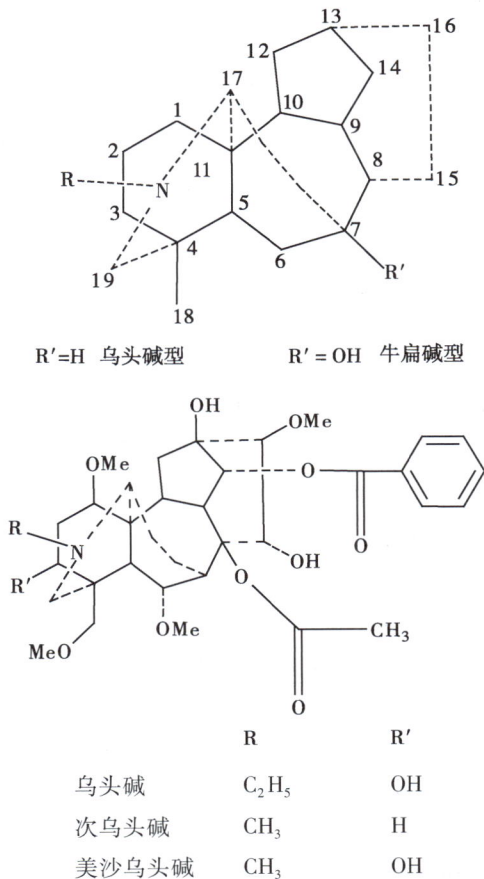

R′=H　乌头碱型　　　　R′ = OH　牛扁碱型

	R	R′
乌头碱	C_2H_5	OH
次乌头碱	CH_3	H
美沙乌头碱	CH_3	OH

乌头生物碱均有完好的结晶形态。其中乌头碱为六方片状结晶,m. p. 204℃,$[\alpha]_D^{20}$ +16°(CHCl$_3$);次乌头碱白色柱状结晶,m. p. 185℃,$[\alpha]_D^{20}$ +22.2°。美沙乌头碱为白色结晶,m. p. 205 ~ 208℃。乌头碱、美沙乌头碱、乌头次碱等分子中含一个叔胺氮,具一般叔胺碱的碱性,能与酸成盐。乌头碱、次乌头碱和美沙乌头碱等双酯型生物碱具有一般脂溶性生物碱的溶解性能,易溶于无水乙醇、三氯甲烷、乙醚、苯等有机溶剂,难溶于水,微溶于石油醚。这三种生物碱的盐酸盐均可溶于三氯甲烷。

乌头碱、次乌头碱、美沙乌头碱等为双酯型生物碱,具麻辣味,毒性极强,是乌头的主要毒性成分。若将双酯型生物碱在碱水中加热,或将乌头直接浸泡于水中加热,或不加热在水中长时间浸泡,都可使酯基水解,生成无毒性的单酯型生物碱或无酯键的醇胺型生物碱。乌头碱水解后生成的单酯型生物碱为乌头次碱、无酯键的醇胺型生物碱为乌头原碱。单酯型生物碱的毒性小于双酯型生物碱,醇胺型生物碱几乎无毒性,但它们均不减低原双酯型生物碱的疗效。这就是乌头及附子经水浸、加热等炮制后毒性变小而疗效不减的化学原理。

乌头碱的水解反应如下：

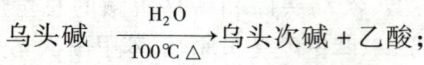

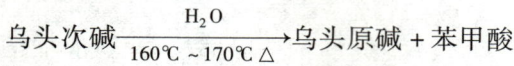

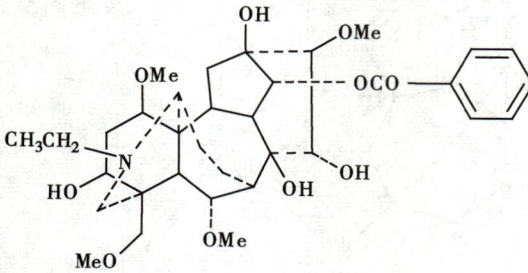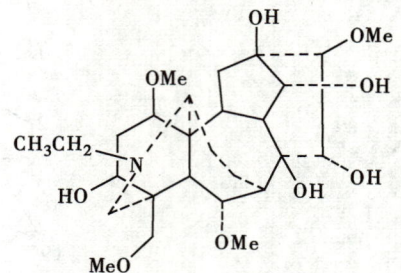

乌头次碱　　　　　　　　　　　乌头原碱

2. 乌头生物碱的提取分离　乌头生物碱的提取分离流程见图14-59。

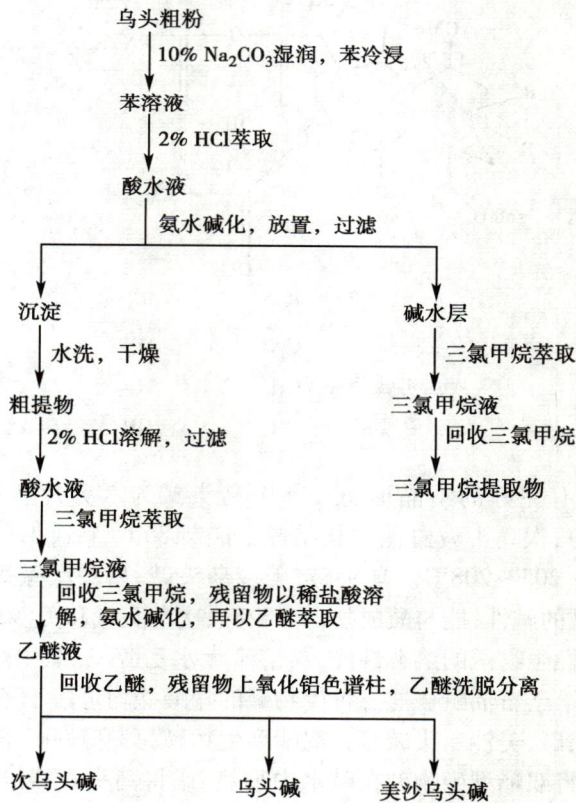

图14-59　乌头生物碱的提取分离

（八）洋金花中莨菪烷类生物碱成分

洋金花为茄科植物白花曼陀罗（*Datura metel* L.）的花,洋金花主要化学成分为莨菪烷类生物碱。含有莨菪烷类生物碱的尚有茄科植物颠茄（*Atropa belladonna* L.）以及多种莨菪。洋金花性温,味辛,有毒;具有解痉止痛、止咳平喘功效。现代药理作用表明,洋金花中所含的莨菪碱及其外消旋体阿托品有解痉镇痛、解有机磷中毒和散瞳作用;东莨菪碱除具有莨菪碱的生理活性外,还有镇静、麻醉的作用。洋金花中东莨菪碱含量较高,故是麻醉的重要中药。从山莨菪（*Anisodus tanguticus*）和喜马拉雅东莨菪（*Anisodus luridus* Link et Otto）分离出的山莨菪碱和樟柳碱有明显的抗胆碱作用,并有扩张小动脉、改善微循环作用。

1. 化学成分类型及理化性质

（1）化学成分类型:洋金花中所含生物碱为莨菪烷衍生物,由莨菪醇类和芳香族有机酸结合生成一元酯类化合物,习惯上称为莨菪烷类生物碱,主要生物碱有莨菪碱（阿托品）、山莨菪碱、东莨菪碱、樟柳碱和 *N*-去甲莨菪碱。

2015 年版《中国药典》（一部）规定,洋金花中含东莨菪碱不得少于 0.15%。

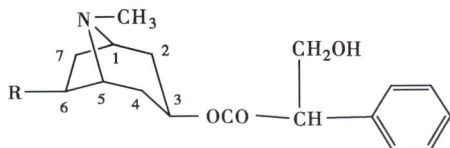

R＝H　莨菪碱（阿托品）
R＝OH　山莨菪碱

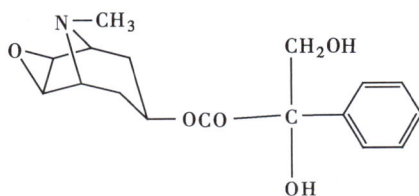

樟柳碱

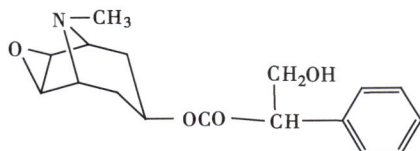

东莨菪碱

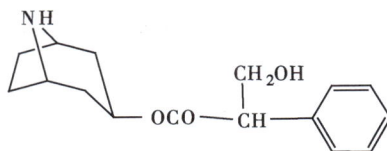

N－去甲莨菪碱

（2）理化性质

1）性状:莨菪碱为细针状结晶（乙醇）, m. p. 111℃;其硫酸盐（$B_2 \cdot H_2SO_4 \cdot 2H_2O$）m. p. 206℃;莨菪碱的外消旋体阿托品是长柱状结晶, m. p. 118℃,加热易升华。临床医用阿托品为硫酸盐（$B_2 \cdot H_2SO_4 \cdot H_2O$）, m. p. 195～196℃。东莨菪碱为黏稠状液体,但形成一水化物后为结晶体, m. p. 59℃。

2）旋光性:阿托品无旋光性,其他生物碱均具有左旋旋光性。阿托品是莨菪碱的外消旋体,这是由于莨菪碱的莨菪酸部分的手性碳原子上的氢位于羰基的 α-位,容易烯醇化产生互变异构。在酸碱接触下或加热,可通过烯醇化起外消旋作用而成为阿托品。

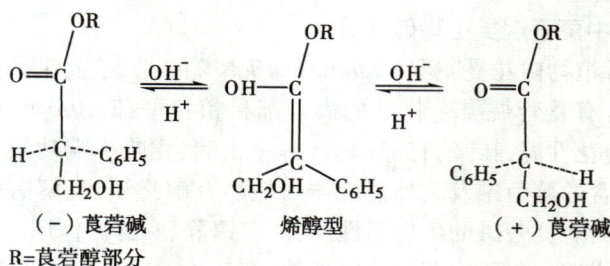

（−）莨菪碱　　　　烯醇型　　　　（＋）莨菪碱

R=莨菪醇部分

3）碱性：这几种生物碱由于氮原子周围化学环境、立体效应等因素不同，使得它们的碱性强弱不同。东莨菪碱和樟柳碱由于6、7位氧环立体效应和诱导效应的影响，碱性较弱（pK_a 7.5）；莨菪碱无立体效应障碍，碱性较强（pK_a 9.65）；山莨菪碱分子中6位羟基的立体效应影响较东莨菪碱小，故其碱性介于莨菪碱和东莨菪碱之间。

4）溶解性：莨菪碱（或阿托品）亲脂性较强，易溶于乙醇、三氯甲烷，可溶于四氯化碳、苯，难溶于水。东莨菪碱有较强的亲水性，可溶于水，易溶于乙醇、丙酮、乙醚、三氯甲烷等溶剂，难溶于苯、四氯化碳等强亲脂性溶剂。

5）水解性：莨菪烷类生物碱都是氨基醇的酯类，易水解，尤其在碱性水溶液中更易进行。如莨菪碱（阿托品）水解生成莨菪醇和莨菪酸：

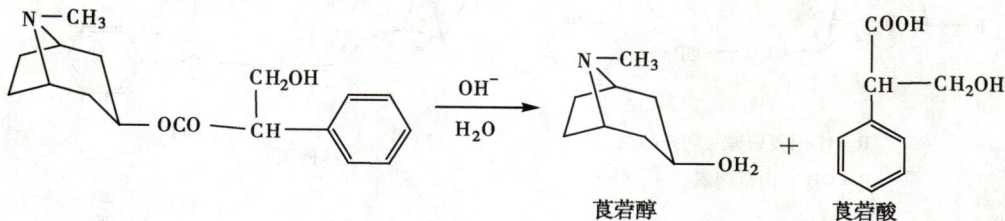

莨菪醇　　　　　莨菪酸

东莨菪碱和樟柳碱被碱液水解生成的东莨菪醇不稳定，立即异构化成异东莨菪醇。以东莨菪碱水解为例：

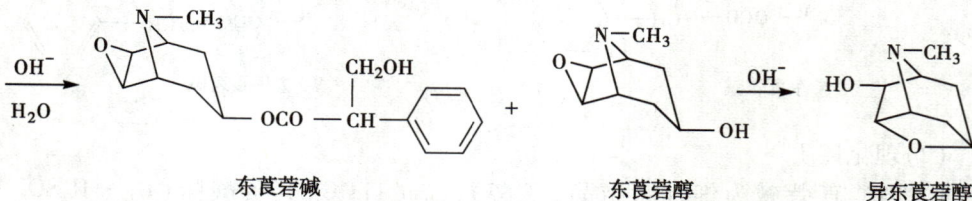

东莨菪碱　　　　　　东莨菪醇　　　　　　异东莨菪醇

6）莨菪烷类生物碱的鉴别反应

莨菪烷类生物碱具有一般生物碱的通性。除了能与多种生物碱沉淀试剂产生沉淀反应外，还可采用以下方法进行检识。

①氯化汞沉淀反应：莨菪碱（或阿托品）在氯化汞的乙醇溶液中发生反应生成黄色沉淀，加热后沉淀变为红色。在同样条件下，东莨菪碱则生成白色沉淀。由于莨菪碱的碱性较强，加热时能使氯化汞转变成氧化汞（砖红色），而东莨菪碱的碱性较弱，与氯化汞反应只能生成白色的分子复盐沉淀。

②Vitali反应：莨菪碱（或阿托品）、东莨菪碱等莨菪烷类生物碱分子结构中具有莨菪酸部分者，当与发烟硝酸作用时，通过硝基化反应生成三硝基衍生物，再与苛性碱醇溶液反应，分子内双键重排后生成醌样结构的衍生物而呈深紫色，渐转暗红色，最后颜色消失。

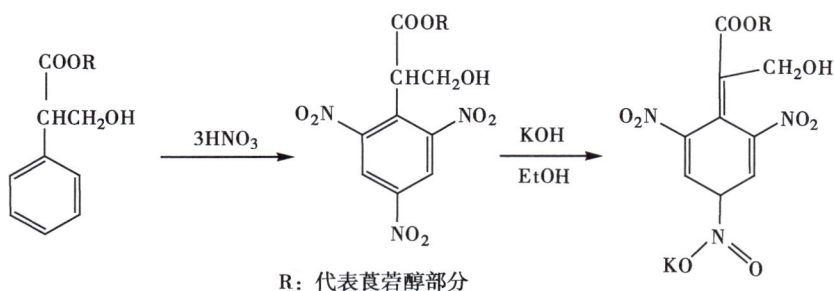

R：代表莨菪醇部分

③过碘酸氧化乙酰丙酮缩合反应：樟柳碱分子的羟基莨菪酸，具有邻二羟基结构，可被过碘酸氧化生成甲醛，然后与乙酰丙酮在乙酰胺溶液中加热，缩合成二乙酰基二甲基二氢吡啶（DDL）而显黄色。

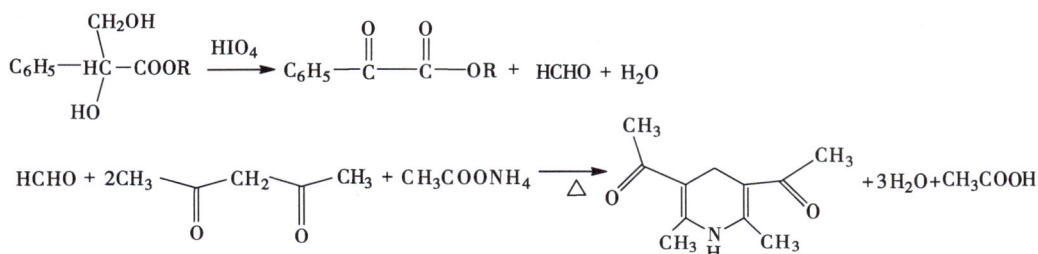

2. 莨菪烷类生物碱的提取分离　以洋金花为原料，用稀酸水提取，提取液通过阳离子交换柱，然后用不同碱度的碱水碱化树脂，东莨菪碱盐在较弱碱性条件下游离，莨菪碱盐在较强碱性条件下游离。莨菪碱和东莨菪碱的碱性强弱差异而与离子交换树脂交换能力不同，可使两者得到分离。该方法简便，收率较高，纯度较好。分离流程见图 14-60。

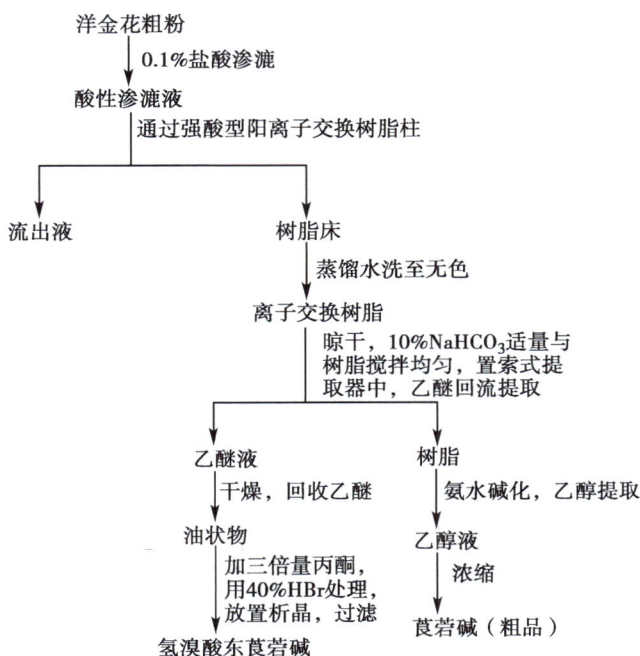

图 14-60　莨菪碱和东莨菪碱的提取分离

第九节 鞣质类化合物制备与鉴定

一、鞣质类化合物的制备原理

（一）鞣质类化合物的提取

鞣质类化合物稳定性差,提取鞣质类化合物要在选择合适溶剂的基础上,注意控制提取的温度和时间,力求快速、完全,以达到不破坏鞣质的目的。一般提取鞣质时,为防止鞣质在药材干燥或接触空气过程中发生变化,用于提取鞣质的中药原料最好用新鲜原料,且宜立即浸提,也可以用冷冻或浸泡在丙酮中的方法贮存。原料的干燥宜在尽可能短的时间内完成,以避免鞣质在水分、日光、氧气和酶的作用下变质,尤其是在研究鞣质及其有关化合物的生源关系时,应更加注意这一点。

组织破碎提取法是目前提取鞣质类化合物最常用的提取方法。经过粉碎的干燥原料或新鲜原料(茎叶类)可在高速搅碎机内加溶剂进行组织破碎提取,然后过滤得到浸提液。

提取鞣质时使用最普遍的溶剂是50%~70%含水丙酮或70%乙醇提取,采用含水丙酮提取时,丙酮与水的比例视原料含水率而异。含水丙酮或乙醇对鞣质的溶解能力最强,能够打开中药组织内鞣质-蛋白质的连接链,使鞣质的提取率提高,提取液经减压浓缩,回收有机溶剂,得到鞣质的水溶液(图14-61)。

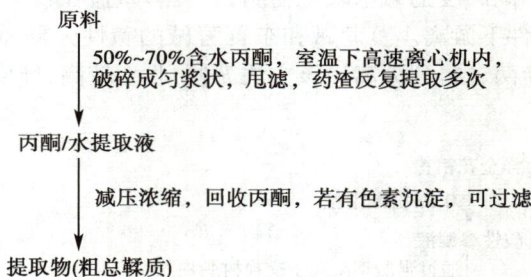

```
原料
    │ 50%~70%含水丙酮,室温下高速离心机内,
    │ 破碎成匀浆状,甩滤,药渣反复提取多次
    ↓
丙酮/水提取液
    │ 减压浓缩,回收丙酮,若有色素沉淀,可过滤
    ↓
提取物(粗总鞣质)
```

图 14-61 鞣质的提取

（二）鞣质类化合物的分离

经过上述步骤提取得到的粗总鞣质,仍为混合物,需要进一步分离、纯化,得到单体成分。由于鞣质是复杂的多元酚,分子量较大,极性强,且同一中药中的化学成分又常是由许多化学结构和理化性质十分接近的化合物组成的复杂混合物,难于分开;同时鞣质的化学性质比较活泼,在分离时可能发生氧化、缩合、水解等反应而改变原有结构等,因而开展鞣质的研究,难度较大。随着各种色谱技术的发展及应用,尤其是高效色谱分离技术的应用,鞣质的研究有了迅速的发展。即使如此,鞣质的分离和纯化仍然是鞣质研究中十分费时而又困难的工作。

鞣质的分离及纯化,经典方法主要有沉淀法、透析法及结晶法等,现在常用各种色谱法,尤其是制备液相色谱的应用。

1. 溶剂法 通常将含鞣质的水溶液先用乙醚等极性小的溶剂萃取,除去极性小的杂质,然后用乙酸乙酯提取,可得到较纯的鞣质。亦可将鞣质粗品溶于少量乙醇和乙酸乙酯中,逐渐加入乙醚,鞣质可沉淀析出。

2. 沉淀法　利用鞣质与蛋白质结合的性质,可从水溶液中分离鞣质。向含鞣质的水溶液中分批加入明胶溶液,滤取沉淀,用丙酮回流,鞣质溶于丙酮,蛋白质不溶于丙酮而析出,这也是将鞣质与非鞣质成分相互分离的常用方法。

3. 柱色谱法　柱色谱是目前制备纯鞣质及其有关化合物的最主要方法。普遍采用的固定相是 Diaion HP-20、Toyopearl HW-40、Sephadex LH-20 及 MCI Gel CHP-20。以水-甲醇、水-乙醇、水-丙酮为流动相(洗脱剂)。以上各种柱色谱在分离过程中主要是吸附色谱过程,分离效果较好。现在已经成为分离可水解鞣质及缩合鞣质的常规方法。

利用 Sephadex LH-20 柱对提取物进行初步分组的方法如下述流程所示(图 14-62)依次采用不同的流动相进行洗脱,可得到不同的组分。

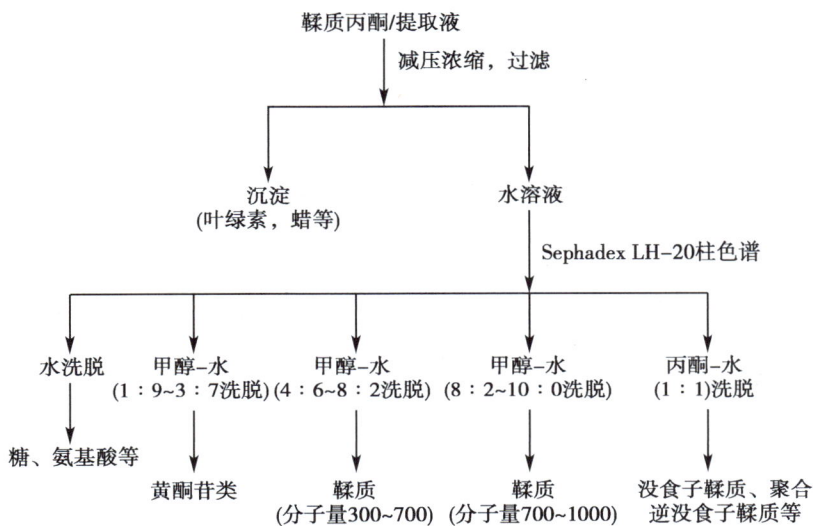

图 14-62　Sephadex LH-20 柱色谱法分离鞣质

在分离鞣质时,常采用多种柱色谱相结合的方法。在上述柱色谱中,其组合使用的顺序一般为 Diaion HP-20、Toyopearl HW-40、MCI Gel CHP-20,因鞣质类成分在水中吸附力最强,故开始先用水冲洗,洗脱出一些多糖、多肽及蛋白质等水溶性杂质。然后依次用 10%、20%、30%、40%……含水甲醇洗脱,最后用 70% 含水丙酮洗脱。

4. 高效液相色谱法　HPLC 法对鞣质不仅具有良好的分离效果,而且还可以用于判断鞣质分子的大小、各组分的纯度及 α、β-异构体等,具有简便、快速、准确、实用性强等优点。

正相 HPLC 采用的分离柱多为 Superspher Si 60 及 Zorbax SIL;检测波长为 280nm;流动相为环己烷-甲醇-四氢呋喃-甲酸(60:45:15:1,V/V) + 草酸 500mg/1.2L;反相 HPLC 采用的分离柱多为 Lichrospher RP-18;检测波长为 280nm;温度 40℃;流动相为 0.01mol/L 磷酸-0.01mol/L 磷酸二氢钾-乙酸乙酯(85:10:5)。

二、鞣质类化合物的制备与鉴定实例

（一）老鹳草中鞣质类成分

中药老鹳草为牻牛儿苗科植物牻牛儿苗（*Erodium stephanianum* Willd.）、老鹳草（*G. wilfordii* Maxim.）或野老鹳草（*G. carolinianum* L.）的干燥地上部分，前者习称"长嘴老鹳草"，后两者习称"短嘴老鹳草"。老鹳草性温，味辛、苦、平，归肝、肾、脾经，具有祛风湿、活血通络、解毒止痢的功效，用于风湿痹痛、麻木拘挛、筋骨酸痛、泄泻痢疾。现代药理研究表明，老鹳草总鞣质有抗菌、抗炎、抑制免疫、镇痛、保护肝脏损伤、抑制诱变、止泻和止血作用，老鹳草素及其水解产物是抗氧化的主要成分。

化学成分类型　老鹳草中富含鞣质，其许多药理活性与鞣质密切相关，其中主要成分为老鹳草素、柯里拉京。老鹳草素可分解为没食子酸、六羟基联苯二甲酸、鞣花酸、柯里拉京、云实酸、云实素。

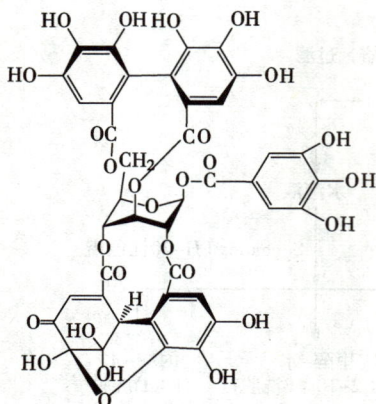

老鹳草素

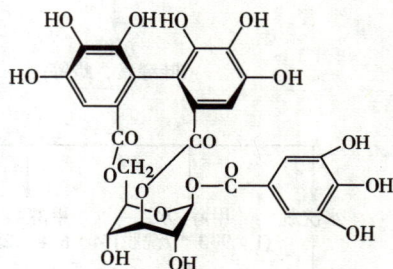

柯里拉京

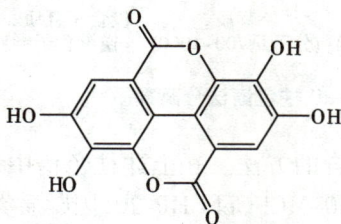

鞣花酸

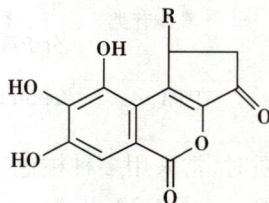

	R
云实素	H
云实酸	COOH
短叶苏木酚酸乙酯	COOCH$_2$CH$_3$

除了鞣质类成分以外，老鹳草还含有黄酮类成分、挥发油和有机酸类成分。

（二）泽漆中鞣质类成分

泽漆是大戟科大戟属植物泽漆（*Euphorbia helioscopia* L.）的干燥全草，别名猫儿眼睛草、五凤灵芝等。据《本草纲目》记载，泽漆有利水消肿、消痰退热、散结杀虫等功效。现代药理研究表明，泽漆具有抗肿瘤，抑制蘑菇酪氨酸酶活性，抑菌作用，平喘止咳等作用。泽漆中主要含有可水解鞣质类成分。

笔记

1. 没食子酸-4-O-(6'-O-没食子酰基)-β-D-葡萄糖的提取分离

自泽漆中提取分离鞣质类成分的流程图见图 14-63。

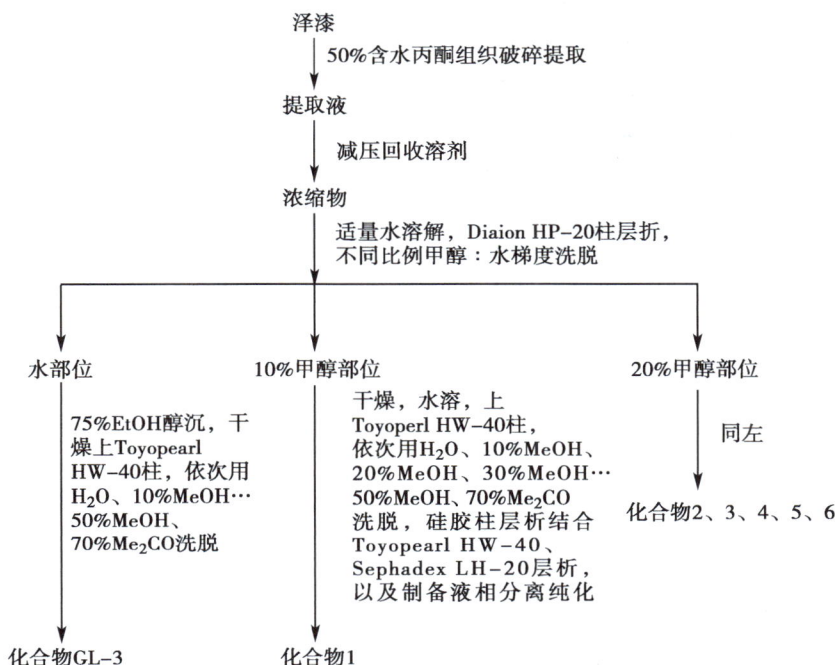

图 14-63　泽漆中鞣质类成分提取分离

2. 没食子酸-4-O-(6'-O-没食子酰基)-β-D-葡萄糖的结构鉴定

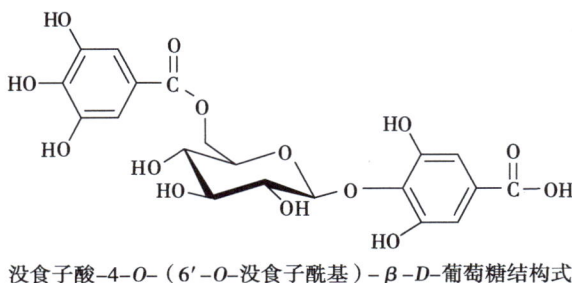

没食子酸-4-O-(6'-O-没食子酰基)-β-D-葡萄糖结构式

该化合物为白色无定形粉末；易溶于甲醇,丙酮。遇 $FeCl_3$-$K_3[Fe(CN)_6]$ 试剂显蓝色,提示该化合物中含有酚羟基。茴香醛-浓硫酸喷雾后加热(105℃)显淡粉紫色。^{1}H-NMR 谱中,芳香区 $\delta 7.11(2H,s)$ 和 $\delta 7.01(2H,s)$,推测含有 2 个没食子酰基结构片段;此外,$\delta 4.67$-3.47 之间出现 7 个氢质子信号,为葡萄糖上的一组氢信号。$\delta 4.67(1H,d,J=7.5Hz)$ 为葡萄糖上的端基氢信号,根据其偶合常数可知为 β 构型。^{13}C-NMR 谱中,$\delta 107.6,77.5,76.6,74.9,71.2,64.4$ 为葡萄糖上碳信号,其余碳信号为 2 个没食子酰基的碳信号,其中 $\delta 168.4$ 和 $\delta 172.0$ 为两个羰基碳信号,利用 HSQC 谱可确定它们所对应的氢信号。根据葡萄糖上 $\delta 107.6$(C-1)和 $\delta 64.4$(C-6)与未酰化的葡萄糖相比,明显向低场位移,可推测两个没食子酰基分别连接在葡萄糖的1,6位上。在HMBC谱中,δ4.67(H-1′)和δ136.5(C-4)有明显相关,说明其中一个没食子酰基的4位与葡萄糖的1位相连,另外δ4.62(H-6′-a),δ4.44(H-6′-b)均与δ168.4(C-7″)有明显相关,说明葡萄糖的6位羟基酰化。综上,确定该化合物为没食子酸-4-*O*-(6′-*O*-没食子酰基)-*β*-*D*-葡萄糖[gallic acid-4-*O*-(6′-*O*-galloyl)-*β*-*D*-glucose],与文献对照,数据基本一致(表14-7)。

表 14-7　没食子酸-4-*O*-(6′-*O*-没食子酰基)-*β*-*D*-葡萄糖的 NMR 数据(CD$_3$OD)

No.	δ_C	δ_H
1	121.2	
2,6	110.5	7.01(2H,s)
3,5	150.7	
4	136.5	
7	172.0	
glc		
1′	107.6	4.67(1H,d,*J*=7.5Hz)
2′	74.9	3.47-3.66(4H,m)
3′	77.5	
4′	71.2	
5′	76.6	
6′	64.4	4.62(1H,dd,*J*=1.7,12.3Hz)
		4.44(1H,dd,*J*=12.3,5.4Hz)
1″	121.2	
2″,6″	110.1	7.11(2H,s)
3″,5″	146.5	
4″	140.0	
7″	168.4	

(三)叶下珠中鞣质类成分

叶下珠为大戟科叶下珠属植物叶下珠(*Phyllanthus urinaria* L.)的干燥全草,别名珍珠草、夜合草、阴阳草、真珠草等,一年生草本,是传统的中草药。有平肝清热、利水解毒之功效,我国民间主要用来治疗小儿疳积、黄疸、肝炎、肠炎、痢疾、肾炎水肿、蛇咬伤等症。现代药理研究表明,叶下珠具有抗乙肝病毒、抗艾滋病毒、抗癌等多种功效。

1. 化学成分类型 叶下珠主要含有鞣质、酚酸、黄酮、木脂素和萜类等多种成分，其中多酚类化合物是其主要药效成分。叶下珠主要含有的鞣质为可水解鞣质，如柯里拉京、isostrictiniin A、老鹳草素、叶下珠素 G、叶下珠素 F 等。研究表明，可水解鞣质具有抗氧化、抗肿瘤、抗病毒、抑菌、抗脂质过氧化等药理作用。

其他成分有鞣花酸、没食子酸、短叶苏木酚酸甲脂、短叶苏木酚、槲皮素、山柰素、芦丁等。

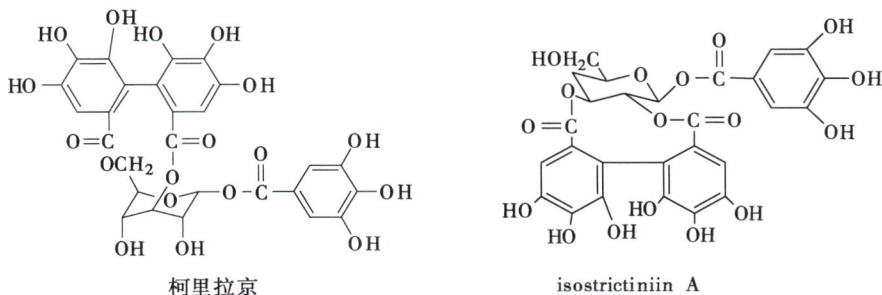

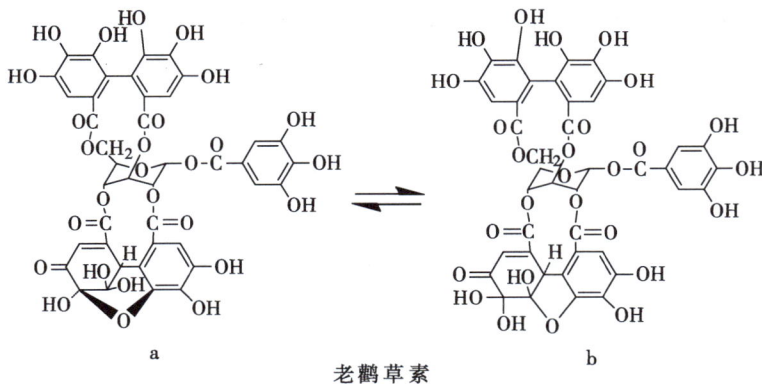

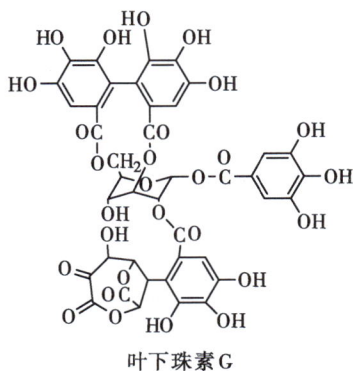

柯里拉京

isostrictiniin A

老鹳草素

叶下珠素 G

2. 可水解鞣质的提取分离 可水解鞣质类成分极性强，易氧化，易水解，受热易分解，多采用 60% ~80% 稀丙酮提取，低温回收溶剂无丙酮味后上不同类型色谱柱分离。提取分离流程见图 14-64。

叶下珠

60%丙酮回流提取，过滤，合并滤液，60℃减压回收溶剂

浓缩液

CH₂Cl₂萃取

水液　　　　　　　　　　　　　　　　CH₂Cl₂萃取液

乙酸乙酯萃取

水液　　　　　　乙酸乙酯萃取液

回收溶剂，水分散，离心，上清液通过
Dianio HP 20P色谱柱，含水乙醇梯度洗脱

流分26~75

通过Toyopearl HW-40(C)柱，
含水甲醇梯度洗脱

流分11~18　　　　　流分35~42　　　　　流分45~61
通过Toyopearl　　　通过Toyopearl　　　分别通过MCI gel CHP 20P
HW-40(F)柱，　　　HW-40(F)柱，含　　柱和Toyopearl HW-40(F)柱，
水洗脱　　　　　　水甲醇梯度洗脱　　含水甲醇梯度洗脱

柯里拉京　　　　　老鹳草素　　　　　　叶下珠素G

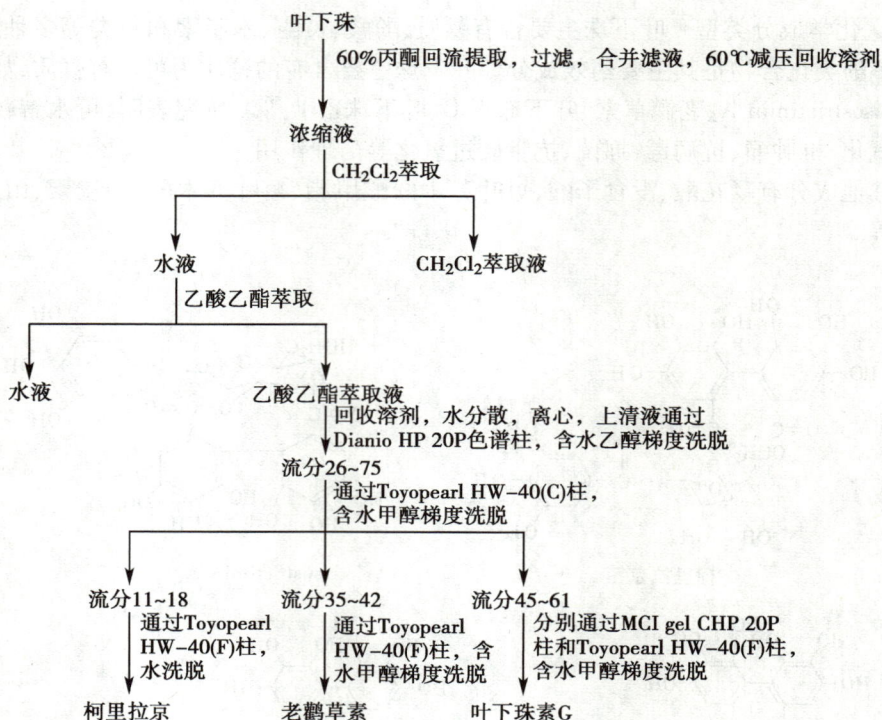

图 14-64　叶下珠中可水解鞣质的提取分离

第十节　其他类化合物制备与鉴定

一、其他类化合物制备原理

（一）脂肪酸类化合物的提取与分离

1. 提取

（1）有机溶剂提取法：常用乙醚、石油醚及环己烷等亲脂性有机溶剂进行提取，回收溶剂即得粗脂肪酸。

（2）超临界流体萃取法：通常在压力为 $0.1 \sim 5kPa$，温度 $30 \sim 45℃$ 的条件下提取总脂肪酸。

2. 分离

（1）蒸馏法：实际工作中可分为减压分馏和分子蒸馏两类方法。通过控制温度及真空度，即减压降低沸点，减少热变性等手段达到分离纯化的目的，常和尿素结晶法配合使用。

（2）丙酮冷冻法：碳链长度及饱和程度不同的脂肪酸，在过冷的丙酮溶剂中溶解度不同，借此达到分离的目的。将脂肪酸混合物加到预先冷至 $-25℃$ 以下的丙酮中，搅拌，滤过，除去结晶，浓缩后，即得含有较高浓度的 EPA 及 DHA。

（3）脂肪酸盐结晶法：将脂肪酸混合物经氢氧化钠醇溶液皂化为脂肪酸盐，冷却，使饱和及单不饱和脂肪酸盐析出，滤液酸化提取，得高浓度的多不饱和脂肪酸。此法

适用于工业生产。

（4）尿素结晶法：是一种经典的提纯多不饱和脂肪酸的方法。尿素能与脂肪族化合物形成加合物，形成加合物的能力与脂肪酸的饱和程度有关，不饱和程度愈低，愈易形成加合物。利用这一原理可将多不饱和脂肪酸与饱和脂肪酸、单不饱和脂肪酸分离。将脂肪酸混合物与尿素的醇溶液混合，保温搅拌，冷却，滤过，得较高浓度的 EPA 和 DHA。

（二）氨基酸类化合物的提取分离

从药材中提取氨基酸，可以将药材粗粉用水浸渍，滤液减压浓缩后，加入 2 倍量乙醇，使多糖和蛋白质等沉淀除去，上清液浓缩后通过强酸型阳离子交换树脂，用稀氨水洗脱，收集对茚三酮试剂呈阳性反应的部分，可以得到总氨基酸。也可以用 70% 乙醇浸渍或渗漉，回收乙醇后再通过强酸型阳离子交换树脂进行分离。得到的总氨基酸可以用色谱法进一步分离纯化，如溶剂结晶法、成盐法和电泳法等。

（三）蛋白质和酶类化合物的提取分离

蛋白质和酶可以用水浸渍提取，浓缩后加入等量的乙醇或者丙酮，让蛋白质和酶沉淀析出。然后用离心机分出沉淀，以水溶解，采用分级沉淀法、层析法、凝胶过滤法、透析法和电泳法等进行纯化，效果较好。但是由于蛋白质和酶较不稳定，所有的操作应该尽量在较低温度下迅速进行。

二、其他类化合物的制备与鉴定实例

天花粉中蛋白质类成分

天花粉为葫芦科植物栝楼（*Trichosanthes kirilowii* Maxim.）或双边栝楼（*T. rosthornii* Harms）的干燥根。性凉、味甘、苦、酸，具有生津、止渴、降火、润燥、排脓、消肿之功效。天花粉主要含有天花粉蛋白、多种氨基酸、多糖及皂苷类成分。天花粉蛋白可用于中期妊娠引产和治疗恶性葡萄胎、绒癌。利用乙醇沉淀法可以分离天花粉蛋白，提取分离流程见图 14-65。

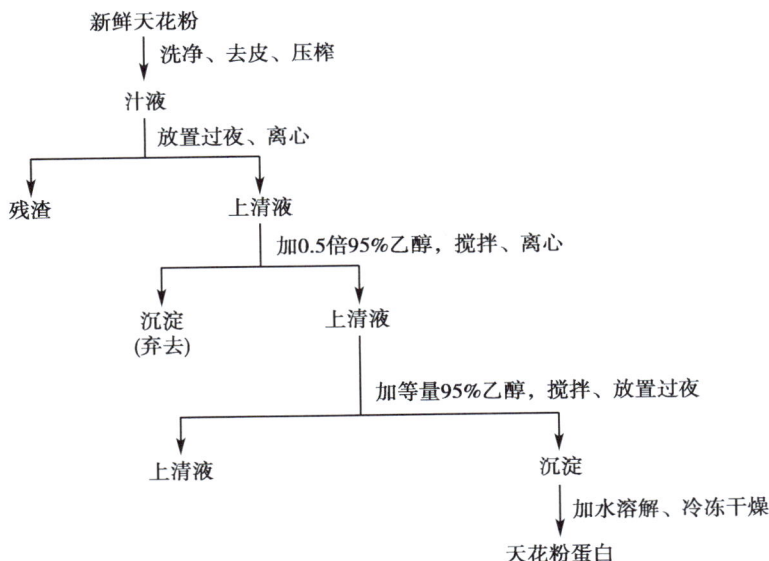

图 14-65　天花粉蛋白的制备

第十一节　中药化学成分制备方法综合应用

一、中药化学成分制备方法综合应用概述

与现代药物多由一个或几个成分组成明显不同，中药中化学成分组成复杂，既含有糖类、油脂、蛋白质、色素、树脂、无机盐等一般成分，还含有生物碱、黄酮、皂苷、强心苷、蒽醌、挥发油、有机酸、香豆素、木脂素等类型的活性或毒性成分。也正是由于这些不同类型成分的存在，使得不同的中药具有不同的功效。由于中药中单个或者数个化学成分很难充分反映该药的原有功效，使得中药有效部位（总含量＞50%）或有效部位群研究模式逐渐得到认可。以银杏叶为例，银杏叶中含有黄酮醇苷、倍半萜内酯、二萜内酯等多种类型的主要有效成分以及白果酸、银杏酚等银杏酸类毒性成分，在制备银杏叶制剂时既要最大限度地保留黄酮醇苷、萜类内酯等有效部位群，又要尽量去除银杏酸类有毒成分。

为了阐明中药中有效物质组成，并从中筛选出有效成分或有效部位或有效部位群，选用合理的提取、分离方法进行制备是非常重要的。但是，不同类型甚至同一类型的不同化学成分的理化性质差异较大，采用单一方法往往难以制备出有效成分或有效部位或有效部位群，在实际工作中常常需要综合应用多种提取分离方法方可实现。现将常用于制备各种类型中药化学成分的提取分离方法进行归纳总结，并通过银杏叶、丹参、四逆散及黄连解毒汤复方中有效部位及有效部位群的制备实例加以阐述（图14-66）。

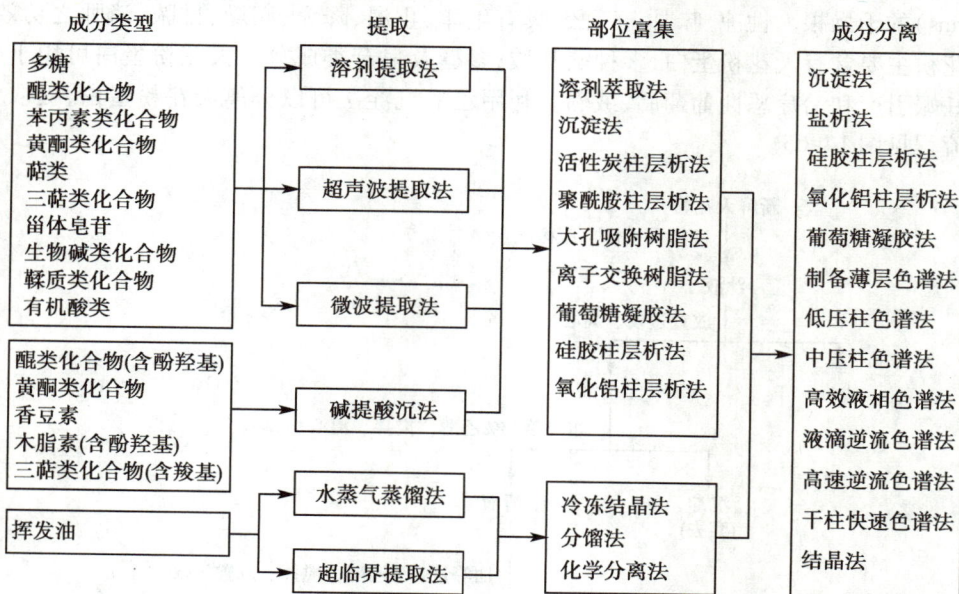

图 14-66　不同类型中药化学成分的常用提取、分离方法

二、中药化学成分制备方法综合应用实例

（一）银杏叶中黄酮类和萜类成分

银杏叶为银杏科植物银杏（*Ginkgo biloba* L.）的干燥叶，性平，味甘、苦、涩；归心、

肺经;功能活血化瘀,通络止痛,敛肺平喘,化浊降脂;主治瘀血阻络,胸痹心痛,中风偏瘫,肺虚咳喘,高脂血症。现代药理研究表明,银杏叶具有:①增加脑血流量、保护脑细胞缺血缺氧和脑水肿;②降低心肌耗氧量、保护心肌缺血;③抑制血小板聚集;④抑制支气管平滑肌收缩、促进祛痰等作用。临床用于治疗心脑血管疾病如脑梗死、冠心病、心绞痛、高血压等,呼吸系统疾病如支气管哮喘等,如银杏叶注射剂用于缺血性心脑血管疾病、冠心病、心绞痛、脑栓塞、脑血管痉挛等。

1. 化学成分类型　银杏叶主要化学成分有黄酮类、萜类内酯、有机酸类及多糖类等。黄酮类化合物根据其结构可分为 3 类:单黄酮类、双黄酮类和儿茶素类。单黄酮类主要为槲皮素、山柰酚、异鼠李素、杨梅素和芹菜素等,前 3 种是主要成分;双黄酮类主要有银杏双黄酮、异银杏双黄酮、去甲银杏双黄酮、穗花杉双黄酮、金松双黄酮及 5′-甲氧基去甲银杏双黄酮等;儿茶素类主要有儿茶素、表儿茶素、没食子酸儿茶素和表没食子酸儿茶素等。银杏黄酮类化合物具有改善脑循环、扩张血管、增加冠脉及脑血管流量、降低血黏度等作用,是治疗心脑血管疾病的有效物质。银杏中萜内酯有银杏内酯 A、B、C、M、J(二萜内酯)以及白果内酯(倍半萜内酯),萜内酯是血小板激活因子(PAF)受体特异性拮抗剂。

2015 年版《中国药典》(一部)规定,银杏叶含总黄酮醇苷不得少于 0.4%,总黄酮醇苷含量 =(槲皮素 + 山柰酚 + 异鼠李素含量)× 2.51;含萜类内酯以银杏内酯 A、B、C 和白果内酯的总量计,不得少于 0.25%。

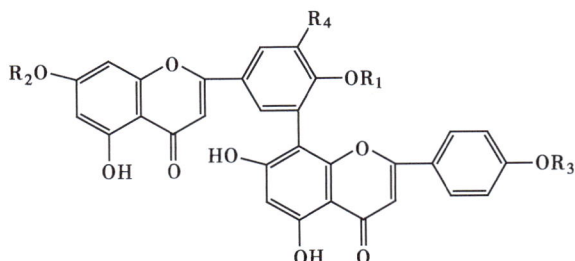

银杏双黄酮	$R_1 = R_2 = CH_3$	$R_3 = R_4 = H$
异银杏双黄酮	$R_1 = R_3 = CH_3$	$R_2 = R_4 = H$
去甲银杏双黄酮	$R_1 = CH_3$	$R_2 = R_3 = R_4 = H$
穗花杉双黄酮	$R_1 = R_2 = R_3 = R_4 = H$	
金松双黄酮	$R_1 = R_2 = R_3 = CH_3$	$R_4 = H$
5′-甲氧基去甲银杏双黄酮	$R_1 = CH_3$　$R_2 = R_3 = H$	$R_4 = OCH_3$

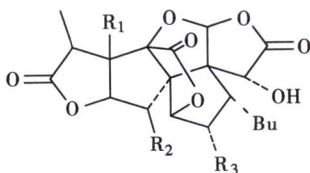

银杏内酯　A　$R_1 = OH$　$R_2 = R_3 = H$

银杏内酯　B　$R_1 = R_2 = OH$　$R_3 = H$

银杏内酯　C　$R_1 = R_2 = R_3 = OH$

2. 银杏叶总黄酮及总萜内酯提取分离　利用银杏黄酮及银杏内酯类化合物可溶于稀乙醇(浓度 50% 左右),而银杏酸类毒性成分难溶于稀乙醇的性质,采用稀乙醇进行加热回流提取,减压回收乙醇并浓缩至适量后,再利用银杏黄酮及银杏内酯类化合物可与大孔树脂结合的性质,采用 D101 型大孔吸附树脂法进行富集、纯化,收集相应的乙醇洗脱液,回收乙醇,喷雾干燥或真空干燥,制得银杏叶提取物(图 14-67)。

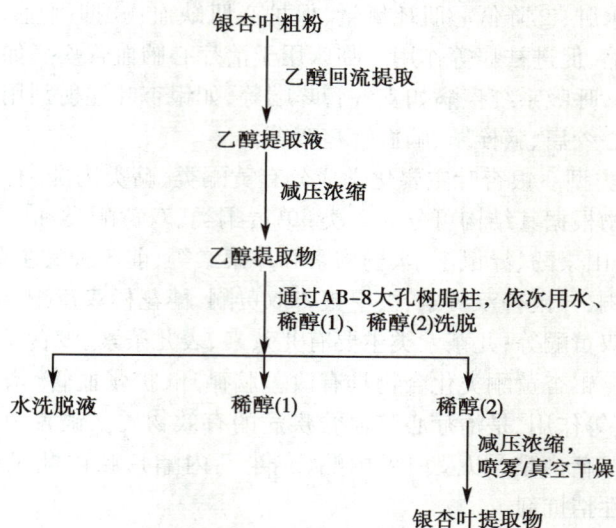

```
                    银杏叶粗粉
                        │
                    乙醇回流提取
                        ↓
                    乙醇提取液
                        │
                    减压浓缩
                        ↓
                    乙醇提取物
                        │
            通过AB-8大孔树脂柱,依次用水、
            稀醇(1)、稀醇(2)洗脱
          ┌─────────────┼─────────────┐
          ↓             ↓             ↓
       水洗脱液        稀醇(1)        稀醇(2)
                                       │
                                  减压浓缩,
                                  喷雾/真空干燥
                                       ↓
                                   银杏叶提取物
```

图 14-67　银杏叶提取物的制备流程图

3. 银杏叶总黄酮有效部位的提取分离　利用银杏叶黄酮类化合物易与聚酰胺以氢键结合的特性,在乙醇提取、环己烷脱脂的基础上,通过聚酰胺色谱进行银杏总黄酮类成分的富集纯化,其分离流程图见图 14-68。

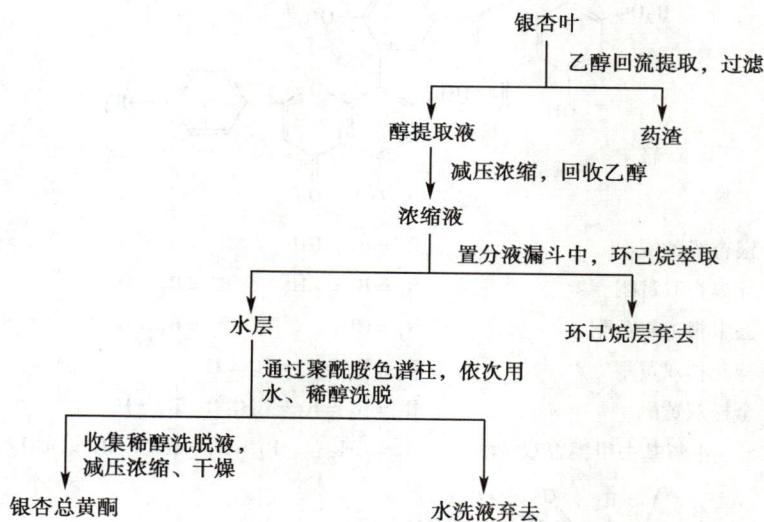

```
                    银杏叶
                        │
                 乙醇回流提取,过滤
              ┌─────────┴─────────┐
              ↓                   ↓
           醇提取液               药渣
              │
         减压浓缩,回收乙醇
              ↓
           浓缩液
              │
         置分液漏斗中,环己烷萃取
         ┌────┴──────────────┐
         ↓                   ↓
        水层               环己烷层弃去
         │
    通过聚酰胺色谱柱,依次用
    水、稀醇洗脱
    ┌────┴──────────────┐
    ↓                   ↓
 收集稀醇洗脱液,          水洗液弃去
 减压浓缩、干燥
    ↓
 银杏总黄酮
```

图 14-68　银杏总黄酮有效部位的提取分离

利用黄酮类化合物易溶于乙醇的性质,采用 70% 乙醇提取银杏黄酮,再利用醇提水沉法沉淀水不溶性杂质,滤液通过大孔吸附树脂柱分离,除去水溶性杂质,分离制备银杏总黄酮有效部位(图 14-69)。

（二）丹参中酚酸类和菲醌类成分

丹参为唇形科植物丹参(*Salvia miltiorrhiza* Bge.)的干燥根和根茎。性微寒,味苦;

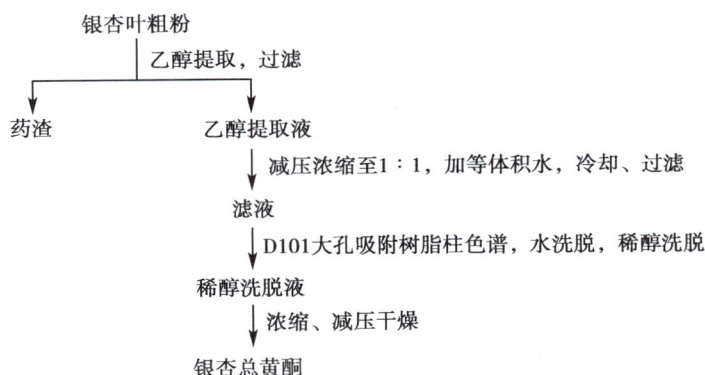

图 14-69　银杏总黄酮有效部位的提取与分离

归心、肝经。具有活血祛瘀、通经止痛、清心除烦、凉血消痈之功效,临床用于治疗胸痹心痛、脘腹胁痛、癥瘕积聚、热痹疼痛、心烦不眠、月经不调、痛经经闭、疮疡肿痛等症。现代药理研究表明,丹参具有改善外周循环、提高机体的耐缺氧能力、扩张冠状动脉与外周血管、增加冠脉血流量、改善心肌收缩力等作用,临床上常用以治疗冠心病。丹参在中医临床及中成药制剂中应用广泛,以丹参为主要原料的丹参片、复方丹参滴丸、复方丹参片、丹参注射液、注射用丹参多酚酸盐、冠心丹参片等,疗效显著,临床应用广泛。

1. 化学成分类型及理化性质　丹参中主要化学成分为水溶性酚酸类成分和脂溶性菲醌类成分两大类。

(1)菲醌类成分:属于脂溶性成分,主要有丹参酮Ⅰ、丹参酮Ⅱ$_A$(丹参醌Ⅱ$_A$)、丹参酮Ⅱ$_B$、羟基丹参酮、丹参酸甲酯、隐丹参酮、次甲基丹参酮、二氢丹参酮、丹参新醌甲、乙、丙等。研究表明,丹参酮类成分具有抗肿瘤、抗动脉粥样硬化、抗心律失常、缩小心肌梗死面积、降低心肌耗氧量、逆转左心室肥厚、减轻缺血再灌注损伤、保肝脏及抗肝纤维化、保护心肌、改善微循环、抗菌消炎等作用。菲醌类成分是丹参中的有效成分之一。

丹参酮Ⅱ$_A$为红色片状结晶,丹参酮Ⅱ$_B$为紫色针状结晶,隐丹参酮为橙色针状结晶,丹参新醌甲为橙黄色粉末,丹参新醌乙为橙红色针状结晶,丹参新醌丙为红色针状结晶。丹参酮类化合物极性较小,不溶或难溶于水,易溶于亲脂性有机溶剂及甲醇、乙醇。

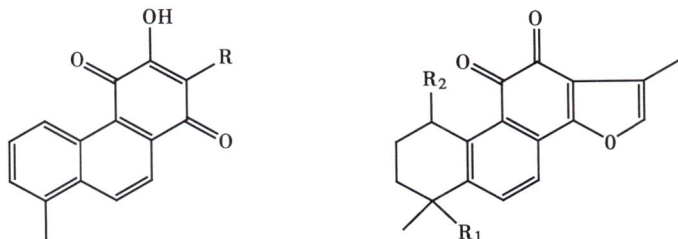

	R
丹参新醌甲	$CH(CH_3)CH_2OH$
丹参新醌乙	$CH(CH_3)_2$
丹参新醌丙	CH_3

	R_1	R_2
丹参酮Ⅱ$_A$	CH_3	H
丹参酮Ⅱ$_B$	CH_2OH	H
丹参酸甲酯	$COOCH_3$	H
羟基丹参酮Ⅱ$_A$	CH_3	OH

（2）酚酸类成分：为多聚酚酸类衍生物，具水溶性，如丹酚酸 A、B、C、丹参素、迷迭香酸、原儿茶醛、原儿茶酸等。药理及临床研究发现丹参酚酸类成分与丹参整体疗效的关系密切，是丹参的主要有效成分之一，目前，以丹参酚酸类成分为药效成分的中药制剂较多，如注射用丹参多酚酸盐。

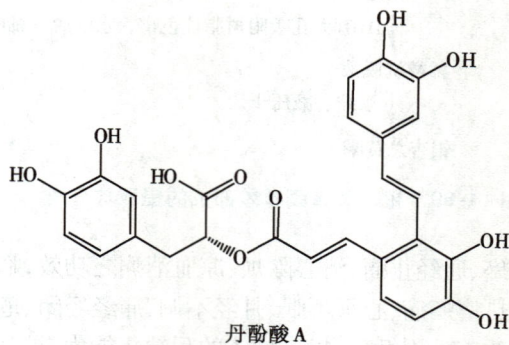

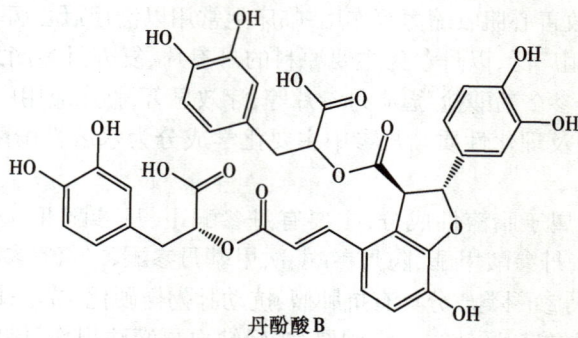

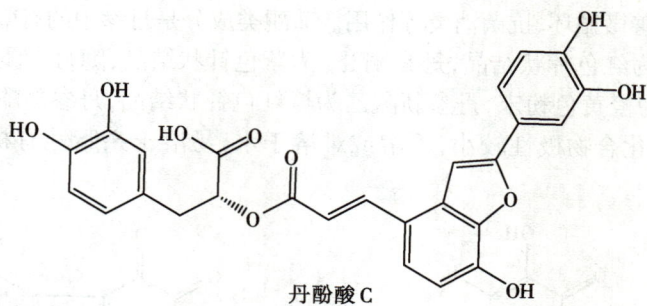

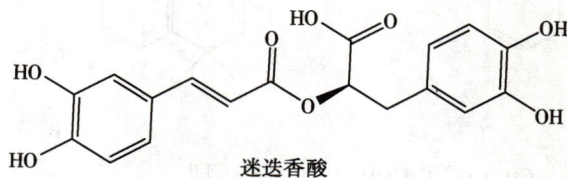

丹酚酸 A

丹酚酸 B

丹酚酸 C

迷迭香酸

丹参素　　　　　　　　　原儿茶醛

原儿茶酸

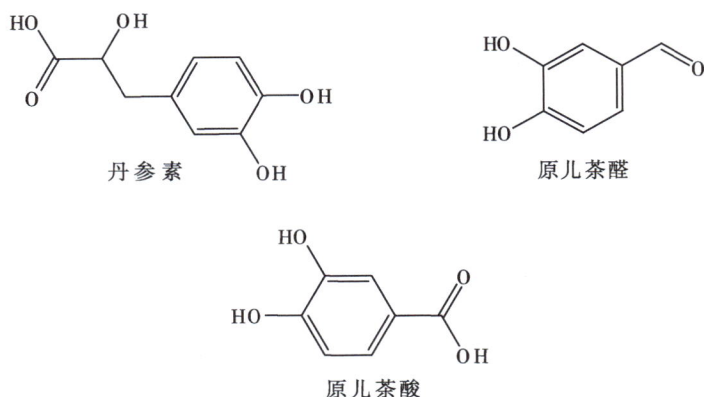

2015 年版《中国药典》(一部)规定,丹参药材含丹酚酸 B 不得少于 3.0% ,含丹参酮Ⅱ$_A$、隐丹参酮和丹参酮Ⅰ的总量不得少于 0.25% 。

2. 丹参有效部位的提取分离

(1)丹参酮有效部位与丹酚酸有效部位的提取分离:采用适宜的方法同时从丹参中制备丹参酮有效部位和丹酚酸有效部位,提取分离流程图见图 14-70。

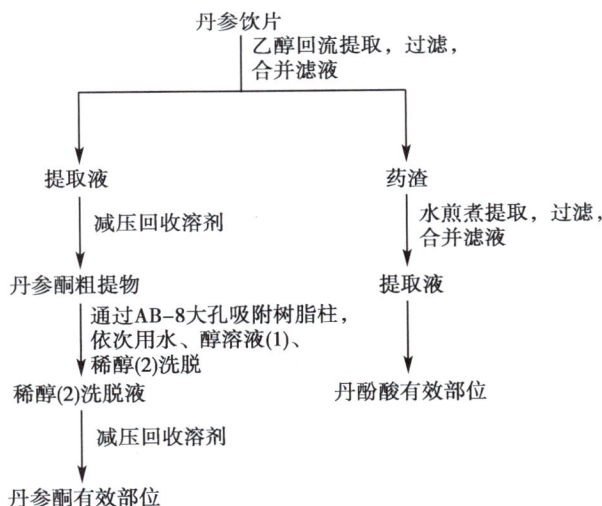

```
                       丹参饮片
                       │ 乙醇回流提取，过滤，
                       │ 合并滤液
        ┌──────────────┴──────────────┐
        ↓                             ↓
      提取液                         药渣
        │ 减压回收溶剂                  │ 水煎煮提取，过滤，
        ↓                             │ 合并滤液
   丹参酮粗提物                        ↓
        │ 通过AB-8大孔吸附树脂柱，       提取液
        │ 依次用水、醇溶液(1)、           │
        ↓ 稀醇(2)洗脱                    ↓
  稀醇(2)洗脱液                    丹酚酸有效部位
        │ 减压回收溶剂
        ↓
   丹参酮有效部位
```

图 14-70　丹参酮有效部位与丹酚酸有效部位提取分离流程图

(2)丹参酮Ⅱ$_A$ 的提取分离:丹参酮类成分具有抗菌及扩张冠状动脉的作用,由丹参酮Ⅱ$_A$ 制得的丹参酮Ⅱ$_A$ 磺酸钠注射液已用于临床,用于治疗冠心病、心肌梗死。从丹参中提取分离丹参酮Ⅱ$_A$ 的流程图见图 14-71。

在上述流程中除可用乙醚冷浸外,还可直接用 95% 乙醇温浸,然后回收乙醇,浸膏用甲醇溶解,过滤,进一步用柱色谱法分离。

(3)丹酚酸 B 对照品的制备:丹酚酸 B 是丹参质量控制的指标成分,也是丹参中酚酸类代表成分。丹参酚酸 B 对照品提取分离流程图见图 14-72。

丹参根粗粉

↓ 乙醚冷浸

乙醚液

↓ 5%碳酸钠水溶液萃取

乙醚层　　　　　　　　　　　　　　　　　　碱水层

↓ 硅胶柱色谱，石油醚-苯(1∶1)洗脱，TLC检识

丹参醌ⅡA

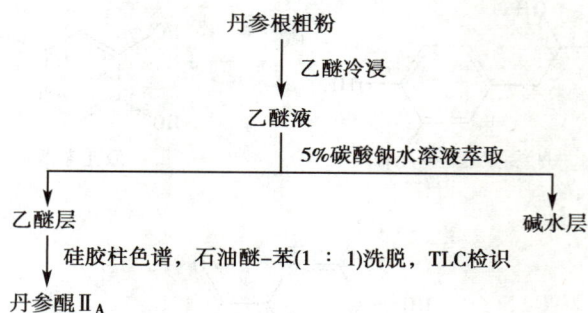

图 14-71　丹参醌ⅡA 的提取分离

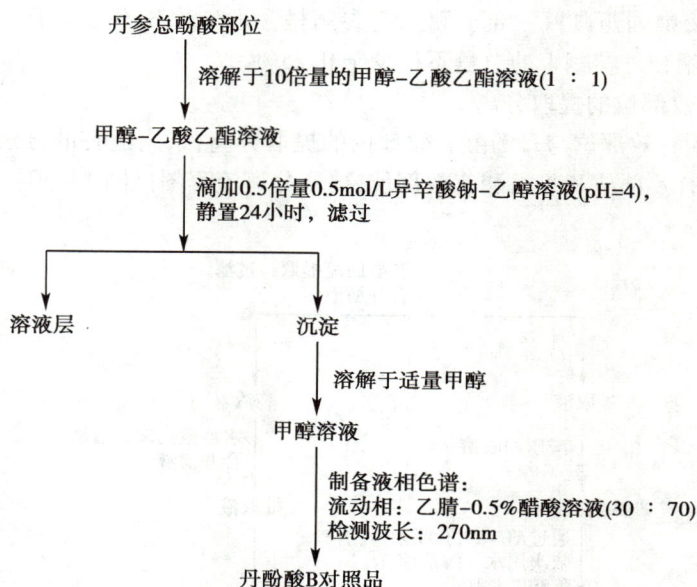

丹参总酚酸部位

↓ 溶解于10倍量的甲醇-乙酸乙酯溶液(1∶1)

甲醇-乙酸乙酯溶液

↓ 滴加0.5倍量0.5mol/L异辛酸钠-乙醇溶液(pH=4)，静置24小时，滤过

溶液层　　　　　　　　沉淀

　　　　　　　　　　　↓ 溶解于适量甲醇

　　　　　　　　　　　甲醇溶液

　　　　　　　　　　　↓ 制备液相色谱：
　　　　　　　　　　　流动相：乙腈-0.5%醋酸溶液(30∶70)
　　　　　　　　　　　检测波长：270nm

　　　　　　　　　　　丹酚酸B对照品

图 14-72　丹酚酸 B 对照品的制备

（三）四逆散有效部位

四逆散为东汉张仲景《伤寒论》首载，由柴胡、白芍、枳实、甘草组成，为疏肝理脾之剂，具有散泄郁热、和解表里、疏肝和中、舒挛止痛之功能。主治阳郁厥逆，肝脾气郁。临床用于疏肝解郁、开胃行滞颇效，故成为疏肝行气之祖方。常用于治疗慢性肝炎、胆囊炎、胆石症、胆道蛔虫病、胰腺炎、急性胃炎、急性阑尾炎、肋间神经痛等。近年来，四逆散由于其良好的抗抑郁功效，常用于临床。

1. 化学成分类型　四逆散中含有皂苷及其苷元、糖苷、黄酮、生物碱、挥发油、多糖、植物甾醇、脂肪酸等多种成分，主要有效成分为柴胡皂苷、芍药苷、辛弗林、新橙皮苷、橙皮苷、柚皮苷、甘草苷以及甘草酸等。其中，柴胡皂苷源于柴胡，为五环三萜皂苷，其苷元有 7 种不同类型；芍药苷源于白芍，为单萜类糖苷；辛弗林、新橙皮苷、橙皮苷、柚皮苷源于枳实，辛弗林为苯丙胺类生物碱，新橙皮苷、橙皮苷、柚皮苷为二氢黄酮苷；甘草苷、甘草酸源于甘草，甘草苷为二氢黄酮苷，甘草酸为五环三萜皂苷。

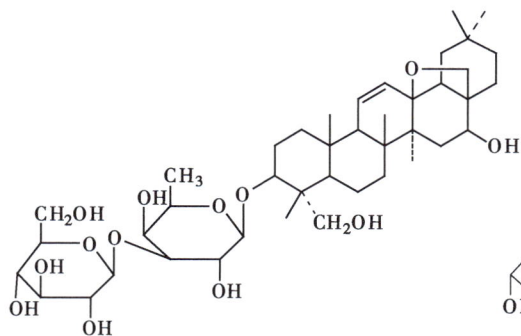

柴胡皂苷a

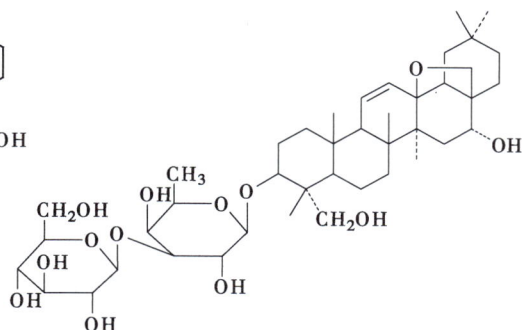

柴胡皂苷d

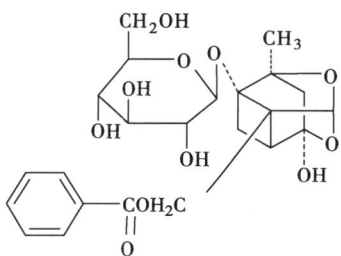

芍药苷

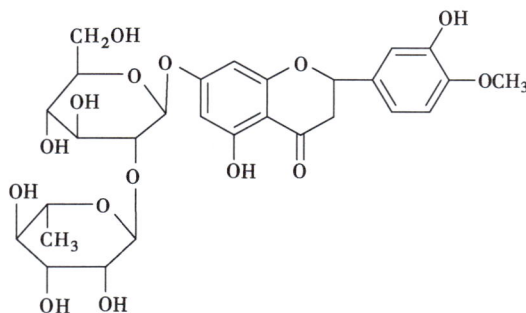

新橙皮苷

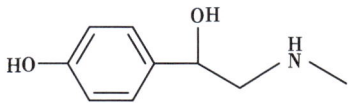

辛弗林

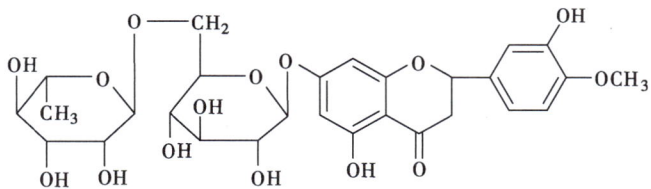

橙皮苷

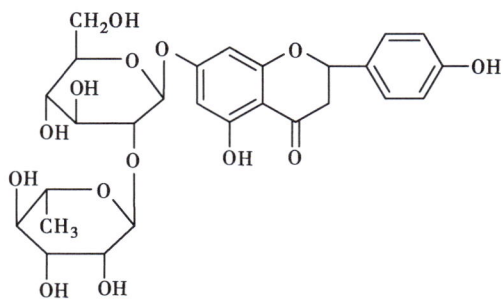

柚皮苷

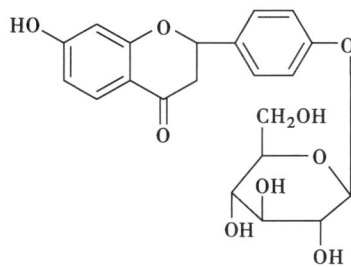

甘草苷

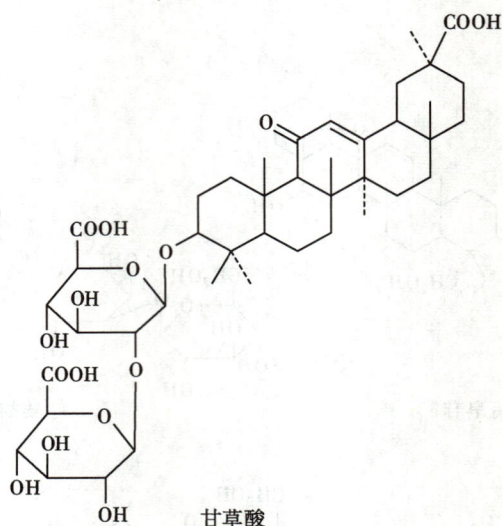

甘草酸

2. 四逆散抗抑郁有效部位的制备　四逆散抗抑郁有效部位的制备流程见图
14-73。

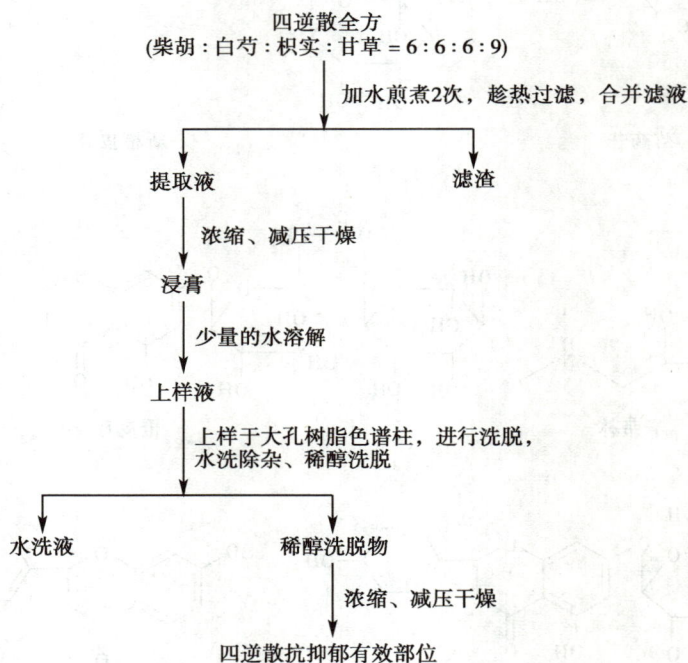

图 14-73　四逆散抗抑郁有效部位的制备

四逆散抗抑郁有效部位主要含有黄酮类和皂苷类成分,其中黄酮类成分含量为
39.5% ~45.5%,总皂苷类成分的含量为 11.0% ~12.0%;HPLC 测定新橙皮苷含量
为 19.5% ~21.5%,甘草酸含量为 3.0% ~3.5%。

（四）黄连解毒汤有效部位

黄连解毒汤,又名火剂汤、三黄解毒汤。黄连解毒汤由黄连、黄芩、黄柏、栀子四味药物组成:黄连三两,黄柏、黄芩各二两,栀子十四枚。本方以黄连为君药,能清解火毒,故称为黄连解毒汤。又因本方药物苦寒,黄连、黄芩、黄柏并用,泻火解毒之功颇著,故也称三黄解毒汤。黄连解毒汤具有清热泻火解毒之功效。主要用于治疗热毒所致的多种症状,如烦热,口燥咽干,错语不眠,或吐衄发斑,牙痛目赤,下痢黄疸,小便赤黄,痈肿疔毒,舌红苔黄,脉数有力等。现代药理研究表明,黄连解毒汤具有良好的脑保护作用,临床常用于脑梗死、急性高血压性脑出血等脑病的治疗,疗效显著。

1. 化学成分类型　黄连解毒汤的化学成分主要为三大类:生物碱类、黄酮类、环烯醚萜苷类,另外还存在有机酸、甾醇等类化学成分。其中生物碱类成分主要有小檗碱、巴马汀和药根碱、非洲防己碱。黄酮类成分主要为黄芩素、汉黄芩素、木犀草素和黄芩苷。环烯醚萜类主要有栀子苷和京尼平-1-O-β-D-龙胆双糖苷。

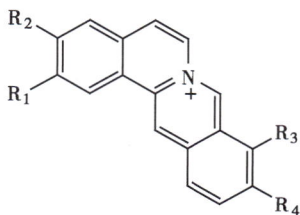

小檗碱	$R_1 = R_2 = OCH_2O$	$R_3 = R_4 = OCH_3$
巴马汀	$R_1 = R_2 = R_3 = R_4 = OCH_3$	
药根碱	$R_1 = R_3 = R_4 = OCH_3$	$R_2 = OH$
非洲防己碱	$R_1 = OH$	$R_2 = R_3 = R_4 = OCH_3$

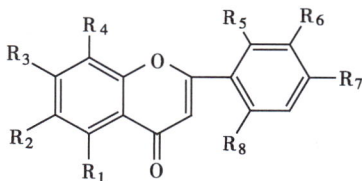

黄芩素	$R_1 = R_2 = R_3 = OH$	$R_4 = R_5 = R_6 = R_7 = R_8 = H$
黄芩苷	$R_1 = R_2 = OHR_3 = OGlu$	$R_4 = R_5 = R_6 = R_7 = R_8 = H$
汉黄芩素	$R_1 = R_3 = OH$ $R_4 = OCH_3$	$R_2 = R_5 = R_6 = R_7 = R_8 = H$
木犀草素	$R_1 = R_3 = R_6 = R_7 = OH$	$R_2 = R_4 = R_5 = R_8 = H$

2. 黄连解毒汤抗缺血性脑中风有效部位的制备　黄连解毒汤抗缺血性脑中风有效部位工艺流程见图 14-74。

黄连解毒汤有效部位主要含有生物碱类、黄酮类和环烯醚萜苷类成分,其中总生物碱类成分的含量为 12.5% ～ 14.5%、总黄酮类成分的含量为 31.5% ～ 32.5%。HPLC 测定栀子苷含量为 7.5% ～ 8.5%,黄芩苷含量为 9.5% ～ 10.5%。另含有一定量的有机酸、甾醇、三萜和其他成分。

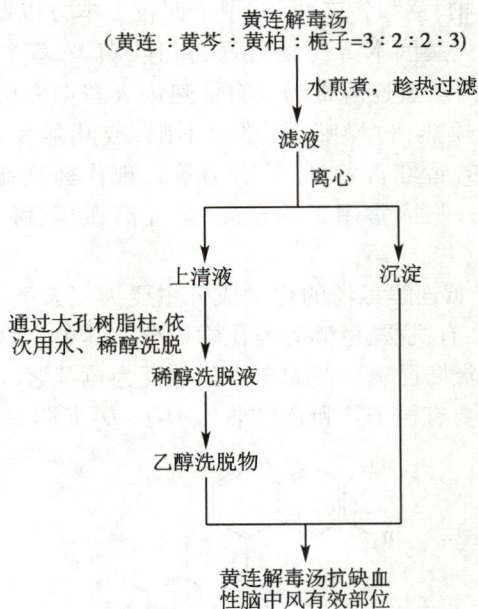

图 14-74 黄连解毒汤抗缺血性脑中风有效部位的制备

学习小结

1. 学习内容

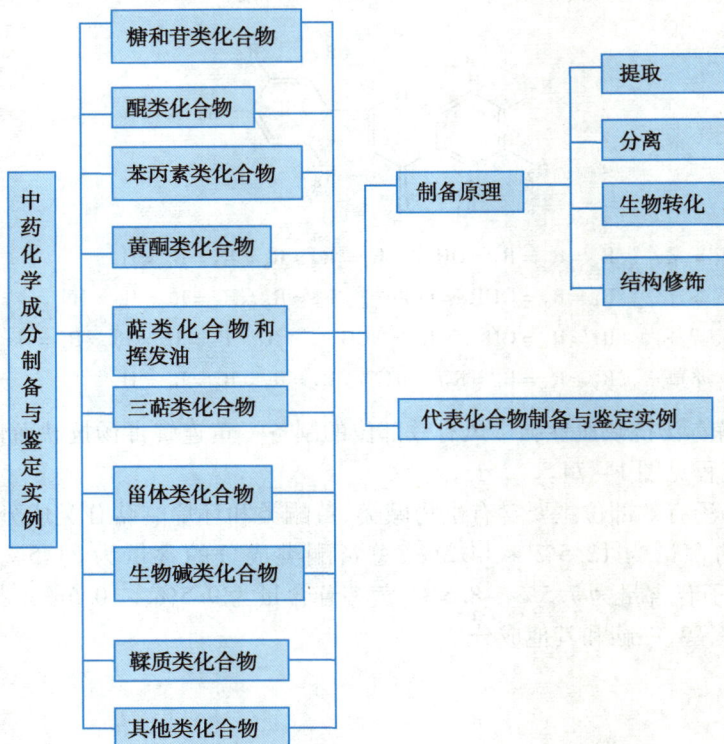

2. 学习方法

（1）各类化合物的制备原理、代表化合物的制备及鉴定方法是本章学习的重点内容。学习各类化合物化合物的制备方法,首先应掌握各类化合物的制备原理,依据前期学习的理论知识,包括各类化合物的理化性质、各种制备方法原理等,进行学习。

（2）学习各类化合物的鉴定方法,应首先掌握前期学习的各类化合物的波谱特征及结构鉴定技术,在此基础上,开展代表化合物的鉴定方法的学习,有助于掌握相关知识。

（原红霞　王举涛　邓雁如　周洪雷　姜艳艳　黄鸣清）

复习思考题

1. 黄酮类化合物的常用分离方法有哪些?
2. 水溶性生物碱的常用分离方法有哪些?
3. 皂苷类成分的常用分离方法有哪些?
4. 苷类成分在提取分离过程中需要注意什么问题?

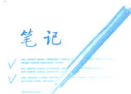

笔记

第十五章

中药药物成分的代谢

📋 **学习目的**

通过学习中药药物成分代谢转化的方式,了解代谢反应的主要场所(胃肠道和肝脏)及相关的药物代谢酶对代谢反应的催化作用,熟悉中药有效成分在动物及人体的主要代谢反应类型:氧化代谢、还原代谢、分解代谢、结合代谢及其他代谢反应。通过对中药成分的代谢反应类型和中药成分体内代谢研究的实例,使学生认识中药成分体内代谢的基本思路和方法,拓展学生的理论基础和科研思路。

学习要点

主要代谢反应类型和代表性中药成分的代谢方式。

第一节 概 述

一、中药药物成分代谢研究意义

中药药物绝大多数通过口服发挥作用,药物口服后进入胃肠道后不可避免地会发生一系列变化过程,从而引起药物的药理活性和毒性的改变。中药(复方)的体内过程包括吸收(absorption)、分布(distribution)、代谢(metabolism)、排泄(excretion)以及在此过程中可能产生的毒性(toxicity),简称 ADMET。

中药药物成分代谢是指中药成分经吸收、分布后,在血液和组织中发生的生物转化(biotransformation)过程,主要是通过胃肠道、肝、肾等脏器或器官进行的。中药药物成分代谢研究是中药化学研究重要现代方法之一,对阐明中药的有效性、探求有效成分的作用原理、创新药物研发等具有重要意义。中药代谢化学的研究是中药成分药代动力学和生物利用度研究的基础和前提,同时,中药成分代谢化学的研究还为新的活性成分的发现、新药合成及新的前体药物的制备提供理论和实践依据。

(一)阐明中药成分的有效性(毒性)及其作用机制

数千年来的临床实践证明中药是有效的,但有许多中药在用现代药理学或生物学的方法试验时常常得出无效的结论。这是由许多原因造成的,包括实验方法不妥当、实验指标选择不合理等。其中,很多时候是因为对有效成分的体内代谢情况不明确造成的。如黄芩苷本身无解热作用,但在体内代谢产生的酚酸类化合物则有明显的解热作用。因此,阐明中药成分有效性时,中药化学成分代谢是其中必不可少的重要研究内容。

中药成分代谢研究也是研究机体对成分的反作用以及由此产生的代谢产物对机体再作用的一种手段。例如大黄的泻下作用机制正是借助于中药代谢化学的研究成果才得以明确。大黄中的主要成分番泻苷在肠中被水解为番泻苷元,番泻苷元的肠内菌代谢产物大黄酸蒽酮可以刺激肠壁,发挥泻下作用。

中药不仅具有治疗作用,某些中药还具有毒性,其毒性作用是怎样产生的? 研究毒性成分在体内的代谢过程有助于阐明毒性的产生机制并为消除或减少毒性提供科学依据。例如中药苦杏仁中的杏仁苷,本身并无毒性,但进入体内后分解成有毒物质HCN。实验表明,苦杏仁苷经静脉给药则毒性极低。显然毒性作用与该成分在肠内的代谢有直接关系。

(二)奠定中药药代动力学及生物利用度研究基础

药代动力学和生物利用度(bioavailability)研究是药物研发的重要内容。开展代谢动力学和生物利用度研究工作时,首先要了解该药物在体内发挥作用的有效物质是原形成分,还是代谢产物。例如,在做大豆素生物利用度研究时,发现在动物血及尿中几乎未检出该成分,而只有大量给药时才能检出微量的大豆素,经过代谢化学研究发现,大豆素被代谢成三种主要产物,其中 equol 占70%。因此,开展药代动力学和生物利用度研究,必须首先开展代谢化学研究,明确有效成分在体内的代谢变化。

(三)促进中药剂型改革,推动新药研发

研究中药有效成分的体内代谢产物及其活性是新药研发的重要途径之一。如体现在剂型改革方面,中药代谢化学研究为新剂型开发提供前提和基础。艾叶挥发油的口服剂型治疗咳喘有效,其主要有效成分 β-丁香烯的胶囊剂经口服也有效,而将 β-丁香烯的口服剂型改为气雾剂后止咳作用消失。经过代谢化学研究,发现 β-丁香烯在胃中被代谢成 β-丁香烯醇而发挥疗效的。依据代谢化学研究结果,将其代谢产物 β-丁香烯醇改为气雾剂,显示了很好的疗效。由此可见,在进行中药制剂改革时,要注意不同给药途径体内代谢过程的差异以及对疗效的影响,从而明确剂型改革的方向,指导新药研发。

二、中药药物成分代谢特点

中药绝大多数通过口服吸收而发挥作用,中药成分在进入胃肠道后不可避免地与胃液及肠道菌群发生关联,大多数的成分经相应细菌的作用发生代谢后被吸收,小部分的成分则以原形物直接被吸收。肠内菌群种类多、含酶丰富,中药成分的肠道代谢主要是利用肠内菌群中特定的酶将成分进行代谢转化,属于单酶或多酶的高密度转化。胃肠道对中药成分的代谢主要是以水解反应为主,也见氧化和还原作用。水解反应使中药中的化学成分相对分子量减小,极性减弱,脂溶性增强,往往伴有药效及毒性作用的增强。目前已经发现许多种中药成分被肠道菌群代谢后,发生转化,产生出具有较强药理活性的代谢产物,尤其是具有水溶性糖部分的葡糖苷成分。这类化合物在肠道内难以吸收,生物利用度低,肠内滞留时间较长而易受到肠内菌群的作用,它们以原形物显示药理活性的可能性较小,经肠菌代谢后被水解,生成苷元而发挥其药理作用。肝脏富含Ⅰ相代谢和Ⅱ相代谢所需的各种酶,中药成分首先在Ⅰ相代谢酶的作用

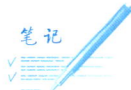

下氧化、还原或水解,然后在Ⅱ相代谢酶的作用下与葡萄糖醛酸、甘氨酸、硫酸等内源性物质结合或经甲基化、乙酰化后,随尿液和粪便排出体外。其中,在参与中药成分代谢的Ⅰ相和Ⅱ相代谢酶中,以细胞色素 P450 最为重要。除胃肠道和肝脏之外,中药成分代谢的部位还有血浆、肺、皮肤、肾、鼻黏膜、脑等。

(一) 以氧化反应为主

中药药物成分代谢反应大致可分为氧化、还原、水解和结合四种类型。机体内含有的主要代谢酶为细胞色素 P450 酶,该酶对中药化学成分的代谢作用以氧化反应为主。酶可以氧化中药进入机体内的化学物质,发生包括 N、O 和 S- 脱烷基化、C- 羟化、环氧化、硫的氧化、氮的羟化和氧化、氧化脱硫及脱氨基等氧化反应。也就是说,在中药成分的代谢反应中,氧化反应占据了主导地位。

(二) 反应底物种类多

药物代谢酶系可以对中药进入机体内的结构多样化的成分进行代谢,属底物非专一性反应。这种机体内的药物代谢酶对底物非专一性的反应,可以保护机体不受外界毒素的侵害。同时,药物代谢酶对外来物质的处置速度要远远低于对体内生物活性物质,如营养物质的"正常"代谢途径的速度,这给大多数中药中含有的成分进入体后发挥作用提供了所需的时间。

(三) 代谢产物水溶性增加

中药化学成分进入血液循环系统后需具有一定的水溶性才能随尿、胆汁和其他排泄液排出体外。但由于能够被机体吸收的中药化学成分大多数是脂溶性的,如果不经过机体转化为水溶性较强的代谢产物,会由于较难排出体外而积蓄在生物体内,产生毒副作用。这些脂溶性较强的化合物经过药物代谢酶作用后,分子结构发生改变,极性增加,水溶性增强,药物的活性也发生变化。生物转化生成的初级代谢产物在尿苷二磷酸葡萄糖醛酸基转移酶等酶的催化作用下,经过与葡萄糖醛酸、硫酸盐等结合,转化为水溶性更高的化合物,然后排出体外。

(四) 成分转化具多样性

药物代谢酶对中药进入体内成分的代谢结果是多样性的。某一种成分只产生一种代谢物的例子是不常见的。一般来说,药物的代谢过程中发生的往往是竞争性与序列性反应并存、相互交叉的复杂模式。也就是说,一种中药化学成分所能发生的代谢反应主要依赖于它本身的各种官能团、构象以及药物分子在体内所处的微环境。

第二节　中药药物成分代谢反应类型

中药有效成分在动物及人体的主要代谢反应类型可归纳为五类:氧化代谢、还原代谢、分解代谢、结合代谢及其他代谢反应。

一、氧化代谢

氧化反应是中药药物代谢最重要、最常见的反应之一,其中大部分氧化反应是由肝脏微粒体单加氧酶末端酶系 CYP 催化,只有部分氧化反应由线粒体和细胞质中的氧化酶或脱氢酶催化,生成氧化代谢产物。

（一）C-烷基支链的氧化

大多数药物具有烷基结构,单加氧酶将末端甲基(ω-位)和其邻位亚甲基[(ω-Ⅰ)-位]氧化,生成相应的醇,然后排出体外;但多数情况下,醇进一步被脱氢酶氧化从而转化为ω-羧酸或(ω-Ⅰ)-酮,再与葡萄糖醛酸结合生成葡萄糖醛酸苷后排出体外。短链甲基和乙基烷烃直接结合到双键和芳香环上时,结合部位(α位)易被氧化,通常甲基、亚甲基的氧化性依次降低。

中药氧化代谢的例子很多,如五味子醇甲(schizandrin)是五味子中木脂素类主要成分之一,具有明显的中枢安定和保肝作用。五味子醇甲在体内各组织及器官中分布较广,代谢和排泄快,但尿中排泄的原形药物极少。给大鼠腹腔注射五味子醇甲,尿液中可检出三个代谢产物,此结果与体外肝微粒体代谢法对五味子醇甲的代谢转化结果相同(图15-1)。

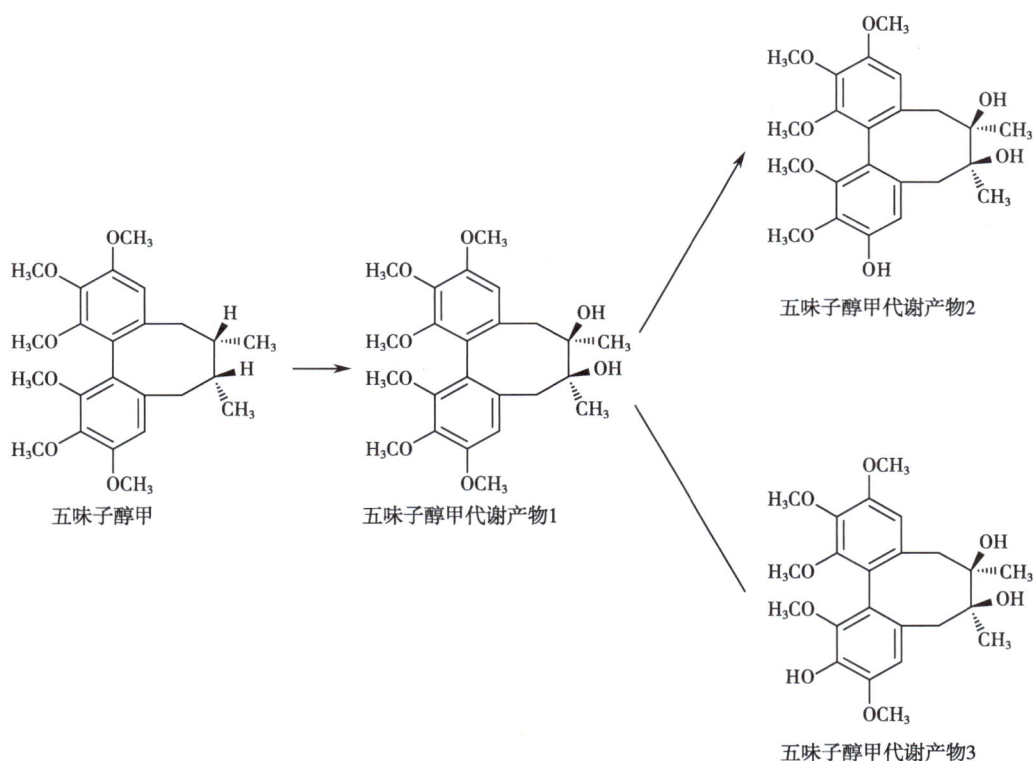

图 15-1 五味子醇甲的体内生物转化

菲醌类成分隐丹参酮(cryptotanshinone)为丹参中主要有效成分之一,将隐丹参酮口服给予大鼠或猪,经胃肠道吸收后进入肝脏,前者在脱氢酶作用下生成丹参酮ⅡA,后者在羟化酶催化下生成羟基丹参酮ⅡA。此外,二氢丹参酮Ⅰ亦可由肝微粒体药物代谢酶催化转为丹参酮Ⅰ(图15-2)。药效实验证明丹参酮ⅡA、羟基丹参酮ⅡA具有抗菌活性,这与丹参制剂在临床上内服作为抗感染药是一致的。

大黄中含有大量蒽醌类化合物,大黄酚、大黄素、大黄素甲醚、芦荟大黄素及大黄酸等游离蒽醌类成分。这类成分几乎无泻下作用,其中大部分经消化道代谢吸收而发挥其抗菌消炎等作用。将大黄素灌胃给予大鼠或小鼠,在尿液中除检出原形药物外,

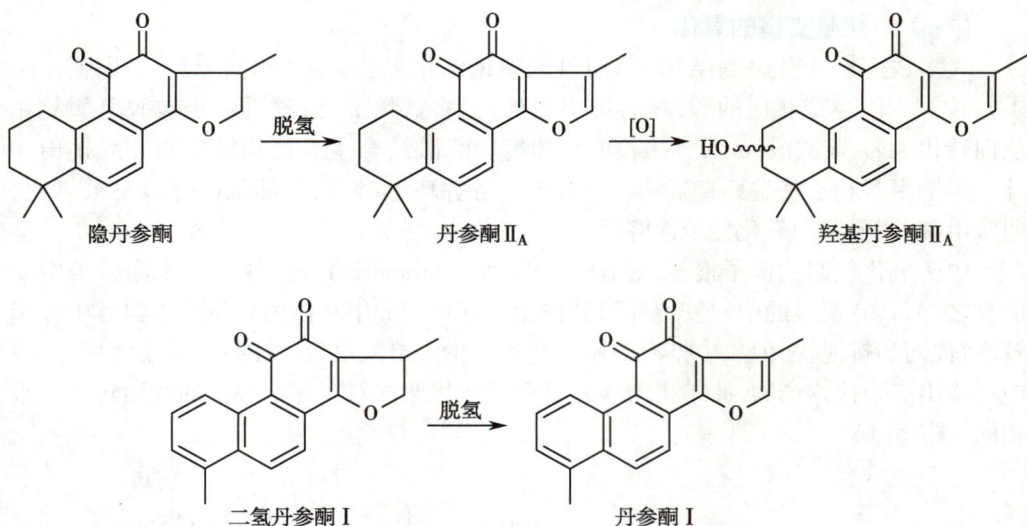

图 15-2　隐丹参酮和二氢丹参酮 I 的体内生物转化

还检出代谢产物(图 15-3)。此结果与在体外用大鼠肝匀浆液温孵培养大黄素的代谢产物基本相同。

以大黄素甲醚为研究对象,得到了类似的研究结果,大黄素和大黄素甲醚都能被苯巴比妥诱导的大鼠肝细胞酶系催化转化为不同的氧化产物,提示大黄素和大黄素甲醚的体内生物转化也是由肝 CYP 催化的(图 15-4)。

川芎嗪(tetramethylpyrazine,TMP)是川芎的主要成分之一,其作用表现为扩张血管、增加冠脉血流、增加脑血流、抑制血小板聚集以及降低血小板活性。将磷酸川芎嗪以腹腔注射形式给予家兔后,从血清中检出代谢产物 2-羟甲基-3,5,6-三甲基吡嗪和 3,5,6-三甲基吡嗪-2-甲酸。推测氧化反应是川芎嗪在体内生物转化的主要途径。川芎嗪分子结构中的一个甲基首先被氧化,生成 2-羟甲基-3,5,6-三甲基吡嗪。氧化产物的 2-羟甲基继续被氧化,生成 3,5,6-三甲基吡嗪-2-甲酸。将川芎嗪灌胃给予大鼠,可在尿液中检出原形化合物和三个代谢产物。因此,川芎嗪在体内的生物代谢部位主要发生在与吡嗪环结合的四个甲基上,且以 2-羟甲基 3,5,6-三甲基吡嗪代谢产物为主(图 15-5、图 15-6)。

(二)脂肪环的氧化

脂肪环类化合物因具有亚甲基结构,与直链状烷烃一样易发生氧化代谢。如给予家兔环己烷,会有 38% 左右的环己烷被氧化为环己醇,而环己醇则会继续被氧化为反式环己二醇,最终以葡萄糖醛酸形式排出体外。

(三)双键的氧化

双键本身能够被氧化代谢,生成环氧化物,双键本身经氧化代谢后生成的环氧化物比芳香环环氧化物更稳定,但在生物体中形成的该类环氧化物可以迅速被存在于肝微粒体或肝细胞的环氧化物水解酶分解。在体外实验中,在生物样品的温孵体系中加入环氧化物水解酶抑制剂 1,1,1-三氯丙烯 2,3-环氧物(1,1,1-trichloropropene 2,3-oxide),方可检测出双键氧化形成的环氧化物。

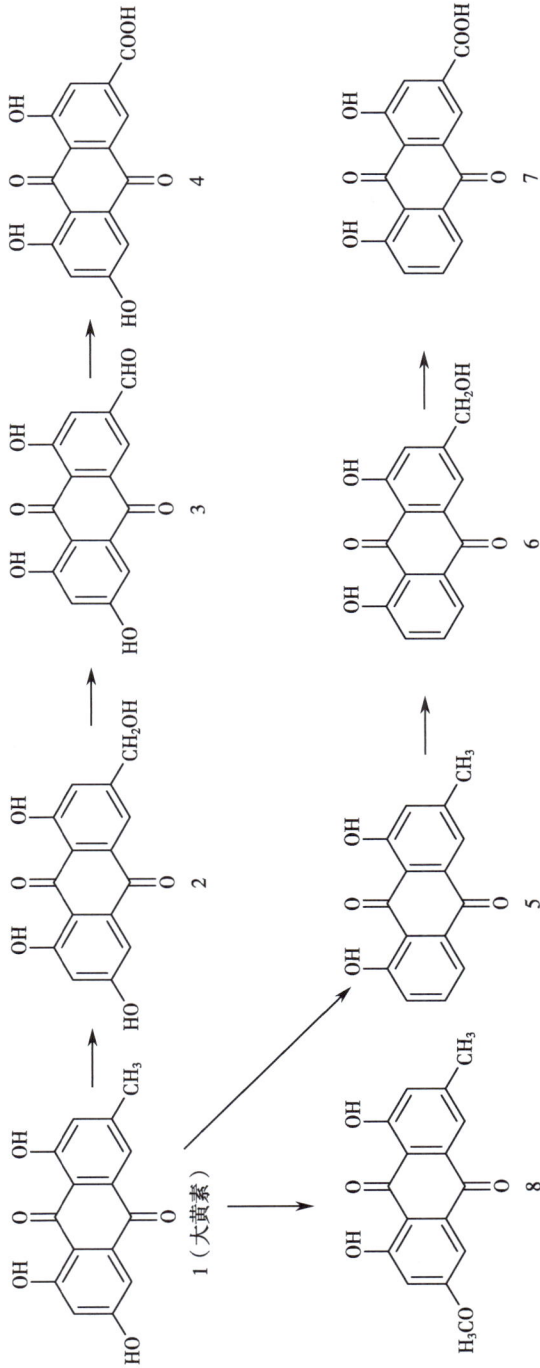

图15-3　大黄素的体内生物转化

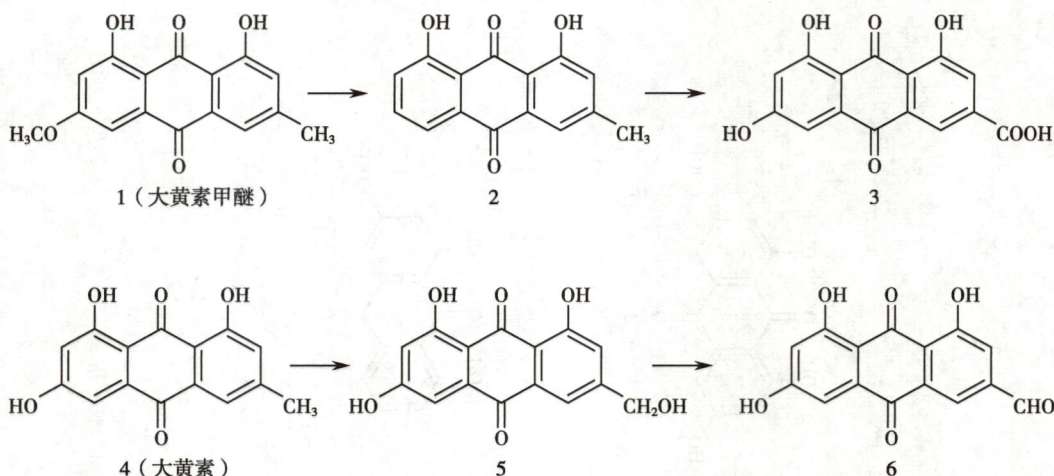

图 15-4　大黄素甲醚和大黄素的体内生物转化

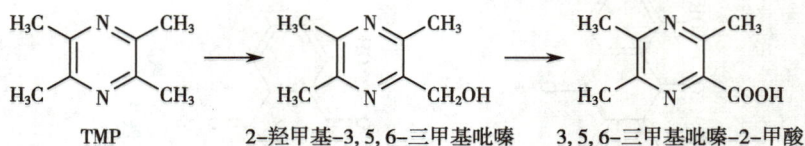

图 15-5　川芎嗪在家兔体内的生物转化

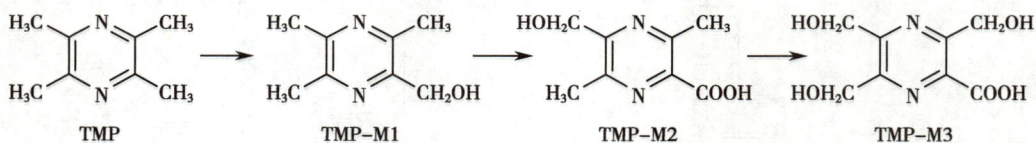

图 15-6　川芎嗪在大鼠体内的生物转化

　　通常来说，在化学上环氧化物是不稳定的，反应性多样，很多情况下会与生物体内源性大分子蛋白质以及核酸等共价结合，导致组织坏死或致癌等。如黄曲霉毒素 B_1（aflatoxin B_1）具有很强的肝毒性和致癌性，其原因在于双呋喃环的双键由肝微粒体单加氧酶氧化为环氧化物所致（图 15-7），黄曲霉毒素 B_1 本身并无肝毒性和致癌性。

（四）芳香环的氧化

　　芳香基在天然化合物分子中存在广泛，芳香基上的氢被羟基取代是其氧化的特征，也称羟基化反应。通常来说，优先被氧化的是电子密度高的部位。例如：芳环上已有羟基或氨基等供电子基团，与它们相对位或邻位更容易被氧化。反之像硝基苯具有吸电子基团的化合物则很难发生氧化，硝基还原后进行氧化可得到以 p- 氨基酚为主的代谢产物。

　　羟基引入苯环可能有两种机制。其一，同烷烃的羟基化相同，氧原子直接引入 C-H 键，不需要酶的参与。其二，氧原子攻击芳香环的双键，从而形成 1,2- 环氧化物中间体，之后的进一步转化产物取决于结构的稳定性和其他条件。既可与生物大分子或谷胱甘肽结合而生成加成物，也可以重排成相应的芳香醇或水合成反式二醇。

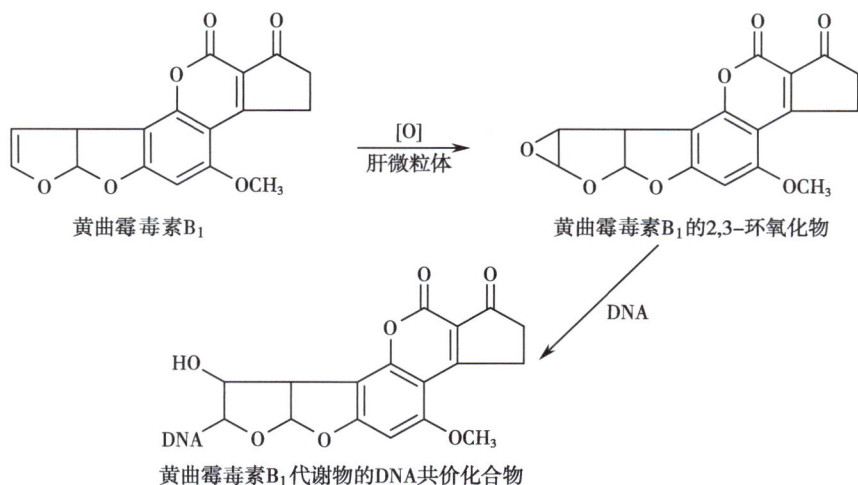

图 15-7　黄曲霉毒素 B₁ 的代谢及毒性代谢产物

（五）醇和醛的氧化

伯醇被氧化生成醛进而变成羧酸。仲醇及叔醇较伯醇难氧化。例如水杨苷口服后,在体内水解变成水杨醇,进而氧化成水杨酸及龙胆酸,发挥解热、镇痛及抗风湿作用（图 15-8）。

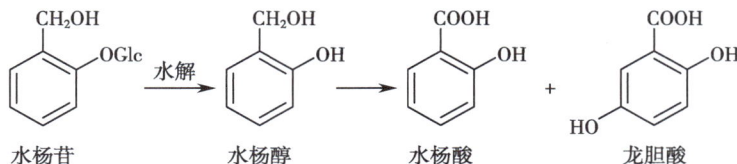

图 15-8　水杨苷的体内生物转化

（六）O、N、S- 烷基的氧化

1. *N*- 烷基的氧化　许多化合物中 N 的氧化均由微粒体 FAD- 单加氧酶（FAD-monooxygenase）催化。FAD- 单加氧酶是肝脏含量最丰富的黄酶之一,约占肝细胞总蛋白质量的 0.5%,它催化仲胺的羟基化和叔胺、羟胺的氧化,因此也称胺氧化酶（amine oxidase）。

吴茱萸碱为吴茱萸中的吲哚类生物碱。吴茱萸碱（evodiamine）经静脉或口服给予大鼠,在尿液中可检出原形化合物和体内转化产物吴茱萸次碱（rutaecarpine）、去氢吴茱萸碱（dehydroevodiamine）（图 15-9）,具有明显强心、抗炎活性,从而发挥吴茱萸温胃、止呕之功效。

2. *O*- 烷基和 *S*- 烷基的氧化　同 *N*- 烷基的氧化相似,*O*- 烷基和 *S*- 烷基的氧化也易在 α- 、（ω- Ⅰ）- 、ω- 位进行。*S*- 烷基的氧化同样是微粒体 FAD- 单加氧酶催化的,*S*- 烷基的生物转化主要有 *S*- 脱烷基、*S*- 氧化和脱硫三种类型。

3. 芳香族 O、N、S- 烷基的氧化　首先是 O、N、S 的邻位被羟化,然后烷基生成醛脱离,生成苯酚、胺及硫酚。本反应以甲基及乙基最容易发生。

与上述在肝脏进行的烷基氧化反应类似,在肠内细菌丛酶的作用下也可以发生

笔记

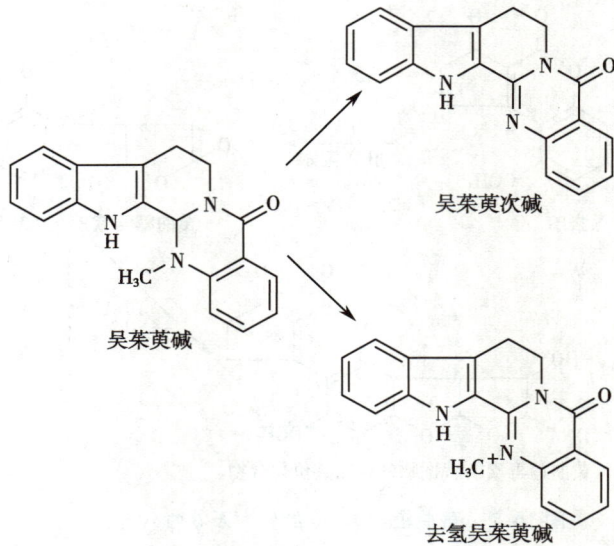

图 15-9 吴茱萸碱在大鼠体内的生物转化

O-烷基、N-烷基的脱烷基反应。如刺芒柄花素（formononetin）在胃肠道功菌丛的作用下可以脱去甲基生成大豆黄素（daidzein）（图 15-10）。

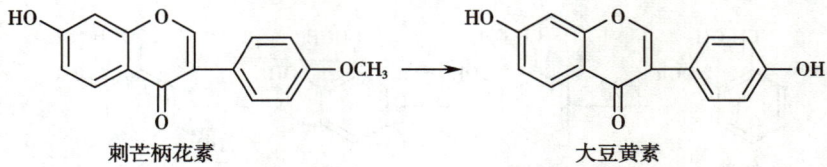

图 15-10 刺芒柄花素在肠道内的生物转化

（七）N→O 化合物的生成

某些生物碱类化合物在体内可被氧化生成极性更强较易溶于水的 N→O 氧化物。例如，中药粉防己中的有效成分粉防己碱（tetrandrine），在体内可转变成粉防己碱-N-2-氧化物。

二、还原代谢

药物在还原酶，特别是在肠道细菌丛产生的各种还原酶的作用下被还原，生成相应的还原型代谢产物。

（一）双键还原反应

许多不饱和脂肪酸的双键可以被氢化转变成饱和脂肪酸。肠道菌群产生的酶可对桂皮酸类衍生物和不饱和脂肪酸类化合物的双键进行加氢还原，如桂皮酸衍生物类的咖啡酸、阿魏酸可被还原成相应到的丙酸类衍生物，而不饱和脂肪酸类的亚麻油酸（linolenic acid）等成分可被还原成相应的饱和脂肪酸。中药厚朴中的主要有效成分为厚朴酚，具有镇静，抗溃疡、肌松及抗菌作用，在消化道内转化为厚朴酚代谢产物-3（magnololmeta-bolin-3）（图 15-11）。

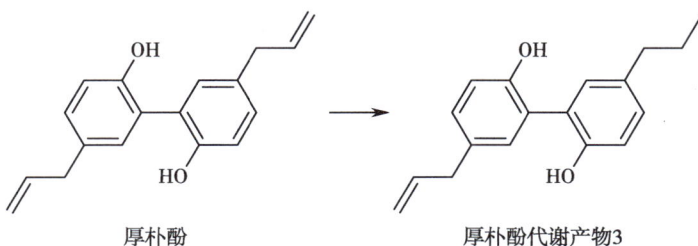

图 15-11　厚朴酚转化为厚朴酚代谢产物-3

阿魏酸在肠道菌群酶系的作用下,其双键被还原(图 15-12)。

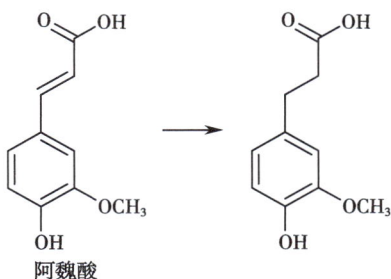

图 15-12　阿魏酸还原反应

香豆素类化学成分伞形花内酯(umbelliferone)与大鼠盲肠菌丛共温孵,内酯环开裂,$\Delta^{3,4}$烯被还原,生成 2,4-二羟基苯丙酸(2,4-dihydroxyphenyl propionic acid)(图 15-13)。

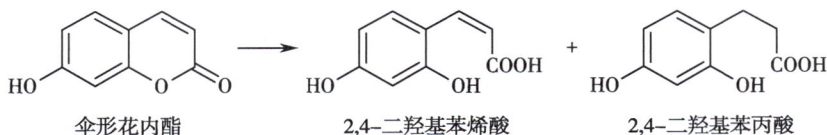

图 15-13　伞形花内酯的肠内代谢机制

(二)醇还原反应

香草醇(vanillyl alcohol)存在于中药天麻中,具有利胆镇静作用,在消化道中,其醇羟基被还原成甲基而转变成 2-甲氧基-对甲苯酚(4-methylquaiacol)及其脱甲基产物 4-甲基儿茶酚(4-methylcatechol)(图 15-14)。

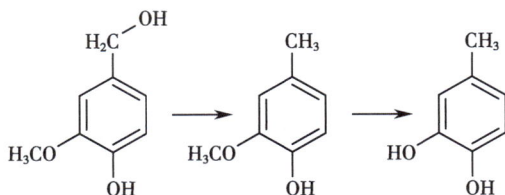

图 15-14　肠内菌还原香草醇

(三)醛、酮还原反应

醛类可还原生成相应的醇或烷烃。肠内菌也含有其他的还原酶,如肠内菌中的瘤胃球菌含有的 3β- 羟基甾体脱氢酶(3β- hydroxysteroid dehydrogenase),对于 C-3 羟基、A/B 环无双键类型化合物具有专一性,可将甘草次酸转化为 3- 去氢甘草次酸(3- dehydroglycyrrhetic acid);随后,肠内菌中的无害芽孢梭菌含有的 3α- 羟基甘草次酸脱氢酶(3α- hydroxyglycyrrhetinate dehydrogenase)将 3- 去氢甘草次酸还原为 3α- 羟基甘草次酸(3α- hydroxyglycyrrhetic acid)(图 15-15)。

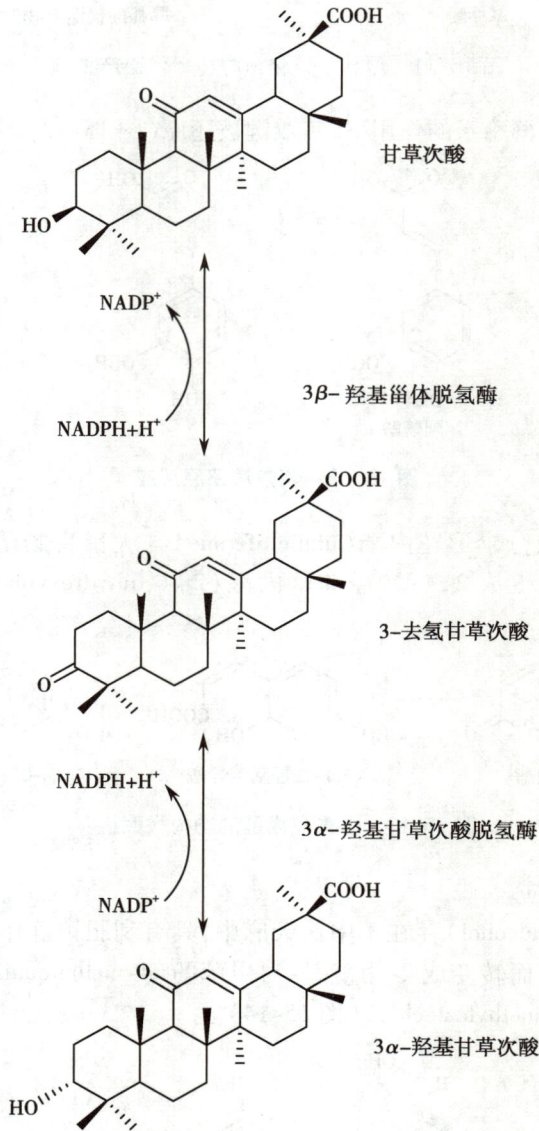

图 15-15　人肠内菌还原转化甘草次酸

大黄酸也能在肠内菌的作用下转化为大黄酸蒽酮(图 15-16),从而发挥泻下作用。

酮还原酶一方面可以催化酮类化合物还原成醇,另一方面还可以转化醛为酮,这些醛主要为醛脱氢酶不能氧化的醛;二醛还原酶的底物特异性很强,所以只能还原相

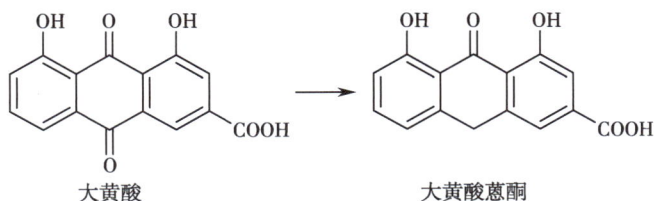

图 15-16　人肠内菌还原转化大黄酸

应的醛,对酮没有作用。蓝萼甲素是唇科香茶菜属植物香茶菜所含一种化学成分,在体外具有抑制血小板聚集的作用,蓝萼甲素与肝微粒体共温孵,HPLC-EI-MS 分析该代谢物为酮基还原为羟基产物(图 15-17)。

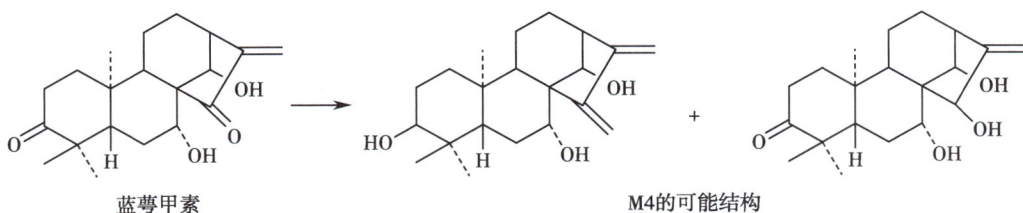

图 15-17　蓝萼甲素在肝微粒体中的可能转化机制

(四)硝基还原反应

肠内菌含有丰富的硝基还原酶和亚硝基还原酶,而肝脏不含有这些酶,所以进入体内含有硝基或亚硝基结构药物的生物转化都是在肠内菌作用下完成的。如马兜铃酸-1 转化为马兜铃内酰胺-1 就是肠内细菌作用下的还原反应(图 15-18)。

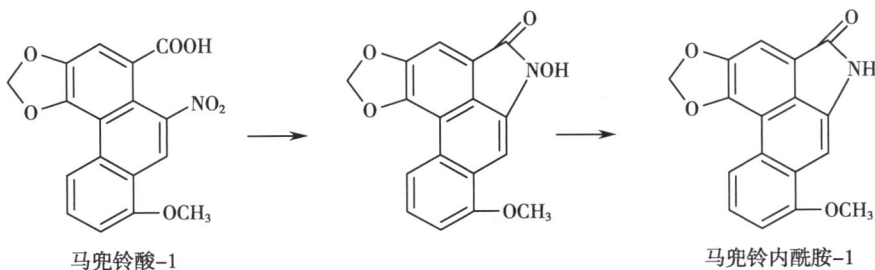

图 15-18　马兜铃酸转-1 化为马兜铃内酰胺-1

(五)偶氮还原反应

偶氮化合物的还原反应系通过 NADPH 依赖的微粒体偶氮还原酶催化进行,可将偶氮化合物代谢转化为相应的胺。还原反应主要是由肝脏组织微粒体和胞液中的多种酶催化完成。如微粒体细胞色素 P450 和 NADPH-细胞色素 c 酶以及肝细胞胞液中的黄嘌呤氧化酶,醛氧化酶 DT-硫辛酰胺脱氢酶。已有研究证明,偶氮和硝基化合物在生物体内被还原为氨基化合物的过程中会发生反应性很强的有害代谢产物或前致癌物 4-羟胺化合物,偶氮还原酶可将偶氮化合物分解为胺,从而去除致癌作用。

笔记

（六）其他还原反应

其他还原反应如二硫化物还原反应可将二硫化物还原成为硫醇、S-氧化物还原反应可将 S-氧化物还原成为硫化物。

三、分解代谢

某些中药有效成分在体内可被水解或脱掉某些官能团,生成结构更简单的代谢产物,在分解代谢中水解反应占主要地位。

（一）水解反应

1. 苷类的水解　水解反应是在肠内菌的 β-葡萄糖苷酶、β-鼠李糖苷酶、β-葡萄糖醛酸苷酶和硫酸酯酶等催化作用下完成的。

（1）糖苷键的水解:糖苷键水解是糖苷化合物进入生物体后最普遍的反应。口服给药时,水解反应发生在胃肠道内;静脉给药时,主要发生在肝脏内和肝肠循环过程中。如苦杏仁苷存在于杏的种仁中,具有 α-羟腈结构。在胃酸的作用下水解失去二分子葡萄糖生成杏仁腈,杏仁腈进一步生成苯甲醛和氢氰酸,对呼吸中枢呈镇静作用,使呼吸运动趋于安静而达到镇咳的作用（图 15-19）;但大量氢氰酸释放可使延髓生命中枢先兴奋后麻痹,并能抑制酶的活性,阻碍新陈代谢,引起组织窒息而产生中毒症状,严重者可导致死亡。

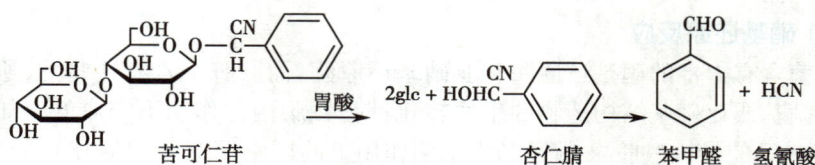

图 15-19　苦杏仁苷在胃酸作用下的代谢

中药秦皮中的主要有效成分为七叶苷,治疗细菌痢疾有效。但体外抑菌试验表明该成分几乎是无效的,通过代谢的研究表明该成分经口服后,在肠中被代谢成七叶内酯及 3,4-二羟基苯丙酸,这两种代谢物均显示较强的抑菌活性,而且这两种活性代谢的生成部位正是在该药发挥止痢的部位——肠道,由于生成的代谢物发挥了抑菌作用,起到了治疗痢疾的效果（图 15-20）。

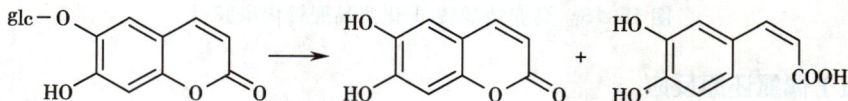

图 15-20　七叶苷在大鼠肠内代谢

栀子的主要成分为京尼平-1-O-龙胆双糖苷,口服京尼平苷有泻下作用,但非经口给药则无此作用,表明京尼平苷的泻下作用与其胃肠代谢产物有关。京尼平苷经口服给大鼠喂药后,在胃肠道酶的作用下水解,可在消化道检出其水解产生的苷元京尼平,证实了京尼平苷的泻下作用确实与消化道内代谢产物有关（图 15-21）。此外,京尼平也有较强的利胆作用,这些药效作用与栀子的传统功效相符。

大黄中的主要成分番泻苷在肠中被水解为番泻苷元,后者又被还原成大黄酸蒽

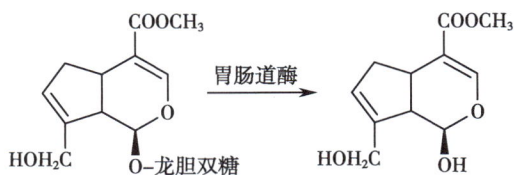

图 15-21　京尼平苷在大鼠胃肠道内代谢

酮刺激肠壁而表现出泻下作用(图 15-22)。值得注意的是中医用大黄作为泻下药时使用的是生大黄,其中番泻苷含量较高,经上述代谢研究,已经阐明了该药物的体内发生变化及产生疗效的机制。中医尚用另一种经过炮制的熟大黄,在炮制过程中,其泻下成分番泻苷类多水解氧化成大黄酚、大黄素、大黄素甲醚、芦荟大黄素及大黄酸等游离蒽醌类成分。这类成分几乎无泻下作用,其中大部分经消化道吸收而发挥其抗菌消炎等作用。这与中医认为大黄生用泻下,熟用清热的观点是一致的,可见中医用大黄时,区别不同情况,分别取得生大黄及熟大黄的不同疗效,是有科学根据的。

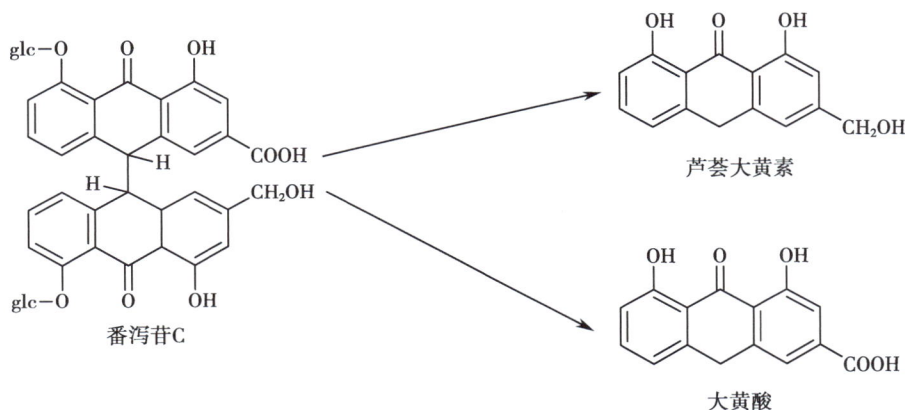

图 15-22　番泻苷 C 的肠内细菌转化途径

(2)糖醛酸苷的水解:不同种属动物和人肠内菌组成不同,虽然都含有 β- 葡萄糖苷酶、β- 葡萄糖醛酸苷酶,但在某些种属这些酶的亚型却不同,甚至具很强的底物专一性。如人肠内菌瘤胃球菌 sp. PO1-3(*Ruminococcus* sp. PO1-3)和甘草真杆菌(*Eubacterium* sp. GLH)含有的甘草酸-β-D- 葡萄糖醛酸酶具有特异性水解甘草酸为甘草次酸的性质;而甘草真杆菌含有的甘草次酸单葡萄糖醛酸 β-D- 葡萄糖醛酸酶具有特异性水解甘草次酸单葡萄糖醛酸苷为甘草次酸的性质(图 15-23)。甘草的主要成分甘草酸,具有消炎、镇咳、解痉、解毒及抗消化性溃疡等作用。当给大鼠口服甘草酸时,首先在 β- 葡萄糖醛酸苷酶的作用下,甘草酸被水解成甘草次酸。其中大部分从胃中吸收,并生成甘草次酸-3-*O*- 葡萄糖醛苷(glycyrrhetic acid-3-*O*-glucuronide)、甘草次酸-3-*O*- 硫酸酯(glycyrrhetic acid-3-*O*-sulfate)及甘草次酸-3-*O*- 葡萄糖酸苷(glycyrrhetic acid-3-*O*-glucuronide),再通过胆汁被排泄到消化道,经过水解生成游离型甘草次酸再被吸收,形成"肠肝循环",最后以上述结合体形式从粪便中排出。甘草酸在体内主要是通过其代谢产物甘草次酸发挥其消炎、解毒、抗溃疡等作用。

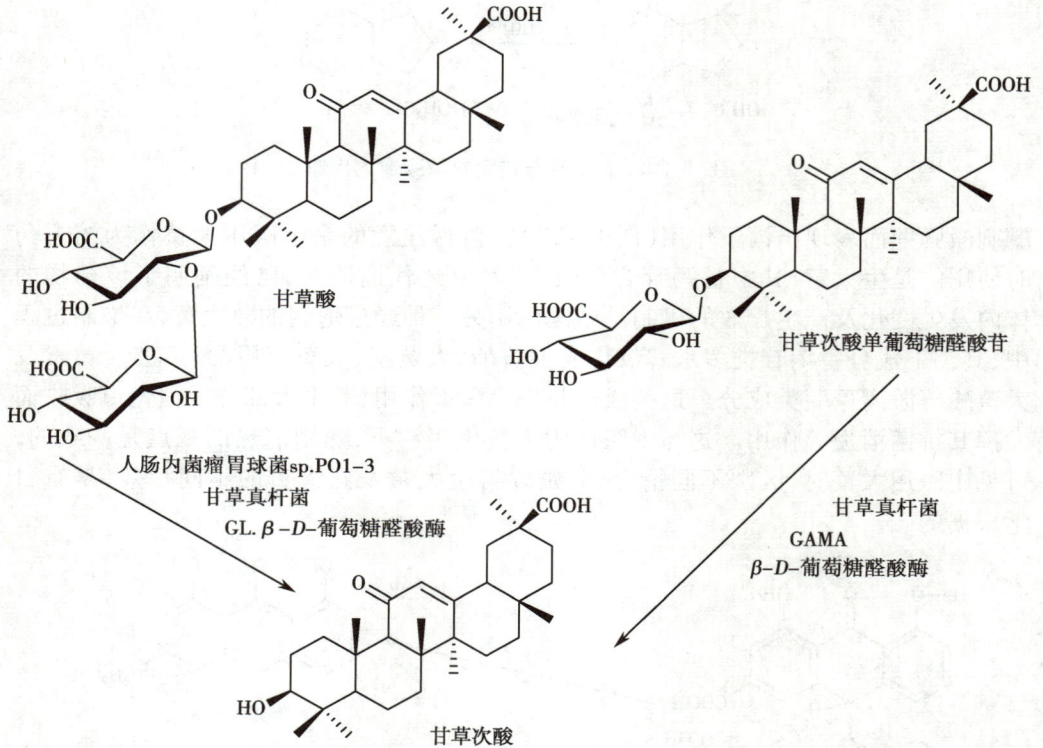

图 15-23　肠内细菌所致甘草酸和甘草次酸单葡萄糖醛酸苷的水解

（3）碳苷的水解：碳苷（*C*-glycoside）是中药成分中一类较为特殊的成分。这类成分的糖以碳碳键形式与苷元结合，是一类很难被酸水解的糖苷。尽管某些细菌能水解碳苷类化合物，但其生物转化率也相当低。如中药中的葛根素（puerarin）、异荭草素（homoorientin）、芦荟苷（barbaloin）等（图 15-24）。

2. 酯的水解　中草药成分结构中有酯键存在时，在机体内可在酯酶催化下水解，某些肠内菌中含有酯酶，可进行脱酰基化作用。含有酯基的中药成分进入消化道后可能被降解，转化产物的生物活性减弱或丧失；也可能是毒性降低或升高，这由化合物结构类型和其固有的生物活性所决定。

中药中常见的成分绿原酸（chlorogenic acid）可被水解为咖啡酸和奎宁酸（quinate）（图 15-25）。

传统中药华蟾毒精（cinobufagin）和羟基华蟾毒精（cinobufotalin）可被人肠内菌转化为脱乙酰基化合物，即分别为脱乙酰基华蟾毒精（deacetylcinobufagin）和脱乙酰基羟基华蟾毒精（deacetylcinobufotalin）（图 15-26）。原形化合物对肿瘤细胞的生长具有很强的抑制作用，而其转化产物的生物活性丧失。

在肝脏酯酶的作用下茅苍术或北苍术中含有的 6*E*,12*E*-十四碳二烯-8,10-二炔-1,3-二醇双乙酯，可由体内酯酶催化水解产生 6*E*,12*E*-十四碳二烯-8,10-二炔-1,3-二醇（图 15-27）。

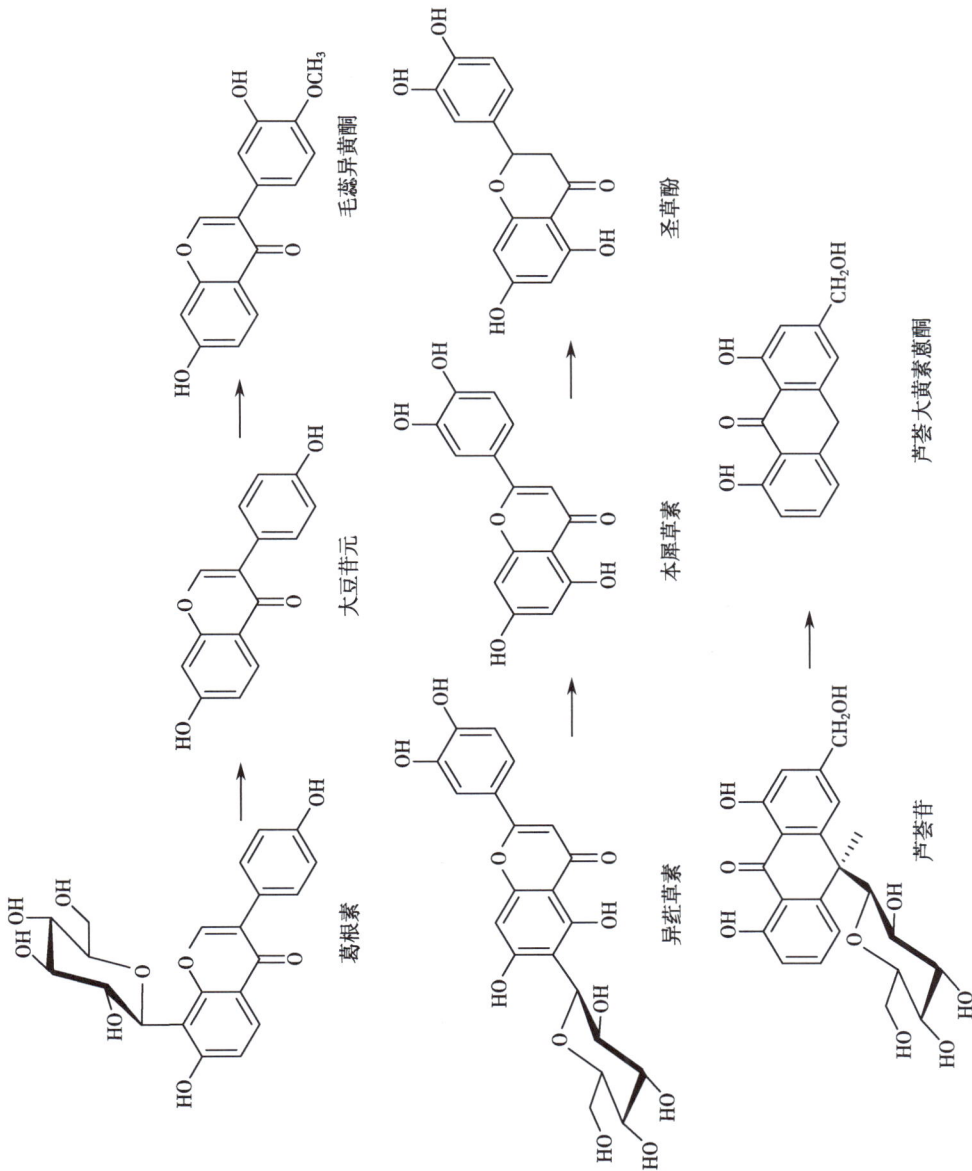

图 15-24 人肠内菌生物转化 C-糖苷类化合物

毛蕊异黄酮

圣草酚

大豆苷元

木犀草素

芦荟大黄素蒽酮

葛根素

异牡荆素

芦荟苷

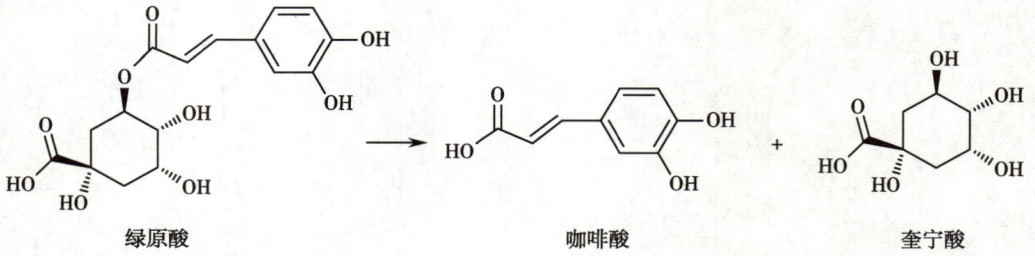

图 15-25　绿原酸可被水解为咖啡酸和奎宁酸

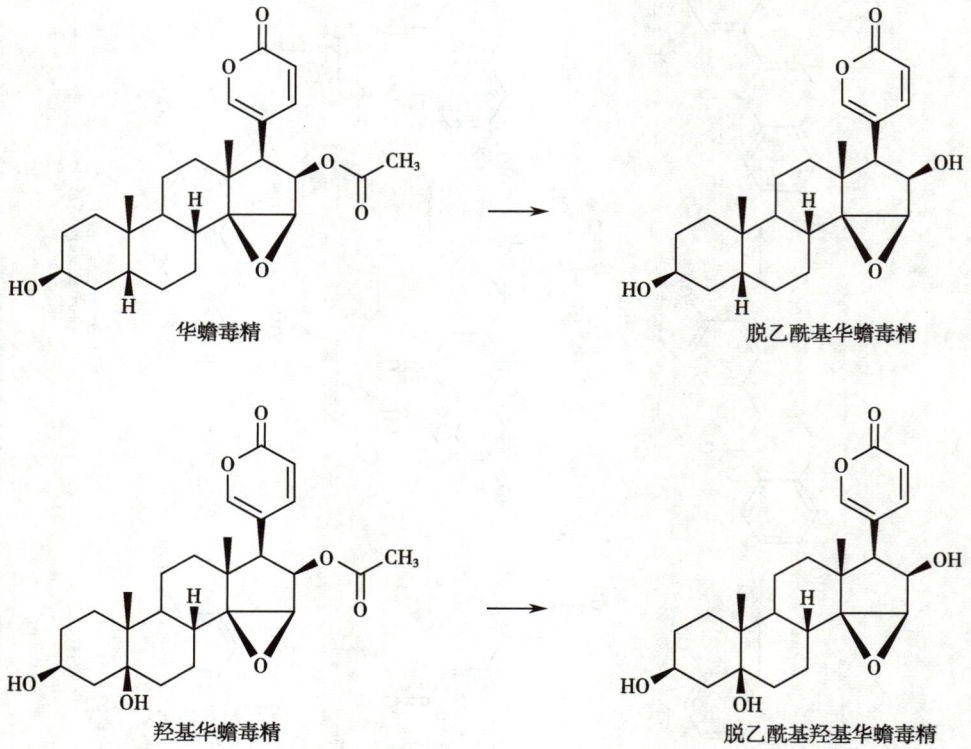

图 15-26　人肠内菌转化华蟾毒精和羟基华蟾毒精

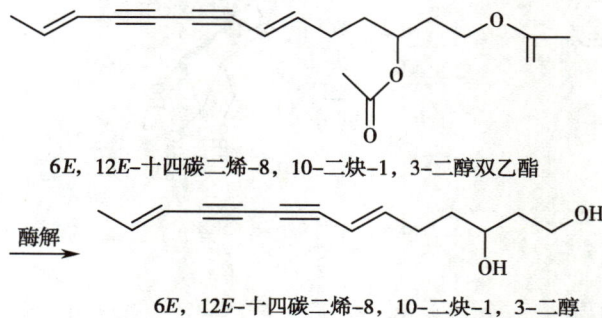

6*E*，12*E*-十四碳二烯-8，10-二炔-1，3-二醇双乙酯

6*E*，12*E*-十四碳二烯-8，10-二炔-1，3-二醇

图 15-27　6*E*,12*E*-十四碳二烯-8,10-二炔-1,3-二醇双乙酯的水解

3. 酰胺的水解　体内存在的酰胺酶,芳酰胺酸,β-内酰胺酶等可促进含酰胺及内酰胺类化合物的水解。蛋白质及多肽类成分均有酰胺键,可水解成相应的氨基酸。酰胺酶(amidase)可以催化具有酰胺结构的化合物水解,酰胺酶和酯酶没有很大区别,其水解速度比酯酶慢。因此,将酰胺基导入羧酸分子中,既保持了其亲脂性,又延长了代谢和排泄的时间。靛玉红(indirubin)是中药青黛中抗肿瘤有效成分,与肝微粒体温孵3小时,用液相色谱-电喷雾串联质谱对提取液中成分定性定量分析,分析代谢反应类型。靛玉红在肝微粒体中主要发生单氧化,双氧化,水解反应,其结构中的内酰胺水解开环(图15-28)。

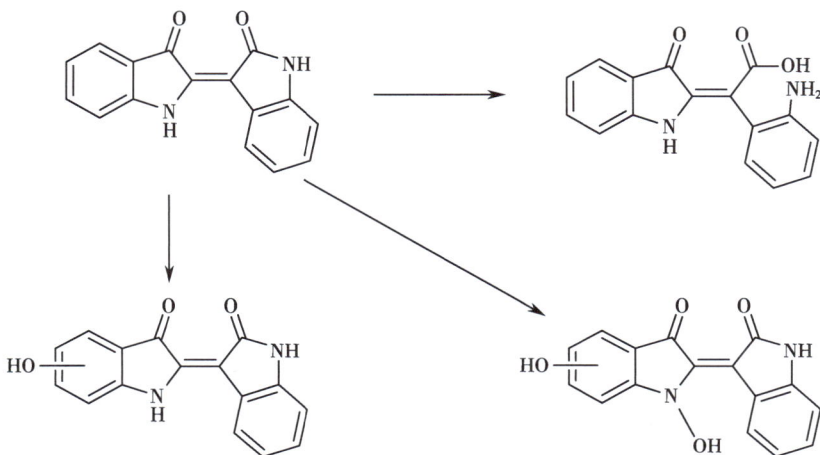

图 15-28　靛玉红在大鼠肝微粒体中代谢转化

4. 环氧化物的水解　环氧化物即含氧原子的环状脂肪族化合物,具有芳基和烯基的脂肪族碳氢化合物容易被氧化,生成环氧化物,可以与多种生物体成分发生亲电反应,从而使细胞坏死、突变、致癌等。这种有害反应被生物体防御中的环氧化物水解酶催化,这种酶可以将环氧化物催化为反式邻二醇。环氧化物水解酶也是诱导酶,因基质不同而产生种类和存在部位的差异。如水解反式乙基苯乙烯的水解酶存在于肝细胞胞液中,水解苯乙烯环氧化物的水解酶存在于肝微粒体中。不仅在肝脏,如睾丸、卵巢等激素代谢旺盛的器官也存在不同种类的环氧化物水解酶,可被不同的药物所诱导。

黄花蒿的主要成分青蒿素(artemisinin,qinghaosu,AT),属于新型倍半萜内酯,是我国首创的抗疟新药,但其缺点在于近期复发率高和在油或水中溶解度小、肠内吸收差、不宜做成适当剂型、多以原形药物形式随粪便排出等。双氢青蒿素(dihydroartemisinin)为青蒿素衍生物,活性比青蒿素强约5倍,蒿甲醚(artemether)为青蒿素的另一衍生物,与比青蒿素相比,它有高效、速效、复发率低等优点,可做成油剂,使用更为方便。青蒿素、双氢青蒿素和蒿甲醚都能诱导肝脏内质网微粒体CYP的含量,它们在体内的生物转化都与肝脏药物代谢酶有关。人口服青蒿素后,在尿液中可检出四个代谢产物:氢化青蒿素(AT-M1)、还原氢化青蒿素(AT-M2)、9,10-二羟基氢化青蒿素(AT-M3)、五元环内酯甲酮化合物(AT-M4)(图15-29)。

411

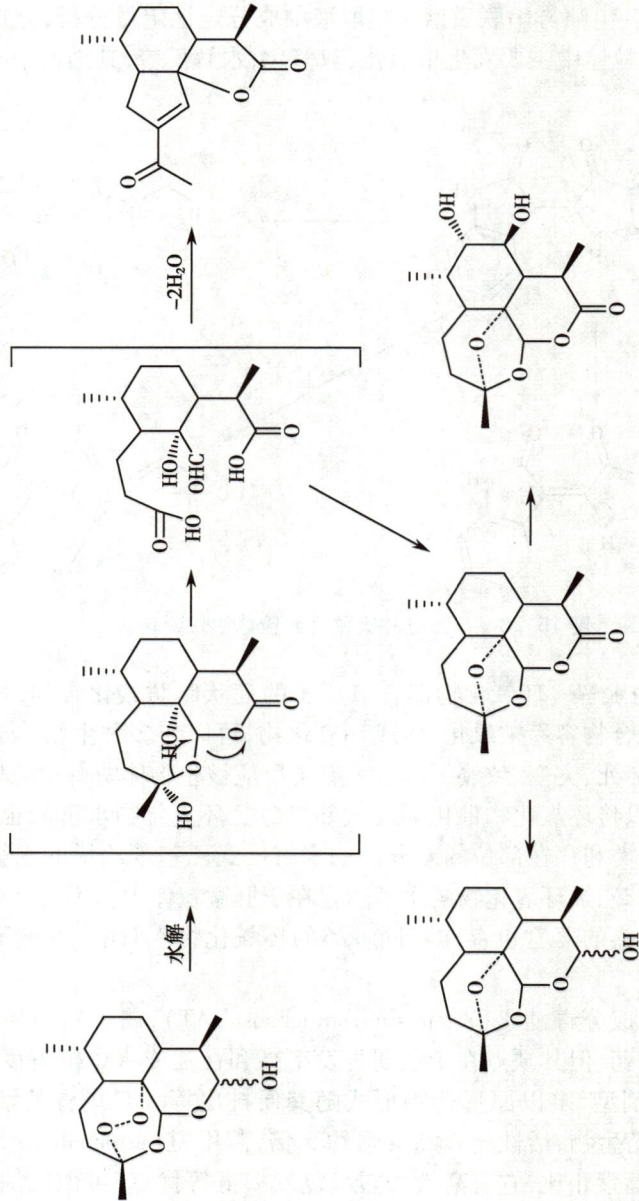

图15-29　青蒿素在人体内的生物转化

这些代谢产物对小鼠伯氏疟试验是无效的,说明青蒿素在体内代谢转化过程是一个失活过程。这些代谢产物结构特征都是失去过氧桥,由此可以推断过氧桥是抗疟活性的重要基团。将青蒿素制成青蒿酯钠后具有高效、速效、水溶性、低毒等优点。青蒿酯钠可以被犬肝脏和大鼠血液中的水解酶催化为双氢青蒿素,这是青蒿酯钠在生物体内的有效代谢产物,其形式存有 α- 和 β- 双氢青蒿素。青蒿酯钠经门静脉注射给犬,药物一经肝脏就发现肝静脉血中有 30% 左右转化为双氢青蒿素,10 分钟后,颈动脉取样发现药物几乎全部代谢为双氢青蒿素,已检测不出青蒿酯钠的存在。双氢青蒿素在体内停留时间短,经胆汁和尿以原形排出体外的少,而双氢青蒿素在体内可进一步被代谢破坏。

蒿甲醚以静脉注射方式给予小鼠和大鼠,随血液循环广泛分布于脑、心、肝、脾、肺、肾、大肠、小肠、股骨、胃和睾丸,其中以肝和肾中的含量最高,且在尿中检测不到原形药物,说明蒿甲醚代谢和排泄的主要脏器是肝和肾。实验表明,蒿甲醚在体内存在脱醚甲基代谢,脱醚甲基代谢随肝脏药物代谢酶活性的增加而增加。由于蒿甲醚在体内脱醚甲基代谢后会还原为青蒿素,说明蒿甲醚在体内的代谢是药物失活过程(蒿甲醚抗伯氏疟活性是青蒿素的 3 倍),同时,青蒿素可能继续被水解代谢(图 15-30)。

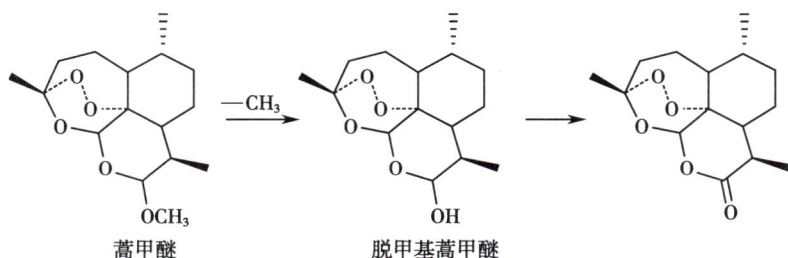

图 15-30　蒿甲醚的体内生物转化

(二)脱官能团

1. 脱羟基化(dehydroxylation)　分子中具有邻位二酚羟基结构的化合物在机体内常常脱去一个酚羟基,尤其是烷基对位的酚羟基较间位酚羟基更易脱掉。例如,标记的原儿茶酸(homoprotocatechuic acid)给兔口服,剂量为 100mg/kg。其中有 14% 脱去对位羟基被代谢成间-羟基衍生物,只有 1% 稍多一点在间位上脱去了羟基。原儿茶酸(protocatechuic acid)给大鼠口服后可产生间-羟基、对-羟基及间-甲氧基苯甲酸。以上 3,4- 二羟基苯衍生物脱羟化反应主要是在消化道细菌丛作用下发生的,如果事先给动物以抗生素(如新霉素)则可抑制脱羟代谢。

3,4,5- 三羟基苯丙酸则也可在对位脱羟形成 3,5- 二羟基苯丙酸,某些黄酮类化合物,如槲皮素、橙皮素及(＋)儿茶素均可在代谢中发生脱羟反应。

2. 脱羧基化(decarboxylation)　气体及胺类,后者在尿中排泄。治疗帕金森病的 L- 多巴(L- dopa)(含于蟹豆和蚕豆中)给人口服后,在进入血液循环前在消化道中就脱掉了羧基生成多巴胺。一些酚酸类化合物在肠内细菌作用下以 CO_2 形式脱去羧基转变成酚类化合物,最后尿中排出体外。例如没食子酸(gallic acid)脱羧变成焦性没食子酚(pyrogalloe)及间苯二酚。又如,原儿茶酸与大鼠肠内容物共孵时,一部分脱羧转变成儿茶酚。

酚性苯甲酸、苯乙酸及桂皮酸衍生物类均可在消化道微生物作用下脱去羧基,其规律如下:

(1)脱羧反应的必要条件是对位羟基的存在。例如:咖啡酸,原儿茶酸,没食子酸在—COOH 对位均有—OH,故可脱羧。

(2)间位羟基的酚酸类也可脱羧。但反应速度慢。

(3)对位羟基酚酸类化合物的脱羧反应受苯环上其他取代基的影响。2 位羟基及 3,5- 二甲氧基的存在可强烈抑制脱羧反应。例如芥子酸与大鼠肠细菌丛共同培养时,未见脱羧反应产物。

3. 脱氨基化(deamination)　某些分子结构中的生物碱及许多氨基酸类成分可在消化道细菌丛作用下脱去氨基,例如酪氨酸及多巴均可脱去氨基转变成相应的酸类成分。氧化脱氨基是一种常见的代谢方式,包括—$CH(CH_3)NH_2$ 结构的胺类由混合功能氧化酶系代谢释放出氨,形成相应的酮。如甲基麻黄碱(methyl ephedrine)可以发生此类反应(图 15-31)。

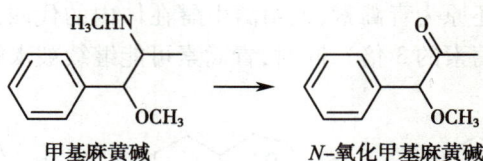

图 15-31　甲基麻黄碱的氧化脱氨基反应

(三)杂环裂解

杂环化合物是中草药的重要组成成分。主要有两大类:氮杂环(以生物碱为主)和氧杂环(如黄酮、香豆素等)。在复杂的机体内代谢反应中,也包括某些杂环的开裂分解,肠道菌群产生的酶可以使中药成分中不同化学键同时发生开环裂解反应,比如黄酮类化合物的骨架开裂依其转化起始部位可分为四种类型:

类型 A:黄酮(flavone)和二氢黄酮(flavanone),生成 C6- C3 型的酚酸;

类型 B:黄酮醇(flavonol),生成 C6- C2 型的酚酸;

类型 C:黄烷醇(flavanol),经过苯基-γ-戊酸内酯中间体生成 C6- C3 型的酚酸;

类型 D:异黄酮(isoflavone),生成乙基酚衍生物。

1. 黄酮类(类型 A 开裂)　黄酮类化合物多发生 A 型裂解,裂解点为 C4 连接 A 环的 C- C 键,B 环生成苯丙酸型衍生物(图 15-32)。

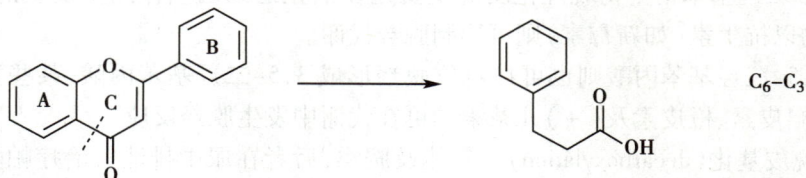

图 15-32　黄酮类化合物结构的 A 型开裂

刺槐素(acacetin)可在肠内代谢成芹菜素(apigenin)和转化产物对羟基苯丙酸(p-hydroxyphenylpropionic acid)(图 15-33)。

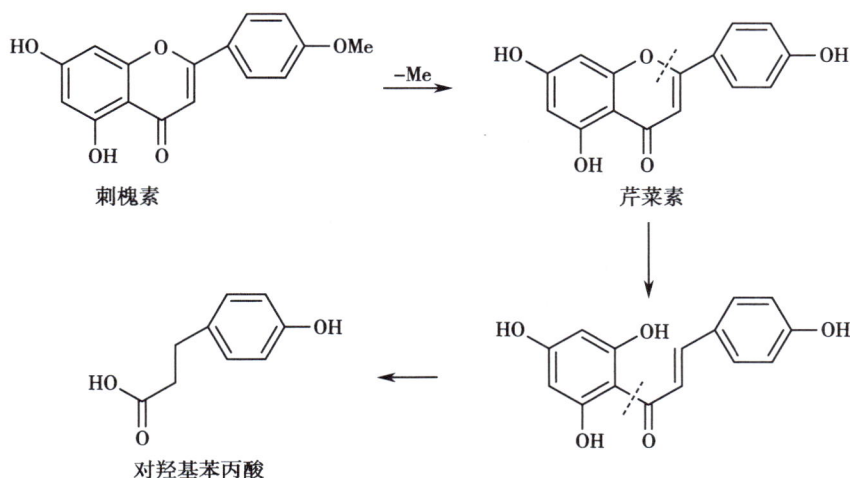

图 15-33　刺槐素的大鼠肠内细菌转化机制

2. 二氢黄酮类(类型 A 开裂)　二氢黄酮类化合物的代谢反应与黄酮类化合物类似,多发生 A 型裂解。如柚皮苷(naringin)可转化为对羟基苯丙酸、对羟基桂皮酸、对羟基苯甲酸和柚皮苷元(naringenin)四个代谢产物(图 15-34)。

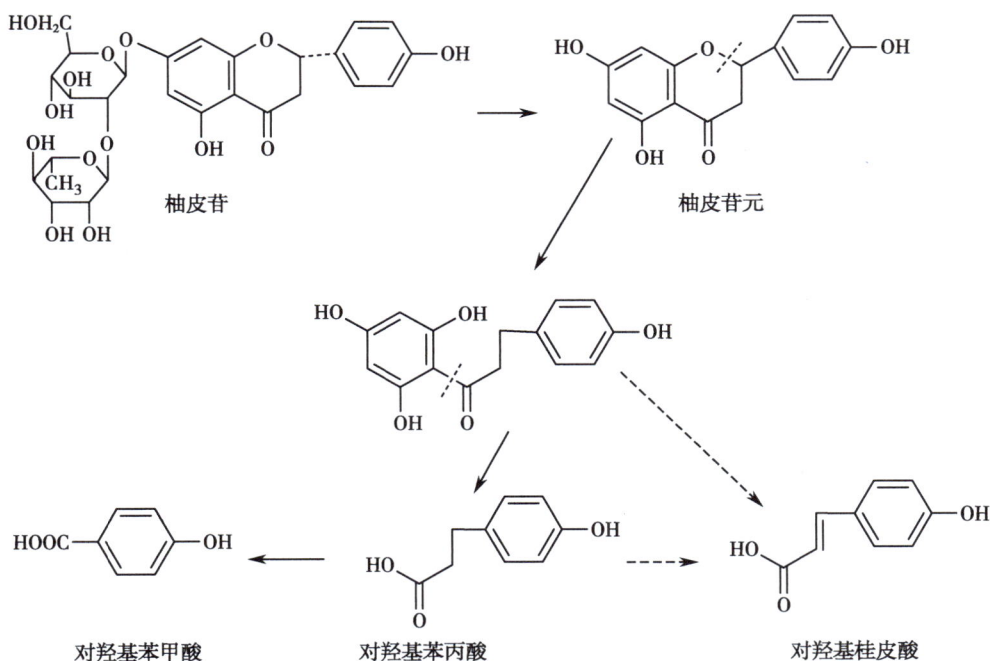

图 15-34　柚皮苷的代谢机制

3. 黄酮醇类(类型 B 开裂)　黄酮醇类化合物多发生 B 型裂解,裂解点为 C3 连接 C4 的 C-C 键,B 环生成苯乙酸型衍生物(图 15-35)。

芦丁是中药槐米的主要有效成分,有抗炎祛脂作用,能维持血管抵抗力,减少脆性,用于防治脑溢血等疾病,其苷元槲皮素也有上述功用。家兔口服槲皮素,尿液中排

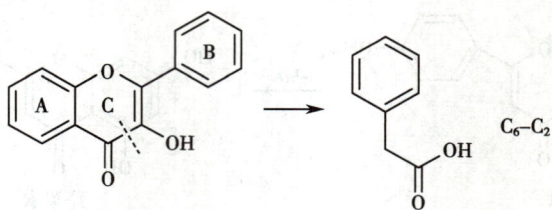

图 15-35　黄酮醇化合物结构的 B 型开裂

泄物为 3,4-二羟基苯乙酸、3-羟基苯乙酸、3-甲氧基-4-羟基苯乙酸。由 B 环衍生出 3,4-二羟基苯乙酸,然后在对位脱去羟基或在间位的羟基甲基化(图 15-36)。

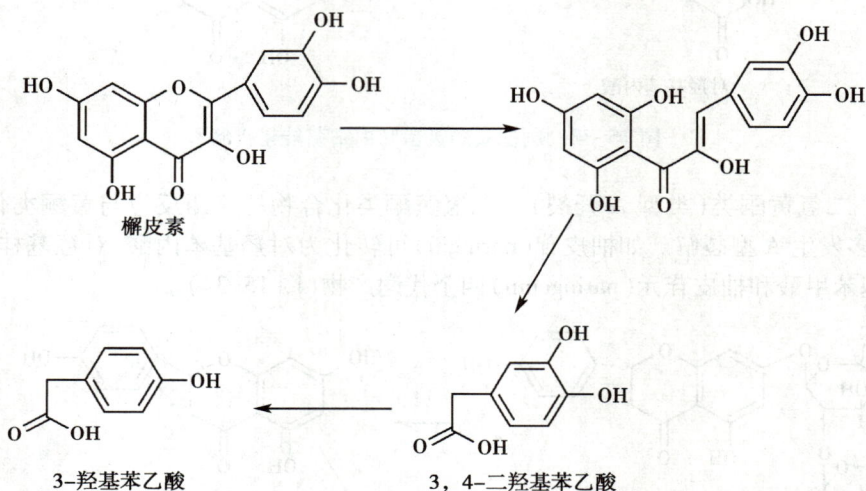

图 15-36　槲皮素的肠内细菌转化机制

4. 黄烷醇类(类型 C 开裂)　黄烷醇骨架开裂经历 δ-(3,4-二羟苯基)-γ-戊内酯的形成、对位羟基的离去、内酯环的开裂和侧链的断裂等一连串的反应,这些都是由肠内菌作用的结果(图 15-37)。

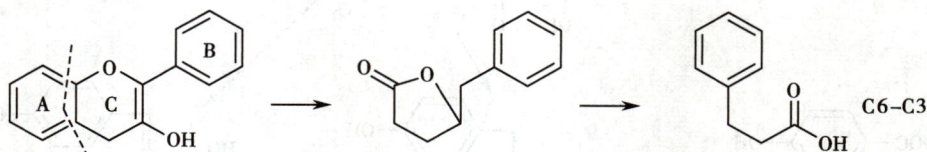

图 15-37　黄烷醇类化合物结构的 C 型开裂

5. 异黄酮类(类型 D 开裂)　异黄酮多发生 D 型裂解,其开裂机制为 1 位 O 原子和 2 位 C 原子之间的氧碳键先断裂,随后 C3,C4 之间的碳碳键断裂(图 15-38)。

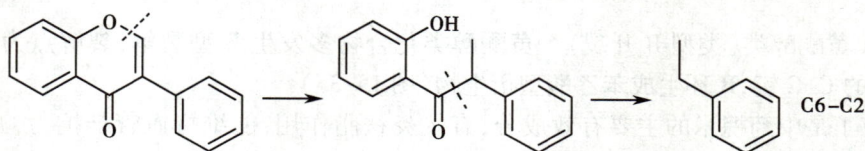

图 15-38　异黄酮类化合物结构的 D 型开裂

四、结合代谢

结合代谢主要有酯化及苷化两种类型。一些有效成分本身就具有羟基,羧基等极性基团;另一些有效成分通过氧化、还原、分解等代谢反应,常使原来分子结构中增添了羟基、氨基和羧基等极性基团,这些成分本身的或新增添的极性基团都是发生结合反应的部位。糖类,氨基酸以及机体内正常成分中的一些物质起着结合剂(conjugating agent)作用,有效成分或其代谢物的羟基或羧基与结合剂(含羧基或羟基等)缩合(conjugate)。结合剂主要有葡萄糖醛酸、甘氨酸、硫酸、谷胱甘肽、蛋氨酸和醋酸等。

(一)葡萄糖醛酸结合反应

有效成分与葡萄糖醛酸结合是人和动物界广泛存在的代谢反应,具有羟基、氨基和羧基的有效成分及其代谢物可以进行该类结合代谢,包括苷化反应和酯化反应。一般来说,葡糖醛酸苷水溶性较好,经肾和胆管排泄。药物分子经葡糖醛酸修饰后,膜透过性降低,作用随之减弱或消失。其排泄途径与药物的分子大小有关,低分子量化合物的葡糖醛酸苷主要经尿排泄,高分子量化合物的葡糖醛酸苷排泄有种属差异。对于大鼠来说,分子量在200~250以上的药物常经胆汁排泄。药物的葡糖醛酸苷经胆汁排泄进入肠内,又经肠内细菌作用转化为原形药物或第Ⅰ相产物由肠道重吸收,这一过程称为肝肠循环。药物经肝肠循环虽然延长了其作用时间,但同时也增加了肝脏药物代谢酶的负担。

1. 苷化反应　能与葡糖醛酸结合的生物体化合物非常广泛,具有羟基、巯基、氨基、羧基等官能团的化合物可与葡萄糖醛酸的半缩醛羟基发生苷化反应,生成葡萄糖醛酸苷。根据官能团的不同,将葡糖醛酸结合反应总结见表15-1。

表 15-1　葡糖醛酸结合反应类型及苷元

苷原子类型	结合类型	结合形式	代表化合物
O-葡糖苷酸	芳香酚类	Ar-O-glu A	酚
	烯醇类	-CH=CH-O-glu A	4-羟基香豆素
	烷烃类	-CH$_2$-O-glu A	氯霉素
	酰基类	-COO-glu A	水杨酸
S-葡糖苷酸	硫醇类	-S-glu A	苯硫酚
	二硫基羧酸类	-CSS-glu A	四乙秋兰姆化二硫(戒酒硫)
N-葡糖苷酸	氨基类	-NH-glu A	苯胺
	脲基类	-NHCONH-glu A	对乙氧基苯脲
	氨基甲酸类	-OCONH-glu A	氨甲丙二酯(眠尔通)
	硫酰亚胺类	-SO$_2$NR-glu A	磺胺噻唑
C-葡糖苷酸	C-葡糖苷酸	R$_1$R$_2$R$_3$-C-glu A	四氢大麻醇

下面分别叙述各葡糖醛酸苷的特征。

(1)O-葡糖醛酸苷:O-葡糖醛酸苷是葡糖醛酸C-1羟基与苷元羟基脱水而形成,是最简单的一种苷类,含有酚羟基的药物几乎都以这种形式代谢。O-葡糖醛酸苷的苷键具有醚键的性质,相当稳定,要使苷元游离,可采用酸水解法,但某些O-葡糖醛酸苷尽管用1mol/L HCl在100℃水解30分钟,也不能使之完全水解。

如 4-羟基香豆素及 △^{5}-雄甾烯-3,17-二醇的葡糖醛酸苷的苷键不稳定,后者在 pH 4 时 37℃ 即可迅速水解(图 15-39)。酰基化葡糖醛酸苷,如水杨酸与葡糖醛酸结合成酯键,易被碱水解。烷烃 O-葡糖醛酸苷,如吗啡的 C-6 羟基葡糖醛酸苷是吗啡的活性代谢产物,其镇痛作用比吗啡强,而 C-3 羟基葡糖醛酸苷无活性,这是天然药物中代谢为烷烃 O-葡糖醛酸苷排出体外的典型例子。

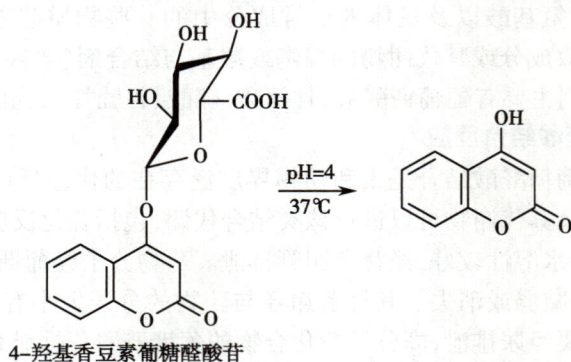

4-羟基香豆素葡糖醛酸苷

图 15-39　4-羟基香豆素葡糖醛酸苷的水解

黄酮苷类化合物大多具有酚羟基,在口服的情况下首先经胃肠道水解为苷元,以苷元或苷元进一步形成的结合产物形式吸收入血液转运至肝脏被氧化代谢或与葡糖醛酸结合,随尿液排泄,或经肝肠循环后随尿液或粪便排泄。灌胃大鼠葛根素,在尿液中除检出原形药物外,尚检出四种代谢产物:大豆黄素 4′,7-二-O-硫酸酯、大豆黄素、大豆黄素 4′-O-硫酸酯、大豆黄素-7-O-β-D-葡糖醛酸苷。而在胆汁中仅检出葛根素-4′-O-硫酸酯和葛根素-7-O-β-D-葡糖醛酸苷(图 15-40)。

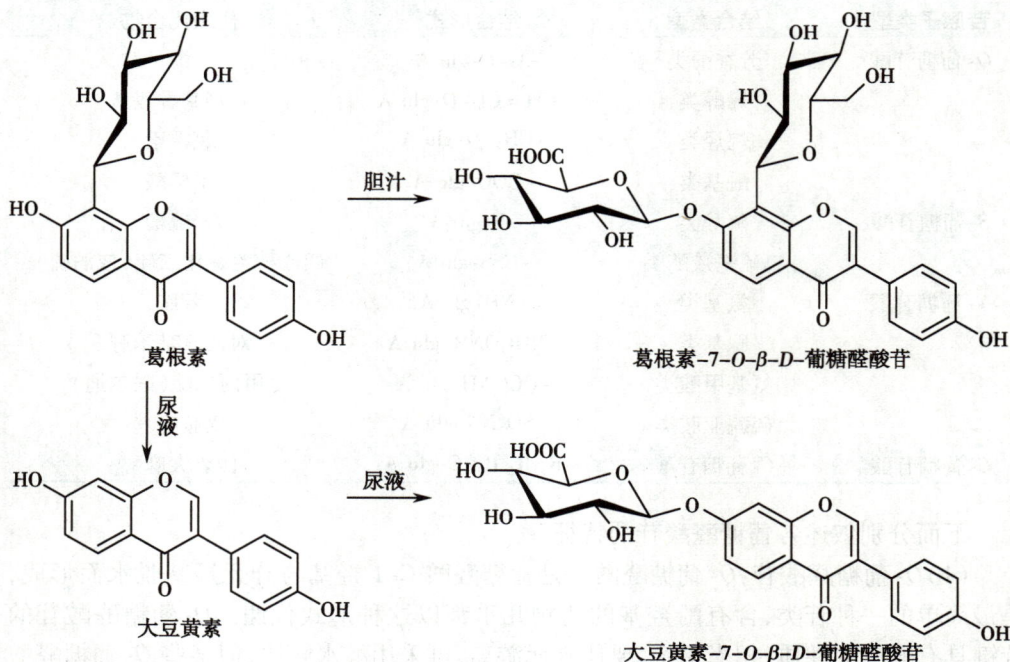

葛根素　　　　　　　　　　**葛根素-7-O-β-D-葡糖醛酸苷**

大豆黄素　　　　　　　　　　**大豆黄素-7-O-β-D-葡糖醛酸苷**

图 15-40　葛根素在大鼠胆汁和尿液中的排泄

以五味子丙素为先导,经结构改造合成的联苯双酯(BDD),有降低四氯化碳和硫代乙酰胺引起的小鼠高血清谷丙转氨酶的作用,已用于迁延性肝炎、慢性肝炎的治疗。灌胃小鼠 BDD,尿中主要代谢产物为葡糖醛酸结合物,并有少量代谢产物 BDD-M-II 和原形药物存在(图 15-41)。

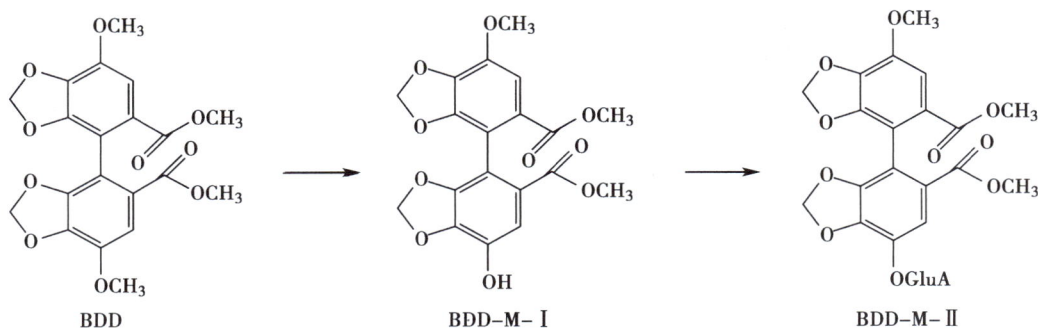

图 15-41　BDD 在小鼠体内的生物转化

(2)S-葡糖醛酸苷:典型的 S-葡糖醛酸苷是苯硫酚与葡糖醛酸结合,S 原子以类似醚键或酯键的化学键结合,而排出生物体外。

(3)N-葡糖醛酸苷:N-葡糖醛酸苷由于 N 原子所处的化学环境不同而各有特性。类似苯胺结构的芳胺 N-葡糖醛酸苷很不稳定,在水溶液中,苷元、葡糖醛酸、N-葡糖醛酸苷处于一个平衡体系。但芳香环如被吸电子基取代可使 N 的碱性降低,稳定性随之增强。O-葡糖醛酸苷的苷键可被 β-葡糖醛酸苷酶水解,除某些羟胺的 N-葡糖醛酸苷外,大多 N-葡糖醛酸苷的苷键不能被 β-葡糖醛酸苷酶水解。芳胺氧化中间体羟胺的 N-葡糖醛酸苷,如 2-萘羟胺的 N-葡糖醛酸苷比相应的 O-葡糖醛酸苷稳定,可从肾脏进入膀胱。新鲜的尿液呈弱酸性可使羟胺游离,是引发膀胱癌的重要原因之一。

(4)C-葡糖醛酸苷:以 C-葡糖醛酸苷形式代谢的药物较少,它是葡糖醛酸 C-1 直接与苷元以碳键形式结合。C-葡糖醛酸苷既不能被弱酸水解,也不能被 β-葡萄糖醛酸苷酶催化。天然药物四氢大麻醇(THC)也能以 C-葡糖醛酸苷形式排出体外。

2. 酯化反应　与酯解作用相反,具有羧基的有效成分或其代谢物可与葡萄糖醛酸结合成酯,为芳香酸代谢的常见产物。例如水杨酸在体内既可与葡萄糖醛酸结合成苷(通过羟基),又可与其结合成酯(通过羧基)(图 15-42)。

某些肠内菌能将自身胞壁组成成分脂肪酸与药物结合并产生新的酯,如乌头碱的肠内菌转化(图 15-43)。

(二)硫酸结合反应

同葡糖醛酸结合反应一样,硫酸结合反应也是药物代谢中很广泛的结合反应之一。就同一种药物来说,两种结合反应可同时发生,而且生物体某些正常成分的代谢也与硫酸结合物的形成有关。具有羟基、氨基的药物或代谢物,在磺基转移酶的催化下,可结合成硫酸酯和氨基磺酸酯。

给大鼠灌胃葛根素,除在尿液中检出原形药物外,尚检出大豆黄素-4′-O-硫酸酯和大豆黄素-4′,7-二-O-硫酸酯。在胆汁中检出葛根素-4′-O-硫酸酯,葛根素形成的硫酸酯途径见图 15-44。

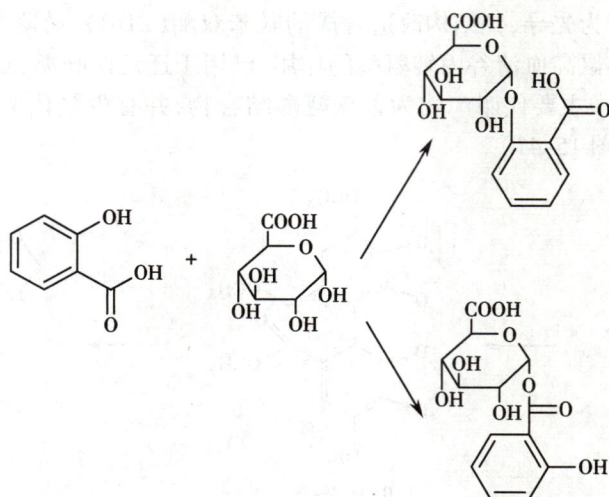

图 15-42　水杨酸体内代谢

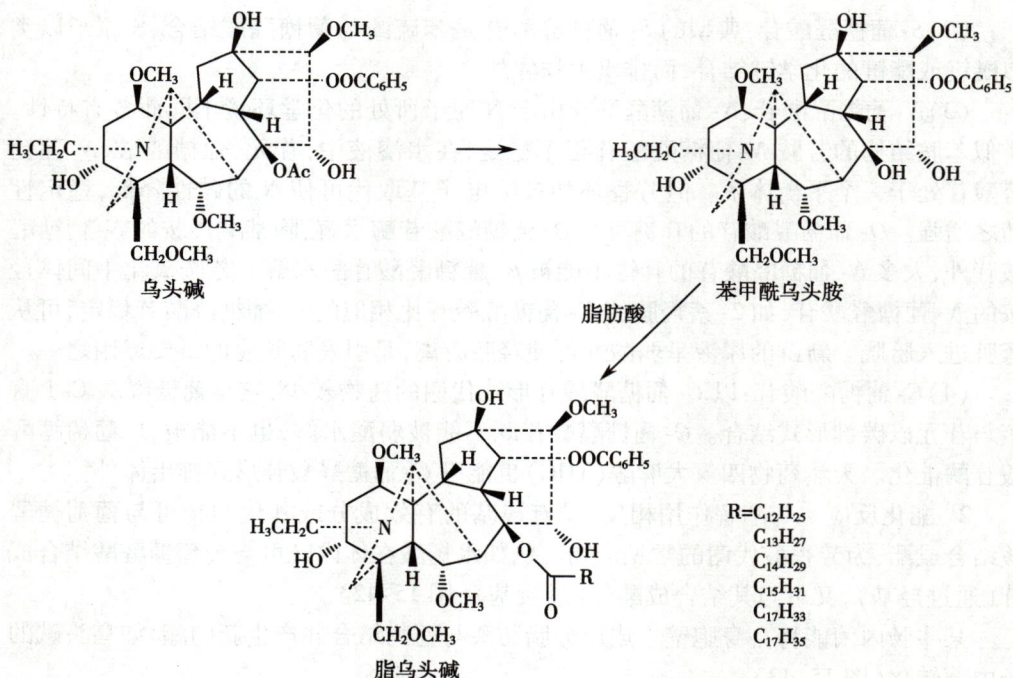

图 15-43　乌头碱结构的人肠内菌转化

（三）磷酸结合反应

在药物的代谢过程中，大多涉及磷酸化反应，而作为异物代谢产物排出体外则很少见。人和狗可将萘胺以磷酸结合物形式排出体外，家兔和大鼠则不能。

（四）氨基酸、肽的结合反应

1. 氨基酸结合反应　进入肝脏的含羧基中药成分及第Ⅰ相反应生成的羧基转化物可与体内氨基酸以肽键的形式结合。与氨基酸的结合反应是体内许多羧酸类中药成分和代谢物的主要结合反应。参与结合反应的羧酸有芳香羧酸、芳乙酸、杂环羧酸，

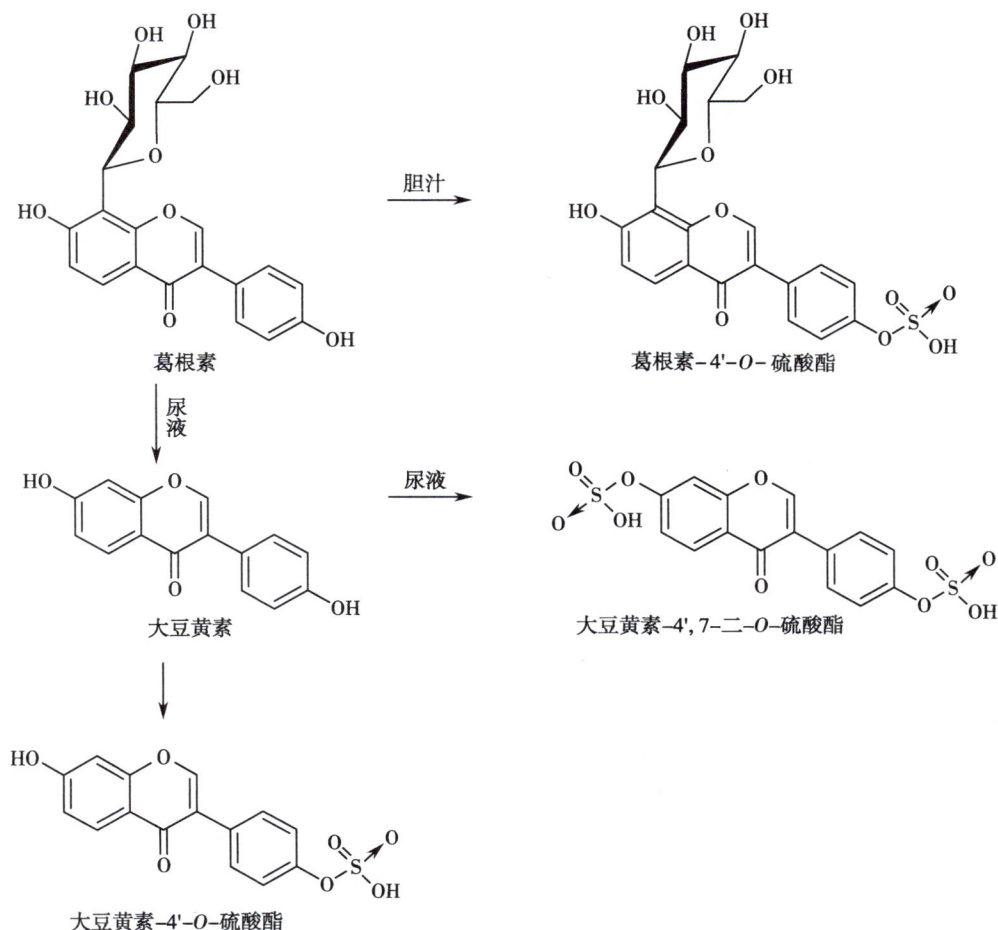

图 15-44　葛根素在大鼠体内的转化

主要是取代的苯甲酸;参加反应的氨基酸,主要是生物体内的内源性氨基酸或是从食物中可以得到的氨基酸,其中以甘氨酸的结合反应最为常见。异香草酸(isovanillic acid)的甘氨酸结合反应见图 15-45。

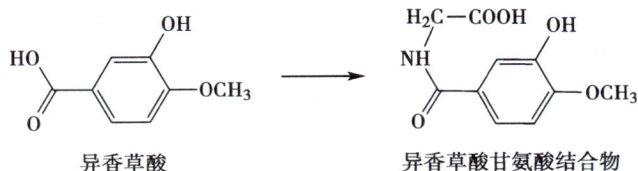

图 15-45　异香草酸的甘氨酸结合反应

　　银莲花素 A(raddeanin A)属三萜皂苷类成分,苷元为熊果酸(ursolic acid),它与肝匀浆共温孵得到水解末端糖基鼠李糖的次皂苷,而苯巴比妥诱导后的肝匀浆水解产物量减少,可能是次皂苷中双键经还原后羧基与甘氨酸结合的作用,该结合物结构有待进一步确证(图 15-46)。

　　2. 谷胱甘肽结合反应　在谷胱甘肽转移酶的催化下,很多中药成分都可发生谷

421

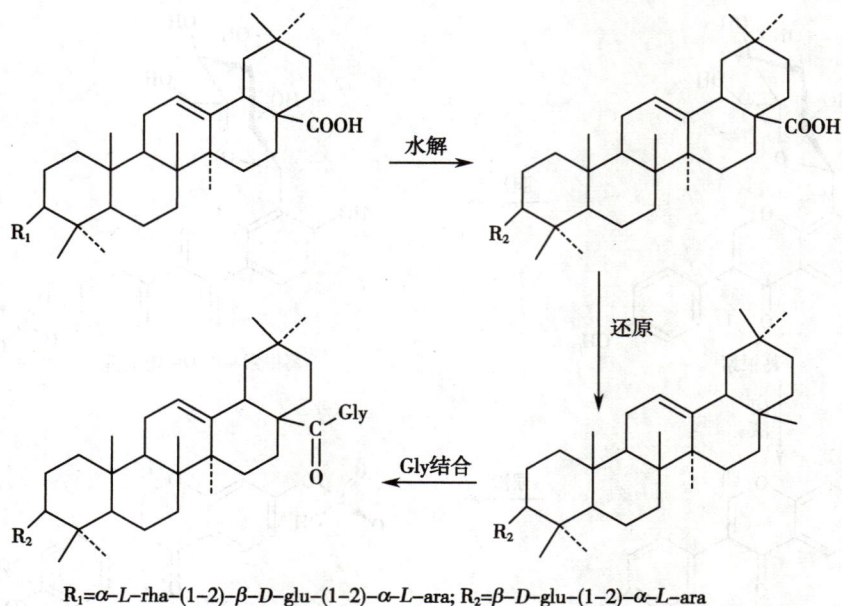

R₁=α–L–rha–(1–2)–β–D–glu–(1–2)–α–L–ara; R₂=β–D–glu–(1–2)–α–L–ara

图 15-46　银莲花素 A 可能代谢途径

胱甘肽结合反应,生成的谷胱甘肽结合物解离掉甘氨酸和谷氨酸转化成为半胱氨酸结合物,在被乙酰化成硫醇尿酸(mercapturic acid)衍生物后随胆汁排除体外。小檗胺(berbamine)为双苄基异喹啉类生物碱,为研究其在肝脏中代谢具体情况,将小檗胺与人肝微粒体、NADPH、谷胱甘肽共同孵育,经 LC-MS 检测确定生成其原形谷胱甘肽结合物。在灌胃小檗胺后取大鼠胆汁分析,发现胆汁中不仅有原形的谷胱甘肽结合物,还有脱氢氧化小檗胺的谷胱甘肽结合物。实验研究表明小檗胺生成该结合物具有 NADPH 依赖性,小檗胺在氧化性代谢酶作用下生成亚甲基醌中间体,可进一步与谷胱甘肽亲核性物质共价结合。4-壬基苯酚(4-nonyl phenol)在大鼠及人肝微粒体中温孵检测到它的谷胱甘肽结合物及其单羟基及双羟基衍生物的谷胱甘肽结合物,而且它的结合优先位点在苄基位,说明 4-壬基苯酚可转化为苯醌结构。前面提及靛玉红在体内可经双氧化后在 7 位与谷胱甘肽-2H 结合。

谷胱甘肽 S-转移酶(glutathione S-transferase)是谷胱甘肽结合反应的关键酶,在毒理学上有一定的重要性。它可以催化亲核性的谷胱甘肽与各种亲电子外源化学物的结合反应。许多外源化学物在生物转化第一相反应中极易形成某些生物活性中间产物,它们可与细胞生物大分子重要成分发生共价结合,对机体造成损害。谷胱甘肽与其结合后,可防止发生此种共价结合,起到解毒作用。

(五)其他结合反应

1. 乙酰化　乙酰化反应亦即乙酸结合反应,是在动物及人体内,芳香族及脂肪族的氨基,2-氨基酸的氨基等可被乙酰化生成水溶性小的代谢物。N-乙酰基转移酶能催化中药成分利用乙酰辅酶 A 提供的酰基生成乙酰基化合物,使化合物水溶性降低,减小活性或降低毒性。乙酰化反应是含伯胺基(包括脂肪胺和芳香胺)、氨基酸、磺酰胺、肼、酰肼等基团成分或代谢物的一条重要的代谢途径,前面讨论的几类结合反应,都是使亲水性增加,极性增加,而乙酰化反应是将体内亲水性的氨基结合形成水溶性小的酰胺,乙酰化一般会使药物的活性降低。乙酰化反应是在酰基转移酶的催化下进行,以乙酰辅酶 A 作为辅酶,进行乙酰基的转移。如茯苓中含有多种羊毛甾烷类三萜皂苷,用高效液相色谱分离得到其中的去氢土莫酸(dehydrotumulosic acid),在肝微粒体中优化温孵,采用高效液相质谱联用分离检测温孵液中代谢产物。去氢土莫酸转化为土莫酸(tumulosic acid)及去氢茯苓酸(dehydropachymic acid),研究者认为去氢土莫酸 3β-OH 与乙酰基结合并脱氢在 8,9 位形成连二烯结构,而后又被还原为 8(9)烯即去氢茯苓酸(图 15-47)。

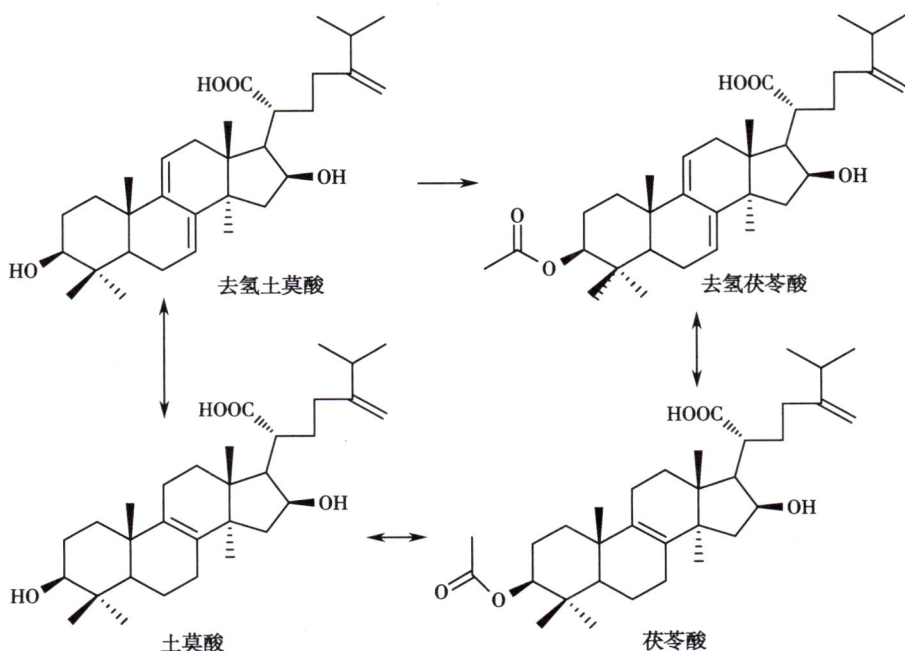

图 15-47　去氢土莫酸乙酰结合反应

抗结核药对氨基水杨酸(paraaminosalicylic acid)经乙酰化反应后,得到对 N-乙酰氨基水杨酸(图 15-48)。

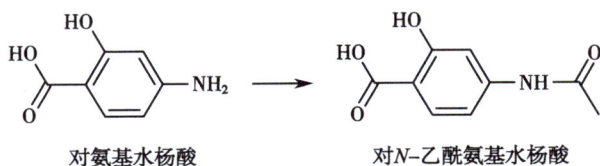

图 15-48　对氨基水杨酸乙酰化反应

2. 脂肪酰化　某些成分的羟基尚可与体内的脂肪酸,如油酸、棕榈酸、硬脂酸等发生酯化反应。有些甾体化合物体内结合成的脂肪酸酯可从粪便中排泄。

3. 甲基结合反应　在甲基转移酶的催化下,利用 S-腺苷蛋氨酸(SAM)提供的甲基,中药成分基团被甲基化,极性减小、不易排泄,但结构多趋于更稳定。甲基转移酶包括 O-甲基转移酶、N-甲基转移酶和 S-甲基转移酶,分别催化氧、氮及硫键的甲基化。

423

紫草酸

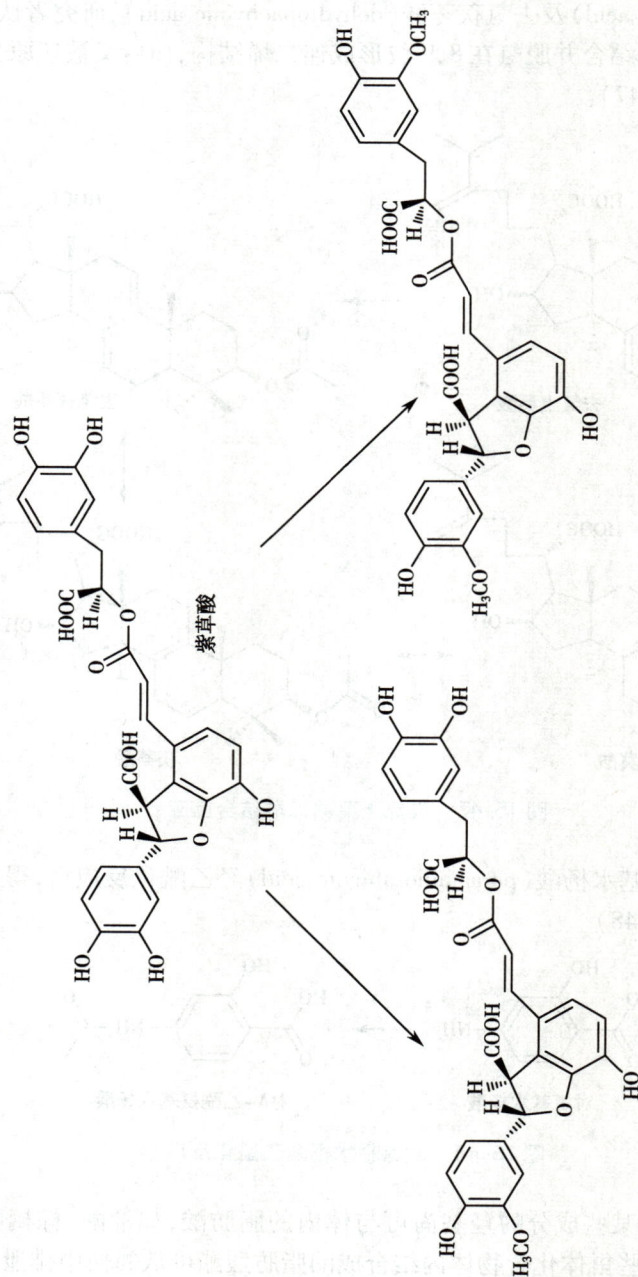

图15-49 紫草酸的甲基化反应

笔记

和乙酰化反应一样,甲基化反应也是降低被结合物的极性和亲水性,只有叔胺化合物甲基化后生成季铵盐,有利于提高水溶性而排泄。甲基化反应一般不是用于体内外来物的结合排泄,而是降低这些物质的生物活性。多噻烷(polythiacycloalkane)灌胃给大鼠,收集尿液对主要代谢产物分离鉴定发现多噻烷在体内代谢迅速,先脱硫再发生甲基结合,氧化再脱甲基反应,在体内代谢是解毒过程。醌类化合物紫草酸(lithospermic acid)的甲基化反应,其中甲基化代谢产物有两个(图 15-49)。

五、其他代谢反应

(一)芳构化反应

某些脂环族化合物在代谢中可转变成芳香化合物。例如中草药中分布很广的常见成分奎宁酸(quinic acid),即 1,3,4,5-四羟基环己烷羧酸。在人体,豚鼠及猴子体内可芳构化转变成苯甲酸,再与甘氨酸结合成马尿酸在尿中排泄(图 15-50)。

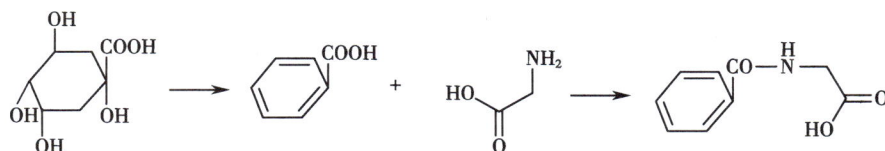

图 15-50　奎宁酸体内代谢

同样,莽草酸(shikimic acid)即 3,4,5-三羟基环己烷-1-羧酸,在体内更容易芳构化成苯甲酸,并以马尿酸形式在尿中排出。莽草酸及奎宁酸除可芳构化产生苯甲酸外,尚可产生原儿茶酸,香草酸及儿茶酚等代谢物。这些反应主要在肠道中发生。

(二)异构化反应

肠道微生物可使 2-亚油酸异构化,使它从顺式-顺式-顺式十八碳三烯(9,12,15)酸转变成其顺式-反式-顺式异构体。

(三)水合反应

某些含双键结构的成分在代谢中可发生水合反应转变成相应的羟基化合物。例如油酸在某些消化道微生物的作用下,因其双键发生水合反应,转变成羟基硬脂酸。人参皂苷 Rg_2 在胃液作用下,其 C_{24} 与 C_{23} 之间双键经水合作用,转变成 25-羟基,(25-hydroxy ginsenoside-Rg_2)成为新的人参皂苷的代谢产物(图 15-51)。

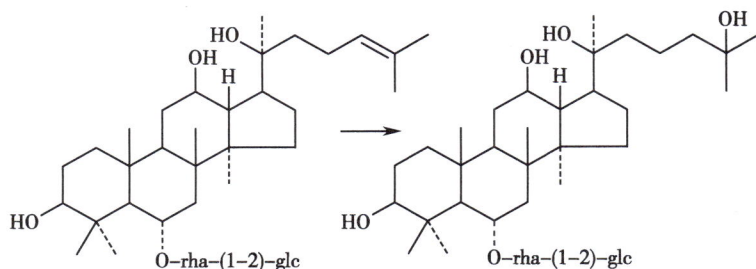

图 15-51　人参皂苷 Rg_2 胃中代谢

学习小结

1. 学习内容

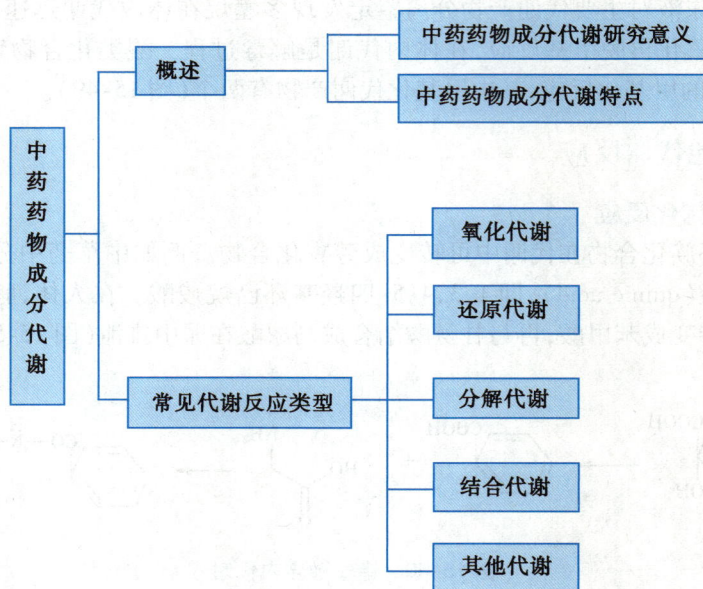

2. 学习方法

（1）学习中药药物成分代谢应首先结合各种实例，了解中药代谢研究的意义，在新药设计和开发等多个领域具有十分重要的作用。

（2）通过学习各类转化反应中代表性中药的典型实例，阐明中药发挥药效的机制，有助于加深对中药成分体内转化方式的理解。

（3）学习代表性中药药效成分的体内代谢实例，熟悉通过体内代谢研究发现有效成分的基本思路和方法，并对目前中药体内代谢研究的前景和存在的问题进行思考。

（叶　强）

复习思考题

1. 简述中药药物成分体内代谢反应类型。

2. 传统中药大黄具有清热泻火、润肠通便的功效，请用其化学成分的代谢情况进行科学解释。

3. 简述开展中药药物成分代谢研究的意义。

第十六章

中药药物动力学

学习目的

通过学习中药药物动力学研究意义、中药血清化学和药代动力学基本思路和方法以及中药药代－药效动力学研究思路,了解中药药物研究发展动态。

学习要点

中药血清药物化学、中药药代动力学、中药药代－药效动力学概念及其意义。

第一节 概 述

一、中药药物动力学研究意义

中药及其复方药物成分需要吸收入血、到达靶器官并作用于相应靶点后才能发挥药效。其有效成分可能是中药复方中经消化道吸收原型入血的成分,也可能是经代谢转化成的活性代谢产物,这些成分构成了中药及复方发挥药效作用的物质基础,这些成分在体内的动态变化也反映了中药及复方发挥药效作用的过程。作为中药药物化学研究重要内容之一的中药药物动力学研究,其主要研究内容也正是对这一系列化学表征及其动态变化的研究。

中药药物动力学主要涉及三个方面:

(一)中药血清药物化学

中药血清药物化学是指以中药口服给药后血清为样品,按传统药物化学相同的研究方法,多种现代技术综合应用,从血清中分析、分离、鉴定移行成分,研究血清中移行成分与其传统疗效的相关性。其研究意义在于明确药物是以何种形式进入体内,确定中药类药物质基础,为类药成分动态效应和协同作用的深入研究奠定基础。

(二)中药药代动力学

中药药代动力学是指在中医药理论指导下,利用药代动力学的原理与数学处理方法,定量描述中药有效成分、有效部位以及单味中药和中药复方进入机体后的动态变化规律,并提出解释这些关系所需要的数学关系式的科学。其意义在于探明中药类成分在体内的动态属性和协同作用特性,阐明中药药物属性与特性,从药物属性方面揭示中药复方配伍规律。并为药物疗效的评价、给药方案的优化、毒性试验设计和毒理效应分析提供依据,对阐明中药作用机制,促进中药新药开发及剂型改造有着重要的理论意义和应用意义。

(三)中药药代-药效动力学

中药药代-药效动力学是指利用 PK-PD 模型,对按时间同步进行的两个密切相关的动力学过程药代动力学(pharmacokinetics,PK)和药效动力学(pharmacodynamics,PD)进行分析,以阐明药物动态效应属性及其协同作用特性,并确定中药复方的效应关联成分,最终应用于药物创新与临床指导用药。中药药代-药效动力学研究是中药及其复方药物动力学的关键问题,对促进中药新药开发,推动中药现代发展有着十分重要的意义。

中药有效物质基础的发现一直是中药化学研究的重点和难点,目前,国内在着力研制开发中药有效部位以及单体类新药,但是大部分由于在研发过程中未结合药物动力学研究而导致在临床实验中被发现生物利用度低,成药性差,疗效不理想等问题而夭折,因而,进行中药药物动力学研究对于揭示中药体内复杂药效物质基础开发中药创新药物方面具有重要作用。

二、中药药物动力学研究特点

中药研究以中医药理论和临床经验为指导,且所含成分复杂、化学结构不明,加之中药药理作用的多样性,这无论对所含成分的确认、检测,还是对中药药物动力学的研究方法或对中药药物动力学研究结果的分析和评价都带来较多的困难。其研究也集中药药理学、中药化学、分析化学和数学方法于一体。这些都使中药药物动力学研究具有有别于化学药物药动学研究的特点。

(一)整体性

中药是一个复杂化学系统,无论是单方还是复方,其药效都是其药物成分相互作用所产生的综合效果。这些药物成分相互协同或相互拮抗从而产生中药的药理作用。因而整体观思想是中药研究的一大特点,也是中药药物药动学研究的一大特点和应遵循的指导思想。

自 20 世纪 80 年代国内采用毒理、药理效应法研究中药药代动力学正是这种整体观的体现。在如何用药物动力学方法认识中药的整体作用方面,国内产生的一些研究理论和研究方法,如血清药理学、证治药代动力学和脾主药代动力学理论假说等对我国的中药药物动力学研究有所应用。

(二)复杂性

许多中药的化学成分,特别是真正的有效成分不是很清楚。从化学上来说一味中药就是一个大复方,它是由多种化学成分组成的,而中药复方更是一个化学大复方,本身存在多种化学物质,还有它们在体内会发生代谢变化或复杂的相互作用的变化。从已有的研究资料分析表明,许多中药中已知的化学成分在体内运转过程中发生较大变化,并不是该成分产生药效作用,也难以在生物体内检测到该成分的存在。

不论是单味中药还是中药复方,均为含有大量化学物质的巨大组合体,而且每个成分含量极微。这种客观存在的问题构成其药效学和药代动力学研究的难点:说不清何为起药效作用的物质,也说不清这样的物质在体内发生何种变化,其变化与药效的关系又如何。这既是中药复方药物动力学的特点,也是研究难点。

（三）符合中医病/证的动物模型的选择

药物动力学必须在整体动物上进行试验；而作为具有中国特色的传统中药复方，其特色是对证治疗。综合两者，不仅要在正常动物中进行药物动力学研究，还必须考虑具有符合中医病/证的动物模型上进行对比研究。20 世纪 80 年代，在给予不同程度实证便秘者口服三黄泻心汤研究中，发现不同"证"者的大黄酸成分的血药浓度有差别。在观察脾虚证大鼠血浆和肠组织中胃动素及磷酸川芎嗪药物动力学特征时，并用四君子汤反证，探讨"证"、"辨证论治"与药物动力学之间的关系，结果证实大鼠脾虚状态明显影响磷酸川芎嗪在体内的吸收、分布、代谢及排泄；四君子汤可恢复脾虚大鼠异常的磷酸川芎嗪的药物动力学特征。在对清脑宣窍方在脑中风急性期、脑中风恢复期两个模型组及正常组进行药代动力学比较研究中，发现不同实验组中，栀子苷、三七皂苷 R_1、人参皂苷 Rg_1、人参皂苷 Rb_1 四种成分 C_{max}、AUC 各自呈现出急性模型组 > 恢复期模型 > 正常组，而 T_{max} 基本无差别，平均滞留时间模型组均大于正常组，表示模型组四种成分在体内的消除速度慢，作用时间明显延长。四种成分在模型组大鼠体内生物利用度大，峰浓度高，清除速度慢，作用时间延长；而在正常组中消除速度较快，作用时间较短。以栀子苷、人参皂苷 Rg_1、人参皂苷 Rb_1 三成分为指标，口服同等剂量下，三种成分在急性模型组大鼠体内心、脑部位组织的结合量和最高浓度均高，而在正常组均较低。药动学表征有利于药物充分发挥疗效。这些研究结果都表明，在符合中医病/证的动物模型上进行药物动力学研究的必要性。

第二节　中药血清药物化学

一、中药血清药物化学研究内容与方法

中药及复方多数是通过口服起效的，发挥药效的直接药物成分与口服前药物成分相比很可能有重大变化，中药或其复方经口给药后在胃肠道经过消化液、消化酶及肠内菌群的作用，有些药物成分可能产生了变化，此时在胃肠道中存在着成分的原型及其代谢产物，此种成分的组合，一部分被吸收进入血液，另一部分直接被排泄。进入血液的成分可直接作用于第一靶点（腺体、神经末梢等），使其分泌生理活性物质，生理活性物质进入血液参与发挥药效作用；进入血液的多数成分是经门静脉进入肝脏，在肝脏药酶的作用下代谢后，再进入血液循环。此时，动脉血中有"中药的原型成分、中药成分的代谢产物及第一靶点所产生的生理活性物质"，上述成分经血液输送到作用部位，即最终靶点，构成了血清中实际含有的有效成分的群体——有效物质基础。通过分析口服给药后血清中成分，确定中药及复方的体内直接作用物质，将成为快速、准确地研究确定中药药物成分的有效途径，中药血清药物化学正是基于以上论述而建立并发展的。

研究者在 1984 年提出了含药血清方法的设想，并进行一系列富有成效的研究，先后于 1988 年和 1992 年两次撰文，提出了"血清药理学"和"血清化学"的概念。即给动物灌服中药一定时间后，取其血清通过对血清所含复方化学成分进行分析、分离及鉴定，把得到的化学成分与中药及复方再次进行药效学比较，从而可以推断出中药及复方药效的物质基础。通常的研究方法基本包括通过动物口服给药后取血制备含药血清、采用 HPLC、HPLC-MS 等手段对体内外色谱指纹图谱的进行对比和解析来确定

血中移行的活性成分,必要时对血清中的化学成分进行分离、结构鉴定和活性研究,并探讨其与传统疗效的药效相关性等,此外还包括药效物质基础的体内代谢过程和机制的探讨与阐明等内容。由于血药浓度较低,检测和富集比较困难,成本较大,考虑到尿液中的成分来自血液,成分含量相对较高,且易富集,因此也可以通过对尿液中的化学成分进行分析、分离和鉴定,确定体内代谢成分。

中药复方血清化学研究方法包括给药后含药血清的制备、样品预处理(活性成分或活性成分组的分离)和血清样品的分析这几大步骤。样品分析的主要方法就是色谱分离、光谱结合质谱的结构鉴定。具体为:①口服样品成分分析及品质评价;②实验动物的选择;③给药方案的确定;④采血时间及采血方式的确定;⑤含药血清样品的制备;⑥血清样品分析方法的选择;⑦血中移行成分的制备;⑧血中移行成分与中药传统疗效相关性研究;⑨代谢产物及代谢途径研究。

二、中药血清药物化学研究应用

自"血清药理学"和"血清化学"概念提出以来,中药血清药物化学发展速度较血清药理学缓慢。中药有很多成分不明确,应怎样开展中药血清药物化学研究,或与中药血清药理学协同研究,这是一个值得探索的问题。目前,单味药血清化学研究主要采用色谱指纹分析的方法研究中药入血成分以及从血清中分离鉴定移行成分结构,再通过血清药理或药效来确定其有效物质基础,阐明其作用机制。中药复方血清化学研究目前多采用色谱指纹图谱的方法,比较配伍前后及不同配伍组方制剂的体内外指纹图谱变化,确定血清中指纹峰的来源及归属,再应用各种分析检测技术对血清所含复方化学成分及移行成分进行分析鉴定,判断复方中各成分的动态变化及有无新物质生成,将从血清中分离的化学成分与复方全方再进行血清药理学和药效学相关性的研究,来揭示直接产生复方药效的化学成分,从而可以推断出中药复方药效的物质基础及中药复方作用机制。

总的来说,血清化学的研究思路是比较理想的研究思路。近年来,我国学者已经对远志、越橘、白术、东北红豆杉、地黄等多味中药及六味地黄汤、茵陈蒿汤、清脑宣窍方、黄连解毒汤、生化汤、开心散等多个复方进行了大量的研究。

(一)桑白皮

桑白皮为桑科植物桑(*Morus alba* L.)的根皮。功效为泻肺平喘,利水消肿。用于肺热咳喘,面目浮肿,小便不利等症。为了研究桑白皮中的平喘成分,研究者口服给予小鼠桑白皮水提取物,并采用 3D-HPLC 分析了 20 分钟的血样、24 小时的尿样以及 3~6 小时的胆汁样品中的成分。与体外样品相比较,20 分钟血清样品中新出现了 M-1 及 M-2 两种成分,在尿样中新出现了 M-3、M-4 及 M-5 三种成分。在胆汁中新出现的 M-1、M-3、M-4 以及 M-5 四种成分。为了确定这些新出现成分的结构,研究者大量收集了给药后的血清、尿及胆汁样品,对这些成分进行了分离纯化并采用结构解析技术测定了其结构。M-1,M-2,M-4 分别为 mulberroside A,*cis*-mulberroside A,oxyresveratrol;M-3 和 M-5 为新的代谢产物,其结构确定为 oxyresveratrol-2,3'-di-*O*-β-diglucuronide 和 oxyxresveratrol-2-*O*-β-*D*-glucuronide-3'-*O*-sulfur。通过进一步考察上述成分对豚鼠平滑肌的解痉效果,结果表明桑白皮中的主要成分 mulberroside A 以及 cis-mulberroside A 对由组胺引起的气管平滑肌痉挛没有表现出解除痉挛的效果。相反,两个代谢产物 M-3 和 M-5 及 M-4 却显示明显的松弛效果。上述结果表明：虽然 mul-berroside A 是桑白皮中的主要成分，但真正的平喘有效成分是其代谢产物。而且由于 M-4(oxyresveratrol)是由桑白皮的主要成分经口服，由体内代谢后才大量形成，在桑白皮水提取物中的含量极少，按照常规方法采用体外活性测试手段追踪活性成分时，可能会造成成分的丢失。

（二）六味地黄丸

六味地黄丸始出于宋代医家钱乙的《小儿药证直诀》，由熟地、山茱萸、山药、牡丹皮、泽泻、茯苓六味药材组成，是"滋阴补肾"之首方。研究者在对六味地黄丸的血清药物化学研究中，建立了六味地黄丸及口服六味地黄丸后大鼠血清的 HPLC 指纹色谱分析方法，分析比较六味地黄丸、缺味处方、单味生药以及各组分给药后所得血清样品，研究发现，口服六味地黄丸后从血中发现了 11 个入血成分，其中 4 个为新产生的代谢产物；7 个成分为六味地黄丸所含成分的原型，其中有一成分虽为地黄中所含成分的原型，但其他两种药材也能代谢产生，对其体内的量变有共同的贡献。在此基础上，以血清指纹图谱为指导对六味地黄丸血中移行成分进行了分离并鉴定。共分离鉴定得到了 8 个化合物，其中 5-羟甲基-2-糠酸(5-HMFA)为熟地、山茱萸和泽泻中的成分代谢形成；莫诺苷、獐牙菜苷、马钱子苷为山茱萸所含成分直接入血而形成；2-羟基-苯乙酮-4-葡萄糖醛酸苷、4-甲氧基-5-磺酸基苯乙酮-2-葡萄糖醛酸苷、2,4-二羟基-苯乙酮、(H)2,5-二羟基-4-甲氧基苯乙酮为丹皮酚的代谢产物，初步阐明了六味地黄丸的体内直接作用的物质基础。通过进一步研究发现 5-HMFA 由 5-羟甲基-2-糠醛经过体内转化而来。鉴于六味地黄丸、熟地黄及 5-HMFA 的前体化合物 5-HMF 均具有改善血液流变学的药理作用，而六味地黄丸擅长治疗老年性疾病，因此对其血中主要代谢成分 5-HMFA 和六味地黄丸甲醇提取物进行抗衰老和改善血液流变学相关活性的认证。采用半乳糖 + 肾上腺素冰水诱导的"衰老 + 血瘀"大鼠模型，分别对两者预防和治疗作用进行考察。结果显示，模型组大鼠各指标均符合衰老血瘀生理改变，预防和治疗组的两组药物均能降低全血、血浆黏度、降低红细胞压积、降低血小板聚集率、升高胸腺指数、降低脾脏指数、增大 SOD 活性、降低 MDA 含量，在对两者的治疗作用研究中，纤维蛋白原和细胞间黏附因子含量均低于模型对照组。得出 5-HMFA 和六味地黄丸具有抗衰老和改善血液流变性的结论，且两者具有相关性，因此 5-HMFA 为六味地黄丸抗衰老及改善血液流变学的主要药效物质基础。

中药血清药物化学的研究为中药药物成分和作用机制的深入研究奠定了基础。

第三节　中药药代动力学

一、中药药代动力学研究内容与方法

药代动力学系应用动力学原理与数学模式，定量地描述与概括药物通过各种途径（如静脉注射、静脉滴注、口服给药等）进入体内吸收、分布、代谢、消除(ADME)过程的"量-时"变化或"血药浓度-时"变化的动态规律的一门科学，其与药效学合并组成连接药物成分和药效的作用机制部分。

中药药代动力学研究，结合中医药理论，利用药代动力学的原理与数学处理方法，定量描述中药药物成分进入机体后的动态变化规律,并提出解释这些关系所需要的数学关系式。中药药代动力学研究能为药物疗效的评价、给药方案的优化,复方配伍的研究、毒性试验设计和毒理效应分析提供依据,对阐明中药类药成分动态及其作用机制,促进中药新药开发及剂型改造有着重要的理论意义和应用意义。此外,通过研究中药复方配伍前后或不同配伍时对主要药物成分体内动态过程和药代动力学特性的影响,能一定程度上阐明复方配伍的规律。

目前常用的中药药代动力学研究方法是体内药物浓度法和生物效应法。

(一)体内药物浓度法

体内药物浓度法以一种或多种药理作用明确,结构已知的有效成分为指标,测定该成分在血液或其他生物组织中的浓度随时间变化过程,求出药动学参数。体内药物浓度法与化学药物的研究原理、方法相似。该类方法要求利用现代化的分析手段,建立一个简便快捷、灵敏度高、回收率高、重现性好的测定方法。20 世纪 60 年代主要采用比色法测定;20 世纪 70 年代主要以紫外分光光度法(UV)、薄层色谱法(TLC)、放射性同位素标记法测定;20 世纪 80 年代,不少中药有效成分建立了高效液相色谱法(HPLC)、气相色谱法(GC)、荧光分光光度法、原子吸收分光光度法(AAS)等;免疫法有荧光免疫分析(FIA)、酶联免疫吸附实验(ELISA)等;色谱法有高效液相色谱法(HPLC)、高效薄层色谱法(HPTLC)、气相色谱法(GC)等。近年来,新的分析方法不断涌现:新的色谱技术如胶束色谱法、柱切换技术、手性色谱、超临界流体色谱、高效毛细管电泳等,质谱法,核磁共振(NMR)技术以及色谱与质谱、核磁共振技术联用等,不断推动中药药代动力学研究的深入发展。

(二)生物效应法

生物效应法主要针对有效成分不明确的中药及复方药物的药代动力学研究方法。主要包括毒理效应法、药理效应法和微生物指标法。

1. 毒理效应法　毒理效应法观察指标明确,实验操作简便,但只适用于药理效应和毒理效应是同一组分的中药。同时它以药物毒性为主要指标来反映药代动力学规律,不能代表有效量的药代动力学规律。

该法分为急性累计致死率法及 LD_{50} 补量法。急性累计致死率法基本原理是将药代动力学中的血药浓度多点测定原理与用动物急性致死率测定药物蓄积性的方法结合起来,即给多组动物不同时间间隔给药,求出不同时间体存百分率的动态变化,由此推算药动学参数,也称毒代动力学或毒效药动学。LD_{50} 补量法在急性累计致死率法基础上进行了改进,将第 2 次腹腔注射同量药物改为求测 $LD_{50}(t)$。其优点是结果更精确,误差小;但动物用量成倍增加,操作更加复杂。

2. 药理效应法　药理效应法研究中药复方药动学,更能体现中医药的整体思想,符合中医药的基本理论,是一极具发展前景的方法。但由于生物差异性,以及测定方法的准确度、精密度等限制,所得参数具有表观性;难于找到灵敏又准确地定量疗效的药理指标;而且由于所选药效指标的不同,测得的药动学参数差异较大。

(1)Smolen 法:20 世纪 70 年代 Smolen 等经过系统研究提出了以药理效应指标测定药代动力学参数和生物利用度的方法。该法是以药物的效应强度(包括量效关系、时效关系)为基础来研究中药及其复方,特别是有效成分不明的中药及其复方的药代动力学。

(2)效量半衰期法:是根据药物剂量与药效强度的函数关系计算体内有效剂量半

衰期,测定药代动力学参数和生物利用度的一种方法,其中有效剂量包括原形药物及其他具相同药理效应的成分的总量。

（3）药效作用期法:是以药效作用期为药理效应强度指标,测定药代动力学参数和生物利用度的方法,因不用建立量效曲线和时效曲线而比效量半衰期法方便。

（4）效应半衰期法:是以给药后药效强度的变化为依据,通过适当剂量的时间-效应曲线,计算药效动力学参数的研究方法,其消除半衰期称为药效半衰期或药效清除半衰期。近年来报道的研究都是应用效应的对数对时间作图的方法。

3. 微生物指标法　微生物指标法适用于具有或以抗菌活性为主要药效的中药制剂,有简便易行、体液用量少等优点。但特异性不高,测定结果包括具有抗菌活性的代谢物;机体内外抗菌效应作用机制的差异、细菌选择的得当与否、可在一定程度上影响药代参数的准确性。

微生物指标原理主要是含试验菌株的琼脂平板中抗菌药扩散产生的抑菌圈直径与其浓度的对数呈线性关系。选择适宜的标准试验细菌菌株,可以测定体液生物样品浓度,计算药动学参数。

二、中药药代动力学研究应用

研究者采用体内药物浓度法,进行了黄芩苷及其在清开灵注射液中的药代动力学研究,结果表明黄芩苷40mg/kg静脉给药后在兔体内符合三室开放模型,而给与清开灵注射液后,黄芩苷的血药浓度经计算机自动拟合符合二室模型,黄芩苷单用和在复方中使用所发生的房室模型的转变认为是由于清开灵注射液中栀子、胆酸等成分影响了黄芩苷的体内过程,但在两种条件下的统计矩参数无明显变化。

清脑宣窍方为王永炎院士的临床经验方,由栀子、三七和冰片组成,在治疗缺血性脑中风急性期和恢复期早期方面具有显著的疗效。在对该方的研究中,研究者结合药效实验和大孔树脂纯化工艺,获得了清脑宣窍方药物抗脑中风有效物质。在对其自然化学和制备化学研究的基础上,对动物口服清脑宣窍方、栀子和三七及各单味药药物成分的药代动力学进行研究,揭示其药物属性与特性。各药动学参数表明,主要药物成分栀子苷、龙脑、人参皂苷 Rg_1、Rb_1 及三七皂苷 R_1 五种成分房室模型都为二室,吸收都比较快,给药后5分钟在血液中就可以检测到,除人参皂苷 Rb_1,其他4种成分不到1小时即可达到最大血药浓度。同时消除也较快,8小时后的血药浓度已很低。而人参皂苷 Rb_1 达到最大血药浓度时间稍慢为1.3小时,同时在血液中存在时间较长,48小时血药浓度还很高,分析其原因,可能是由于人参皂苷 Rb_1 的血浆蛋白结合率高,血液中游离的人参皂苷 Rb_1 减少,从而导致消除半衰期延长。通过对主要药物成分的药动学参数比较可知,在AUC方面,全方药物成分比单味药栀子和三七药物成分的 AUC 增加了2～8.5倍,冰片药物成分的 AUC 变化不明显,进一步分析可知,其中对于栀子药物成分 AUC 的增加三七起了重要的作用,而对于三七药物成分 AUC 的增加冰片起了重要的作用;在 T_{max} 和 $T_{1/2ka}$ 方面,三七可以促进栀子药物成分的快速吸收,而栀子使三七药物成分的吸收发生了向后推移,当加入冰片后,即在全方药物成分情况下,不仅改善了三七药物成分吸收的向后推移现象,而且从生物利用度、吸收速度、药效强度或是有效血药浓度时间延长等方面都得到了整体的提高。这种药物之间相互作用的结果最终反映为整体药效的增强,研究结果充分地说明了这种配伍的合理性,从而从有效物质基础方面阐明了清脑宣窍方的配伍规律与药物属性及其协同作用特性。

采用效量半衰期法对尿频康(由沙苑子、桑螵蛸、山药等组成)的药代动力学的研究结果结果表明,其在大、小鼠体内过程呈二室模型,效量半衰期($T_{1/2\,ED}$),α 相为 0.737 小时,β 相为 5.428 小时;表观半衰期 α 相为 0.827 小时,β 相为 5.847h;口服 0.5 小时起效,1 小时达高峰,持续时间 7 小时。

采用药效作用期法,以大鼠心肌营养性血流量为效应指标,对麝香保心 pH 依赖型梯度释药微丸(麝香保心微丸)和麝香保心丸的药效动力学参数进行了研究,结果麝香保心丸在大鼠体内呈一室模型特征;麝香保心微丸和麝香保心丸的平均效应维持时间分别为 5.05 小时和 2.33 小时,效量平均滞留时间分别为 7.70 小时和 3.21 小时,微丸的效量相对生物利用度为 104.03% 。

采用效应半衰期法,以血小板聚集抑制率为药效指标,对四物汤的药动学进行了研究,结果表明家兔经口服给药后体内过程符合一室模型,$t_{1/2\alpha}=0.37$ 小时,$t_{1/2\beta}=0.4$ 小时。

第四节　中药药代-药效动力学

一、中药药代-药效动力学研究内容与方法

药代动力学(pharmacokinetics,PK)和药效动力学(pharmacodynamics,PD)是按时间同步进行的两个密切相关的动力学过程,前者着重阐明机体对药物的作用,即药物在体内的吸收、分布、代谢和排泄及其与时间的关;后者描述药物对机体的作用,即效应随着时间和浓度而变化的动力学过程。两者结合有助于阐明药物浓度-效应-时间的关系,定量地反映药物浓度与效应的关系。为阐明药物动态整体效应,确定药物有效物质基础,代谢机制、作用机制、临床剂量的调整、治疗方案的优化提供了科学依据。

PK-PD 一般研究步骤为:①选取合适的药动学指标进行药动学研究,阐明体内药物浓度随时间的变化规律;②选取合适药效学指标,判断药效作用产生的部位和方式,并获得相应的效应随时间变化的规律;③了解效应室中药物浓度与效应之间的定量转换关系,获得定量转换公式;④将转换公式与原药动学模型的效应室联系起来,构成统一的 PK-PD 模型,求得药动学和药效学参数,进行血药浓度与药效间定量关系的预测。

二、中药药代-药效动力学研究应用

由于中药药代动力学研究起步较晚,而且中药是一个复杂的系统,化学成分复杂,其药效都是其中多种化学成分相互作用所产生的综合效果。因此中药在药代动力学、药效动力学及两者联系等领域的研究相对比较薄弱。近年来,我国的研究人员已经就 PK-PD 模型在中药及复方的有效物质发现、作用机制研究以及临床用药方案制定方面进行了尝试与应用。

(一)冠心Ⅱ号

冠心Ⅱ号方由丹参、赤芍、川芎、红花、降香组成,功能理气活血止痛,有强心和扩张血管的作用。为中医药治疗冠心病的经典方剂。为了阐明其物质基础,研究者以冠心Ⅱ号中阿魏酸为药动学指标,以测定冠状动脉血流和心脏收缩舒张功能做药效指标,健康男性志愿者口服冠心Ⅱ号汤剂后冠脉血流动力学指标与血清中阿魏酸血药浓

度进行相关分析,结果显示阿魏酸与药效呈良好的相关,证明了阿魏酸是冠心Ⅱ号方药效物质的观点。

(二)四逆汤

四逆汤由附子、干姜、炙甘草组成,是中医回阳救逆的经典名方,具有强心、抗休克作用。为了探讨四逆汤药代动力学与药效动力学的相关性,揭示四逆汤的配伍规律及有效成分。研究者应用同一来源含药血清,分别以乌头碱类生物碱和一氧化氮(NO)为指标,同步进行血药浓度测定和药理效应测定。结果表明两者在犬体内均呈一级速度消除,具有开放一房室模型的特征,药动学参数 K 血与 K 效、$T_{1/2}$血与 $T_{1/2}$效接近,均具有药效产生快、作用维持时间较长的特点,反映出四逆汤"走而不守,守而不走"的特性。药代动力学与药效动力学参数相关性好,表明乌头类生物碱血药浓度与 NO 净增率存在良好的相关性。说明虽然乌头类生物碱只是四逆汤众多化学成分中的部分,但是它在整个复方制剂的药效发挥中起重要作用,其动力学特征在一定程度上可以反映四逆汤回阳救逆药效的变化。

(三)中药与华法林联合用药研究

临床上,中药及其制剂经常与其他治疗药物联合应用。药物之间的相互作用会改变药物的代谢过程和治疗效应。对于治疗窗较窄的药物(例如华法林、地高辛等)而言,这种相互作用可能导致严重的不良反应,甚至死亡。目前,PK-PD 研究的重点正从临床单次给药或多次给药向联合用药上发展。这种趋势在中药研究领域也得到了体现。丹参、人参、银杏、生姜、当归、川芎、黄芪等中草药对化学药物的药代动力学和药效动力学特征的影响已被广泛探讨。研究结果表明,不同的中药对同一化学药物所产生影响不同。例如,丹参会明显影响华法林在机体内的代谢过程和抗凝效应,而人参却只增加华法林在人体内的清除率,对其他的药代动力学参数和药效动力学过程无明显影响。这类研究为联合用药情况下优化治疗方案、保障用药安全提供了依据。目前,该类研究普遍偏重于观察中药对化学药物的影响,后者对前者的影响却很少有研究探讨。这可能与中药成分复杂、效应多样、难以选择恰当的观察指标有关。

(四)开心散

以复方中的一种成分或几种成分为指标成分进行 PK-PD 研究是目前对中药复方药物动力学研究绝大多数采用的方法。但是面对物质基础复杂的中药复方,如何进行符合中药复方整体观的药物动力学研究,并评价中药复方药物效应关联成分及其相互作用(drug interaction,DI),最终应用于临床指导用药是中药复方药物动力学的关键问题。基于此,研究者以开心散为研究载体,对进行基于动态-整体效应的 PK-PD-DI 研究模式进行了探讨。

开心散始见于《备急千金要方》,"主好忘"。此方为益气养心、安神定志之代表方剂,主治为中医情志性疾病:心气不足,神志不宁,健忘失眠,心怯怔忡等证。该方中人参益心气,安心神,可治疗心悸怔忡,失眠健忘;远志行气散郁、益智慧;茯苓归心、脾、肾等诸经,主治忧患、惊邪恐悸;石菖蒲开心孔、明耳目,发散药性、引药入经。目前临床上,开心散及其加减方多用于治疗老年痴呆症和抑郁症。为发现其真正的有效成分,研究者首先分析了开心散水提物肠吸收成分和血清特征图谱,发现其被吸收的类药组分为远志寡糖酯类、远志叫酮类(xanthones)、石菖蒲细辛醚类和人参皂苷类成分,在获得类药成分的基础上,以东莨菪碱致学习记忆障碍模型大鼠为实验对象,以远志

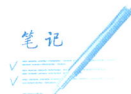

寡糖酯类成分阿魏酰基蔗糖酯、芥子酰基蔗糖酯、3,6'-二芥子酰基蔗糖酯,远志 xan-thones 类成分 polygala xanthone Ⅲ,石菖蒲细辛醚类成分 β-细辛醚,人参皂苷类成分人参皂苷 Rg_3、Rc、Ro 为各类类药主要成分,建立定量方法,进行药代动力学研究,进而以紫外吸收光谱或质谱裂解规律为依据,获得相关类药成分含量及比例、各类类药总含量及比例并进行药代动力学研究,最大程度的获得了能表征复方药物整体性的药-时曲线和 PK 数据。同时开展了与药代动力学相应时间点的东莨菪碱致学习记忆障碍模型大鼠行为学实验和乙酰胆碱酯酶活性实验,获得了效-时曲线和 PD 数据。根据已获得的 PK 和 PD 数据采用 PK-PD-DI 关联直观分析和数学建模相结合的方式,发现了寡糖酯类和 xanthones 类在痴呆模型动物体内同时呈现出现吸收双峰与效应成分协同亲和现象,且与抗痴呆药效具有密切相关性,类药成分组成及量的比例表征基本一致。且在不同病理模型下进行 PK-PD-DI 关联分析研究确定了开心散抗痴呆、抑郁、焦虑、失眠等与功能主治有关的主要有效成分及其药物体系化学架构,从而为开心散的临床应用质量控制及其药物创新奠定了基础。

中药 PK-PD-DI 关联研究模式在有效物质基础发现,作用机制研究、指导临床用药、药物创新等方面具有广阔的应用前景。

学习小结

1. 学习内容

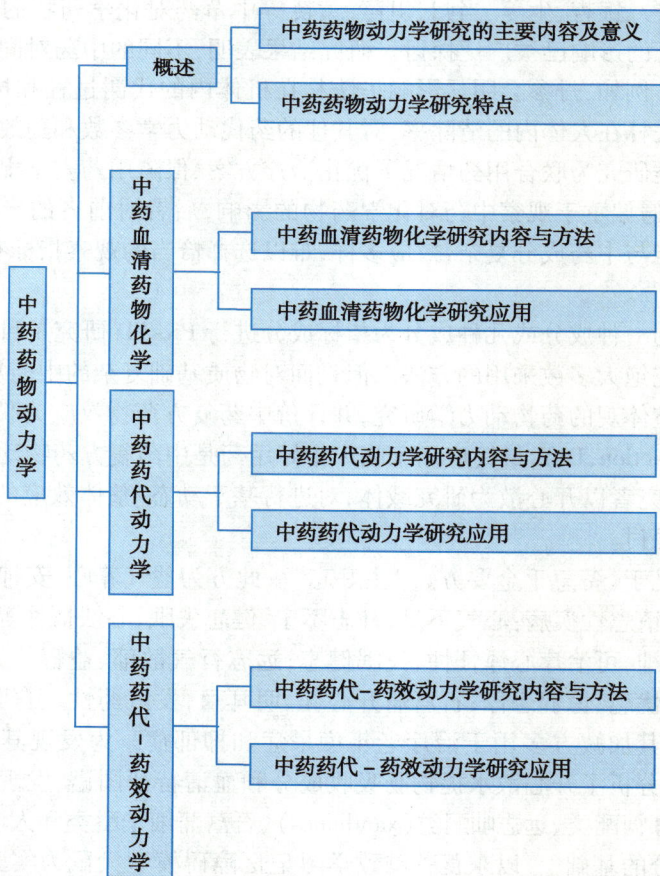

2. 学习方法

（1）学习中药药物动力学应首先了解其三方面主要内容,即中药血清药物化学、中药药代动力学和中药药代-药效动力学以及它们的研究意义。

（2）通过对三方面主要内容的学习,了解通过药物动力学研究确定中药有效成分的基本思路和方法及其应用。

（刘　斌）

复习思考题

1. 简述中药药物动力学研究的意义。
2. 中药药代-药效动力学研究内容是什么?
3. 简述中药药代动力学研究方法。

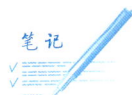

主要参考书目

1. 石任兵.中药化学[M].北京:人民卫生出版社,2012.

2. 匡海学.中药化学[M].第2版.北京:中国中医药出版社,2003.

3. 吴立军.天然药物化学[M].第5版.北京:人民卫生出版社,2008.

4. 石任兵.中药化学[M].北京:科学出版社,2005.

5. 王峥涛,梁光义.中药化学[M].上海:上海科技出版社,2009.

6. 董小萍.天然药物化学[M].北京:中国中医药出版社,2010.

7. 徐任生.天然药物化学[M].北京:科学出版社,2004.

8. 杨秀伟,郝美荣,服部征雄,等.中药成分的代谢分析[M].北京:中国医药科技出版社,2003.

9. 王喜军.中药血清药物化学[M].北京:科学出版社,2010.

10. 刘斌.中药成分体内代谢与分析研究[M].北京:中国中医药出版社,2011.

11. 刘昌孝.实用药物动力学[M].北京:中国医药科技出版社,2003.

12. 王广基.药物代谢动力学[M].北京:化学工业出版社,2005.

13. 石任兵,王永炎,姜艳艳,等.论中药化学发展近况[J].北京中医药大学学报,2012,35(3):153-159.

14. 石任兵,王永炎.自然药学观的相关性思考[J].北京中医药大学学报,2012,35(4):221-225.

全国中医药高等教育教学辅导用书推荐书目

一、中医经典白话解系列

黄帝内经素问白话解（第2版）	王洪图	贺娟
黄帝内经灵枢白话解（第2版）	王洪图	贺娟
汤头歌诀白话解（第6版）	李庆业	高琳等
药性歌括四百味白话解（第7版）	高学敏等	
药性赋白话解（第4版）	高学敏等	
长沙方歌括白话解（第3版）	聂惠民	傅延龄等
医学三字经白话解（第4版）	高学敏等	
濒湖脉学白话解（第5版）	刘文龙等	
金匮方歌括白话解（第3版）	尉中民等	
针灸经络腧穴歌诀白话解（第3版）	谷世喆等	
温病条辨白话解	浙江中医药大学	
医宗金鉴·外科心法要诀白话解	陈培丰	
医宗金鉴·杂病心法要诀白话解	史亦谦	
医宗金鉴·妇科心法要诀白话解	钱俊华	
医宗金鉴·四诊心法要诀白话解	何任等	
医宗金鉴·幼科心法要诀白话解	刘弼臣	
医宗金鉴·伤寒心法要诀白话解	郝万山	

二、中医基础临床学科图表解丛书

中医基础理论图表解（第3版）	周学胜
中医诊断学图表解（第2版）	陈家旭
中药学图表解（第2版）	钟赣生
方剂学图表解（第2版）	李庆业等
针灸学图表解（第2版）	赵吉平
伤寒论图表解（第2版）	李心机
温病学图表解（第2版）	杨进
内经选读图表解（第2版）	孙桐等
中医儿科学图表解	郁晓微
中医伤科学图表解	周临东
中医妇科学图表解	谈勇
中医内科学图表解	汪悦

三、中医名家名师讲稿系列

张伯讷中医学基础讲稿	李其忠
印会河中医学基础讲稿	印会河
李德新中医基础理论讲稿	李德新
程士德中医基础学讲稿	郭霞珍
刘燕池中医基础理论讲稿	刘燕池
任应秋《内经》研习拓导讲稿	任廷革
王洪图内经讲稿	王洪图
凌耀星内经讲稿	凌耀星
孟景春内经讲稿	吴颢昕
王庆其内经讲稿	王庆其
刘渡舟伤寒论讲稿	王庆国
陈亦人伤寒论讲稿	王兴华等
李培生伤寒论讲稿	李家庚
郝万山伤寒论讲稿	郝万山
张家礼金匮要略讲稿	张家礼
连建伟金匮要略方论讲稿	连建伟

书名	作者	
李今庸金匮要略讲稿	李今庸	
金寿山温病学讲稿	李其忠	
孟澍江温病学讲稿	杨进	
张之文温病学讲稿	张之文	
王灿晖温病学讲稿	王灿晖	
刘景源温病学讲稿	刘景源	
颜正华中药学讲稿	颜正华	张济中
张廷模临床中药学讲稿	张廷模	
常章富临床中药学讲稿	常章富	
邓中甲方剂学讲稿	邓中甲	
费兆馥中医诊断学讲稿	费兆馥	
杨长森针灸学讲稿	杨长森	
罗元恺妇科学讲稿	罗颂平	
任应秋中医各家学说讲稿	任廷革	

四、中医药学高级丛书

中医药学高级丛书——中药学（上下）（第2版）	高学敏	钟赣生
中医药学高级丛书——中医急诊学	姜良铎	
中医药学高级丛书——金匮要略（第2版）	陈纪藩	
中医药学高级丛书——医古文（第2版）	段逸山	
中医药学高级丛书——针灸治疗学（第2版）	石学敏	
中医药学高级丛书——温病学（第2版）	彭胜权等	
中医药学高级丛书——中医妇产科学（上下）（第2版）	刘敏如等	
中医药学高级丛书——伤寒论（第2版）	熊曼琪	
中医药学高级丛书——针灸学（第2版）	孙国杰	
中医药学高级丛书——中医外科学（第2版）	谭新华	
中医药学高级丛书——内经（第2版）	王洪图	
中医药学高级丛书——方剂学（上下）（第2版）	李飞	
中医药学高级丛书——中医基础理论（第2版）	李德新	刘燕池
中医药学高级丛书——中医眼科学（第2版）	李传课	
中医药学高级丛书——中医诊断学（第2版）	朱文锋等	
中医药学高级丛书——中医儿科学（第2版）	汪受传	
中医药学高级丛书——中药炮制学（第2版）	叶定江等	
中医药学高级丛书——中药药理学（第2版）	沈映君	
中医药学高级丛书——中医耳鼻咽喉口腔科学（第2版）	王永钦	
中医药学高级丛书——中医内科学（第2版）	王永炎等	